中西医临床诊治与护理

刘梅珍　刘国雄　何晓风　主　编

云南出版集团公司
云南科技出版社
·昆明·

图书出版编目（CIP）数据

中西医临床诊治与护理 / 刘梅珍，刘国雄，何晓风
主编. -- 昆明：云南科技出版社，2017.9
　　ISBN 978-7-5587-0873-2

　　Ⅰ. ①中… Ⅱ. ①刘… ②刘… ③何… Ⅲ. ①中西医
结合－诊疗②中西医结合－护理 Ⅳ. ①R44②R47

中国版本图书馆 CIP 数据核字（2017）第 257331 号

中西医临床诊治与护理

刘梅珍　刘国雄　何晓风　主　编

责任编辑：王建明　蒋朋美
责任校对：张舒园
责任印制：蒋丽芬
封面设计：张明亮

书　　号：978-7-5587-0873-2
印　　刷：长春市墨尊文化传媒有限公司
开　　本：787mm×1092mm　　1 / 16
印　　张：41.75
字　　数：550千字
版　　次：2020年9月第1版　2020年9月第1次印刷
定　　价：120.00元

出版发行：云南出版集团公司云南科技出版社
地址：昆明市环城西路609号
网址：http://www.ynkjph.com/
电话：0871-64190889

编　委　会

前　言

在当代医学中，有人认为："中西医结合"无所不包、无所不能。这种偏离临床实际的纯理论，使不少业内人士因其难以验证和践行而陷入迷茫。笔者认为，中西医结合不外两种方式：一是结合医学理论，即运用中医学与西医学方法，在生命医学领域内交叉研究的学术成果，如活血化瘀与抗凝溶栓等，而不是泛指中西医的所有内涵；二是医药配合治疗，包括中药治疗西医疾病或西药治疗中医证候及中西医药配合治疗。因此，对理论的研究，应该理清头绪，植根临床，服务临床，执简驭繁，便于运用。创新成果，应该在完整继承传统的基础上，经过结合实际、去粗取精，才能真正有所突破，实现中西互补、扬长避短、不断发展的目标。

本书主要就肛肠科疾病的中西医治疗进行了详细论述，分别就肛管、肠腔进行论述，阐明了肛肠科疾病在中、西医方面的发病原因及治疗方案，为医务工作者和患者提供了多种治疗方案。另一部分的重要内容是骨伤科学及骨折治疗，该部分详细说明了不同部位、不同情况下骨伤的中、西医治疗方法。

古今医家早已明确"辨证论治"和"整体观念"为中医药学的基本特征。"辨证"与"论治"相互渗透、不可分割，这也是本书主要探讨的内容之一。本书具体分工如下：第一主编刘梅珍（石家庄市中医院）负责第二章第五、六节和第三章，共计十万字以上；第二主编刘国雄（贵阳中医学院第一附属医院）负责第五章第一、二节，共计十万字以上；第三主编何晓凤（贵州省天柱县人民医院）负责第六、八章，共计十万字以上；副主编吕小红（广西医科大学附属肿瘤医院）负责第七章，共计三万字以上；副主编黄楹（六盘水职业技术学院）负责第一章第五至七节，共计三万字以上；副主编李儒华（湖北省崇阳县人民医院）负责第二章第四节和第四章第四节，共计三万字以上；副主编谷祥富（云南大理大学第一附属医院）负责第一章第一至四节，共计三万字以上；副主编钟晓辉（福建省漳州正兴医院）负责第四章第一节和第五章第三节，共计三万字以上；副主编陆华龙（江西中医药大学附属医院）负责第四章第二、三节，共计三万字以上；副主编魏表（石家庄医学高等专科学校）负责第九章，共计三万字以上；副主编王伟（湖北省黄冈市团风县人民医院）负责第二章第一至三节，共计三万字以上。由于成书时间仓促，难免有不妥之处。衷心希望专家、同行和读者不吝赐教，以求使本书得到不断完善。

目 录

第一章 肛肠病总论

第一节 肛门直肠解剖及生理

一、直肠肛管的发生

在胚胎的早期，后肠尾段的腹侧曾形成尿囊或叫脐尿囊。此囊与后肠相连的部分出现一个膨大，称为泄殖腔，末端细长成为暂时性的尾肠。所以泄殖腔也可以看成是尿囊根部、后肠和尾肠三者汇合之处。泄殖腔的腹侧壁内胚层和外胚层直接相贴，其间无中胚层，成为泄殖腔膜，与体外相隔。

泄殖腔起初为一个膨大的腔体，人胚发育至第7周时，后肠和尿囊交界处的中胚层间质细胞增殖，形成泄殖腔膜。此隔逐渐向尾侧推进，终达泄殖腔膜，将泄殖腔分隔成前后两腔，前者称为尿生殖窦，后者即为直肠。当泄殖腔分隔完成后，泄殖腔膜亦被分为尿生殖膜和肛膜两部分，两膜之间的部分成为将来的会阴。在肛膜的周围由外胚层形成数个结节状隆起，称为肛突，以后肛突融合而形成中央凹陷的原肛。在人胚第8周时，肛膜破裂，原肛遂与直肠相通，原肛的开口即为肛门。如果肛管的上界以齿线

1

为标志,则齿线以下肛管上皮应属外胚层来源,而齿线以上直肠末端部分的上皮应属内胚层来源。

会阴部的肌肉包括肛门外括约肌,均起源于局部的间充质,人胚第2个月时已出现皮肌的形态,各为泄殖腔括约肌。在第3个月时,这个皮肌分化为肛门外括约肌和尿生殖窦括约肌,当外生殖器形成后(第4~5个月),尿生殖窦括约肌又分出尿道膜部括约肌、坐骨海绵体肌、会阴浅横肌等,以后再分出会阴深横肌。外括约肌和肛提肌的发育是各自独立的;前者来自泄殖腔括约肌后部,后者来自脊柱尾部肌节。

如果胚胎发育异常,可造成先天性肛门直肠畸形。直肠向下发育伸延中断或发育不良,可形成直肠闭锁或直肠狭窄。肛膜未穿通,造成肛门闭锁;穿通不全,造成肛门狭窄。如果穿通位置异常,男性在尿直肠中膈穿通,位置高者,可造成直肠膀胱瘘;位置较低者,可造成直肠尿道瘘或直肠会阴瘘。女性在尿直肠中膈穿通,位置高者,可造成直肠膀胱瘘或直肠子宫瘘;位置较低者,可造成直肠阴道瘘或直肠舟状窝瘘。

二、肛门直肠解剖与形态

肛门是肛管的外口,在臀部正中线、会阴体与尾骨之间,两侧坐骨结节横线的交叉点上。肛缘与坐骨结节之间的范围称之为肛周。平时肛门呈收缩状态,男性为椭圆状,女性呈星芒状。排便时肛门口松弛成为一个圆形,直径约3 cm。前方连于会阴正中线,再向前与阴囊正中线相接。由肛门向后至尾骨尖形成一个纵沟,沟下有肛尾韧带,使肛管固定在尾骨尖背侧。肛门直肠后间隙形成的脓肿和肛瘘在手术切开时,如过多地损伤或切断肛尾韧带，会造成肛门向前移位的后遗症。

肛门部的皮肤和浅筋膜：肛门会阴部的皮肤较人体其他部位皮肤厚。皮下与筋膜紧密相连，手术时不易分离，由于色素沉着，肛门周围皮肤呈褐色，真皮内乳头很多，成堆状排列。当外括约肌和肛门皱皮肌收缩时，由肛门口向外形成很多放射状皱折。由此，肛周手术切口呈放射状是有道理的。同时，肛门周围皮下组织、毛囊、汗腺及皮脂腺较多，如外伤、肛周不洁等，腺管被分泌物阻塞，可引起感染化脓而生成皮下脓肿和瘘管。肛门周围的皮肤比较松弛，因此手术时切除一处肛门皮肤不致引起皮肤收缩而导致肛门狭窄。但过多的或多处切除肛门皮肤，则会引起狭窄。

（一）直肠

1.直肠的解剖概念

肛门部无深筋膜，浅筋膜的疏松结缔组织分成许多小叶，这些脂肪组织直接与坐骨直肠窝内脂肪相连，肛门前方脂肪组织较少，向前至阴囊处则完全消失。浅筋膜内有化脓感染时，常扩散较广，因为脂肪小叶之间有纤维间隔，肛瘘在此处形成时瘘管多曲折，所以手术时宜探清有无支管和它处病灶。

直肠是消化管的末段，位于盆腔内，上端相当于第三骶椎平面，上接乙状结肠下至齿线处与肛管相连，长 12～15 cm。下端扩大的部分为直肠壶腹，具有储存粪便的生理功能。直肠的两端狭小，中间宽阔。上端狭窄区位于直肠、乙状结肠结合部，是整个结肠的最狭窄部分。下端狭窄区是平时紧闭的肛管，中间膨大部分称为直肠壶腹，是大肠最宽阔的肠段，其内径 5～11 cm，平均 7.7 cm。直肠与骶骨有相同的曲度，直肠在额面有向左、右方向凸出的弯曲。直肠上 1/3 前面和两侧面有腹膜覆盖于腹膜之间，中 1/3 前面有腹膜，向前反折成直肠膀胱陷窝或直肠子宫陷窝。直肠下 1/3 全部位了腹膜外。直肠无肠系膜，但在其上端背侧面，腹膜常包绕直肠上的血管和蜂窝组织，因此，有人将其称为直肠系膜。两侧有侧韧带将直肠固定于骨盆侧壁。直肠壶腹部黏膜有上、中、下 3 个皱襞，内含环肌纤维，称直肠瓣，它是由黏膜、环肌和纵肌层共同构成，其位置排列大致为左一右一左。中瓣常对应于腹膜反折平面。当直肠充盈时，下瓣常可消失，而排空时则较显著。但直肠瓣的数目往往有变异，多者有 4～5 个。临床上往往把盲肠看作结肠的一部分，肛门为直肠的一部分，是因为它们之间有共同的血流和淋巴供应，在结肠或直肠发生肿瘤时，一般都一并切除。

直肠固定于盆腔腹膜外间隙的结缔组织中，使直肠保持固定位置的组织是直肠前部上 2/3 及直肠两侧上 1/3 有腹膜遮盖，直肠后壁无腹膜遮盖。肛提肌、肛门外括约肌、肛尾韧带、肛门直肠前方的会阴体，当固定直肠的组织发生松弛病变时，便可产生直肠脱垂的倾向。

直肠壁由四层组织所构成，即浆膜层、肌层、黏膜下层和黏膜层。直肠肌层是不随意肌，分外纵、内环两层，外侧纵层到达肛直线水平与肛提肌汇合形成联合纵肌，内侧环层到达肛直线水平以下肥厚形成内括约肌。肌层的内面为黏膜下层，其间有神经血管，直肠下端的黏膜下层静脉血管扩张充血即形成内痔，最内层是黏膜层。

2.直肠的毗邻

直肠后面为直肠固有筋膜或叫做骨盆脏侧筋膜，是肾脏前后筋膜向骨盆内延长的部分，直肠借疏松的结缔组织与骶骨、尾骨、肛提肌和肛尾韧带相连。在骶前疏松的结缔组织内有骶丛，交感神经干，骶中血管，直肠上血管和骶淋巴结等。直肠下部纵肌向后连于尾骨前韧带，称 Tre 幽直肠尾骨肌，其作用为排便时使直肠相对固定。直肠后壁与骶骨间的距离，正常为 0.2～1.6 cm，多数在 1.0 cm 以下，平均 0.7 cm。直肠两侧的上部为腹膜形成的直肠旁窝，窝内常有回肠襻或子宫附件伸入，左侧有乙状结肠。直肠两侧的下部与交感神经丛、直肠上动脉的分支、直肠侧韧带、尾骨肌及肛提肌相连。在进行直肠切除术时，于骶前筋膜前，尽量靠近直肠壁进行剥离，避免损伤骶前静脉丛，引起大出血，也应避免过多地损伤盆神经所致的膀胱及性功能障碍。

直肠的前面与全部盆腔脏器相邻，直肠发生肿瘤时可侵入邻近器官或腹膜腔，曾有人把直肠前面称为"直肠的危险区"。腹膜反折以下：男性由下向上依次为前列腺、精囊腺、输尿管和膀胱后壁。腹膜反折以上的直肠前面，隔着直肠膀胱的凹陷与膀胱底的上部和精囊腺相邻。在女性腹膜反折以下，主要与阴道壁的后部相邻，腹膜反折以上直肠隔着直肠子宫陷凹与阴道后穹隆及子宫颈相邻，陷凹内也常有回肠襻和乙状结肠充入，肠下端的前方由纵肌层分出两条肌束，为直肠尿道肌（尿道缩肌），水平向前附着于尿道膜部，前列腺尖或阴道的后面、两侧耻骨直肠肌的内侧缘之间。

（二）肛管

肛管上端止于齿线与直肠相接。肛管的下端是肛门缘，因此肛门缘到直肠末的一段叫肛管，肛管是消化道的最终端。成人肛管平均长 2.5～4 cm，肛管周围无腹膜遮盖。有内括约肌和肛提肌围绕，肛管表层为复层上皮，受脊神经支配，非常敏感。肛管中下部交界线正对内括约肌下缘与外括约肌皮下层的交界处。指诊可触到一个明显的环形沟，此沟称为括约肌间沟（亦称肛白线）。沟的上缘即内括约肌下缘，沟的下缘即外括约肌皮下部的上缘；皮下部多呈前后位的椭圆形，故其前后部不易触知。沟的宽度约为 0.6～1.2 cm。外括约肌皮下部与内括约肌之间的间隙很小，有来自联合纵肌的终末纤维在此呈放射状附着于肌间沟附近的皮肤，故该处皮肤较固定，有支持肛管防止直肠黏膜脱垂的作用。如果这种支持结构被破坏，可能导致脱肛。此外，在麻醉时，特别是在腰麻的情况下括约肌松弛，内括约肌下降，外括约肌皮下部向外上方移位，此时括约肌间沟消失。来自联合纵肌的肛门支持结构同时弛缓，结果直肠黏膜、齿线和齿线下的皮肤出现下移情况，尤其在骶管麻醉时，这种现象最明显，也最易引起脱垂。临床上以此作为内括约肌与外括约肌的分界线，肛管对肛门功能有重要作用。一些疾病的发生与其密切相，因此，肛管在外科上十分重要。

　　肛管皮肤特殊，上部是移行上皮，下部是鳞状上皮，表面光滑色白，没有汗腺、皮脂腺和毛囊。手术中被切除后，会形成肛管皮肤缺损，黏膜外翻和肛腺外溢。用其他部位的皮肤来修补将会影响其功能，所以做肛门手术时要尽量保护肛管皮肤。肛管还是连接直肠与肛门的肌性通道。在发生学上处于内、外胚叶层的衔接地区，所以构造复杂。肛管壁由内向外分有五层：黏膜层、黏膜下层、内括约肌、联合纵肌、外括约肌。其肌束的排列方向是：内环、中纵肌、外环，中间的联合纵肌分出许多纤维向内外穿插，将肛管的各部组织捆扎在一起，构成一个功能整体。

　　肛管有解剖学肛管和外科学肛管之分。解剖学肛管是指齿线至肛门的部分。成人平均长约 2.5 cm，在排便时扩张直径可达 3 cm。外科学上，肛管是指肛门到肛管直肠环平面（肛直线）的部分，成人平均长约 4 cm。其上界男性与前列腺齐高，女性与会阴体齐高，周围是内、外括约肌、联合纵肌和肛提肌，闭紧时管腔呈前后位纵裂状。肛管长轴和直肠壶腹之间角度为 90°～100°，称直肠角，该角距肛门上方 3.2～3.3 cm，距尾骨尖 5.1～6.4 cm。

（三）直肠柱、肛门瓣、肛窦和肛乳头

直肠下端缩窄，肠腔内壁垂直的黏膜褶成许多纵形皱襞，皱襞突出部分叫直肠柱，或称肛柱。有 6～10 个，长 1～2 cm，宽 0.3～0.6 cm，儿童比较明显。直肠柱是括约肌收缩的结果，在排便及直肠扩张时此柱可消失。直肠柱上皮对触觉和温觉的刺激甚至比齿线下部肛管更敏感。各柱的黏膜下均有独立走行的动脉、静脉或肌肉组织，直肠柱这种现象越接近齿线越明显，在直肠左壁、右后和右前壁者最显著，此三处也是内痔的原发部位。

两柱底之间有半月形皱襞叫肛门瓣，这些半月形的黏膜皱襞形成的肛瓣有 6～12 个，肛瓣是比较厚的角化上皮，是原始肛膜的残迹，它没有"瓣"的功能。当大便干燥时，肛瓣可受粪便硬块的损伤而撕裂。有人认为肛瓣撕破是肛裂的病因，但这种观点未得到广泛的支持。

肛隐窝或称肛窦，是两直肠柱底之间肛瓣之后的小憩室，它的数目、深度和形状变化较大。Tucker 将动物和人的隐窝进行比较，发现犬、猫比人的发达；人的隐窝有 6～8 个，呈漏斗形，上口朝向肠腔的内上方，窝底伸向外下方，深度一般为 0.3～0.5 cm。比较恒定而大的隐窝通常在肛管的后壁。据 Gallager 报道，后方隐窝炎发病率为 85%，前方占 13%，侧方的感染以淋病、梅毒较多见。肛隐窝的功能不明，可能有存储黏液润滑排便的作用，由于该处常存积粪屑杂质，容易发生感染，引发隐窝炎。许多学者强调指出，隐窝炎是继发一切肛周疾病的根源。

1980 年，埃及 Shafik 提出肛隐窝是胚胎遗迹，是后肠与原肛套叠形成的环状凹陷，由于直肠柱的出现，才将此凹陷分割成许多小室，在发育过程中，因前方有前列腺（男）和阴道（女）的影响，故肛管后壁的肛隐窝较前壁发育为好。据 Shafik 统计：隐窝大而深的占 45%，小而浅的占 17%，无肛隐窝者占 7%；发育完好的隐窝在小儿和婴儿较多见，隐窝浅而小和缺失者则多见于成人，因而可以推测肛隐窝随着年龄的增长有逐渐消失的趋势。他认为在发育过程中由于肛隐窝上口的闭锁，可以导致先天性肛瘘和脓肿的形成。

肛腺是连接于肛隐窝下方的腺体，连接肛隐窝与肛腺的管状部分叫肛门腺导管。不是每一个肛隐窝都有肛腺，一般约有半数肛隐窝有肛腺，半数没有。肛腺的形态、数目和结构分布，个体差异很大，成人 4～10 个，新生儿可达 50 个。多数肛腺都集中在肛管后部，5 岁以下儿童多呈不规则分布。肛腺一般仅局限于下段肛管的黏膜下。腺体的构造介于柱状和鳞状上皮之间，细胞排列为复层，类似角化上皮，肛腺的功能是分泌多糖类黏液，润滑大便，保护肛管。但有人认为肛腺无此功能，只是退化组织。

肛乳头，一般把肛管与直肠柱相接区隆起的小圆锥体或三角形的小隆起称为肛乳头。肛乳头的表面覆盖着光滑的乳白色或淡红色皮肤，沿齿线排列。多数人没有肛乳头，有肛乳头者约为 28%，常合并有肛隐窝炎。乳头多为 1～4 个，数目、形态和大小因人而异，存在着个体差异。当肛管处有感染、损伤及长期慢性刺激，如肛裂时，肛乳头可增生变大，脱出肛门外，形成肛乳头肥大或肛门乳头瘤。此种增生性病变一般不会发生恶变，结扎切除后可治愈。

（四）齿状线

齿状线简称齿线，距肛门口约 3 cm，是肛管皮肤与直肠黏膜的连接处，是胚胎期原始直肠的内胚叶与原始肛门的外胚叶交接的地方，上下组织构造不同。齿线在解剖学和临床上十分重要，约 85%的肛门直肠疾患发源于此处。其特点如下：

1.齿线是皮肤与黏膜的交界线，齿线以上是直肠，肠腔内壁覆盖着黏膜；齿线以下是肛门，肛管覆盖着皮肤。齿线以上的痔是内痔，齿线以下是外痔，齿线以上的息肉、肿瘤附以黏膜，多数是腺瘤；齿线以下的肿瘤，附以皮肤，是皮肤癌等。

2.齿线以上的神经是自主神经，没有明显痛感，故内痔不痛，手术时是无痛区。齿线以下的神经是脊神经，痛感强烈，故外痔、肛裂、血栓外痔及肛周脓肿均非常疼痛，手术时有痛区，所以麻醉必须满意方可治疗。

3.齿线以上的血管是直肠上血管，其静脉与门静脉系统相通；齿线以下是肛门血管，其静脉属下腔静脉系统，在齿线附近门静脉与体静脉相通。

4.齿线上淋巴向上回流，汇入盆腔淋巴结；齿线下的淋巴向下回流，经大腿根部汇入腹股沟淋巴结，所以肿瘤转移，齿线上向腹腔，齿线下向大腿根部。

5.齿线是内胚胎与外胚层的汇合处，所以几乎所有肛门、直肠先天性畸形如锁肛等都发生在齿线。

齿线还是排便反射的诱发区，齿线区分布着高度特化的感觉神经终末组织，当粪便由直肠到达肛管后，齿线区的神经末梢感受器受到刺激，就会反射地引起内、外括约肌舒张、肛提肌收缩，使肛管张开，粪便排出。如手术中切除或损伤齿线过重，就会引起排便反射减弱或感觉性肛门失禁。同时在齿线上方不到 1 cm 宽的环状区域有柱状上皮、复层上皮、鳞状上皮三种混合上皮。此区上方是柱状上皮，齿线下部是鳞状上皮，所以在手术时不宜过多损伤此处组织，以免影响创口愈合。

三、肛门直肠部肌肉

肛门直肠部周围环绕着许多肌肉，构成盆底，承载腹盆内的器官，控制着排便，具有十分重要的生理功能。这些肌肉可分为：肛门外括约肌、肛门内括约肌、肛提肌、联合纵肌和肛管直肠环五部分。

（一）肛门外括约肌

属于随意肌，有环形肌束和椭圆形肌束，围绕肛管。起自尾骨尖背侧及肛门尾骨韧带，向前向下，到肛门后方分为两部，围绕肛管两侧到肛门前方又合二为一，再向前止于会阴。在临床上将外括约肌分为三部：外括约肌皮下部、外括约肌浅部、外括约肌深部。外括约肌皮下部在肛门缘皮下，只围绕肛管下部，是环形肌束，不附于尾骨，在肛门后与外括约肌浅部纤维合并，在会阴前侧与外括约肌浅部、球海绵体肌或阴道括约肌相连。外括约肌皮下部位于内括约肌下方，两肌之间有括约肌间沟，手术时切断此部，无肛门失禁的危险。外括约肌浅部在皮下部与深部之间，有直肠纵肌纤维使二者分开，成椭圆形肌束，环绕内括约肌，在后方附着于肛门尾骨处；在前方附着于球海绵体肌和会阴浅横肌的中央腱缝或阴道括约肌，手术时在一处切断此部，无肛门失禁的危险。外括约肌深部在浅部的上外侧，也是环状肌束，不附于尾骨，后半部附于肛提肌的耻骨直肠部；前方有些纤维交叉，附于对侧坐骨结节。外括约肌浅部在肛门后方正中线留有三角形缺口，使肛管在缺口处肌肉挟持较薄弱。

外括约肌是受脊神经支配的随意肌，排便时可随便意舒张，排便后可人为地收缩，使残便排净。当直肠内蓄存一定量粪便，产生便意后，如无排便条件，外括约肌在大脑皮层控制下可随意地抑制排便，加强收缩，阻止粪便排出，并使直肠产生逆蠕动，将粪便推回乙状结肠，便意消失。若外括约肌受损或松弛时，这种随意自控作用就会减弱。全部切断外括约肌会引起排便不完全性失禁，失去对稀便和气体的控制，切断外括约肌皮下部和浅部，一般不影响排便的自控作用。

（二）肛门内括约肌

肛门内括约肌是直肠环肌延续到肛管部增厚变宽而成，属于平滑肌，受自主神经支配。上起肛直环平面，下到括约肌间沟，环绕肛管上 2/3 部，肌束呈椭圆形连续重叠排列如覆瓦状。上部纤维斜向内下，中部呈水平，下部稍斜向上，在最肥厚的下端形成一条环状游离缘，指诊括约肌间沟可触及此缘。内括约肌的作用主要是参与排便反射，当直肠内粪便达到一定量时，通过直肠内的压力感受器和齿线区的排便感受器，可反射性引起内括约肌舒张，排出粪便，排便中止时，内括约肌收缩，可使肛管排空。排便结束后，内括约肌可长时间维持收缩状态而不疲劳，并保持一定张力，蓄存粪便。由于内括约肌是消化道环肌层，属不随意肌，保持平滑肌特性，所以在受到有害刺激时容易痉挛。肛裂、肛门狭窄等可致内括约肌持续痉挛，产生排便困难和剧痛，此时切断部分内括约肌可解除痉挛，内括约肌切断后不会引起排便失禁。

（三）肛提肌

左右各一，联合成盆膈，肛提肌是随意肌，上面盖以盆膈筋膜，使之与膀胱、直肠或子宫隔离；下面覆以肛门筋膜，并成为坐骨直肠窝的内侧壁。肛提肌分三部：耻骨直肠肌、耻骨尾骨肌、髂骨尾骨肌。耻骨直肠肌位于其他两部深处，起于耻骨和闭孔筋膜，向下向后，绕过阴道或前列腺，附着于直肠下部的两侧，在直肠后方与对侧合而为一，向后止于骶骨，有一部分纤维与外括约肌深部联合。耻骨直肠肌只围绕肛管直肠连接处的后方及两侧，其他两肌在深处形成一坚强悬带，对肛门括约肌有重要作用。耻骨尾骨肌起于耻骨支后面，向上向内向后围绕尿道及前列腺或阴道，有的纤维在内外括约肌之间交叉，止于会阴，但大部纤维在内外括约肌之间止于肛管两侧，向后与对侧结合，最后止于骶骨下部和尾骨。髂骨尾骨肌起于坐骨棘内面和白线的后部，向下向后与对侧结合，止于尾骨。

肛提肌由第2、3、4骶神经及肛门神经或会阴神经的一支支配，其作用复杂，两侧肛提肌形成盆膈，载托盆内脏器。两侧同时收缩可提高盆底，并能保持肛管直肠角度，使直肠下端及肛管上端提高，随意闭合肛门。围绕直肠的肌纤维可压迫直肠，帮助排便。通过括约肌之间的肌纤维，可使肛门松弛，开始排便；排便时肛提肌收缩，压迫膀胱颈，闭合尿道，令粪便排出。同时肛提肌与直肠纵肌纤维联合，可使直肠固定，防止脱垂。

（四）联合纵肌

直肠纵肌与肛提肌在肛管上端平面汇合时，肌束混合在一起，形成了集平滑肌纤维、少量横纹肌纤维、大量弹力纤维的肌束，被称之为联合纵肌。联合纵肌的肌束下降后分为三束：一束向外，行于外括约肌皮下部与浅部之间，形成间隔将坐骨直肠窝分成了深浅两部；一束向内，行于外括约肌皮下部与内括约肌下缘之间，形成肛门肌间隔，止于括约肌间沟处的皮肤，在内括约肌的内侧皮下形成了肛门黏膜下肌；再一束向下，穿外括约肌皮下部，止于肛周皮肤，形成了肛门皱皮肌，联合纵肌在临床上有重要意义。

1.固定肛管

由于联合纵肌分布在内、外括约肌之间，把内、外括约肌、耻骨直肠肌和肛提肌联合箍紧在一起，并将其向上外方牵拉，所以就成了肛管固定的重要肌束，如联合纵肌松弛或断裂，就会引起肛管外翻和黏膜脱垂，所以有人将联合纵肌称为肛管的"骨架"。

2.协调排便

联合纵肌把内、外括约肌和肛提肌连接在一起，形成排便的控制肌群。这里联合纵肌有着协调排便的重要作用，虽然它本身对排便自控作用较小，但内、外括约肌的排便反射动作都是依赖联合纵肌完成的，所以联合纵肌在排便过程中起着统一动作，协调各部的作用，可以说是肛门肌群的枢纽。

3.疏导作用

联合纵肌分隔各肌间后，在肌间形成了间隙和膈膜，这就有利于肌群的收缩和舒张运动，但也给肛周感染提供了蔓延的途径。联合纵肌之间共有 4 个括约肌间间隙，最内侧间隙借穿内括约肌的肌纤维与黏膜下间隙交通，最外侧间隙借外括约肌中间襻内经过的纤维与坐骨直肠间隙交通。内层与中间层之间的间隙向上与骨盆直肠间隙直接交通，外层与中间层之间的间隙向外上方与坐骨直肠间隙的上部交通。所有括约肌间间隙向下均汇总于中央间隙，括约肌间间隙是感染沿直肠和固有肛管蔓延的主要途径。

联合纵肌下端与外括约肌基底襻之间为中央间隙，内含中央腱。由此间隙向外通坐骨直肠间隙，向内通黏膜下间隙，向下通皮下间隙，向上通括约肌间间隙，由此进而可达骨盆直肠间隙。中央间隙与肛周感染关系极为密切，所有肛周脓肿和肛瘘，最初均起源于中央间隙的感染：先在间隙内形成中央脓肿，脓液继沿中央腱各纤维隔蔓延各处，形成不同部位的脓肿和肛瘘，中央间隙感染多数由于硬便擦伤肛管黏膜所致。因此处黏膜与中央腱相连，较坚硬缺乏弹性，黏膜深面是内括约肌下缘与外括约肌基底襻之间的间隙，缺乏肌肉支持，故最易致外伤感染而累及中央间隙、感染可短期局限于该间隙内，如不及时处理，即会向四周扩散，由于联合纵肌有如此重要的解剖关系和临床意义，近年来已引起很多学者的重视。

（五）肛管直肠环

肛管直肠环在临床检查上十分重要，它不是一独立的肌肉，是由外括约肌浅层、深层及肛提肌的耻骨直肠肌和内括约肌的一部分组成的肌环，在直肠下端后方及两侧，对肛门有括约作用。此环如绳索，后部比前部发达，前部比后部稍低，如嘱患者吸气并收缩肛门时，此环更为明显，以示指伸入肛管内反复检查，可以确定其位置，并可以发现此环呈"U"字形。在肛门后方明显，两侧稍差，前侧则不明显。熟练地掌握肛门指诊，确定肛管直肠环的部位、病变，在临床上十分重要，此环有括约肛门作用，在对高位肛瘘的诊断和治疗上有重要意义，手术中如完全切断肛管直肠环，必将引起肛门失禁。

四、肛门直肠周围间隙

人体的组织器官之间并不是紧紧连在一起的，而是存在着一些间隔空隙，这样才能保障器官的运动和收缩。肛门直肠周围同样存在着一些间隙保障着肛管直肠的正常活动，如排便运动。这些间隙内充满脂肪组织，容易感染发生脓肿。（在肛提肌上方有骨盆直肠间隙和直肠后间隙等，下方有坐骨直肠间隙和肛门后间隙等）。

（一）骨盆直肠间隙

位于上部直肠与骨盆之间的左右两侧，下为肛提肌，上为腹膜，前面在女性以阔韧带为界，在男性以膀胱和前列腺为界，后面是直肠侧韧带。其顶部和内侧是软组织，由于该间隙位置高，处于自主神经支配区，痛觉反应不敏感，所以感染化脓后，常不易被发现。多数学者认为骨盆直肠间隙与坐骨直肠间隙相交通，前者感染可通过后者蔓延至肛周皮肤。但 Shafik（1976）认为上述两间隙无直接交通，骨盆直肠间隙感染只能通过内侧纵肌和中间纵肌之间的括约肌间隙至肛周皮肤。来自骨盆直肠间隙的脓液沿括约肌间隙先至中央间隙，再从中央间隙至坐骨直肠间隙。

（二）直肠后间隙

又称骶前间隙，位于直肠与骶骨前筋膜之间，下为肛提肌，上为腹膜反折，间隙内含骶神经丛，交感神经支及骶中动脉等。

（三）直肠膀胱间隙

位于直肠与前列腺、膀胱或阴道之间，上界为腹膜，下界为肛提肌，此间隙较小，很少在此处发生感染。

（四）黏膜下间隙

位于肛管黏膜与内括约肌之间，向上与直肠黏膜下层相连，间隙内有黏膜下肌、内痔静脉丛及痔上动脉终末支等，与内痔的发生有关，感染后可形成黏膜下脓肿。

（五）坐骨直肠间隙

即坐骨直肠窝，在肛管两侧，左右各一，间隙的外侧以闭孔内肌筋膜为界，上方和内侧以肛提肌和肛门括约肌为界。间隙内有脂肪组织和痔下血管神经通过，化脓后其容量约为 50 ml。前界是会阴浅横肌，后界为臀大肌的下缘，间隙的前面。在会阴浅横肌的上方有一小隐窝，坐骨直肠窝脓肿即发生在此间隙内，手术时要注意会阴浅横肌上方隐窝内有无脓腔，以免影响愈合。

（六）肛门后间隙

在肛门后方，外括约肌浅层将此间隙分为深浅两部。深部介于外括约肌浅层和肛提肌之间，位于肛尾韧带的深层；并与两侧坐骨直肠窝相通，所以坐骨直肠窝脓肿可通过肛门后间隙蔓延到对侧形成马蹄形瘘。肛门后间隙的浅部位于皮肤和外括约肌浅层之间，常是肛裂引起皮下脓肿所在的位置，此处化脓一般不会蔓延至坐骨直肠间隙及肛门后间隙深部。

五、肛门直肠周围血管

肛门直肠的血管十分丰富，动脉供应主要来自直肠上动脉、直肠下动脉、骶中动脉和肛门动脉，其动脉之间有很丰富的吻合。

（一）直肠上动脉

直肠上动脉是肠系膜下动脉末端的延续，是直肠血管最大最主要的一支，起于乙状结肠动脉最下支起点的下方，在第3骶骨水平面与直肠上端后面分为两支。循直肠两侧穿过肌层到黏膜下层，分出数支与直肠下动脉、肛门动脉吻合。直肠上动脉在肛管上方的右前、右后和左侧（截石位3、7、11点）形成三处密集区。在晚期内痔，这些分支变大，指诊时可以在肛管上方摸到动脉搏动，也是痔手术后大出血的部位所在。

（二）直肠下动脉

直肠下动脉起于髂内动脉前干的一个分支，位于骨盆两侧；通常有两个或几个分支。在骨盆直肠间隙内沿直肠侧韧带分布于直肠前壁肌肉，在黏膜下层与直肠上动脉、肛门动脉吻合。直肠下动脉主要供给直肠前壁肌层和直肠下部各层。此动脉大小、分布吻合状况极不规则，约有10%患者的直肠下动脉较大，手术时出血如不结扎可产生严重后果。

（三）肛门动脉

肛门动脉在会阴两侧，于坐骨棘上方阴管内，起于阴部内动脉，经过坐骨直肠窝，分数支至肛门内、外括约肌及肛管末端，有的分支通过内外括约肌之间或外括约肌的深浅两部之间，到肛管黏膜下层与直肠上下动脉吻合。坐骨直肠窝脓肿或瘘管手术时，常涉及此动脉。

（四）骶中动脉

骶中动脉为单一的动脉，由腹主动脉直接发出后，沿第4、5腰椎，紧靠骶骨沿直肠后面中线下行。此动脉甚小，分支有时不定，对直肠血液供给的价值甚微。在外科的意义是切除直肠时将直肠由骶骨前面下拉，在与尾骨分离时，切断此动脉有时会引起止血困难，一般手术不致造成严重出血。

（五）肛门直肠静脉

静脉与动脉相伴而行，以齿线为界分为两个静脉丛：痔内静脉丛、痔外静脉丛。

1.痔内静脉丛

位于直肠下端齿线上的黏膜下层内，静脉丛在直肠柱内里囊状膨大，各膨大并以横支相连，在肛管的右前、右后、左外三个区域静脉丛较显著，是原发内痔的好发部位，临床上称之为母痔区。静脉丛汇合成5～6支集合静脉垂直向上，约行8 cm的距离，穿出直肠壁形成痔上静脉（直肠上静脉），经肠系膜下静脉入门静脉。这些静脉无静脉瓣，穿过肌层时易受压迫（尤其排便时更为明显），这是形成内痔的因素之一，门静脉高压患者因痔上静脉回流受阻，静脉丛易怒张膨大形成痔。

2.痔外静脉丛

位于齿线下方肛缘的皮下，由肛管内壁静脉、肛周静脉、直肠壁外静脉汇集而成，沿外括约肌外缘连成一个边缘静脉干。痔外静脉丛汇集肛管里面静脉，下部入阴部内静脉，中部入髂内静脉。肛门附近门静脉系统与体静脉系统相通，当肝硬化而有门静脉高压时，这些吻合支即为门-腔静脉侧支循环的通路，因此，肝硬化的患者痔核便血的治疗要十分慎重。直肠癌也可沿门静脉系统播散，转移至腹腔和肝内，或者沿直肠下静脉和肛门静脉扩散，通过阴部内静脉入体静脉系统，随着静脉系统可以转移他处，肛门直肠静脉系统因无静脉瓣，回流比较困难，由于腹压增加等原因，可使肛门直肠静脉扩张，弹力收缩减退，容易生痔。痔内静脉丛扩张成内痔，痔外静脉丛扩张成外痔，二者静脉均扩张，生成混合痔。这种观点是大多数教科书所记载的，然而国外学者提出了不同的观点，Gorsch 认为，痔内静脉丛、痔外静脉丛之间是交错重叠的，二者均可回流至门静脉或下腔静脉；痔外静脉丛也可回流至痔内静脉丛。痔手术牵拉内痔核时会引起内、外痔静脉丛同时充血和扩张，就是很好的例证。关于痔的生成原因，近年来国外学者有不少新的学说，但以洞状静脉扩张学说和直肠海绵体增生学说为主。

　　日本学者通过对肛管微细血管的组织学研究，发现直肠上动脉的终末分支与痔内丛的静脉连接方式，不是通过毛细血管网，而是以动静脉直接吻合的方式相连通，称这种静脉为洞状静脉。洞状静脉管壁肌层发育不良，胶质纤维较多，血管壁弹性弱、容易淤血，洞状静脉的淤血是产生内痔的解剖学基础。长期用力排便，可以促使洞状静脉压力增高，洞状静脉扩张而发生内痔。Hell 提出在齿线以上的黏膜下层有直肠海绵体，它是由大量血管、平滑肌、弹力纤维和结缔组织所组成。当括约肌收缩时，它像一个环状气垫一样协助密闭肛管内腔，所以直肠海绵体也是肛门自制器官的重要组成部分。他认为直肠海绵体组织的增生和肥大，即可形成痔，但是海绵体的血管不是静脉而是扩大的动脉，除肛门指诊时可以在3、7、11点钟处摸到动脉搏动外，最有力的证据是：取痔的血液做气体分析证明是动脉血，用动脉造影术可显示痔丛的位置。Hell 还指出：直肠海绵体像性器官的勃起组织一样，直到青春期以后才能得到充分发育，因此儿童即使肛门周围皱襞水肿，也不会发生痔。

第二节 肛肠病的体检内容

一、腹部检查

腹部检查分望诊、触诊、叩诊、听诊四步进行。

（一）望诊

1.望腹部外形腹部弥漫性膨胀；腹部凹陷或舟状腹。

2.望腹壁皮肤色素；条纹；皮疹；瘢痕；脐。

3.望腹壁静脉。

4.望呼吸运动。

5.望肠蠕动波。

（二）触诊

腹部触诊的常用体位有仰卧、膝肘卧位、右侧卧位、立位和坐位。

1.压痛及反跳痛。

2.腹壁紧张度。

3.腹部包块。

4.腹腔脏器触诊包括肝脏、胆囊、脾脏、肾脏、胰脏、乙状结肠和横结肠。

（三）叩诊

叩诊的主要作用在于叩知某些脏器的大小和叩痛情况，以及腹胀的性质、原因等。

（四）听诊

主要根据肠鸣音来判断疾病的性质。

二、肛门部检查

（一）受检查体位

1.侧卧位

病人侧卧在检查床上，两腿向腹部弯曲，臀部靠近床边，或上面的腿弯曲，下面的腿稍伸直，使肛门充分暴露，是最常用的检查和治疗体位，尤其适用于年老体弱者。

2.截石位

病人仰卧，双下肢屈曲，两腿放在腿架上，将臀部放在床边，使患者的肛门充分暴露，是检查和治疗肛门直肠病的一种体位，适用于体小肥胖病人。

3.膝胸位

病人俯卧，双腿屈起跪伏床上，胸部贴近床面，臀部抬高。适用于身体矮小肥胖病人，及直肠镜、乙状结肠镜检查。但此种体位不舒适，难以耐受长时间检查，对病重或年老体弱者不很适用。

4.蹲位

病人下蹲，用力增加腹压；常用于Ⅱ、Ⅲ期内痔、混合痔、肛乳头肥大、息肉及直肠脱垂的检查。

5.倒置位

俯卧在特制检查床上，髋关节弯曲于床端，两腿下垂屈膝跪在横板上，降低床头，使臀部抬高，头部稍低。便于直肠窥器和乙状结肠镜检查。

6.屈膝仰卧位仰卧床上，屈髋关节和膝关节，双手紧抱膝部，可增加腹压，使乙状结肠和直肠下降，便于检查。

7.弯腰扶椅位

病人向前弯腰，双手扶椅，脱裤显露臀部，不需特殊设备，节省时间，适用于多人数检查。

（二）肛门视诊

1.肛门的位置注意观察肛门是否在两个坐骨结节连线的中点，是否为异位肛门、肛门闭锁等。

2.肛门周围皮肤及有毛分布区注意是否有湿疹、搔痕、糜烂、白斑及手术的瘢痕等。

3.肛周粪便、分泌物、血迹。

（1）粪便常见于肛门失禁、肛门直肠狭窄、肛管皮肤缺损。

（2）分泌物常见于肛周脓肿、肛瘘，有黏液及血附着时应考虑结肠炎、直肠脱垂、息肉等。

（3）血迹，应考虑内痔、肛裂、肿瘤等。

4.肛周肿物及赘生物，如肿物位于肛缘，呈光滑椭圆形，中心见暗紫色包块者，多为血栓性外痔，如见肛门一侧或肛周皮肤有表面凹凸不平，周边清楚但不规则之肿物时，应考虑肛门皮肤癌。

5.观察肛瘘外口，注意观察外口的位置、数目，距肛缘的远近。

6.外观无明显病变时的注意事项，应注意察看肛门是否松弛，有无肛裂，

22

必要时嘱病人采用蹲位，以察看是否有内痔、息肉或直肠黏膜脱出等。

（三）直肠指检

直肠指检时一般采用侧卧位、膝胸位或截石位。检查者示指带涂润滑剂的指套，首先从肛周皮肤开始，注意肛周皮肤有无硬结、肿物，有无触痛和波动。如皮下摸到绳索状硬条，应触知其走向及深度，结合有破溃口及间断愈合、反复破溃发作史，应考虑为肛瘘。手指插入肛管后，应注意肛管皮肤和黏膜有无硬结、括约肌松弛和紧张，肛管直肠环的弹性和有无瘢痕变硬。经过肛管直肠环入直肠壶腹，手指在直肠内做环形和向上向下的检查，注意黏膜是否光滑，有无肿物、狭窄和直肠外肿块等。直肠前方可触及尿道球部、前列腺（男性）和子宫颈（女性），两侧有坐骨直肠窝，后方是骶骨和尾骨。

（四）探针检查

探针是检查肛瘘的重要工具，常用的探针种类主要有五种：有槽探针、单钩探针、双钩探针、双球头探针、探棒。检查时要轻柔地将探针从瘘管外口轻轻插入，沿管道走行探至内口，另一手示指伸入直肠内引导探针的尖端通过。如果探针通过受阻，可能是管道狭窄、阻塞或弯曲，此时应调整变换探针方向，千万不可强行探入，造成假道，影响诊断及治疗。

另外在肛瘘的诊断上，也可用亚甲蓝染色检查确定其内口的位置、走行及分支等。

（五）肛门镜检查

肛门镜检查是肛门直肠疾病的常规检查方法之一，适用于肛管、齿线附近及直肠末端的病变。常用的肛门镜有筒型肛门镜、分叶肛门镜和单叶肛门镜。

肛门镜检查一般采用侧卧位或截石位，先在镜头部涂少许液体石蜡油，让患者张口深呼吸，再将镜头缓缓插入肛门内，先拽向肝脏方向，待镜顺利通过肛管后再向骶尾部继续插入。待镜身全部插入后再抽出镜栓，在灯光下仔细观察有无脓血、溃疡、息肉、出血点。待肛门镜缓慢退至齿线附近时，注意检查有无内痔、肛乳头肥大等。

第三节 肛肠病的内镜检查

一、乙状结肠镜检查

乙状结肠镜检查对直肠和乙状结肠早期癌变的发现和确诊有重要意义。

（一）乙状结肠镜检查的适应证

1.便血或黑便患者。

2.直肠内疑有肿块。

3.慢性腹泻、大便长期有脓血或黏液。

4.不明原因的大便习惯改变，如坠胀、便频或便秘等。

5.大便形状改变或形态不规则。

6.下消化道造影疑有结肠病变者。

（二）乙状结肠镜检查的禁忌证

1.肛门或直肠狭窄、肠内异物未取出者。

2.肛门、直肠和乙状结肠急性炎症期。

3.肛裂发作期。

4.急性腹膜炎。

5.精神病患者及不合作的儿童。

6.高血压、心脏病、孕妇及体质极度衰弱者。

（三）检查前准备

一般于检查前清洁灌肠，使之排空大便即可，对于个别精神紧张患者可于术前 1 小时酌情给予镇静剂和解痉剂。

（四）检查方法

患者取膝胸位，先作直肠指检，了解有无直肠狭窄，然后于镜筒及镜栓涂抹润滑剂轻柔插入肛管，开始时镜顶端指向脐部，当进入 5 cm 深度时，取出闭孔器，装上接目镜和充气球，缓缓充气，循腔进镜，直视下首先可见到直肠壶腹部，达骶尾部前时，当镜身全部进入后，缓缓向外退出，边退边观察，注意黏膜的色泽、充血水肿的程度、有无出血、溃疡、脓性分泌物、息肉、肿瘤等。如有可疑病变肉眼尚不能定性者，可取活组织送病理检查。

乙状结肠镜检查时，要注意看清肠腔后才能进镜，操作要轻柔，切忌盲目和暴力推进，以免造成穿孔，取活检时咬取组织不能太大、太深，同时要避开血管，防止组织损伤过多引起出血。

二、纤维结肠镜检查

（一）适应证

1.原因不明的下消化道出血。

2.原因不明的慢性腹泻。

3.钡灌肠检查异常，病变性质及范围不能确定者。

4.钡灌肠检查正常，但有不能解释的结肠症状者。

5.疑为大肠及回肠末端疾病引起的腹痛和腹部肿块。

6.原因不明的低位肠梗阻。

7.纤维结肠镜治疗。

8.炎症性肠病及结肠术后随访、复查。

9.大肠肿瘤的普查。

（二）禁忌证

1.患有严重的全身性疾病，如严重心肺功能不全者，严重高血压、心律失常、脑供血不全、冠心病患者。

2.严重的活动性结肠炎症，如暴发型溃疡性结肠炎，暴发型克罗恩病，急性憩室炎，严重缺血性结肠炎，急性放射性结肠炎。

3.腹膜炎或疑有肠穿孔。

4.腹腔、盆腔手术后或其他病变引起的腹腔脏器广泛粘连。

5.精神病患者及精神过度紧张不能合作者。

（三）检查前准备

1.检查前2日应进低脂、细软、少渣的半流质饮食，检查当日早餐禁食，如下午检查可在检查前1小时进食少量食物，以防饥饿及低血糖发生。

2.检查前1天晚睡前口服蓖麻油25～30 ml,或番泻叶15～20克冲茶饮。

3.检查前2小时清洁灌肠。

4.检查前半小时给以抗胆碱能药物和镇静剂。

（四）纤维结肠镜检查的基本手法

1.进镜

循腔进镜是纤维结肠镜检查的基本原则，也是纤维结肠镜检查安全进行的重要前提。在插镜过程中，要注意观察有无圈袢形成，准确判断肠腔走行，随时调节弯角钮，跟踪肠腔进镜，在弯曲处，可采用辨明肠腔走行的短离滑进，避免盲目滑进。

2.退镜

退镜是寻找肠腔、防止袢圈形成、解除袢圈的重要手法。有时视野中呈现一片红色，说明镜端抵在肠壁上，此时应缓慢退镜，方能看到肠腔。如果继续盲目进镜，则不仅看不到肠腔，而且易形成袢圈，甚至引起穿孔。

3.识别和消除袢圈

（1）识别袢圈形成

在插镜过程中，可以通过以下几个方面了解肠镜是否形成袢圈：

①插镜距离与先端推进的距离不相等；

②插镜过程中，先端部不前进，反而自肠腔内向后倒退，当退镜时，先端部反而前进；③先端部缺乏抖动反应。

（2）消除袢圈的几种手法

①钩拉法

当镜头越过弯角而不能继续前进时，术者调控弯角钮使镜头保持最大限度的弯角钩住肠壁，然后缓慢退镜，至头部稍为滑动时为止。此时袢圈解除，肠管被拉直、缩短，然后再继续循腔进镜；

②旋镜法

当纤维结肠镜形成大的袢圈时，可在退镜的同时配合旋镜法，尤其在通过肝曲时使用此法可明显提高通过率。一般旋转方向取决于袢圈的形式。通常先采用顺钟向旋转镜身退镜，若此时镜头先端产生矛盾运动而前进，即可继续后拉镜身，至先端部停止前进，并稍微后退时为止。如果顺钟向旋转镜身退镜时，先端部随之后退，则改为逆钟向旋转镜身退镜；

③抖动镜身法

术者通过目镜观察肠腔。同时用右手迅速来回抖动镜身，抖动幅度为进镜 5～10 cm，然后退出 3～7 cm，如此反复进行可使肠管缩短、肠腔变直，避免形成袢圈。

（3）定向滑进

在结肠锐角弯曲部位，有时虽向各个方向调节弯角钮，仍然难以看清肠腔，故应采取短距离的定向滑进。方法：准确判断肠腔走向，并调节角度钮使镜端对准肠腔中央，然后小心沿肠壁的斜坡滑进，多可迅速通过弯曲部，看清肠腔。在滑进过程中，应随时注意观察黏膜的色泽变化。若无明显阻力，视野中肠黏膜颜色正常，向后滑动顺利，病人无不适，即可顺利完成定向滑进。如遇阻力增加，黏膜颜色变苍白，血管纹理变模糊不滑动，患者自觉疼痛时，应停止进镜，并退镜，辨明肠腔走向后再进镜，切忌盲目暴力进镜，以免发生穿孔等意外。

（五）结肠腔内的正常表现

1.直肠

纤维结肠镜下正常直肠黏膜呈淡桔红色，光滑润泽，富有弹性。通常血管纹理不鲜明，当充气肠腔扩张时，可见小血管，有时可见黏膜下淡蓝色静脉。直肠内有三个宽大的直肠瓣，瓣膜反面是盲区应仔细检查。

2.乙状结肠

黏膜呈淡桔红色，血管纹理清晰，皱襞呈椭圆形，低矮而密集，肠腔纡曲多变。

3.降结肠

黏膜呈淡桔红色，血管纹理清晰，半月襞清晰可见，且分布均匀，肠腔形态较恒定，呈短直隧道样。

4.脾曲

脾曲呈盲袋状，黏膜光滑润泽，血管网清晰，内侧为横结肠入口，下缘往往有一半月形皱襞，上方常可透见淡蓝色的脾脏。

5.横结肠

黏膜呈淡桔红色，但较降结肠稍深，血管纹理清晰，肠腔如筒状，锼臂排列呈倒三角形。

6.肝曲

亦呈盲袋状，外侧可见淡蓝色的肝脏投影。

7.升结肠

呈隧道样，皱襞排列呈正三角形，黏膜呈淡桔红色，黏膜下血管纹理不如降结肠清晰。

8.盲肠

肠腔呈短而直的圆筒形，管径较粗，顶端呈一盲袋，皱襞排列成"V"或"Y"形。阑尾开口在其中，呈裂隙状、新月型或突起内翻，回盲瓣位于盲肠与升结肠连接处的内侧，呈唇型、乳头型、中间型。

（六）常见结肠疾病的纤维结肠镜下表现

1.大肠息肉

（1）管状腺瘤

其形态如球形或梨形，表面光滑、充血，部分有点状出血斑，瘤体直径一般约1～2 cm，少数可大于3 cm。

（2）绒毛状腺瘤

形态不规则，呈绒球状或细小分叶状，表面不光滑，有无数绒毛状突起，质地脆，易出血，一般直径可达2～3 cm以上。

（3）混合型腺瘤

体积较管状腺瘤大，直径多大于2 cm。

（4）家庭性腺瘤病

主要特点是结肠多发性腺瘤，数目超过100个，其形态多为无蒂半球形或结节状隆起，大多数息肉直径仅几毫米，少数超过1 cm以上。

（5）黑斑息肉综合征

本病少见，主要特点是全胃肠道多发性息肉伴口唇周围、颊黏膜、手脚掌面有色素斑沉着。肠镜息肉分布散在、数目不等、大小不一，息肉可有蒂、亚蒂或无蒂，表面不光滑，呈分叶状或乳头状凸起，色泽与周围黏膜相同。

（6）炎症性息肉

大部分息肉无蒂、体积小，直径仅几毫米，少数可达几 cm，表面苍白、无光泽。

2.大肠癌

（1）息肉型

形状如宽基息肉，表面糜烂、溃疡、凹凸不平，呈菜花样突入肠腔，组织脆，易于出血。

（2）溃疡型

初为扁平状肿物，边界清楚，继而呈火山口状溃疡，溃疡边缘为结节状周堤，表面覆盖灰白色坏死组织。

（3）浸润溃疡型

肿块边界欠清楚，表面糜烂，散在溃疡，有接触性出血，继续发展可浸润肠管全周，形成环状狭窄。

（4）弥漫浸润型

又称硬化型癌，此型大肠癌因结缔组织明显增生使病变区变硬，呈环形浸润致肠腔呈管状狭窄，表面可见散在的糜烂及小溃疡，多见于直肠和乙状结肠。

（5）特殊型

如黏液癌，肿块表面伴有绒毛乳头状突起，内有大量胶冻样黏液，质软、有弹性、边界不清，多见于右半结肠。

3.大肠炎症性疾病

（1）溃疡性结肠炎

病变呈连续性分布，多发于左半结肠。活动期：黏膜表面充血、水肿，血管纹理不清，黏膜粗糙呈颗粒样改变，组织变脆，易于出血；有时可见黏液、脓性分泌物及小溃疡，溃疡一般小而表浅，形态不规则，状如针尖、斑块样。慢性期：主要是黏膜萎缩和炎性息肉形成，肠镜下可见黏膜颜色苍白、无光泽，血管纹理紊乱，黏膜皱襞变形或消失，炎性息肉一般直径均小于 0.5 cm，无蒂；若病情反复发作严重者，晚期尚可出现肠管缩短、僵硬，结肠袋消失，肠腔狭窄等。

（2）克罗恩病

病变呈典型的节段性分布，好发于右半结肠，内镜下黏膜充血、水肿、溃疡、假息肉形成，且肠腔狭窄、肠黏膜呈卵石样改变，其中纵行溃疡、肠腔狭窄和卵石征为其主要特征。

（3）阿米巴性结肠炎

好发于右半结肠，内镜下黏膜面上散在分布针尖样溃疡，溃疡间黏膜正常，无炎症反应，随着病情的发展，小溃疡相互融合形成较大的、典型的火山口样溃疡。若病情反复发作，可形成阿米巴肉芽肿，致肠腔狭窄。

4.慢性结肠炎

病变呈连续性或区域性分布，多见于直肠、乙状结肠，严重者可累及全结肠，内镜下黏膜充血、水肿、血管纹理紊乱，偶见小的炎性息肉。

（七）纤维结肠镜检查的并发症

1.肠壁穿孔发生率达 0.11%～0.26%，多为插入时操作不当镜端顶破肠壁，及活检钳咬取组织时穿破所致，或者是由于检查过程中注入过量气体，使肠腔内压力过高，加上机械性原因使肠壁破损或原有病变使肠壁变脆弱而造成穿孔。

2.肠道出血发生率为0%～0.07%，多因暴力所致黏膜撕裂出血，或大肠原有病变，插入时镜身擦伤病变组织引起。另外活检时如果咬取组织过大、过深，并在血管显露部位时也易引起出血。

3.脾破裂是非常少见的并发症，主要是由于纤维结肠镜插入过程中，乙状结肠袢不断扩大，通过脾曲后手法解袢时对结肠过度牵拉，超过脾结肠韧带承受的负荷，致脾包膜破裂，使脾实质暴露，极易受损伤破裂引起出血。

4.浆膜撕裂，亦称不完全性穿孔，也是较少见的并发症，主要是由于检查时注入过多空气，使肠壁内压力升高，插镜过程中肠袢不断扩大，肠管过度伸展，肠壁紧张，当其压力超过浆膜所能承受的限度便会发生撕裂。

5.肠扭转、肠套叠主要是操作时过度扭曲镜身或注气过多，产生乙状结肠的扭转与肠套叠，一般缓慢退镜，可以防止扭转发生。

第四节 肛肠病西医治疗方法

大肠肛门疾病的治疗可概括为：①一般疗法和营养支持疗法；②内科疗法：包括全身用药和局部用药；③外科疗法：包括手术根治、姑息疗法、局部外用药物等；④放射疗法；⑤中西医结合治疗。

一、一般疗法

在结肠疾病中，最常见的一种肠道功能性疾病，即肠道易激综合征，精神因素和饮食不节为其发病的重要因素。患者常有严重的焦虑、愤慨、对抗、抑郁、恐惧等临床表现。另外一些慢性疾病患者，如肠结核，因患病日久往往产生悲观情绪，影响到植物神经功能，出现失眠、记忆力差等；某些下消化道出血患者，如内痔等，病人疑为癌肿亦常产生恐癌情绪；还有一些是医源性因素，如二重感染、病菌交替症、不适当使用泻剂等，造成病人痛苦；或由于医生过分强调疾病的危害性，忽视了对患者进行战胜疾病的教育，使之悲观失望，焦虑不安。上述种种情况，说明消除病人紧张情绪、恐癌思想、树立战胜疾病的信心是每个医生的职责，不可忽视。生活规律，劳逸结合，合理安排饮食，养成卫生习惯，尽可能避免发病因素（如过敏）等，均是最基本的疗法。

二、营养支持疗法

肠道疾病的治疗，除药物治疗外，饮食疗法也是重要方面。某些肠道疾病可影响到机体的摄入、消化和吸收过程，临床上需补充热量及营养，以维持机体的代谢。短期的可静脉输注葡萄糖液提供热量；较长期的则需提供代谢所必需的氨基酸、脂肪酸等，这就需要采用营养支持疗法。营养疗法包括管饲、合成饮食及静脉高营养等。

（一）管饲

用于昏迷患者，可鼻饲高溶质流汁饮食。一般患者在 24 小时内能耐受 2500 ml 含糖 250 克的流质饮食。临床上常用的有牛奶、炼乳、奶粉之类，定期管饲并保证每日有足量的水分补充。但是高溶质饮食易致渗透性利尿、失水、高钠血症和氮质血症，应定期作血钠和尿素氮测定，糖类过多易致高渗性腹泻，故糖类成分不宜超过 10%。

（二）合成饮食

1.合成饮食主要成分

有葡萄糖、氨基酸、少量必需脂肪酸（甘油酸）以及必要的矿物质和维生素。合成饮食无需消化即可吸收。其优点是：①少渣；②维持营养和氮质平衡；③使粪便重量减少及粪便中菌群含量减低；④容易吸收。缺点是：①摄入高张液使胃排空延迟并产生恶心，腹胀；②高张液进入十二指肠及空肠后引起大量液体分泌；③引起分泌性腹泻；④由于血管容量减少可出现类似倾倒综合征的表现；⑤同时可出现高血糖及高渗性昏迷等。

2.摄入方法

对大于 800 毫克分子/升的高渗液先以 3 倍量的液体稀释，每次 200 ml，每日 3～4 次。摄入时先从少量开始，以后逐步增加，并逐渐增加浓度，在一周内达到需要量。若每天口饲耐受量为 200 ml，那么就相当于 2000 卡热量。通常每 2 小时一次，每次 300～350 ml，一般口饲 2～4 周。

3.适应证

适应证有肠瘘、短肠综合征、慢性炎症性肠病等。

4.并发症及注意事项

（1）可发生高血糖、高渗性昏迷，但罕见报告；

（2）治疗期应记录出入水量，测血、尿糖，定期测尿素氮、钠、钾等；

（3）长期治疗者需测血钙、镁、凝血酶原时间，必要时加维生素、胰岛素治疗。

（三）静脉高营养疗法

1.适应证

（1）手术前病人身体衰竭，严重营养不良；

（2）手术后由于营养不良造成伤口长期不愈；

（3）严重创伤、严重烧伤；

（4）吸收不良或某些疾病需要胃肠道处于"休息状态"，如短肠综合征、胰腺炎、严重肠炎、溃疡性结肠炎、腹膜炎、Crohn 氏病、肠梗阻、胃肠道癌肿等；

（5）肠瘘；

（6）不适宜管饲的昏迷病人；

（7）不适宜肠道消化的其他情况，如慢性腹泻、慢性呕吐、厌食、恶病质、放疗期间、白细胞抑制剂治疗期间等；

（8）发育不全的婴儿；

（9）肾脏和肝脏衰竭。

2.组成和配制

每 1000 ml 基础液内，常规加入钠盐 40～50 mmol/L，内 2/3 为氯化钠，1/3 为重碳酸钠，氯化钾 30～40 mmol/L，硫酸镁 4～10mmol/L。根据需要选择性加入葡萄糖酸钙及酸性磷酸钾盐各 4～5 mmol/L。另外在每日有一个单位溶液内还需加入多种维生素液 10 ml，选择性加入维生素 K5～10 mg，维生素 B1210～30 mmg，叶酸 0.5～1.5 mg，铁 2.0～3.0 mg。

3.使用方法、剂量和注意事项

在无菌操作下，作锁骨下静脉穿刺或颈外静脉穿刺插管，将硅胶导管放入中心静脉中。因血流很快稀释缓慢滴入的高渗营养液，不易产生对血管的刺激。开始时先给15%葡萄糖液2500 ml/天，以提供热量1500卡/天，4～5天后给高营养液2000 ml/天。24小时内应均匀滴注。以后根据病人的耐受力可渐增至3000 ml/天，偶有达5000 ml/天。第一周内每日测血钠、钾、氯、糖以及尿糖、尿比重，并记录出入水量。每周测一次氮、钙、磷、镁、白蛋白、球蛋白及血常规。注意输液管件、导管入口处敷料的更换。保持尿糖（－）～（＋）。尿糖增加，应减慢滴速及加注胰岛素，有心、肝、肾功能障碍患者，滴注过程中应加强监护，如有发烧，必要时做血培养。

4.优缺点

（1）优点

①保证提供足够热量，因为其主要成分为葡萄糖和水解蛋白，每日输入葡萄糖100～150克即有减少蛋白质的消耗作用。

②保证水分供应，静脉高营养的物质需溶于2000～2500 ml液内滴注。但心、肝、肾功能障碍者要适当调整。

③防止氮质负平衡。饥饿状态时，每日体内分解蛋白质75克，6.25克蛋白质相当于1克氮质，即每日有12克氮质产生。手术感染或其他病理状态时，分解代谢加速，产生氮质更多。静脉输入水解蛋白80～160克可达到正氮平衡。

④防止电解质紊乱。

⑤补充适量的维生素。

（2）缺点

主要并发症是感染和高渗性利尿引起的高渗性非酮症性高血糖，失水和昏迷。要提高警惕，加强生化测定监护，早发现早纠正。

三、水、电解质和酸碱紊乱的处理

（一）胃肠道的正常分泌

胃肠道每日分泌液量约 8000～10000 ml，其中唾液约 1000～1500 ml、胃液 2500 ml、胆汁 700～1000 ml、胰液 1000 ml、小肠液 3000 ml。分泌液中含有相当量的电解质。在正常情况下，绝大部分水分和电解质在回肠及右半结肠内重吸收，仅 100～150 ml 水分每日自粪便中排出。各种消化液的渗透压和细胞外液相似。胃肠道分泌的主要阳离子为钠，胃底部分泌的钠离子大部分为氢离子所交换。钾离子在胃液内浓度约为血清钾的 2～5 倍，胆汁、胰液及肠液内则大约与血清相等。阴离子是氯和碳酸氢，胃液内氯离子含量最高，而在胆汁和胰液中则碳酸氢增高，胰液中碳酸氢根含量特别高，愈近回肠，肠液中碱基愈多于氯离子。

（二）大肠肛门疾病中的电解质、酸、碱紊乱

腹泻是最常见引起电解质、酸碱紊乱的原因。菌痢及嗜盐杆菌、沙门氏杆菌和大肠杆菌等肠毒素性腹泻，通过激活 cAMP 促进小肠分泌，可致失水、失钠、代谢性酸中毒及低血容量性休克。

肠麻痹时，由于肠壁张力减退，蠕动减弱，黏膜吸收功能受损及分泌物的增多，扩张的肠腔内有大量消化液滞留，加之呕吐，胃肠吸引减压，使水、钾、钠、氯、碳酸氢根大量丢失，发生失水、电解质紊乱，特别是

低血钾。

肠瘘、胃肠道手术，均可造成大量消化液丢失，每日丢失液体可达 3～6 L，相当于病人体重的 10% 以上。电解质的丢失，钠多于氯和钾，同时碱基的丢失愈近回肠下段愈多，代谢性酸中毒发生率更高。

老年人由于心、肺、肾功能减退，对酸碱平衡调节能力减低，少量失水就易引起水和电解质紊乱。

（三）治疗原则

1.静脉补液

一般静脉输注生理盐水或 5% 葡萄糖生理盐水。初液量应根据失水量（胃肠减压、呕吐、腹泻等显性失水和出汗、呼吸排泌的不显性失水）而定。并应根据测定出的钠、钾、钙水平等及时补充。近年来，静脉补液推荐以平衡盐溶液为首选，其处方主要有以下四种：

（1）乳酸林格氏液

氯化钠 6 克，氯化钾 0.3 克，氯化钙 0.2 克，乳酸钠 3.1 克，注射用水加至 1000 ml。

（2）处方甲

等渗盐水或葡萄糖盐水 500 ml，11.2% 乳酸钠 40 ml，5% 氯化钙 4 ml，10% 氯化钾 2.5 ml，注射用水 250 ml。

（3）处方乙

等渗盐水或葡萄糖盐水 300 ml，4% 碳酸氢钠 40 ml，10% 氯化钾 1.5 ml，10% 葡萄糖酸钙 5 ml，注射用水 100 ml。

（4）处方丙

2/3 为等渗盐水加 1/3 的 1/6 克分子的乳酸钠。

2.口服补液

近年来试用口服葡萄糖电解质液治疗病毒和细菌性腹泻收到一定效果。因为以上疾病肠道虽分泌增加，但不影响对葡萄糖的吸收，而葡萄糖的吸收必然带进钠离子。世界卫生组织（WHO）推荐的口服液为：每升含葡萄糖 20 克，氯化钠 3.5 克，碳酸氢钠 2.5 克，氯化钾 1.5 克。一般认为，若体液丢失约占体重的 10% 以上，应先静脉补液直至微循环衰竭缓解后方可改为口服补液。

四、抗菌药物的应用

抗菌药物的选择原则是：应尽可能全面考虑诊断、致病菌、感染病灶、药物的抗菌作用及其副作用、病情的危重程度和病人全身情况。

（一）抗菌药物治疗的要点

1.对未明致病菌的感染性疾患，应尽力采集必要的标本，如脓液、尿、大便、腹水等，分离致病菌及作药敏试验，然后根据临床分析，选用一种或两种抗菌药物进行治疗观察。等待致病菌分离结果及药物试验结果，再权衡是否需要变换药物种类或剂量。

2.部分感染不待细菌学检查证实，临床即可以确定致病菌者，可选用有效的抗菌药物治疗。

3.不明原因的发热，临床上无明显感染或只有一般实验室检查依据者，慎用抗菌药物治疗，除非病程中出现感染迹象或明确有感染存在时。

4.判断抗菌药物使用是否有效，应依据病情变化、周围血常规、体温曲线等全面衡定，如确定疗程够，剂量足而上述指标仍无改善者，即为无效，需更换药物。如不断频繁更换药物，往往致诊断混乱，且影响病情恢复。

5.在未明诊断以前，抗菌药物一般不能与退烧药，肾上腺皮质激素等联合使用，避免混淆诊断及影响判断抗菌药物疗效。

6.在长期使用抗菌药物过程中，严密注意有无病菌交替症及二重感染，特别注意每一种抗菌药物的毒性及过敏反应。

（二）抗菌药物的用量及给药途径。

1.为求迅速控制感染，通常一开始就应用足够大的剂量，试图给致病菌以决定性冲击，一旦病情好转，逐步减量直至停药。肾功能不佳者或老年人，所用抗菌药物剂量减少，一般用量为普通剂量一半左右。细菌对某一抗菌药物高度敏感者，可用普通剂量；中度敏感者，可用大剂量。疗程必须恰当，病情控制，体温曲线稳定在正常范围 3 天后，可考虑停药。

2.给药途径选择，严重感染或危重病人可静脉给药，慢性病人、病情轻者可口服或肌肉注射。

（三）联合应用抗菌药物

1.病情严重或致病菌一时无法确定的严重感染病例；

2.数种细菌的混合感染；

3.防止细菌耐药性的产生，如结核病时联合应用异烟肼，对氨基水杨酸钠及链霉素；

4.单独使用某一种抗菌药物，有时剂量必须很大才能达到有效浓度，而病人又不能耐受其副作用，可加用另一种抗菌药物来减少该药的剂量，以期达到理想疗效；

5.协同作用，两种抗菌药物联合应用所产生的抑菌作用大于二药作用的总和。有人将抗生素分为两类，第一类为杀菌性抗生素，第二类为抑菌性抗生素，认为同类联合常表现协同作用，不同类联合可表现拮抗作用。常用的杀菌药物如青霉素、链霉素、新霉素、多黏菌素等；抑菌药物如四环素族、红霉素、氯霉素、庆大霉素等。但抗菌药物的联合效果常为试管所得，并不全与临床一致。

五、抗肿瘤药物

恶性肿瘤的治疗包括手术、放疗、化疗、免疫疗法等。化疗是常用的一种方法。必须强调早期化疗，在肿瘤细胞数少，增殖比率高，对药物敏感时，加以杀灭。抗癌药物治疗须根据肿瘤的病理性质、细胞动力学、药物作用特点，适当选择，联合应用，并配合其他综合的治疗，以取得杀伤肿瘤细胞的最大效果，而对正常组织损伤最小。

（一）细胞周期概念

细胞从一次分裂（有丝分裂）结束到下一次分裂结束，这样一个周期叫做细胞周期。细胞周期可分四个连续的时期：

G1 期：第一间歇期，或称复制前期，此时 DNA 的含量为二倍体，即 DNA 合成前期。

S 期：DNA 合成期或称复制期，此时 DNA 的含量增加一倍。

G2 期：第二间歇期或称复制后期，此时核中 DNA 含量已经是 G1 期的两倍。

M 期：有丝分裂期，DNA 平均分配到两个子细胞中。

以上属不断增殖的细胞分组，细胞非增殖组可分为两类细胞：G0 细胞，这类细胞通过分化、老化而后死亡。

（二）化疗的适应症

1.全身恶性肿瘤。

2.中晚期实体癌的姑息疗法。

3.手术前应用，以创造条件，使原来不能手术者可以进行手术切除。

4.放疗前应用，以缩小肿瘤体积，解除压迫症状。

5.局限性肿瘤区域灌注。

6.术后或放疗后复发者。

（三）化疗药物种类与使用方法。

1.细胞周期特异性药物

主要为抗代谢药物及细胞有丝分裂抑制剂，如甲氨喋呤、6-羟基嘌呤、硫鸟嘌呤、氟脲嘧啶、阿糖胞苷、喜树碱、长春新碱等。

2.细胞周期非特异性药物

主要为烷化剂和抗菌素，如氮芥、环磷酰胺、消瘤芥、亚胺醌苯丁酸氮芥、卡氮芥、环己亚硝脲、自力霉素、争光霉素、更生霉素、正定霉素、阿霉素等。

（1）两类药物对癌细胞作用的特点

①第一类对 S 期最有作用，只对增殖细胞敏感，对增殖比率较大，迅速生长的肿瘤有效，第二类对增殖与非增殖细胞均有杀伤能力，对增殖比率小，生长缓慢的肿瘤也有一定效果；

②第二类药物作用强而快，而第一类药物作用弱而慢；

③第二类药物的剂量-反应曲线是一条直线，剂量增加一倍，杀癌能力可增加 10～100 倍；而第一类药物是一条渐进线，到一定剂量则呈平台样。第一类药物宜缓慢静脉滴注或肌肉注射，第二类宜一次静脉注射；

④每一种药物均有一个合适的方案，并视病程早晚而异。

（2）给药方法

近年来倾向是中剂量短疗程（给药 4～5 天，停药 9～10 天）和大剂量间歇给药（间隔 2 周以上）的方法。这样既能有力地杀灭肿瘤细胞，提高疗效，又有利于造血器官的修复，减少毒性反应，保护免疫功能。

3.联合用药

这也是化疗用药的一个特点，制定联合用药方案应考虑以下几点：

（1）选择单药治疗有效的药物，一般不超过 4～5 种合理应用，但不能任意凑合；

（2）根据药物作用原理，选择不同作用点的抗癌药联用，以提高疗效；

（3）据药物与细胞增殖周期关系，制订合理方案，包括细胞周期非特异性药物，S 期、M 期特异性药物为宜。再加上强的松或对骨髓影响较小的其他药物，以达到协同作用；

（4）根据药物的毒性反应，选择毒性不同的抗癌药联用。

注意给药次序，次序不同可产生疗效增加、相加和拮抗。例如对增殖比率高、倍增时间短、迅速生长的肿瘤，宜先用周期特异性药物，后用周期非特异性药。反复几个疗程，则有可能争取根治。

4.预防和减少药物的毒性反应

毒性作用主要表现在骨髓、胃肠道、中枢神经、肝、肾和心。化疗前应作血常规、血生化、心电图检查等，以了解主要器官功能。化疗中定期以上述指标监护，发现异常应即停药或减量，并采取相应措施。有条件可输白细胞、血小板或新鲜血等。中药益气补血，如黄芪、党参、当归、何首乌、熟地、补骨脂、女贞子、炙甘草等，有助于造血功能的恢复。有些药物如喜树碱、环磷酰胺等，可引起尿急、尿频、尿痛和血尿，可同时口服碳酸氢钠或通淋利尿中药，如白茅根、冬瓜皮、茯苓、泽泻、猪苓等。消化道反应如恶心、呕吐、食欲减退、腹泻、口腔和肛门黏膜溃疡、肝肿大和肝功能损伤等。症状轻者可佐以药物治疗，重者除停化疗外，应同时给以止吐健胃、护肝药等措施。中药四君子汤、六君子汤有一定疗效。有些药物如长春新碱可致四肢麻木、感觉异常、颅神经麻痹等；有些药物可引起过敏性休克；有些可引起脱发。而多数抗癌药物可抑制免疫功能。这些不良反应都应注意，必要时暂时停药并作出相应处理。药物的局部反应也应注意。在静脉注射时，如漏于皮下可引起局部组织坏死，故必须特别谨慎，一旦外溢，立即局部注射生理盐水以稀释药物，并以普鲁卡因局部封闭、冷敷、再涂以氢化可的松油膏。

六、病因治疗和对症治疗

对有特异性原因的疾病，如寄生虫病、肠阿米巴病、细菌性痢疾、肠结核等，针对发病原因，选用有效药物，常能获得根治，许多疾病早期往往能彻底治愈。晚期由于合并症的出现，给治疗带来了很多麻烦。因此对任何一种疾病，力争早诊断，早治疗。在病因尚不清楚或虽病因清楚，但又无法根除病因时可作出对症处理，如溃疡性结肠炎，为解除腹痛可用解痉止痛剂阿托品、普鲁苯辛等。肠易激综合征的治疗主要是对症治疗，包括镇静剂、抗抑郁剂、抗痉挛剂、止泻和通便剂。

局部药物治疗也是常用的一种方法，如保留灌肠疗法，痔核内注射硬化剂疗法等。局部药物治疗必须在诊断明确的前提下进行，了解药物的性能，以及树立整体观念。并需要事先和病人讲明治疗的意义，注意事项，以取得配合，才能保证效果。

第五节 肛肠病中医治疗方法

一、辨证施治观点

辨证施治是祖国医学的基本特点之一，辨证施治是中医理、法、方、药在临床上的具体运用，它既是指导中医临床工作的理论原则，又是解决诊断治疗等实际问题的具体方法，准确辨证，是提高临床诊疗水平的关键。

（一）感性认识阶段

医生通过感官，感知患者的各种临床表现，即是接受患者传来的各种信息和症状。这些信息通过感官传送到医生的大脑，形成了关于病证的初步印象，这就是辨证过程的感性认识阶段。

（二）理性认识阶段

医生必须把握疾病发展变化的全部表现，通过概括、判断、推理等思维形式，得出疾病的结论，揭示疾病的本质和内部联系，并为治疗拟方用药提供依据。辨证思维过程，就是根据已知的症和体征，通过医生的思维，推求未知证型的过程。

"证"是中医学术思想中特有的概念，"证"是临床辨证施治的主要依据，"证"是在病因的作用下，人体内部脏腑经络之间以及人体与周围环境（包括自然界与社会）之间相互关系发生紊乱的综合表现。临床实践中常用"理、法、方、药"来代表辨证施治的几个环节。"证"是客观反映，"理、法、方、药"是针对客观反映去改造它的手段与方法。"辨证"是认识疾病的过程，"施治"是改造疾病的过程。中医的"证"，具有整体性，不仅强调人体内部的整体性，而且强调人体与自然、社会等因素均有密切关系。八纲是中医辨证的总纲领，是确定"证"的基本原则。八纲中的寒热是中医辨别疾病属性的两个纲领；虚实是中医鉴别病体正邪盛衰的两个纲领；表里是中医鉴别疾病病位及病势深浅的两个纲领；而阴阳两证则是对一切病理过程中整体所呈现的兴奋与抑制、亢进与衰退、有余与不足等种种矛盾现象的高度概括。

中医的辨证施治，内容十分丰富，如果把辨证施治的理论加以概括和归纳，其基本规律可体现为：

1.时变、地变，则方变

气候环境的特殊性决定处方用药的特殊性。同一证型的疾病，虽然都适用于同一治疗法则，但不同的季节不同的环境，处方用药也就不同。如同属风寒外袭，其病理变化都体现为"阴胜则寒"，都用辛温解表法，但由于气候、环境的差异，其寒的程度亦有所不同，处方用药时，寒重则药宜猛，寒轻则药宜轻，若寒重而药轻则逐邪不力，若寒轻而药重则易伤人正气。

2.体异、病异，则药异

体质和兼夹症状的差异，决定药物加减运用的特殊性。某些性质相同的疾病，虽然总的治疗原则相同，但由于体质和兼夹症状的差异，因而用药的加减亦有所差异。如同属风寒外感，辛温解表药均适用，但气虚体质的患者要在方药中加补气药；血虚者要在方药中加补血药。

3.证不同，则法不同

"症"和"证"的含义不一样，"症"是指反映在外的和患者自觉的各种症状。"证"是对疾病原因、部位、性质的归纳和概括。同样的疾病，不同的证型，治疗原则也就不一样。如同属泄泻，有的属寒湿内侵，有的属湿热下迫，有的属饮食积滞。在治法上，"寒湿内侵"型宜解表散寒、芳香化浊，方用藿香正气散之类；"湿热下迫"型宜解肌清热燥湿，方用葛根芩连汤之类；"饮食积滞"型宜消食导滞，方用保和丸之类。

二、整体观

（一）对人体认识上的整体观

整体观也是祖国医学的特点之一，它认为人体是一个有机的整体，各脏腑之间，各局部之间相互依存、相互制约、平衡协调，维持人体正常生命活动。疾病的发生，实质上是上述这种平衡遭到破坏的结果。五脏虽各有其不同的功能，但无论是生理活动和病理变化都是相互影响的。以心与肺的关系为例，心主血、肺主气，血液的运行有赖于气的推动，气贯注在血脉之中，而通全身。所谓气为血之帅，气行则血行；血为气之母，血至气亦至。从脏与腑的关系来看，由于脏腑的功能不同，其属性亦就不同。五脏属阴主里，六腑属阳主外。古人根据它们在功能上相互为用的关系，将脏与腑配合成表里相结合的整体。《灵枢·本输篇》说："肺合大肠""心合小肠""肝合胆""脾合胃""肾合膀胱"等，它们在解剖和生理上有显著配合的关系。如脾主运化，胃主纳谷，脾气主升，胃气主降。"运化"和"纳谷"是相互依存的消化过程，相辅相成，而"脾升"和"胃降"又是相反相成的。脏腑的配合关系也表现在病理上，如肺气壅塞，往往引起大肠的闭塞不通，大肠闭塞不通，也可导致肺气不利而喘满，所谓肺与大肠相表里，于此可见一斑。国外有文献认为：胃肠内气体，主要依靠肠壁血液循环吸收，由肺部排出。肠内气体经肠壁血液循环吸收再由肺部排出的量，较肛门排出量约高20多倍，此种肺与肠道气体交换的现象，从一个侧面佐证了祖国医学"肺与大肠相表里"这一观点的科学性。

　　大肠与肺互为表里、上下相应，肺主气而宣发肃降。肺气肃降则大肠腑气通畅，出入有常；肺气逆郁则大肠腑气滞结，便秘腹胀。故《素问·咳论》曰："肺咳不已，则大肠受之，大肠咳状，咳而遗失。"反之，大肠壅滞便秘，亦可使肺气肃降受阻，致胸闷满胀。

　　大肠、小肠、胃皆与脾有密切联系，胃肠道内饮食物的消化、吸收和输出、排泄，都为脾气所主。脾主运化，脾受困扰则运化失司。如受寒则可引起腹泻；受热则可引起便结；脾不统血可致大便下血；脾气不升，可导致脱肛；脾阳虚弱，常有腹胀、便溏或久泻久痢；脾阴不足燥化伤津则便秘或排出不畅，仲景将此谓之"脾约"。凡此均说明脾对大肠、小肠、胃的统摄作用。脾失统摄，可使大肠功能紊乱，发生许多疾病，《医学入门》曰："盖饱食则脾不能运，食积停聚大肠，脾土一虚，肺金失养，则肝木寡畏，风邪乘虚下流，轻则肠风下血，重则变为痔漏。"

大肠受肾所主，《素问·金匮真言论》有云："北方黑色，入通于肾，开窍于二阴。二阴者，前阴生殖器，后阴肛门大肠也。"肾阳虚可导致五更泻，肾阴虚常可引起便燥秘结。这些都说明肾气强弱直接影响着肛门大肠的功能。故《灵枢·经脉篇》曰："肾所主病者……黄疸，肠澼。"

胃、小肠、大肠病变可以相互传感，它们同为消化道器官，有着相依相存的密切关系，病则可以相互传变。对此，《素问·气厥论》中早有论述："小肠移热于大肠，为虚瘕。大肠移热于胃，善食而瘦人，谓之食亦。"

（二）治疗上的整体观

1.因人制宜，重视心理治疗

心理治疗是中医治疗整体观中的一个重要组成部分。人不仅是一个复杂的有机体，而且也是一个社会成员，人体一旦患病，除身体正常生理状态遭到破坏之外，还与异常的心理状态有密切关系。精神刺激，情绪紧张，或性情抑郁等因素，都可以引起疾病，或可影响疾病的治疗，所以对于临床疾病的治疗，除了药物治疗外，对患者进行心理治疗同样显得十分重要。

心理治疗，目的是消除病人不良心理精神状况，使病人处于一种乐观积极的心理状态，让病人树立战胜病魔，恢复健康的信心，这样将会对疾病的治疗起到良好的促进作用。如结、直肠癌的治愈与存活时间都与情绪密切相关，当病人还不知道自己患的是癌症时，睡眠饮食都正常，一旦患者知道自己患上了癌症，大多数都表现出饮食不进、失眠、卧床不起，精神上的软弱给病邪以可乘之机，这样病情很快就恶化了。

（1）重视兼症治疗

治疗的整体观不仅要求妥善治疗主证，而且要求做好兼证的治疗。如因痔疾来就医，同时患有高血压或心脏病，就应该对高血压和心脏病进行治疗，待病情稳定，全身情况允许作痔疮手术时，再治疗痔疮。

（2）重视体质因素

按体质论治也是中医治疗上整体观的一大特色。证候的表现，常受体质的影响，病人禀赋有异，强弱有别，虽患同一种病，其临床表现不同，治疗用药也应有差别。

（3）重视下病上取和上病下取

下病上取和上病下取的治疗方法，不是着眼于疾病的局部表现，而是看重整个疾病的本质。从整体观束认识，正是由于"上病"与下部病变，"下病"与上部病变都密切相关，因而可以通过"下取"而治上病，"上取"而治下病。

（4）上病下取

肺炎患者高烧不退，伴有大便秘结者，常可用泻下法而迅速退烧。也就是说，肺经实证、热证，可泄大肠使肺热从大肠下泄，肺气得于肃降，肺经实证、热证也就较快得到治愈。由于肺与大肠相表里，肺气充盛，则大肠的传导和排泄功能正常，大便通畅。若大肠积滞不通，也能反过来影响肺气的肃降，便秘可使肺气壅阻而成喘逆。用苦寒泻下法治疗，通便宣肺，腑气通，肺气降，喘逆自平。严重的肠道功能紊乱，可导致肺脏损害。

同理，改善肠道功能，可促使肺脏功能修复。对肺气虚弱引起大便困难者，常用补益肺气的方法如补中益气汤之类，而达到通便之目的。对痰壅肺闭引起的腑气不通大便秘结者，常用下痰壅、宣肺气的方法如葶苈大枣汤加味治疗，能收到导下的功效。临床上大肠传导失常，大便不通，会影响肺气的肃降，只要通其腑气，不治肺喘而喘满自止。临床对某些喘疾，于治肺药中兼以通腑之品常可增强疗效。

（5）下病上取

中气下陷的脱肛，子宫脱垂等可用针刺、艾灸或蓖麻仁捣烂敷头部的"百会"穴而取得疗效。在治疗某些便秘，采用通便药物效果不佳时，配合宣肺肃降的药物，往往能收到满意的疗效。肺气虚损，治节无能，气化失禁的遗尿和小便失禁，可用补肺法治疗，不专治遗尿而尿自调，这些都是下病上取法提高疗效的具体经验。

2.因时制宜

人与自然界相互依存和相互作用，要防御疾病，就得顺应自然界的客观规律。中医的整体观认为一些疾病的发作与季节、气候有关，因时制宜是整体观的内容之一。以解表药的应用为例，冬天宜用麻黄桂枝辛温制剂，春天宜用桑叶、薄荷、荆芥等辛凉制剂，暑湿浸淫，宜用香薷、藿香、佩兰等芳香化浊之品，秋天燥气主凉，则辛平、辛凉解表、又当注意润燥。

3.因地制宜

因地制宜是重视地理因素，某些疾病与地理环境有关。北方和南方不同，寒带和热带各异。《素问·五常政大论》云："地有高下，气有温凉，高者气寒，下者气热，西北之气，散而寒之，东南之气，收丽湿之。"说明地理环境对疾病的影响是复杂的。今地区不同，用药习惯就不一样。北方习用麻黄桂枝之类，且剂量较重，南方有些省份则麻黄桂枝用量较轻。四川用附子达 30 克，而浙江一带很少用此剂量的，说明地方区域与治疗关系甚为密切。

三、对疾病的发生发展及治疗的动态观

中医认为疾病是恒动的，疾病的发生发展不是静止不变的，而是时刻变化的。但疾病又有相对的静止，有一定的规律可循。只有相对的静止，疾病才能被我们认识，才能确定其病名、病性、病位，才能分析其病机，才能进一步确定治法。疾病的稳定（静止）和变化是相辅相成的。稳定是变化的准备阶段，变化则是稳定的继续和发展。肛肠病中的便秘（阳明腑实），热邪与体内的糟粕相合而成燥屎，结于肠中，病已相对静止，治疗当用下法。若失治（当下不下），则有可能出现神昏谵语等症状，使病情加重。又如肛瘘始则脓肿形成，病已相对静止，如肛周脓肿没有得到及时的治疗，脓肿就溃破，形成肛瘘。这就是疾病发生发展的动态观。

疾病过程是由不断地变化发展与相对稳定阶段组成的，疾病的不断发展变化而形成不同的传变及转归趋势。伤寒论学说的六经传变，温病学说的卫气营血传变规律，都是从恒动观念加以高度概括的。不仅疾病的传变规律是恒动的，而且疾病的证型也是恒动的，即证型随病情变化而变化，证型的演变反映了外感各个阶段的个性。因此，我们必须用发展的观点、动态的观点观察人体的病理现象，从而在证候群和方药两者之间建立有机的动态和统一的辨证论治系统的联系。

四、肛肠疾病的辨证

辨证是治疗的前提，只有详尽正确的辨证，才能在治疗上取得较好的疗效。肛肠疾病以局部病变为主，因此局部辨证显得非常重要，但局部病症是全身病理变化的表现，所以不能忽视整体辨证。只有将整体辨证与局部辨证相结合，才能对疾病的病因、病机、病性、病位、转归作出详尽正确的判断，为治疗提供指导，下面详述局部辨证。

（一）辨便血

便血是肛肠疾病常见表现。便血有远血、近血之分，先血后便，颜色鲜红为近血，多为肛门直肠部位的出血；先便后血，颜色紫暗为远血，多为肛管直肠以上部位的出血。便血色鲜红，质地稠厚，常为实热证；色淡红，质地稀薄，常为虚寒证。便血暗红不伴黏液者多为虚证；便血色暗红伴有黏液者多为湿热证，便血点滴而下，或血出如箭，颜色鲜红，多为肠风下血。

（二）辨疼痛

肛门隐隐作痛，伴有坠胀者，多为虚证；肛门持续性胀痛、刺痛、跳痛、灼痛，为实证；隐隐作痛，按之稍缓，患处肤色正常者，多为气虚；患处色白或紫暗，体温稍减，多为虚寒之证。患处微痛、微肿多为气阴不足，湿热下注之证；肛门持续坠胀疼痛，多为湿热下注。胀疼时作时止、时流脓水，多为余毒未尽；痛如针刺，多属气滞血瘀之证；肛门灼热疼痛而喜凉，多为实热之证；患处跳痛，多为热证，为气血腐败，脓液内蓄之象。

（三）辨脱出

便时脱出，不能自行还纳，常为中气不足。脱出物表面色红，触之疼痛，坠胀不适，多为湿热下迫大肠。脱出不能还纳，肿胀疼痛，质地较硬，表面紫暗，多为气滞血瘀之证。

（四）辨肿胀

局部肿胀明显，红肿高突，根脚紧束，多为实证、热证。局部肿势不显，患处平坦，根脚散漫，颜色紫暗或肤色不变，多为虚证、寒证。局部微肿微红多为气阴两亏，湿热下注之证，肿物紫暗质硬，多为气滞血瘀。

（五）辨瘙痒

肛门瘙痒，肛周皮色红肿，灼热疼痛，分泌物较少，多为热毒壅盛之证。肛门瘙痒伴皮肤剥脱、糜烂、黄水浸淫者，多为湿热下注之证。若伴皮肤灰白潮湿，为湿邪浸淫，伴肛周肌肤干燥、皲裂、色白增生，为血虚之证。

（六）辨脓

1.辨脓之有无

有脓：触之灼热，疼痛拒按，肿块已软，指起即复，脉来数者，为脓已成。

无脓：按之掀热，疼痛明显，肿块质硬，指起不复，脉不数者，为脓未成。

辨脓之有无，关键在于肿块之软硬，应指与否。应指是指两手食指相隔适当距离，置于患处，以一指稍用力按下，另一指下有波动感或液体冲击感，应指者即为有脓。

2.辨脓之深浅

浅部：肿块高突坚硬，顶软凹陷，皮薄灼热掀红，轻按即疼而应指。

深部：肿块散漫坚硬，按之呈凹陷，皮厚不热或微热，不红或微红，重压方痛而应指。

对于部位较深的脓肿，采用上法诊断不明确者，可应用穿刺法。具体方法：肛门局部消毒，用空注射器从脓肿顶部进针，注意进针深度，有落空感时回抽，可见脓液。穿刺法不仅可以确定有脓无脓，而且对确定脓肿的位置、深度、性质亦有帮助。辨脓之部位深浅，是切开排脓的重要依据。若深浅不辨，盲目切开，徒增病人痛苦。

3.辨脓之性质、气味、色泽

脓的性质：以稠厚为佳，示其人正气充足；若脓液淡薄者，示其人正气不足。初出脓粘稠，色黄，渐出黄稠水，为收敛之征。脓液由稀薄转为稠厚，是正气渐复；脓液由稠厚转为稀薄，是正气渐衰。脓液稠厚，多为阳证；脓液清稀，多为阴证。

脓之气味：脓液略带腥味，稠厚者为顺证；脓液腥秽，恶臭者，多逆证。

脓之色泽：脓液色黄或白，鲜亮者为气血充足之象；脓液色黄浑浊，色晦暗者，邪盛之象；脓色绿黑者为蕴毒日久。

（七）辨溃疡

溃疡主要为肛裂和肛痈的表现。

1.肛痈

阳证肛痈溃后肿热渐消，溃后脓色或黄或白，创面腐肉易脱，新肉易生，色红，润而有光泽，新肉渐生，四周起白膜，疮口日小，逐渐收口。阴证肛痈溃后创面脓液清稀，或出血水，疮色紫暗，污浊不清，腐肉不脱，新肉不生，疮口日久难收。

2.肛裂

裂口表浅，色鲜红，边缘整齐，多为热结肠燥之证，裂口溃疡呈棱形，伴潜行瘘道，时流黄水，多为湿热下注之证，裂口呈棱形，边缘不整齐，呈深灰白色，多为血虚肠燥之证。

五、治法

治法分为内治和外治两大类。肛肠疾病的治疗常需内治和外治并用，尤重外治之法。某些疾病，单用外治法即可治愈，内外治法都应以辨证为核心，根据不同的证选用适当的治疗方法。

（一）内治法

内治法可用于疾病的不同时期，根据辨证选用治法、方药。内治法总体可概括为消、托、补三大原则。消、托、补三大原则在肛痈的治疗中表现非常典型，下面介绍三法：

1.消法

是在疾病早期运用药物进行消散，使之消于无形的方法。消法多适用于肛痈早期脓未成时，也适用于血栓痔、炎性外痔、痔嵌顿脱出等。在肛痈的治疗中，使用消法宜早，若肛痈已成，脓液内蓄，不可使用消法，以免养痈成患，毒散不收，气血伤损，致溃后难敛难愈。

2.托法

是运用透托和补托的药物扶正祛邪，使毒邪移深就浅，早日液化成脓，使扩散之症状趋于局限，邪盛者脓毒不致旁溃深穿，正虚者不致邪毒内陷，使脓出毒泄，痈肿消退的治法。托法适用于肛痈中期脓已成而未溃。托法又分为透托法和补托法。透托法用于肛痈中期邪毒盛正不虚，脓已成而未溃或溃后脓出不畅，方剂选用透脓散加减。补托法用于肛痈中期邪毒炽盛，正气已衰，不能托毒外出，或溃后脓出不畅，脓水清稀，坚肿不消，并伴全身虚象者，方剂选用托里消毒散加减。使用托法透脓外出，不宜过早，肛痈初起，脓液未成时不可使用，补托、透托尤须分清，以免犯虚虚实实之戒。

3.补法

是运用补虚扶正之剂补益气血，消除虚弱，恢复正气，帮助新肉生长，使疮口早日愈合的方法。补法适用于肛痈溃后，脓毒已尽，虚象显露，或术后气血虚弱，疮口愈合迟缓等证。补法通常又分为益气、养阴、养血、助阳，应根据不同情况选用。使用补法，须待脓毒尽去方可使用，视气、血、阴、阳虚衰之不同而有所侧重。且补剂多滋腻，须先顾护脾胃，免于呆补。

消、托、补为治疗三大原则，然而临证其具体治法则千变万化，各有不同，尤其是消法，可以包括各种治法。因疾病的发生、发展、转归、症状表现纷繁复杂，故临床始终应把握辨证，选用不同的治法，常用治法有以下几种：

（1）清热解毒

适用于热毒炽盛的各种疾病。如肛痈、肛瘘等肛周感染性疾病，外痔发炎，嵌顿痔等。常用方剂有黄连解毒汤，五味消毒饮，仙方活命饮。

（2）清热除湿

适用于湿热为患的疾病。如肛痈、肛窦炎等肛周感染性疾病、内痔、外痔发炎、肛裂、肛门湿疹等，常用方剂为清热利湿汤，萆薢渗湿汤。

（3）滋阴清热除湿

适用于阴虚湿热下注的肛窦炎、肛痈、肛瘘等病证，常用方剂有滋阴除湿汤、凉血地黄汤。

（4）清热凉血

适用于热盛便血的证候，如内痔、肛裂出血，常用方剂为地榆槐角丸、凉血地黄汤。

（5）通腑泄热

适用于热结肠燥便秘，如内痔、外痔、肛痈、肛裂等合并热结肠燥便秘者，常用方剂有大承气汤。

（6）润肠通便

适用于阴血不足，肠燥便秘，如肛裂、内痔合并肠燥便秘者，常用方剂有润肠丸、麻仁润肠丸。

（7）补中益气

适用于中气亏虚、升举无力的证候，如肛窦炎之虚坠，内痔脱而不收，直肠脱垂，常用方剂为补中益气丸。

（8）益气养血

适用于气血亏虚的各种证候，如气虚之便血、肛痈、肛瘘等疾病，常用方剂有八珍汤、十全大补丸。

（9）温经通阳

适用于阴寒凝滞之肛痈、肛瘘等疾病，常用方剂有阳和汤。

（10）活血化瘀

适用于气滞血瘀的各种证候，如血栓外痔等，常用方剂有桃红四物汤。

（二）外治法

外治法是指运用药物和手术或配合一定的器械，直接作用于病变部位或人体表面某部，从而达到治疗目的方法，是相对内治法而言。外治法和内治法一样，也是以辨证为指导进行治疗，正如《理瀹骈文·略言》所说："外治之理即内治之理，外治之药亦即内治之药，所异者法耳。"外治法在外科疾病治疗中占有重要地位，《医学源流》指出："外科之法，最重外治，"外治法分为药物疗法、手术疗法和其他疗法，大多数肛肠疾病须经手术治疗方能痊愈。肛肠科常用的外治法有以下几种：

1.熏洗坐浴法是利用蒸气熏蒸，热水洗浴患处的方法。有清洁局部的作用，可促进局部血液循环，加速炎症吸收和消散。可以使用清水，或食盐，川椒煎汤熏洗，常用药物有祛毒汤水煎熏洗，具有清热解毒、消肿止痛、收敛除湿的功效，适用各种疾病及疾病手术后。此外还可用苦参汤，有祛风除湿、杀虫止痒的作用，适用于肛门皮肤病；五倍子汤，有消肿止痛、收敛止血的功效，能用于痔疮、脱肛等疾病。使用时将药物煎汤，盛入浴盆内，先熏后洗，约10～15分钟，每日二次或便后坐浴，熏洗坐浴法在预防肛肠疾病方面也有重要作用。

2.塞药法是指将药膏和栓剂纳入肛内，药物在肠道溶化，经黏膜吸收而发挥治疗作用。常用药膏为九华膏、马应龙麝香痔疮膏；常用栓剂有洗必泰痔疮栓、消炎痛栓、复方痔疮栓等。以上药物都具有清热解毒、止痛、止血、生肌收口的作用。广泛用于各种肛门疾病及其术后。洗必泰痔栓具有较强的消炎作用，较适于肛门及直肠炎性疾病。消炎痛栓镇痛作用较好，适于疼痛明显的病人，如肛裂、炎性外痔、血栓外痔等及术后疼痛。复方痔疮栓止血效果良好，常用于出血性疾病，如痔疮出血等。使用时先将药膏注入肛门及肛内，然后将栓剂塞入肛内，每日1～2次，每次1枚，或便后坐浴后使用。

3.灌肠法包括排便灌肠和保留灌肠。排便灌肠是向直肠内注入大量液体帮助粪便排出，适用于便秘的治疗和术前肠道准备，常使用生理盐水500～1000 ml。若需清洁灌肠，则反复灌洗直至排出物为清水样且不含粪渣为止。保留灌肠是将少量药液注入直肠内，经肠道吸收而起效，适用于各种肠道炎性疾病、各种息肉及肛隐窝炎等。常用药物有灌肠方，灌肠方有清热解毒的作用，能消炎、止血、抑制肠蠕动和痉挛、减轻疼痛。保留灌肠药量不能过多，以每次不超过150 ml为宜，药量过多可导致排便，将药液排出，丧失治疗作用。药液温度以38摄氏度为宜，过高则会灼伤肠黏膜，过低则药物不能保留，或保留时间较短，致疗效下降。

4.敷药法是直接将各种药物涂抹于患处或切口，其药物种类较多，通常分为油膏、围药、掺药，下面详细讲述：

（1）油膏是由药物和基质两部分组成的一类固体制剂，又称软膏，由于药物组成不同，有不同的适应范围，应辨证使用。阳证可使用金黄膏、四黄膏、黄连膏；阴证可使用回阳玉龙膏；半阴半阳证用冲和膏；溃疡或肛肠疾病术后，可使用生肌玉红膏和生肌白玉膏活血祛腐，解毒止痛，润肤生肌，收敛伤口。使用油膏在肿疡期可厚些，溃疡期宜薄并勤换药，以免脓水浸淫皮肤。

（2）围药是将药物敷于患处，依靠药物，箍聚疮毒，收束疮形，制止毒邪扩散，使疮疡易消、易溃、易敛。阳证可用金黄散、玉露散；阴证用回阳玉龙膏；半阴半阳证用冲和膏。围药在使用时多加引调剂调成糊状敷贴，阳证多用菊花汁、马齿苋汁、大青叶汁、仙人掌汁调剂，也可用茶水代，取其清凉解毒之用。阴证用姜汁、蒜汁调剂，取其辛温香散，透邪解毒。用酒调制则能助行药力。肿疡初起以图消散时，宜敷满整个病变部位，毒邪内聚或溃后敷药宜留出疮头或溃疡面，使邪有出路。

（3）掺药是将药物研成细末，掺在药膏上或直接掺撒于疮面的药物，根据其作用不同，又分为以下几种。

①消散药具有消散和渗透作用，用于疮疡初起，使壅结之毒邪移深就浅，毒散肿消，如肛痈初期、血栓外痔、炎性外痔等。阳证选用阳毒内消散，有解毒消肿、活血止痛之用；阴证选用阴毒内消散，有温经散寒、活血破坚之用；半阴半阳证则用消肿散。

②提脓祛腐药具有提脓祛腐作用，使内蓄脓毒早日排出，腐肉迅速脱落。在肛肠科常用于如肛痈等病溃后脓出不畅，腐肉不脱，或肛痈等疾病术后脓毒未尽，引流不畅。常用药物为三仙丹。因三仙丹药力猛烈，在使用时须加入赋形剂，配伍使用，如九一丹、五五丹等。

③腐蚀平胬药具有腐蚀恶肉的作用，掺布患处能使疮疡恶肉腐蚀脱落。平胬药具有平复胬肉的作用，使增生的胬肉平复。二者均可起到代替手术割治的作用。适用于肿疡溃后脓出不畅，疮口腐肉不化，或胬肉突出，肉芽水肿，创口不愈，或脓成而不溃。常用药物有白降丹，有强烈腐蚀作用。可蚀除脓头，扩大疮口，蚀去顽腐；敛肌散，有生肌敛口的作用，用于肿疡溃后或手术后腐肉不去，新肉不生者。平胬丹，平复胬肉，适用于疮口胬肉突起者。枯痔散，适用于痔疮。三品一条枪，能腐蚀瘘管，化掉内痔。上述药物药性峻烈，一般含有汞和砷，使用时必须慎之又慎。

④生肌收口药能促进新肉生长，加速创口愈合。用于肛肠疾病术后。常用药物有生肌散、八宝丹、皮粘散等。使用生肌收口药时必须注意，脓毒未尽，腐肉未脱之时禁用。若早用之，则变生他证，不仅无益，反会徒增溃烂，延迟愈合，甚至迫毒内穿或旁攻。如患者年老体弱或气血不足，新肉生长缓慢，应配合内治法补益气血以助其生长。

⑤止血药具有收敛止血的作用，直接撒布于患处，用于术后或溃疡出血。常用药物有云南白药、三七粉等。出血量大时，必须采用手术治疗和内治。

5.枯痔法是将枯痔钉或散插入痔核内或涂于痔疮表面，使痔疮枯干，坏死，脱落而痊愈，适用于各期内痔。

（1）枯痔钉疗法是将痔核翻出肛外，距齿线 0.3～0.5 cm，与肠壁成 15°～45° 角，将药钉旋转插入痔核中心，深约 1 cm，每个痔核一次插入 4～6 根，剪去留在痔表面钉的剩余部分，使钉外露 1～2 mm，还纳痔核。一次最多处理三个内痔，插钉完毕后，肛内注入药膏。

（2）枯痔散疗法是将痔核翻出，将枯痔散调成糊状均匀地涂于痔核表面，然后用纱布固定。敷药时从痔核的根部和深部自上而下开始，痔与痔间隙也须涂药，不可遗漏小的内痔，敷药时动作宜轻柔，防止挂破痔核黏膜，引起出血。对流出的分泌物及时清理，避免刺激皮肤。

现在使用的枯痔药物为无砒的，安全度较高，方法也较为简便。

6.火针法是将针体加热，点刺患处，治疗疾病的方法。常选用较粗大的针如三棱针，此法适用于内痔出血和肛痈。

（1）内痔出血是将内痔脱出肛外，三棱针在酒精灯上烧红，在痔核中间刺入 0.5 cm 拔出，每个痔核刺 3～5 处，间隔 0.3～0.5 cm，术后还纳，注入药膏。进针出针宜快，不可停留，不可刺入过深，灼伤肌层。

（2）肛痈是肛痈成脓后，将针体烧红，由脓肿顶部刺入，以脓液随针流出为度，适度摇大针孔，避免创口粘连而排脓不畅。

7.注射法是将硬化剂注入痔核及其周围，使痔核硬化、萎缩至消失。现在注射药物种类较多，方法大同小异，下面介绍消痔灵注射疗法。

将消痔灵与 1%普鲁卡因或 0.5%利多卡因配制成 1：1 的浓度，一般用量在 20～40 ml 左右。

肛门常规消毒，局部麻醉后，在肛门镜下行四步注射法：第一步注射到内痔上方黏膜下层动脉区；第二步注射到内痔黏膜下层；第三步注射到痔的黏膜固有层；第四步注射在齿线上方痔核下部的黏膜下层洞状静脉区。

8.切开排脓是对感染化脓性疾病成脓后予以切开，使脓液排出，病情缓解渐至痊愈。切开排脓是外科的重要治法。常用于肛周脓肿等肛门直肠感染化脓性疾病。《外科正宗·痈疽治法总论第二》记载有："凡疮毒已成，当托其脓，脓既已成，当用针通，此举世之良规也。必验其生熟、浅深、上下而针之……所谓有脓即当针，脓孔宜顺下，若脓生而用针，气血反泄，脓反难成。若脓熟而不针，腐溃益深，疮口难收；若脓深而针浅，内脓不出，外血反泄，脓浅而针深，内脓虽出，良肉受伤。"对切开排脓作了较详尽的叙述。

切开排脓时切口的位置很重要，是引流通畅的重要条件，切开时从脓肿顶部进刀，切口在脓肿下部延长，肛门部切口多采取放射状。切开时把握住深浅，切开后应将脓腔中的间隙彻底开放，使脓毒尽去。

9.结扎法是用丝线结扎于患处，使患处气血瘀阻，络脉阻断，病变组织逐渐坏死脱落，从而达到治疗目的。此法在古代即有运用。《医宗金鉴·外科心法要诀》记载："顶大蒂小者，用药线勒于痔根，每日紧线，其痔枯落，随以月白珍珠散撒之收口。"现代采用丝线结扎，可用于顶大蒂小的肛门皮肤赘生物、内外痔、肠息肉等疾病。以丝线结扎在蒂的根部，若较大的痔核和息肉，可以用贯穿缝扎的方法。结扎法在现代还发展为混合痔的外剥内扎和胶圈套扎法。

10.挂线法是用药线或橡皮筋，利用重力或弹力使瘘道或组织被缓慢剖开的方法。常用于高位肛瘘或脓肿，也可用于直肠狭窄。操作时用探针引导橡皮筋从外口经瘘道到内口，勒紧橡皮筋，用丝线结扎，定期紧线至脱落。挂线的原理是利用机械力量对组织进行缓慢的切割，线的异物刺激作用，可引起括约肌周围产生炎性反应，使局部组织纤维化，将肌端粘连固定，线的机械切割作用，缓慢分离，使局部组织边分离，边生长修复。当肌断端缓慢分离后，由于获得了与周围组织以附着固定的支点，所以断端的距离小，创面瘢痕小，不会引起排便失禁。

第六节 肛肠病手术原则

手术疗法是肛肠病常用的治疗方法，一般经内服、外用药物等治疗效果不满意者，则采用手术治疗。

一、开刀法

开刀法即用刀或剪进行切除或切开治疗的方法，常用于外痔、肛裂、肛瘘的切除和脓肿的切开引流等。临床上根据病种和病情的不同，有不同的操作要求。

使用原则如下：

1.肛门部的切口方向宜与肛门垂直，即呈放射状，这样可相应减少肛管皮肤、黏膜的损伤或术后瘢痕畸形，同时亦有利于切口引流通畅。

2.对多颗外痔及多发性肛瘘等患者，需做数条切口，切口间应保留皮桥或黏膜桥，宽度至少要达 0.5 cm 以上，以免肛管狭窄。

3.术中如需切断括约肌者，必须考虑损伤括约肌后的功能问题，如手术不当，可导致肛门失禁。

4.在手术操作过程中，必须注意严格消毒，操作手法要轻柔，切忌粗暴，以免发生意外事故。

5.脓肿的切口应以引流通畅为原则，若做连内口一次切开的手术时，应慎防损伤肛管直肠环。

二、结扎法

又叫做系痔法、缠扎法。本法始于我国宋代，如《太平圣惠方》日："用蜘蛛丝。缠系痔鼠乳头，不觉自落。"现在临床常用的有丝线结扎法、血管钳套扎法和套扎枪套扎法等。其治疗原理是将丝线结扎或将乳胶圈套扎于病变组织的基底部，通过丝线的紧缩力或乳胶圈的弹力，阻断病变组织的血液循环，使被扎组织因缺血而逐渐坏死脱落，经创面修复达到治愈的目的，一般用于内痔、直肠息肉、肛门皮肤疣等病。

三、挂线法

挂线法采用药线、丝线或橡皮筋为治疗工具，一般用于高位肛瘘或高位瘘管性脓肿一次切开引流者，也可用于肛管直肠狭窄、肛裂等病的治疗。其治疗原理是通过丝线的紧缩力或橡皮筋的弹力所形成的机械性切割作用，缓慢地切开病变组织，而达到治疗目的。对于高位肛瘘或高位瘘管性脓肿者，由于丝线和橡皮筋的异物刺激作用，可引起括约肌周围的炎症反应，使局部纤维化，将断端与周围组织粘连固定，更因挂线慢性切开的同时，组织边分离边修复，使括约肌分离后断端距离减小，从而不会因括约肌突然断离，断端较多的收缩，发生肛门失禁。此外挂线有着持续地引流作用，保证了创口的引流通畅，有利于创口愈合。

四、注射法

注射法是目前国内应用最普遍的中西医结合疗法。该法操作简便，有一定的治疗效果。适用于内痔、直肠脱垂等。

五、磁场疗法

中国医学史上，以磁治病早有记载。东汉时期《神农本草经》、南北朝时期《名医别录》均提到磁石治病，能消痈、敷肿，治鼠瘘、喉痛等明代李时珍的《本草纲目》载磁石内服、外敷可治大肠脱出等病。

现代人们对磁性有了进一步认识，国内外对磁疗的应用较为普遍。肛肠科的磁疗方法，多是将磁片置于患处特定某些穴位。取其消炎、消肿、止痛作用。对磁疗的确切机制还有待于进一步探讨。

六、冷冻疗法

冷冻疗法是医学上一种新的方法。其治疗原理是将冷冻探头直接接触病变组织，借液氮迅速气化所产生的急剧降温作用，在病变组织细胞内形成冰晶，导致细胞脱水，进而使病变组织坏死、脱落，经创面修复而达治疗目的。一般用于内痔且有肛门湿疹的患者。近年来，"冷冻针"亦被肛肠科应用其治疗原理与枯痔钉疗法类同。

七、紫外线疗法

紫外线疗法是用紫外线治疗仪所产生的短波紫外线照射局部的一种治疗方法。其原理是利用紫外线的杀菌作用，来杀灭细菌，控制感染；利用其对局部的刺激作用，来促进细胞的生长，从而加速创面的愈合。适用于肛肠病术后创面、结核性溃疡、肛窦炎等。

八、痔科治疗仪

痔科治疗仪是一种治疗肛管直肠疾病的新医疗仪器。该仪器的治疗原理是利用热磁产热，促进和改善肛管部的血液循环，可治疗内痔便血、轻度脱垂、肛裂、肛乳头炎、直肠炎、肛门湿疹等多种疾患，具有消炎、消肿、止血、止痛、止痒和促进伤口愈合等作用，疗效快，安全可靠，无痛苦，无副作用。

九、针灸疗法

针灸疗法在肛肠科中多用于脱肛、肛裂、痔出血、便秘、腹泻、疼痛、尿潴留等病症。其具体方法有体针、耳针、耳穴、埋籽、穴位封闭等。临床上，应以经络学说为依据，选择针灸穴位，进行治疗。

第七节 肛肠病的护理原则

直肠、肛管疾病主要有痔、肛裂、直肠肛管周围脓肿、肛瘘，直肠息肉等，为常见病、多发病。由于部位隐蔽，羞于就诊，疾病长期困扰，往往给患者身心造成很大影响。因此，护理人员要耐心细致地评估患者现存的或潜在的健康问题，制订合理的护理措施，促进患者早日康复。

一、痔

痔（hemorrhoid）是指直肠下段黏膜下和肛管皮肤下静脉丛发生扩张、

迂曲所形成的静脉团块，是最常见的肛肠疾病。

（一）常见护理诊断及医护合作性问题

1.疼痛 与黏膜受损感染、血栓性外痔形成、手术创伤有关

2.便血 与饮酒、过食辛辣食物、便秘等因素有关。

3.贫血 与反复便血有关。

4.舒适性改变 与肛门瘙痒、痔核脱出、黏液刺激肛门有关。

5.潜在并发症术后尿潴留、出血、伤口感染、大便失禁等。

（二）护理措施

1.非手术治疗患者的护理

（1）观察便血情况

便血的量、性质（滴血还是喷血），长期出血者有无头昏、眼花、乏力等贫血表现，注意防止患者在排便或淋浴时晕倒。

（2）保持大便通畅

指导患者多食富含粗纤维的蔬菜、水果，鼓励患者多饮水，养成每日定时排便的习惯，纠正排便时看书、看报等使排便时间过长的不良习惯。轻症习惯性便秘者，可每日服用适量蜂蜜，重症者可用缓泻剂如液状石蜡、酚酞等。便秘并有排便困难者，应及时灌肠通便。

（3）肛门坐浴

肛门温水坐浴是手术前后常用的辅助治疗。坐浴可清洁肛门、改善血液循环、促进炎症吸收、促进裂口愈合，并能缓解括约肌痉挛、缓解疼痛。可用 1：5000 高锰酸钾溶液或 0.1%苯扎溴铵溶液坐浴。坐浴的盆具应足够大，能盛放 3000 ml 溶液，消毒后放入已降温至 40～45 摄氏度的沸水，然

后将整个会阴部浸泡在温水中，一般每日2次，每次15～20分钟。适用于肛门或周围有暴露的伤口、Ⅲ期内痔继发感染及有肛窦炎者，对年老体弱患者要搀扶坐下或起身，以免跌倒。

（4）缓解疼痛

对有剧烈疼痛的患者，可于肛管内注入消炎镇痛药膏或栓剂，也可给予患者肛门周围冷敷。

（5）预防并发症

痔长期出血会致贫血。指导患者正确使用肛门栓剂，遵医嘱用止血药；严重贫血时需要输血，平时注意饮食营养。并注意防止患者在排便时或坐浴时晕倒受伤，应有人陪伴。

（6）做好术前准备

行痔手术时，术前3天进流质饮食，术前晚给予缓泻剂，术晨禁食，术前排空大便，必要时术晨清洁灌肠。患者行灌肠时肛管应轻轻插入，以防擦伤黏膜，引起痔出血。

2.术后护理

（1）体位

平卧位或侧卧位，臀部垫气圈，以防切口受压引起疼痛。

（2）饮食

术后禁食1天，24小时后可进流质饮食，2～3天内少渣饮食。

（3）观察病情

对施行内痔切除术的患者，术后12小时内应警惕继发性出血，可查看切口敷料渗血情况，测血压、脉搏、呼吸及观察面色变化。如有出血征象，应及时通知医生，并准备好凡士林纱布，填塞直肠肛管压迫止血用。

（4）减轻疼痛

肛门对痛觉非常敏感，加上有止血纱条的压迫，术后患者常有疼痛，可遵医嘱给予镇痛药，并告诉患者不要穿过紧的内裤。

（5）保持大便通畅

术后一般不控制排便，但要保持大便通畅，并告诉患者有便意时尽快排便。痔术后2～3天可服阿片酊，以适当减少肠蠕动，有控制排便的作用，术后3天内通过饮食管理等尽量不排大便，以保证手术切口良好愈合。直肠肛管手术后，一般在7～10天内不灌肠。

（6）换药与坐浴

术后应保持局部清洁，肛门切口要每日换药。可在排便后更换敷料，因排便时切口易被粪便污染，便后应用温水坐浴，坐浴后再更换敷料。

（7）防止肛门狭窄

术后5～10天内可行扩肛，每日1次。

（三）健康指导

1.指导患者养成每日定时排便的习惯，鼓励患者多饮水，多食蔬菜，水果等富含粗纤维的食物，避免辛辣、刺激性食物，不宜饮烈性酒，便秘时宜口服缓泻剂。

2.保持肛门局部清洁，养成每日或便后清洗肛门的习惯，常温水坐浴。

3.鼓励年老体弱的患者进行适当的活动，长久站立或坐位工作的人要坚持做保健体操、肛门括约肌锻炼。

4.如有排便困难，应及时到医院检查。

二、肛裂

肛裂（anal fissure）是齿状线下肛管皮肤层裂伤后形成的小溃疡。多见于青中年人，好发于肛管的后正中线，可分为急性肛裂和慢性肛裂。急性肛裂是指新近发生的肛裂，裂口边缘整齐、底红、无瘢痕形成。慢性肛裂因损伤反复发生或由肛窦、肛腺炎症向下蔓延而成，裂口边缘增厚纤维化，底部肉芽组织苍白。

（一）常见护理诊断及医护合作性问题

1.疼痛与肛裂排便时肛门扩张和刺激肛门括约肌痉挛有关。

2.便秘号惧怕排便疼痛或出血及饮水和组纤维摄入不足有关。

3.出血与干硬的粪便刺激创面有关。

4.焦虑、恐惧与排便时和排便后剧烈疼痛及担心预后有关。

（二）护理措施

1.保持大便通畅、肛门坐浴、术前准备参照痔的护理措施。

2.局部麻醉下用手指扩肛，有缓解括约肌痉挛及镇痛作用，亦可促进裂口愈合。

3.做好术后创面护理，术后第2日开始用温水坐浴，每日2次，直至创面愈合。

（三）健康指导

1.养成每日定时排便的良好习惯。

2.保持排便通畅。

3.教会患者正确坐浴的方法。

三、直肠肛管周围脓肿

直肠肛管周围脓肿（perianorectal abscess）是指直肠肛管周围软组织或其周围间隙发生的急性化脓性感染。

（一）常见护理诊断及医护合作性问题

1.疼痛与炎症的刺激和压迫有关。

2.发热与感染有关。

3.潜在并发症感染扩散或形成肛瘘。

（二）护理措施

1.卧床休息急性炎症期应卧床休息。

2.抗生素应用抗生素控制感染。

3.坐浴保持肛门清洁，局部热敷或热水坐浴，每日 2 次。

4.脓肿切开引流术后护理每日更换敷料 2 次，更换敷料前用 1：5000 高锰酸钾溶液坐浴，擦干后切口覆盖敷料，外盖消毒棉垫，然后用"丁"字带妥善固定，但要注意保持引流通畅。

（三）健康指导

1.注意个人卫生，勤洗、勤换内裤。

2.便后清洁肛门周围皮肤。

四、肛瘘

肛瘘（anal fistula）是指肛门周围的肉芽肿性管道，由内口、瘘管、外口三部分组成，多见于青壮年男性。

（一）常见护理诊断及医护合作性问题

1.舒适性改变：疼痛、瘙痒与外口排出的液体刺激肛周皮肤有关。

2.发热与急性感染有关。

3.潜在并发症创面感染、术后肛门失禁。

（二）护理措施

1.术前应适当休息，少进辛辣刺激性食物，保持大便通畅，坐浴，应用抗生素等。

2.术后2～3天内进半流质少渣食物，3天后可口服液状石蜡，以软化大便，防止便秘；排便后用1：5000高锰酸钾溶液坐浴；切口愈合后期，每隔数日可扩张肛管，以防出现假性愈合。

3.并发症的观察与护理：如果肛瘘手术切断肛门直肠环，可造成肛门失禁，患者无法控制排便。由于排便失禁后粪汁外流，易造成局部皮肤糜烂，应保持肛周皮肤清洁干燥，局部涂氧化锌软膏以保护皮肤。

（三）健康指导

1.保持大便通畅。

2.注意保持局部清洁。

第二章 肛管部疾病

第一节 内痔

一、西医

内痔是直肠末端和肛管壁的静脉丛屈曲、扩张所致。内痔是人类的常见疾病，却很难获得在人群中发病率的准确数字。一般认为，内痔好发于任何年龄，随年龄增大，发病率逐渐上升，约50%以上的超过50岁的人患有内痔。大量男性和女性患有内痔，而更多的人则是处于常规查体所发现的一种无症状状态，女性患病人数多于男性。

痔疮的英文名为 haemorrhoids 和 Piles。前者出自希腊文 haimorrhois，意思是出血，着重强调大多数痔疮的主要症状是出血，但有些类型的痔疮并无出血症状，所以它并不适用于各型痔疮。后者 Piles 来自拉丁文，意思是球。由于每一种痔疮都会产生不同程度的肿胀，因此 Piles 更适合各型痔疮。在一般医学文献，前者指有症状的痔疮，后者泛指所有痔核。

痔疮发生的原因，一直是国内外肛肠病学家研究的课题。汇总起来，主要有两大类，即器质性因素所致门静脉系统梗阻，导致痔上静脉回流障碍和无明显梗阻的原发性痔疮。前者包括肝硬变、门静脉血栓、腹部肿瘤、晚期妊娠等；后者有遗传、解剖及生理学因素、便秘、久站或过度劳累的工作、肛门括约肌松弛或紧张、滥用泻药或栓剂等。

由于以上病因有时不能很好地解释痔疮的发生，又出现了很多学说。主要有静脉曲张学说、血管增生学说、衬垫下移学说、痔疝形成学说、肛管狭窄学说、压力梯度学说、动脉分布学说等。

（一）症状

内痔的两大主要症状是出血和脱出，其次尚有黏液外溢和肛门不适，长期严重便血，可能产生继发性贫血。

1.出血

便血多为首发症状，初起为粪便带血或便纸带血，多伴有便秘，在软便时则无便血症状。随后出现便后滴血，随着痔核的增大，出血可能发生于痔核脱出的任何时间里，在此种条件下，病人可出现自发性出血，并由此产生严重的便血。

2.脱出

总的来讲，内痔脱出出现较晚，开始为排便时痔核脱出于肛门外，并可以迅速自行还纳。痔核进一步增大，则出现便后难以自行还纳，病人需用手托复位，甚至在打喷嚏、咳嗽、举重物或行走时亦脱出肛外。最后阶段是痔核脱出于肛门外，难以手托回纳，痔黏膜暴露于肛门外。

3.黏液外溢、肛门不适

直肠部黏膜脱出可出现于内痔的任何阶段，脱出的内痔核刺激大肠腺分泌大量黏液，黏液沿松弛的肛管溢出，刺激肛周皮肤，形成肛周湿疹，污染内裤，导致肛门不适。

4.继发性贫血

内痔出血是导致继发性贫血的常见原因，容易被忽视。除局部症状外，病人可出现由贫血所导致的虚弱、眩晕、疲乏、耳鸣、心悸、面色发白等全身症状。

（二）检查

1.全身检查

应重视对病人心脑、肝、肾功能及血液系统的检查，为治疗做好准备。

2.局部视诊：脱出内痔可见脱出于肛门外的内痔核。此时应注意痔黏膜充血程度，有无出血点，溃疡或坏死。一般初期内痔肛门外观多无明显异常，或可见肛门皱折增厚或皲裂形成，多为黏液外溢刺激所致。

3.肛门指诊

对于诊断和鉴别诊断都具有十分重要的意义。内痔早期为柔软的黏膜隆起，指诊有时不易触及；中、晚期内痔由于反复脱出，痔核纤维化，可触及明显的隆起。在指诊时，应同时注意查明有无肿块、肿块的部位、活动度、软硬程度等。同时了解前列腺、子宫颈、骨盆两侧及尾骨情况、为鉴别诊断提出依据。

4.镜检

应用肛门镜或直肠镜是检查内痔的主要方法。具体方法是：指诊后，检查者手持镜柄，用油类润滑窥镜尖端，将窥镜尖端压在肛门正中，向病人肚脐部方向进镜，当感到似通过一较大抵抗区域而进入无阻力处时，说明已通过肛管直肠环，此时改变方式，垂直向病人头端稍偏后方继续插入即可。退出闭孔器，观察时应注意内痔的部位、大小、数目、色泽及有无溃疡、出血点等。Ⅰ期内痔可见黏膜鲜红或充血糜烂，黏膜可见1～2处高突，多互不相连。Ⅱ期内痔黏膜不如前者鲜红，亦可见黏膜充血糜烂，痔体较大，常见多个痔核。Ⅲ期内痔黏膜色泽多粉红，痔体高突易脱出于肛门外。

（三）诊断标准

Ⅰ期：便血，色鲜红或无症状。肛门镜检查，齿线上方黏膜隆起，表面色淡红。

Ⅱ期：便血，色鲜红，伴有物脱出于肛外，便后可自行复位，肛镜检查、齿线上方黏膜隆起，表面色暗红。

Ⅲ期：排便或增加腹压时，肛内肿物脱出，不能自行复位，需休息后或手法复位，甚至可发生嵌顿，伴有剧烈疼痛，便血少或无。肛镜检查，齿线上方黏膜隆起，表面纤维化。

（四）鉴别诊断

内痔的诊断应与下列疾病相鉴别。

1.直肠癌

直肠癌早期即有大便不规律，排便不尽感明显。随即出现里急后重，大便稀溏，内挟脓血和黏液，便血紫褐或暗红，血液与大便混杂，如有瘤体脱落可发生大出血。有些病人出现肛门疼痛或剧痛。肛门指诊检查，可触及表面粗糙不平，呈菜花样的肿块。肿块与肠壁相连，质硬，活动度差，指套染血。在临床症状不典型的情况下，常规肛门指诊是鉴别直肠癌的关键，若发现肿物，可做病理检查以明确诊断。

2.直肠息肉

肛门指诊可触及球状肿物，较硬，有蒂，若系无蒂息肉，在直肠内可触及丛生颗粒，低位有蒂息肉，触及活动度大，便时易脱出肛门外，可伴有便血症状。

3.肛乳头肥大

肛乳头肥大病人常有肛门不适，疼痛或异物感等。肥大的肛乳头在排便时脱出于肛门外呈灰白色，圆形或三角形，有蒂，一般为头大蒂细，肛门指诊时可触及质硬之肿块。

4.直肠脱垂

肛门局部检查可见肛门口松弛，脱出物长圆而大，有环状沟纹，多呈锥体形，表面附有黏液。

（五）治疗方法

西医对内痔的治疗方法主要有保守疗法、注射疗法、扩肛疗法、降温疗法、套扎疗法、手术疗法，以及随着现代科技的发展而出现的冷冻疗法、红外线凝结法、激光疗法等。

1.保守疗法

无症状的内痔无需治疗。若病人出现便血、脱出、或由此而导致的肛门瘙痒，则需要进行治疗。内痔初期或Ⅰ期内痔，可采用润肠通便药物，或嘱病人多食含纤维素的食物，如蔬菜、水果等，并经常清洗肛门部，或局部使用软膏或栓剂。常用的有安纳素栓、洗必泰痔疮栓、消炎痛栓。对于任何Ⅰ期痔疮，医生要教会病人如何克服习惯性便秘。若上述姑息疗法无效，应采取进一步治疗。

2.注射疗法

（1）注射疗法的沿革

正确运用注射疗法，可以取得极好的疗效，但注射疗法使用初期却遭到反对。1869 年，爱尔兰都柏林的 morgan 首先采用注射疗法，他采用硫酸亚铁溶液注射治疗痔核。1871 年 mitchell 采用此疗法（一份石碳酸、十二份橄榄油）注射治疗数百例病人，取得了很好的疗效。此方法是将药液注射到痔本身。1928 年，Blanchard 描述了由 Albright 首创的方法，即将药液注入痔上方，注射液采用 5%石碳酸杏仁油，剂量为 3～5 ml，并被广泛接受。在美国则采用 Bacon（1949）和 Jurell（1959）所描述的将奎宁和盐酸尿素的混合液注入痔体的方法，至今仍被广泛应用。

（2）原理

注射治疗内痔的目的是消肿和产生血管内血栓形成，但证据不足。其原因是注射时只能将针尖注入痔核内静脉间，而无法注入静脉内，因为注射回吸时难以抽到回血。再者，若真的能将针尖注入静脉内，则十分危险，因为有可能导致门静脉的栓塞。

在实际操作中，通常将药物注入富含痔静脉黏膜下的网状组织，产生炎症反应。Dukes（1924）和 Pruitt（1931）已证实其组织学特征。他们采用 10%～20%石碳酸甘油注射液注入痔核，之后切除内痔核，观察不同阶段的组织学特征。他们发现注射后 24 小时内产生由于淋巴细胞、红细胞和大单核细胞浸润所导致的明显的水肿。此浸润经常围绕于血管周围，在随后几天内，他们还观察到纤维细胞的繁殖。在此阶段特别提出的是无血管内血栓得到形成。但在注射后第五天出现血管堵塞。Graham 和 Stewart

（1962）重新观察了黏膜下注入坏死剂的组织学变化，他亦证明了在注射早期无任何血管纤维化和血栓形成。

临床上，注射后2～3周注射部位纤维化明显。Dukes（1924）认为其具有两方面的重要作用：①包裹和压迫黏膜下的静脉和动脉，阻断和减少局部血液供应；②纤维化可能增强痔核固定，减轻或消除脱出。

日前，欧美的外科医生多采用痔蒂部注射法治疗痔疮，即将大量的低浓度的石碳酸液注入痔核上，以形成黏膜下肛管直肠环水平的致密的纤维屏障，并已发现此种方法较注入痔核本身疗效好。他们认为注射疗法主要用于治疗便血。痔核较大且纤维化脱出，无便血或便血轻度者，注射疗法效果不佳。

（3）注射疗法的适应症

除特殊禁忌症外的所有Ⅰ期内痔病人注射疗法可完全治愈或解除症状。

多数Ⅱ期内痔病人，应慎重考虑使用注射疗法。若痔核较小，疗效较好，痔核越大，越接近Ⅲ期内痔，疗效越差。

一般来讲，注射疗法不能治愈Ⅰ期内痔的患者。只可以暂时缓解症状，如年老体弱者，一般条件差，或因某种原因不能手术的病人，注射疗法可暂时控制便血，或改善部分脱出症状。

（4）注射疗法的禁忌症

所有外痔或低位内痔表面为皮肤的部位不能注射，所有注射都须经黏膜而不能经皮肤进行。

（5）注射药物

欧美现多采用 5%石碳酸杏仁油注射液。

（6）注射方法

一是插入直肠镜检查肛管上部及肛管直肠环的部位。

二是将药液注入痔核上方的肛管直肠环附近，注射药液的剂量视黏膜松弛程度而定，一般为 3～5 ml。

3.合并症

（1）注射区坏死和溃疡

采用高浓度的石碳酸注射液或坏死剂会产生注射区的坏死和溃疡，低浓度 5%石碳酸则很少出现。其原因主要是注射剂量过大或再次注射。一般认为，每一注射点注射剂量少于 5 ml，则不易出现坏死或溃疡。

（2）黏膜下脓肿

Gabriel（1948）报道黏膜下脓肿作为痔注射疗法的罕见合并症。Dickson Wrixht（1950）报道另一罕见合并症血尿和前列腺脓肿。他们认为此合并症系非专业的医生所为。

（3）狭窄

注射术后出现狭窄，一般见于注射数周后。多因注射剂量过大和环状注射，形成狭窄环而导致。

（六）扩肛疗法

扩肛疗法起始于 1885 年。1919 年 miles 提出肛管狭窄学说，认为痔核系静脉充血，肛门纤维性狭窄所致，提出痔的发生与肛门狭窄有关，因此介绍了扩肛疗法。通过扩肛而解除肛管的狭窄，减轻或消除肛门内血管衬垫充血、阻塞和下降，恢复肛管直肠的正常功能，治愈内痔。

1.适应症

主要是大而易脱出，难以复位的痔核。

2.禁忌症

老年患者，肛门内压低于正常值者，肛门不全失禁者，痔核合并腹泻或结肠炎症性疾病者，孕妇，曾作内痔注射治疗者。

3.治疗方法

手指扩肛可在全麻、骶麻或局麻下进行。取侧卧屈膝位，术者依次将右手食指、左手食指插入，用左手食指向上提，右手指食向下压，之后依次插入左手中指和右手中指，肛管前后位组织脆弱，扩肛时应注意保护，防止损伤。扩肛疗法早期强调全麻下食指扩肛。目前多采用局麻或骶麻下4～6横指为标准，具体扩肛程度根据病人情况决定。

4.并发症

（1）失禁

为本疗法最严重的并发症，有完全失禁和不完全失禁两种，为防止失禁的发生，应严格选择适应症，扩肛切忌暴力。

（2）血肿形成

偶可见大面积挫伤，伴血肿形成和术后疼痛。

（3）撕裂

撕裂是暴力扩肛的结果，若出现撕裂，可采用抗感染，局部换药治疗。

（4）黏膜脱垂

是因为痔核较大，纵肌被过度伸展所致，若出现黏膜脱垂，可采用结扎、手术等疗法治疗。

5.临床报道

1925 年 Hancock 对照测量肛管压力，发现痔核组为 93.6 cmH2O，无痔核组为 66.8 cmH2O，经扩肛术，压力可降到 60 cmH2O，证实了痔核与肛管压力有关。他用扩肛疗法治疗 53 例病人，47 例达到临床满意的效果。

Hood 报道在全麻下治疗 23 例病人，扩肛至 6 指，维持 10 分钟。术后每天扩肛一次约一周，30%术后无症状。

1977 年第二军医大学在局麻下行扩肛术治疗 166 例，90%获得良好效果，尤其是对便血、疼痛及脱垂有较好的疗效，对环状混合痔伴绞窄者也有效。

（七）降温疗法

1977 年伊腾三则创用此疗法，其原理是冷却肛门会造成局部血流增加和血管收缩作用，改善肛门局部血运，治疗痔疮。

1.方法

将预先冷却用的圆筒放入电冰箱二小时以上，冷却温度至-20 摄氏度或-10 摄氏度时，取出插入患者肛门内，方法简便。

2.适应症

Ⅰ期、Ⅱ期内痔患者。

（八）套扎法

套扎法是利用乳胶环的弹性，借助一定的器械，将乳胶环套扎于痔核的基底部，使痔核造成机械性狭窄，阻断其血运，使痔核造成缺血性坏死、脱落，达到治疗痔疮的目的。套扎法有简易套扎法、血管钳套扎法和器械套扎法三种。器械套扎法又分吸引式套扎法和非吸引式套扎法两种。其中吸引式套扎法因其使用简便，价格低廉，在临床上使用较为广泛，以下简单加以叙述。

1.适应症

各期内痔、混合痔内痔部分、直肠黏膜脱垂、直肠息肉。

2.禁忌症

内痔嵌顿发炎。

3.术前准备

术前排空大小便，脱出痔核应及时还纳，准备好套扎器，并将乳胶圈正确的放置在套扎环上。

4.使用方法

（1）侧卧位，肛镜下检查痔核分布情况，决定套扎顺序和个数。一般先套扎小内痔，后套扎大内痔，用洗必泰消毒痔黏膜。

（2）在肛镜下，将内痔吸入套扎器内，通过套扎器头上的玻璃窗观察被吸入的内痔是否完全。

（3）将胶圈推出，套在内痔的基底部，去除负压，退出肛门镜。

（4）重复上述步骤，套扎其他内痔。

（5）术后肛门内放入消炎止痛的栓剂即可。

5.注意事项

（1）若胶圈老化，弹力差，则不能起到机械性阻滞血运的作用，应选用未老化的橡胶圈。

（2）不能将齿线以下组织套入胶圈内，以免引起剧痛。

（3）若胶圈未套扎于痔核的基底部，应重新套扎，否则极易复发。

（4）一般一次套扎不宜超过两个痔核，否则会产生肛门坠胀疼痛，再次套扎最好间隔七天以上。

6.术后护理

（1）术后控制排便 24 小时。

（2）保持大便通畅，必要时可服缓泻药物。

（3）肛门局部使用消炎止痛药物 3～5 天。

（九）结扎法

结扎法是指以丝线或肠线结扎于痔核的基底部，机械性阻断痔核的血液供应，产生缺血性坏死，继发痔核脱落而愈合，由此而达到治疗的目的。

国外对此法的应用始于中世纪，但由于古代对麻醉的问题没有得到很好的解决，并且其结扎部位多在肛门局部有疼痛区，故患者疼痛剧烈，因而此法未被广泛推广。近年来，随着医学的发展和对此法的不断研究，结扎方法逐步改进，常用的术式是结扎切除法，以下简述之。

1.适应症

各期内痔及混合痔，尤以Ⅱ、Ⅲ期及纤维型内痔为适宜。

2.禁忌症

嵌顿痔，肛门周围有急性炎症者。

3.方法

（1）侧卧，肛门局部会阴常规消毒，1%普鲁卡因局部浸润麻醉，肛门松弛后，消毒肠腔。

（2）用止血钳夹住内痔的最突出部分，轻轻拉出肛门，再用另一止血钳纵形呈放射状夹于痔核的基底部，在此止血钳下黏膜皮肤交界处做一切口，用 7 号丝线沿此切口结扎，剪去结扎线远端的内痔，注意应留有不少于 1 cm 的痔蒂，以防丝线滑脱，引起出血。亦可在止血钳下"8"字缝扎，同样可起到机械性阻断痔核血液供应的目的。

若伴有外痔，可在外痔处做一梭形切口，剥离至齿线上相应部位内痔的基底部，再予结扎剪除，外痔处切口开放。

（3）处理其他内痔或外痔方法同上。

（4）术后常规对症处理。

（十）冷冻疗法

1.作用机理

通过液氮将温度下降至-196 摄氏度，导致痔组织产生不可逆损伤、坏死、脱落、达到治疗痔疮的目的。

2.适应症

各期内痔、嵌顿痔。

3.禁忌症

外痔。

4.使用方法

确定痔核部位后，通过直肠镜将冰冻治痔头放于痔核黏膜上，接通液氮后，将治疗头紧贴痔黏膜组织，使之立即冻结成冰球，冰球逐渐向四周扩散。一般治疗大的痔核约需 5 分钟，冰球直径要超过冰冻头 0.5～1 cm 以上。操作者可根据冰球大小判断其坏死范围。

5.存在的主要问题

（1）术后大量浆液性分泌物溢出，需经常坐浴或更换敷料。

（2）肛缘残留皮赘。

浙江省中医院于 1975 年报道应用液氮冷冻治疗痔疮 1000 余例，随访半年而记录完整的 660 例，其中单纯内痔 217 例，混合痔 408 例，外痔 35 例。每次冷冻一个痔核，两个或两个以上的则分诊治疗，间隔 1～2 周，术后个别病例出现短暂头晕、乏力、口渴、食欲减退，一般无严重全身反应，但局部反应较常见。病人术后常有便意和少量黏液或血性渗液溢出。反应严重者，可出现肛门肿胀，甚至皮肤坏死，疼痛剧烈，里急后重等，可持续达 2 周以上。660 例中有明显局部反应者占 56 例，有 5 例继发性大出血，肛管直肠炎性糜烂或溃疡共有 3 例，并发肛瘘 1 例。半年至二年随防，治愈 403 例，显效 154 例，进步 84 例，总有效率 97.4%，14 例无效，3 例复发。

（十一）红外线凝结治疗法

1985 年 John.J.O'Connor 等用光凝固器发射的短暂红外线治疗内痔，取得一定的效果。John.J.O'Connor 等报道采用红外线凝固器治疗痔疮 500 余例，主要适应症是Ⅰ、Ⅱ、Ⅲ期内痔，效果满意。马钢等 1986 年报道治疗了 155 例内痔出血患者，Ⅰ期 60 例、Ⅱ期 81 例、Ⅲ期 14 例，治疗后立即止血者，总有效率为 72%。对于治疗脱出的内痔 95 例中，Ⅱ期 81 例，其中 40 例不再脱出，有效率为 49%，脱出减轻或偶有脱出者 8 例，无效 6 例。术中病人只有轻度烧灼感，术后除每日坐浴外，不需特殊处理。

（十二）激光在痔核中的应用。

1977 年激光应用于治疗痔疮，目前已有多种激光器用于临床。如红宝石激光器、氮氖激光器、二氧化碳激光器、氮分子激光器、氩离子激光器、氦镉激光器等。在治疗方法上，多采用病灶照射法、烧灼法等，使组织凝固、炭化和气化，或用切割法去除痔核。

二、中医

内痔是人类最古老的疾病之一，几千年来，中医对此病论述颇丰，从病因、病机到诊断、治疗，积累了丰富的经验，为痔疮的治疗提供了丰富的方法。

早在春秋战国时代（公元前 770～221 年）就有"痔""瘘"等肛肠疾病的名称记载，以及药物治疗经验。《黄帝内经》中有"因而饱食，筋脉横解，肠游为痔"之说，提出了痔疮的病因。以后历代医家不断完善，总结痔的发病原因不单纯是局部因素，更主要是人体阴阳失调，加之外感、内伤、六淫、七情等各因素所致。

（一）辨证纲目

《中华人民共和国中医药行业标准》将内痔分为以下四种证型：

1.风伤肠络

证候：大便带血，滴血或喷射状出血，血色鲜红，或有肛门瘙痒。舌红，苔薄白或薄黄，脉弦数。

辨析：《症治要诀》说："血清而色鲜者，为肠风……"。《见闻录》说："纯下清血者，风也。"说明风邪可引起下血。而风多挟热，血不循经而下溢，风又善行而数变，故风邪引起的便血，其色泽较鲜红，下血暴急呈喷射状。风性善行而数变，故肛门瘙痒，风为阳邪，故见舌红苔薄白，脉浮数。

2.湿热下注

证候：便血色鲜红，量较多，肛内肿物外脱，可自行回缩，肛门灼热，舌红，苔黄腻，脉滑数。

辨析：湿分内外，外湿多因坐卧湿地，久居雾露潮湿之处而发；内湿多因饮食不节，恣食生冷、肥甘，损伤脾胃而生。湿与热结，致肛门部气血纵横，经络交错而生内痔。热盛则迫血妄行，血不循经，则血下溢而成便血；热积肠道，灼伤肠络，则肛门灼热；湿热下注大肠，肠道气机不利，经络阻滞，故肛内肿物外脱。舌红，苔黄腻，脉滑数为湿热下注之征。

3.气滞血瘀

证候：肛内肿物脱出，甚至嵌顿，肛管紧缩，坠胀疼痛，甚至肛缘有血栓，水肿、触痛明显，舌质暗红，苔白或黄，脉弦细涩。

辨析：气为血之帅，气行则血行，气滞则血瘀。热结肠燥，气机阻滞运行不畅，气滞则血瘀阻肛门，导致肛内肿物脱出，甚至嵌顿，肛管紧缩、坠胀疼痛。气机失畅，无力统摄，则血失统摄而不行其道，出现便血，血栓形成。淤血为有形之邪，属实证，故见舌质暗红，苔白或黄，气机郁滞，故见脉细涩。

4.脾虚气陷

证候：肛门坠胀，肛内肿物外脱，需手法复位。便血色鲜或淡，出现贫血，面色少华，头昏神疲，少气懒言，纳少便溏，舌淡胖，边有齿痕，舌苔薄白，脉弱。

辨析：《素问》说："又有妇人生育过多，力尽血枯，气虚下陷，及小儿久痢，皆能使肛门脱出。"说明内痔的发生，气虚也是因素。脾胃功能失常、妇人生育过多、小儿久泻久痢、老人气血衰退、某些慢性疾病等，皆能致中气不足，脾虚气陷，无力摄纳而致内痔脱出不纳。同时，气与血有阴阳相随，互为依存的关系，气之于血，有温煦、化生、推动统摄的作用。故气虚无以生化，血必因之而虚少，气虚则无力摄血，易致下血加重，故可见便血色鲜或淡，或面色少华。头昏神疲，少气懒言，纳少便溏，舌淡胖、边有齿痕，舌苔薄白，脉弱，均为脾虚气陷，气血两虚之征。

（二）治疗方法

中医治疗内痔具有悠久的历史。《图书集成》记载有"枯痔法""挂线法""结扎法""内服法""熏洗法"等各种治疗方法。总之，中医的治疗方法可分为内治法和外治法两大类。

内治法是指在整体观念指导下进行辨证施治，针对不同的病因、病变部位和不同年龄，体质进行治疗，由于内痔多由风伤肠络、湿热下注，气滞血瘀、脾虚气陷而生，故将内痔分为以下四型施治。

1.风伤肠络

治法：清热凉血祛风。

方药：凉血地黄汤加减。细生地10克，当归尾10克，地榆10克，槐角10克，黄连10克，天花粉10克，升麻10克，枳壳10克，黄芩10克，荆芥10克，侧柏炭10克，生甘草6克，每日1剂，水煎服。

2.湿热下注

治法：清热除湿，活血化瘀。

方药：五神汤加减。茯苓10克，金银花20克，牛膝10克，车前子10

克，地丁15克，黄芩10克，归尾10克，赤芍10克，甘草10克。每日1剂，水煎服。

3.气滞血瘀

治法：活血化瘀。

方药：活血散瘀汤加减。归尾10克，赤芍10克，桃仁10克，大黄10克，川芎10克，丹皮10克，枳壳10克，瓜蒌仁10克，槟榔10克。每日1剂，水煎服，药渣加水熏洗患部。

4.脾虚气陷

治法：健脾温中，固脱止血。

方药：黄芪建中汤加减。黄芪15克，桂枝10克，白芍10克，白术10克，生姜3片，大枣7枚，陈棕炭10克，旱莲草10克，侧柏炭10克，陈皮10克，甘草6克。每日1剂，水煎服。

栓剂法是指肛门局部填塞栓剂，使药物局部吸收，达到治疗目的的方法。由于直肠局部给药直接作用于痔局部，发挥作用快且直接进入大循环而不经过肝脏解毒，这样既减少了肝脏对药物的破坏，又减少了药物对肝脏的刺激。同时直肠直接给药可避免胃酸和消化道酶对药物的破坏，也避免了药物对胃黏膜的刺激，因此栓剂在肛肠科应用正日趋广泛。

5.常用栓剂

（1）消炎止血栓

地榆炭粉20克，黄柏粉10克，五倍子粉10克，仙鹤草面10克，地卡因0.7克，冰片1.7克，栓剂基质100克，制成栓剂70枚，每日纳入肛内2～3个。

功能：止血止痛，消炎消肿。

主治：各期内痔，肛裂出血疼痛，肛窦和肛乳头炎症肿痛及直肠炎。

（2）复方痔疮栓

（周济民经验方）地榆粉20克，黄柏10克，次没食子酸铋10克，仙鹤草素6片，地卡因0.7克，冰片0.7克，栓剂基质100克。做成肛门栓70枚，每晚临睡前纳肛门1～2枚。

功能：消炎、止血、止痛。

主治：内痔、肛窦炎、肛裂。

（3）其他常用的痔疮栓有

洗必泰痔疮栓、消炎痛栓、红霉素栓、马应龙痔疮栓等。均有消炎止痛、止血之功能。

6.针灸疗法

针灸治疗痔疮具有悠久的历史。历代医家著作中记载了许多治疗痔疮的穴位和方法。如《针灸甲乙经》有："痔痛，攒竹主之；痔，会阴主之。"常用的穴有攒竹，燕口，龈交，白环俞，长强，承山等。主要适用于内痔出血、脱出、肿痛和肛门坠胀不适等症状，具有独到的疗效。

7.枯痔疗法

是中医治疗内痔的一种外治法。《魏氏家藏方》中已有记载。明楼类的《医学纲目》中有："凡痔用周先生枯痔药，早晨一次，日午一次，洗去旧药，申时又洗去再上一次，如要急安，至半夜子时再上一次，至次日，且看痔头，见如石坚，至七、八日便住。更不需上枯药，且待自然如萝卜根，乃脱出也。"枯痔疗法主要是采用枯痔散，涂于局部，使局部组织发生渐进性直接坏死。即坏死、脱落、遗留创面、再逐渐愈合。坏死的深度由用药剂量与作用时间决定。1951年李雨农曾在中华医学杂志上报道用此法治疗内痔900多例。

（1）适应证

Ⅲ期内痔，尤以环状内痔，内痔合并贫血，嵌顿痔等。

（2）禁忌症

外痔。

（3）药物组成

主要是砒和明矾。

（4）使用方法

患者排便后，取侧卧位，将枯痔散调成糊状，涂于脱出内痔面，每日二次。

（5）枯痔散的主要药物

枯痔散的主要药物含剧毒剂砒霜，若用量小，则需多次使用，易致积蓄中毒。若用量大，则病人痛苦大，再者如使用不慎，将其药物涂抹于肛管皮肤，则易导致肛管皮肤被烧灼，形成溃疡、坏死，愈合后形成肛门狭窄。故单纯的枯痔法目前在国内很少使用。

枯痔钉疗法早在明代《外科正宗》就有枯痔钉疗法治疗痔疮的记载，为中医治疗痔疮的一种传统方法。

（6）药理作用

据福州市第一医院外科1976年报道，当枯痔钉插入肛管黏膜下层的痔静脉丛及其间质中，引起一系列"刺激炎症反应，"继有血栓形成，静脉闭塞，间质纤维组织收缩，从而使痔核皱缩，达到治愈的目的。

（7）药物组成

福建省人民医院云：从 1959 年将砒制枯痔钉改为无砒枯痔钉后，由于枯矾含量多，腐蚀性强，术后出血多，于 1966 年后改用黄柏 30 克，枯砒、白及各 5 克，五倍子 10 克，米粉 50 克配制。

（8）操作方法

1982 年陈民潘等推荐插药法。取侧卧位，用硫抑贡酊消毒，吸引器将内痔吸出，或于肛周右前，右后，左中注入 0.5% 普鲁卡因 5～10 毫升。肛门松弛后，使内痔充分暴露。用左手固定痔核下缘，右手持枯痔钉尾段，与肛管稍平行方向直接刺入，不要旋转。插入深度一般为 0.8～1.2 cm，不超过痔核直径。插入钉的数目，如黄豆大小内痔，插入一二条，小指大小，插入三四条，中指大小，插入六七条，拇指大小者，插 10 条左右，总量不超过 20 条。插钉密度间距为 0.2 cm，插后剪去枯痔钉，让其断端突出约 1 毫米，术毕将内痔复位，于肛门内注入少量抗菌药物。

（9）术后不良反应

江西中医学院外科曾报道治疗 229 例中，有全身反应者占 177 例。其中低热者 49 例，恶寒 22 例，头昏 15 例，恶心 7 例，腹胀 21 例，乏力 35 例，关节痛 26 例，晕厥 2 例，有局部反应者 114 例。其中便血 28 例，肛门下坠 66 例，肛缘皮肤发炎 5 例，创面感染 5 例，尿急 10 例。

三、中西医结合

（一）中西医结合消痔灵注射疗法

注射疗法的应用已有一百多年的历史。注射剂也有数百种，根据注射剂对痔组织产生的作用不同，将其分为两大类。即引起痔组织坏死的坏死剂和使痔组织产生炎性反应、导致纤维化而不引起坏死的硬化剂。由于坏死剂多产生痔组织的坏死、感染和大出血，故目前很少使用。但硬化剂与坏死剂并无本质上的区别。高浓度、大剂量的注射硬化剂亦可以导致组织坏死。基于这一点，注射方法在近年来不断加以改善。在注射方法上，国外多主张小剂量、低浓度注射，认为小剂量、低浓度注射具有坏死少，并发症少，疗效高的优点。但此种注射法复发率较高。为了降低复发率，提高疗效，北京广安门医院史兆岐教授首次提出了低浓度、大剂量注射的四步注射法并研制成功了中药硬化剂消痔灵注射液，将痔疮的注射疗法提高到了一个新的高度。

1.消痔灵注射液的药理作用，大致有以下 4 个方面：

（1）注射后痔血管收缩，经 DC-001 型离体器测定，消痔灵可以引起血管显著收缩。通过临床 4 万多例病例观察，消痔灵注射内痔后，痔的体积不是增大而是收缩，痔血管收缩的作用时间，与剂量浓度成正比。

（2）直接对痔血管产生栓塞，消痔灵注射后即刻反应是血管收缩，进一步对局部的血管产生动脉血管炎，动脉内膜增生，动静脉血栓形成而闭塞血管。这种作用是与痔间质无菌性的致炎反应同时进行的。

（3）痔间质纤维化，使黏膜和黏膜下层粘连固定，消痔灵注射后，引起无菌性致炎反应，分为急性炎症期和慢性炎症期，在慢性炎症的基础上产生组织纤维化，黏膜和黏膜下层粘连固定，使痔萎缩消失。

（4）使松弛的 Parks 韧带，产生纤维粘连固定，在齿线附近肛管黏膜外有一层韧带组织，1956 年英国肛肠专家 Parks 教授首先发现并命名为 Parks 韧带。它具有固定和支持肛管的作用。目前研究证实，它是联合纵肌分支纤维即肛管皮肤外肌群。III 期内痔继发静脉曲张型混合痔，与 Parks 韧带松弛有关。因此，静脉曲张型混合痔的治疗，在消痔灵四步注射的基础上，加大第四步注射量，可使松弛的 Parks 韧带产生纤维性粘连固定，从而阻断内痔通向外痔的血流，使混合痔的外痔部分，随内痔消失而同时消失。

2.适应症是各期内痔和静脉曲张型混合痔。

3.禁忌症有肠道急性炎症、直肠肿瘤、结缔组织型外痔、血栓外痔、炎性外痔。

4.注射方法是第一步注射插入肛门镜后，退镜观察，用 5 毫升注射器安装 5 号针头，从痔核上方直肠上动脉区进针，针体与直肠壁呈 15 度角，刺入 1～2 cm，注意针头不能刺入肌层，然后注入药液 2 毫升。此步骤在截石位 3、7、11 点的直肠上动脉区分别进行。第二、三步，退镜至齿线上 1 cm，在痔中心部进针，待有肌抵抗感时，稍退针，此时针头在黏膜下层，注入药物，使药液充盈黏膜下层，注入药液的多少视痔核大小而定，这就是第二步注射。然后边退针边注药，当针退至黏膜固有层上方时，再注入药液，这就是第三步。注射药量以痔黏膜颜色稍变浅，呈突起状为适宜，多个痔核时按先小后大顺序注射。总之，第二、三步注射是将药液一次注入黏膜下层，黏膜固有层的方法。在痔核最下方，齿线上 0.1 cm 处进针，针尖稍向上方，进针 1～2 cm，再注射药液，每个痔核各注药 2～2.5 毫升，如为静脉曲张性混合痔，应加大第四步注射量这是第四步注射。

（二）枯痔注射法

由于枯痔疗法毒副作用大，病人不易接受，李雨农选用纯品氯化钙和氯化铵替代硇砂、石灰配制成新六号枯痔液，根据中医枯痔原理治疗内痔。

1.药理作用

（1）青蛙肠系膜小血管反应的动态观察，新六号液引起痔核坏死脱落的机制主要是使受药的局部血管内很快形成血栓，从而使远端组织的血液供应停止，致使组织凝固坏死脱落。

（2）家兔皮肤病损的病理形态观察，观察结果表明新六号液所致坏死是在真皮下和皮下层交界处的大小血管内有血栓形成，从而阻断远端组织血流供应，引起坏死，此种坏死为渐进性坏死，至6～7天才达到彻底坏死程度，血栓形成越多，坏死越彻底，脱落时出血就越少。

2.适应症

各期内痔，尤适用于Ⅱ、Ⅲ期内痔。

3.操作方法

病人取右侧屈膝卧位，用硫柳汞或新洁尔灭常规消毒，嘱病人屏气下挣，将内痔翻出于肛门外，用中弯血管钳夹住痔核齿线稍上部位。左手扶住血管钳，轻轻向外牵拉，另一手持盛有枯痔液的10毫升注射器，用4～5的细长针头，在齿线上0.5 cm处刺入痔核黏膜下层，较浅为好，缓缓将药液注入痔区，使药液由一点逐渐扩散整个痔内，直至该内痔肿大面有小白点为度，称为低位注射或痔体注射。然后边注射边向外退针，于针头将全部退出之前再注入药液少量，拔针可避免针孔出血。若有明显的出血，可用细线结扎止血，然后依次将所有内痔进行处理后推回肛内。

第二节 外痔

外痔发生于肛管齿线以下，是痔外静脉丛扩大曲张或反复发炎所致，其表面被皮肤覆盖，不易出血，其形状大小不规则。

一、西医

（一）症状

1.疼痛和瘙痒

是外痔的常见症状。患者多主诉肛门一侧肿痛不适，坐卧不安，行走不便。其原因是排便时肛缘血管破裂，血液外渗压迫肛周神经，引起肛门剧烈疼痛，当渗出血液凝成血块，其液体成分被吸收后，疼痛亦逐渐减轻，而遗留一硬结。若渗出血液较多，使覆盖的皮肤发生障碍，产生坏死，血块可穿过坏死区而破溃，使疼痛消失。一般外痔症状多不明显，可偶有瘙痒或解便不净感。只有在炎症时，才出现肛门疼痛。

2.肛旁异物感

肛缘突起为外痔的标志。肛缘的不规则突起，使肛缘凹凸不平，产生异物感，且便时不易擦净、污染内裤，影响人们的日常生活。

3.大便困难

病人肛门疼痛畏惧排便时，尽量延长排便间隔，造成排便习惯紊乱，粪便干硬，增加了排便困难，加重肛门疼痛，形成恶性循环。

（二）检查

1.局部视诊

一般采用侧卧位，观察肛门及其附近的外形、颜色等。结缔组织型外痔形状多不规则，大小不等，数量亦不多，颜色与正常组织相同；炎性外痔可见肛缘突起物红肿或破溃成脓；血栓外痔可见肛缘突起呈青紫色，局部皮肤水肿；静脉曲张性外痔病人下挣时，肛缘突起物加大，为青紫色团斑（静脉曲张团）。

2.局部触诊

结缔组织型外痔触之多无疼痛，为柔软包块；炎性外痔触之疼痛甚，中等软；血栓外痔触之硬，触痛明显，可摸及皮下硬结；静脉曲张外痔触之为柔软团块，团块按压后可消失。

3.全身检查

若选择手术为治疗方法，全身检查不可少。应注意病人心、脑、肝、肾、血糖情况、右无药物讨敏圭，以便确定手术方法和麻醉方法。

（三）诊断标准

外痔分为以下四型：

1.血栓外痔

是一种最为常见的外痔。早期在齿线以下肛管皮肤或肛缘皮下有血块，继之出现炎性水肿，疼痛较甚；水肿消退后，皮下可见暗紫色血块，触之较硬；炎症消退后，血栓结节不易被吸收，形成皮下硬结，常为大小不等的数个血栓球。

2.结缔组织外痔

由于肛门边缘的皱褶反复发炎、变粗变厚，或肛裂刺激组织增生而来。无静脉曲张、扩张，多生长在肛门之前后是其特点。也有数颗围绕肛缘的，平日柔软、无任何症状。当局部发炎时，可有红肿热痛，行走和坐卧皆受限制。因其无静脉曲张、扩张、故又有人称之为赘皮外痔。

3.静脉曲张性外痔

由痔外静脉丛曲张扩张，刺激组织增生而成。多生于肛门左右两侧，平日无症状，只见一柔软之肉块。发作时可有红肿，甚至引起内痔外翻。此型外痔排便时用力努责可见肉块增大而硬，便毕即能自行复位，这种外痔多伴有内痔并存。

4.炎性外痔

肛门皱褶经粪便刺激，衣裤和手纸摩擦破损，或因肛裂引起肛门皱壁发炎，水肿所致。可见肛门皱壁发红，水肿伴少量渗出液。若反复发作即为结缔组织性外痔。以上几种类型外痔，若在发炎时，均可称之为炎性外痔。

各型外痔都生长在肛门周围（下称肛门边缘），表面复以皮肤，否则不是外痔。肛缘突然出现肿块，剧烈疼痛为血栓外痔；肛内前后发生柔软肉块、不时肿大疼痛为结缔组织外痔；肛门左右两侧发现肉块，大便下努时内压增大，肿块高突，便毕而恢复原状为静脉曲张性外痔；肛缘之肿块或皱褶发生红肿热痛者为炎性外痔。

（四）鉴别诊断

经久不愈之肛瘘外口，有的也出现高突之肉块，但其部位不在肛门边缘而在肛外，肉块上有小孔流脓水。肛门外还有粉瘤、囊肿和疣，也会发生肿块突起，其部位也都不在肛门边缘上，而且病程和症状也与外痔完全不同。

（五）治疗方法

外痔的治疗，分非手术治疗和手术治疗，非手术治疗的目的是缓解症状、控制感染。对部分病人可达到治愈的目的。手术治疗主要是彻底清除肛门局部病灶。

1.预防便秘

便秘为各型外痔发作的诱因之一。因此，预防便秘，可减少各型外痔发作的可能。可多食富含纤维素的食物，或口服缓泻药，如酚酞等。必要时可用开塞露或石蜡油灌肠。

2.外用药

西医常用的外用药物主要有四类，一是抗菌素软膏，如红霉素软膏、四环素软膏等。可用于炎性外痔或血栓性外痔炎症明显者，具有消炎消肿的作用。二是止痛剂，如复方鱼黄软膏、复方鞣酸软膏等。可用于各型外痔而致疼痛者，具有止痛、消肿、收敛的作用。三是止血剂，如十号止血粉、云南白药、明胶海绵等，用于血栓外痔破溃出血较多或术后止血。四是酶制剂，如糜蛋白酶，用于分解坏死组织，促进创面愈合。

3.熏洗剂

局部熏洗药物可起到消炎消肿、止痛的作用，为炎性外痔、血栓外痔治疗常用方法。临床上常用的有 PP 粉等。

4.手术治疗

治疗痔核的目的是是消除因痔核而引起的出血、肿胀、疼痛和脱出，无症状的痔核，不论其大小都不需治疗。所以，对痔疮患者采用手术治疗，术式的选择很重要，因为术式选择不当或错误的手术方法会在某种程度上造成对肛门或肛管的损伤，术式的选择应以最小程度的损伤肛管皮肤，最大程度的清除肛门病灶为原则。对于单纯的外痔，手术方法多较简单，主要有以下几种：

（1）单纯切除法

单发的静脉曲张外痔，结缔组织型外痔和炎性外痔，可采用局部切除。方法是在局麻下梭形切开皮肤，连曲张静脉团或增生的结缔组织一并切除，创面开放或缝合。对小的结缔组织皮赘外痔也可直接剪除，剪除时应注意尽量保护肛管皮肤。

（2）剥离切除法

若外痔较多，较大或呈环状者，则宜采用剥离切除术。方法在骶麻或局麻下剥离外痔至齿线上，结扎后剪除。剥离外痔应注意在痔和痔之间保留皮肤桥，以免形成环形瘢痕，造成术后肛门狭窄。创面应是梭形，边缘平整，使之引流通畅。术后创面用凡士林纱条敷盖。

（3）血栓外痔的手术治疗

①血栓外痔剥离术

适用于血栓与周围粘连或数量较多者。麻醉下在血栓外痔正中做一梭形切口，切开皮肤后，用小弯剪锐性分离血栓，一定要将血栓全部摘除干净，创面开放。若血栓大、皮赘多、可切除部分皮肤，以防术后遗留皮赘或造成外痔水肿。

②血栓外痔手指挤压摘除法

适用于孤立圆形血栓。方法：麻醉后在血栓外痔正中做一放射状切口，切开皮肤，用手指由两侧挤压使血栓排出，创面开放。出血时可用明胶海绵或止血粉压迫止血。

二、中医

（一）辩证纲目

1.气滞血瘀

证候：肛缘肿物突起，排便时可增大，有异物感，可有胀痛或坠痛，局部可触及硬性结节。舌暗红，苔淡黄，脉弦涩。

辨析：热结肠燥，湿热积聚，壅塞而血凝；或气虚，气滞，血行无力，均可致气滞血瘀，壅阻于肛门而成瘕瘕症状。可见肛缘肿物突起，有异物感，排便时肛缘肿物可增大。血液瘀阻于肛门，则见肛门局部胀痛或坠痛，可触及硬性结节；气滞则脉弦涩，淤血内停，故见舌紫，苔淡黄。

2.湿热下注

证候：肛缘肿物隆起，灼热疼痛，便干或溏，舌红，苔黄腻，脉滑数。

辨证：中医认为湿热下注为肛肠疾病常见的病因，外痔亦无例外。饮食不节，过食辛辣，酒色过度等各种原因，均可致湿热内生，下注大肠、肛门，以致肠道气机不利，经络阻滞，浊气淤血凝滞而生肛缘肿物。热结肠道、肛门，则肛门灼热疼痛；湿邪浸淫，则生便溏；湿热相搏，则见舌红、苔黄腻，脉滑数。

3.脾虚气陷

证候：肛缘肿物隆起，肛门坠胀，似有便意，神疲乏力，纳少便溏，舌淡胖，苔薄白，脉细弱无力。

辨析：先天禀赋不足，或后天失养，或肺脾肾的功能失调而致气的生成不足，或劳倦内伤，久病不复，均可致中气不足，气虚下陷，无力提升，而出现肛门坠胀，似有便意，肛缘肿物隆起，神疲乏力，细少便溏，舌淡胖，苔薄白，均为气虚之具体表现。气虚则血液生化无源或日渐衰少；气血两虚，故脉细弱无力。

（二）治疗方法

1.内治法

（1）气滞血瘀

主症：肛缘肿物突起，排便时可增大，有异物感，可有胀痛或坠痛，局部可触及硬性结节。舌暗红，苔淡黄，脉弦涩。

治则：活血化瘀、理气通便。

方药：桃仁承气汤加减。桃仁10克，大黄10克，川芎10克，赤芍10克，丹皮10克，枳壳10克，瓜蒌10克，槟榔10克，黄连6克，炙甘草6克。每日1剂，水煎服，药渣加开水熏洗肛门。

（2）湿热下注

主症：肛缘肿物隆起，灼热疼痛，便干或溏，舌红，苔黄腻，脉滑数。

治则：清热利湿、消肿止痛。

方药：《外科正宗》防风秦艽汤加减。防风10克，秦艽10克，当归

10 克，川芎 10 克，连翘 10 克，槟榔 10 克，栀子 10 克，地榆 10 克，枳壳 10 克，槐角 10 克，白芷 10 克，苍术 6 克，炙甘草 6 克。每日 1 剂，水煎服。

（3）脾虚下陷

主症：肛缘肿物隆起，肛门坠胀，似有便意，神疲乏力，纳少便溏，舌淡胖，苔薄白，脉细弱无力。

治则：调理脾胃、升阳固脱。

方药：补中益气汤加减。黄芪 15 克，党参 12 克，白术 12 克，当归 9 克，陈皮 3 克，升麻 3 克，柴胡 3 克，炙甘草 6 克。每日 1 剂，水煎服。

2.外治法

中医除重视整体外，对局部治疗也十分强调并积累了丰富的经验，可采用局部涂药的方法，亦可采用中药坐浴熏洗，以下分述之：

（1）药物外敷法

药物外敷法是指将药物直接涂敷于肛门局部的方法，以下介绍几种临床常用的药物。四黄膏处方：黄连，黄芩、黄柏、栀子各等份，共研细末。

凡士林 70 克，四黄粉 30 克，共同混合调匀成膏备用（冬天减少 30% 凡士林，加石蜡油 30%共同混合，以避免软膏发硬）。

功能：消肿清热、凉血止痛。

主治：内痔、外痔发炎，水肿、术后疼痛，痈、疽、疔、疖水肿。

用法：直接贴敷患处。

九华粉：滑石水 20 克，月石 6 克，龙骨 6 克，浙贝 6 克，朱砂 6 克，冰片 0.5 克，共研细末。

功能：去湿止痒、消炎止痛。

主治：肛门湿疹、肛周皮炎，皮肤瘙痒。

用法：直接撒布患处。

九华膏：九华粉30克，凡士林70克（冬季减凡士林30克加液体石蜡油30克），共同合交成膏备用。

功能：消炎消肿、止血止痛。

主治：内痔出血肿胀，外痔发炎疼痛，肛裂，肛门直肠炎症。

用法：直接涂敷患处，或灌注于肛门内。

田螺水外搽：取活田螺1个，将盖揭开，放少许冰片入螺体内，随即化为液体。

功能：消肿止痛。

用法：用棉棍蘸田螺水涂抹患处，每日6～8次。

痔疮膏（《医学纲目》）：以草乌、大黄各6克，甘草3克，胆矾15克，净石灰末半匙，龙脑末少许。用柴灰淋浓水两碗，熬至1碗，入草乌、大黄，慢火熬至半碗，入甘草，煮数沸，加入净石灰末，略沸3～5次，用绢两重过滤，再熬成膏，冷后入胆矾，临用时入龙脑末少许。

主治：外痔及翻花痔脱出或突起，肿痛伴有分泌物者。

熊冰膏（《医学入门》）以熊胆2分半，龙脑半分，研匀，用白雄鸡胆汁调匀。

主治：新痔脱出引起肛缘肿痛者。

白金散（《东垣十书》）以海螵蛸去其粗皮，研为极细末，用生麻油调成膏。

主治：痔疮疼痛。

（2）熏洗坐浴法

是指以中药煎汤熏洗肛门会阴部，通过热和药的作用，使气血运行通畅，达到治疗的目的。具体方法是指将药物水煎 10 余分钟后，先用蒸气熏肛门局部，待水温适合时，再行肛门局部坐浴。中医主张辨证论治，辨证施药进行熏洗，主要代表方药有：

熏洗外方：朴硝 309，马齿苋 209，瓦松 159，归尾 159，赤芍 159，黄柏 159，苍术 159。

功能：清热解毒、活血祛瘀、利湿软坚、消 8 中止痛。

主治：痔瘘、肛痈之炎症期、肛裂之便后，以及全身所患之痛、疽、疔、疖属于急性期炎症者。

用法：上药混合加水煮沸后，去渣，约有药水 1000 ml，趁热先熏后洗，或浸布湿敷于患处，一般肛门红肿热痛者，每日 2～3 次坐浴。上、下肢及躯干之患，用净布浸后敷于患处，每日 6 次左右。

消肿止痛方：瓦松 30 克，五倍子 30 克，马齿苋 30 克，艾叶 30 克，川椒 30 克。

功能：消肿止痛、收敛。

主治：外痔发炎，血栓外痔，内痔脱出嵌顿，直肠脱垂术后水肿疼痛等。

用法：将上药用纱布包后煎水 1000 ml，每日坐浴 1～2 次。

祛毒汤：苦参 30 克，五倍子 30 克，朴硝 30 克，侧柏叶 20 克，苍术

15 克，葱白三段，炙甘草 10 克。

功能：活血消肿止痛。

主治：各期痔疮发炎、疼痛，急性肛周脓肿，术后水肿等。

用法：煎汤局部坐浴。

九华粉洗剂：九华粉 30 克，甘草 20 克，蒸馏水加压 100 ml 外搽，每日 6～8 次。

主治与功能同九华粉，但粉剂用于有渗出者。

成都痔瘘医院报道用大黄、苦参、荆芥、防风、白芷、马齿苋、艾叶、蒲公英、透骨草、地榆、苏木、花椒等，加水煮沸过滤，熏蒸坐浴，具有凉血祛痰、消肿排脓、祛风燥湿止痛之功效。

第三节 混合痔

内痔、外痔，由于失治、误治或疾病自然发展，其中很大一部分病人均以混合痔就医。

一、诊断

（一）症状

混合痔是指齿状线上、下均有痔核存在的一类痔疮。因此混合痔的症状主要有：

1.便血或脱出

均为内痔的主要症状，Ⅰ、Ⅱ期内痔以便血为主，Ⅱ、Ⅲ期以脱出为主。

2.肿痛

为血栓外痔和炎性外痔的主要症状，单纯内痔无疼痛表现。

3.瘙痒、流黏液

为内痔、外痔均存在的症状。内痔晚期反复脱出，使肛门括约肌松弛，肠腺、肛门腺分泌增多，刺激肛门局部而出现瘙痒或湿疹。外痔使肛门括约肌凹凸不平，局部不易清洁，出现瘙痒，甚至感染而出现肛门疼痛。

4.贫血

为内痔出血过多引起。

（二）检查

见内痔、外痔部分。

（三）诊断标准

1995 年 1 月 1 日起实施的《中华人民共和国中医药行业标准》中混合痔的诊断依据如下：

1.便血及肛门部肿物，可有肛门坠胀，异物感或疼痛。

2.可伴有局部分泌物或瘙痒。

3.肛管内齿线上、下同一方位出现肿物（齿线下亦可为赘皮）。

二、治疗

（一）西医治疗

混合痔的治疗方法极多，且经常有新的治疗方法报道。归纳起来，可分为非手术治疗和手术治疗两大类。

1.非手术治疗

（1）栓剂

常用的安纳素栓、洗必泰痔疮栓，具有消炎、止痛、止血作用，多用于混合痔以内痔为主要症状者。

（2）熏洗剂

常用的有高锰酸钾粉（PP粉）等，具有消炎止痛作用，可用于混合痔以外痔炎性疼痛为主要症状者。

（3）外用药物

多用于外痔。

2.手术疗法

主要有开放性痔切除术和闭合性痔切除术两大类。前者又称结扎切除术，后者称为切除缝合术。以下将其两种术式的代表术式简单加以介绍。

（1）结扎切除法

Milligan Morgan法：是当代常用的结扎切除术之一，来源于Miles低位结扎法。操作方法：腰麻或骶麻后，充分暴露痔核，用血管钳夹持母痔核11点、7点、5点位，末端部（齿线处）向外牵拉，使痔核间黏膜充分暴露。用左手虎口部夹持欲切除痔核之血管钳，将左手示指插入肛门，再用一把血管钳牵起痔核的肛缘皮肤，并将钳边夹持于左手虎口部，使肛缘皮肤显露，用右手持剪将痔核其阖部皮肤"V"字形剪开。剥离"V"字形皮瓣至痔核根部齿线处。内痔底部中心进针，穿过内括约肌下端，内痔顶部中心出针，结扎半侧痔核，再用线在向外牵位下结扎另半侧痔核，剪除已结扎痔的线上部分，使痔核和皮肤部创面开放，肉芽修复愈合。

Bacon 法特点是外痔剥离后将内痔钳夹切除，在钳下行内痔黏膜连续贯穿缝合术。

Stone 法是充分暴露痔核后先在痔核顶端根部贯穿两针结扎，留长线。再剥离痔并加以切除，然后贯穿缝合创面至齿线，外痔皮肤区剪除开放。

（2）切除缝合法

英国 Whitehead 创用混合痔环切术。主张将痔组织由直肠黏膜至肛管一并环状切除。然后将黏膜与肛缘皮肤缝合，此方式曾一度在欧洲流行，随后发现其有严重的合并症和后遗症。包括：术中大量出血、休克和生命危险；术后肛门失禁，黏膜外翻和少液外溢；术后肛门狭窄；术后复发。由于此四方面的严重合并症和后遗症，目前此术式已基本淘汰，只有在英国还有部分医师使用。现在临床常用的是混合痔完全闭合式痔切除术。操作方法是：局麻或骶麻下，切口多选择在截石位 3、7、11 点，将外痔剥离至齿线上，高位结扎内痔基底部，切除痔核，用肠线或丝线间断缝合创面，使之呈纵形的放射状创面，创面间注意留有皮桥和黏膜桥。术后给予抗生素，控制排便 3～5 天，7 天左右拆线。

（二）中医治疗

1.内治法：参见内痔部分。

2.栓剂法：参见内痔部分。

3.熏洗法：参见外痔部分。

4.针灸疗法：参见内痔部分。

（三）中西医结合

1.混合痔消痔灵注射、外痔切除术

根据中医理论"酸可收敛，涩可固脱"而发明的消痔灵注射液及四步注射法，不能用于静脉曲张型外痔以外的其他型外痔，为了弥补这一不足，可采用消痔灵注射佐以外痔切除术。具有愈合快，手术创面小，病人痛苦小，复发率低的优点。

（1）适应证

混合痔合并结缔组织型外痔，血栓外痔或炎性外痔。

（2）手术方法

侧卧，腰部麻醉或局麻成功，肛门松弛后，消毒肠腔。严格按消痔灵四步注射法注射，其中加大第四步注射剂量，使混合痔外痔部分尽量升提。在外痔处做一梭形切口，剪除外痔而不结扎相应部位内痔，外痔切口不超过肛管水平，注意保留足够的肛管皮桥。原则上肛管皮肤操作不能大于1/2。消炎痛栓、凡士林油纱条填塞肛内加压包扎，手术结束。

（3）术后处理

创面换药至痊愈。

2.射及外痔切除法

简称"枯切疗法"，由李雨农首创，代表药物是新六号枯痔注射液。

（1）枯痔注射液的制备

取硇砂（药用氯化铵）150克，石灰（精制氢氧化钙）100克。以适量蒸馏水将石灰调成糊状，缓缓加入固体硇砂边加边搅拌，随即放出氨和水。再加入适量的蒸馏水，在水浴上加热逐氨，真空抽滤，滤液蒸发浓缩，至液面一层晶膜存在。迅速炒干，得白色疏松固体物，于干燥器内保存。配制时称取定量固体物质配成 15%溶液，按注射剂操作制成针剂，命名为"新六号枯痔注射液"。

（2）枯切疗法适应证

混合痔。

（3）注射枯痔液的操作方法

见内痔枯痔注射法部分。

（4）外痔切除操作要点

凡属混合痔的患者，在完成枯痔注射后，出现肛缘有局限性突起，或肛缘极度肥厚，并有明显之皮下静脉曲张，或结缔组织增生，均需行外痔切除术。在外痔切除时，应先酌情决定切口大小及部位，以血管钳夹住外痔之内侧近齿线处。剪刀将两侧皮肤剪成棱形切口，使其尖部恰到肛缘边缘稍外。其两侧则剪至之注射内痔接近齿线部，相当于棱形之柄，以血管钳夹住外痔皮肤上提，用纱布划剪刀沿切口进行钝性剥离，使尖部和外痔体部或游离的皮瓣，明显分离至肛管齿线。然后钳夹游离皮瓣，用 4 号丝线结扎，切除外痔，使术后肛缘伤口成一裂缝。

第四节 肛裂

肛裂指肛门裂伤，是一种肛管撕裂形成溃疡并疼痛剧烈的慢性疾病。

一、诊断

（一）症状肛裂症状的特点

1.便秘

多为直肠型便秘。患肛裂的病人因恐惧排便剧痛，都有意推迟排便时间，减少排便次数，结果使粪便在直肠内停留时间延长，水分被完全吸收，大便即变得越发干硬，一旦排便就会使裂口加深，疼痛加重。

2.疼痛

因炎症刺激肛门括约肌痉挛而疼痛，便时粪便刺激裂口或粪便嵌于裂口处，使之疼痛。陈旧性肛裂，其溃疡面有神经末梢暴露，粪便摩擦即感疼痛。肛裂疼痛有其特点，即便时裂伤受到刺激，立刻感到疼痛，排便完毕，有短暂的疼痛缓解期，随后因肛门括约肌痉挛，可持续疼痛数小时至十余小时。

3.出血

肛裂之出血，由便秘和极度努责肛门，肛管撕伤引起。血色鲜红，多带于干硬大便的表面或染于手纸上，滴血较少，射血更少见。

4.瘙痒

肛裂一般只有少许血性分泌物，一旦发生感染，或形成皮下隐瘘时，分泌物增多，且污染衣裤，刺激肛门皮肤引起局部瘙痒，甚至出现湿疹。

（二）检查

1.依据排便时疼痛、出血、便后持续性剧烈疼痛伴有便秘等典型症状，肛裂的诊断并不困难。

2.肛裂的检查应以视诊为主，即让患者取侧卧位或膝胸位，放松肛门，医者用拇指将肛缘皮肤轻轻向两侧分开，观察肛管是否有裂口。急性肛裂的特点是在齿线下缘至肛门皮缘之间可见一卵圆形新鲜裂口，色红，底浅，边缘柔软。慢性肛裂的裂口则多呈梭形，色灰白，底深，裂口边缘不整齐、质硬、有结缔组织增生，肛缘增生的结缔组织常会形成隆起的皮赘性外痔，称为"哨兵痔"或"哨痔"。触诊和肛门镜检查，因能引起剧烈疼痛和括约肌痉挛，所以如能通过典型症状和视诊即可确诊者，原则上不必要再做常规检查，触诊时注意肛裂基底部有无皮下瘘和内口，有无肥女乳头、内痔及息肉等。

二、鉴别诊断

（一）肛门皲裂

由于受肛门湿疹、皮炎、肛门瘙痒症等的影响，肛门周围皮肤革化后即可发生肛门皲裂，裂口为多发，位置不定，裂口一般较表浅，疼痛轻，出血少，冬春季加重，夏季较轻，本病不会发生前哨痔和肛乳头肥大等并发症。

（二）肛管损伤

常见于肛门粗暴检查，粪便过于干燥，损伤肛管。其特点是新鲜表浅撕裂，色鲜红，有出血，可发生在肛管任何部位，但以后正中多见。有外伤史和便秘损伤，一般均可自愈。

（三）梅毒性溃疡

梅毒性溃疡又称下疳，病人有性病史，溃疡不痛，常位于肛门侧面，呈梭形开，边突起，色红，底灰白色，常伴有腹股沟淋巴结肿大，康瓦反应阳性。

（四）克罗恩病的肛管溃疡

克罗恩病常伴有肛管溃疡和肛瘘，肛瘘和肛管溃疡并存。这类病人必然有克罗恩病的一系列特征，例如腹泻、贫血、间歇性低热和体重减轻等。

（五）肛管结核性溃疡

结核性溃疡的特点是溃疡面可见干酪样坏死，底不平，色灰，潜行性边缘，呈卵圆形，有脓性臭味分泌物。脓汁可培养出结核菌。疼痛不剧烈，溃疡性裂口可发生在肛周任何部位。

三、治疗

（一）西医治疗

肛裂的治疗分为非手术疗法和手术疗法两种

1.非手术疗法

（1）内治法

适应于各期肛裂。肛门周期性疼痛、便血、便秘为肛裂的三大症状。其中便秘为主症之一，是引起肛裂的主要原因，因此根据不同的致病因素和病变轻重，可采用相应的内治方法。

定时生理排便：符合生理要求的排便时间是早晨起床或饭后，头一天晚饭经一夜的胃和肠管的消化、吸收，形成的粪便已贮留在乙状结肠。早晨起床产生"起立反射"可使结肠蠕动增加，结肠内压增高，产生排便反射。因此，晨起和饭后排便，可以不增加腹压，顺利地将粪便排出，要养成良好的排便习惯。

常用药物：5%硫酸镁 5～20 ml，酚酞 1～2 片，果导片 2 片，双酯酚酊 2～3 片，液体石蜡油 10～20 ml，上药选用一种睡前口服。

（2）外治法

①坐浴

排便前用温水坐浴，使肛门括约肌松弛，减轻粪便对肛裂溃疡的刺激；排便后温水坐浴，可使肛裂溃疡内的粪便残渣洗净，减少异物刺激，减轻肛门疼痛和痉挛。

②敷药法

对新鲜肛裂的病人，可选用马应龙痔疮膏、红霉素软膏外搽，消炎痛栓、洗必泰痔疮栓纳肛，有消炎止痛作用。

③外洗

可用 1:5000 高锰酸钾溶液，于便后坐浴，以消炎止痛。

④局部外敷镇痛

为减轻肛门局部疼痛，缓解括约肌痉挛，可采用 5%利多卡因软膏或 2%地卡因软膏，外涂肛裂局部。

⑤封闭疗法

用 0.25%布比卡因 5 ml，在病人长强穴做扇形注射，隔日 1 次，5 天为 1 个疗程，或用亚甲兰-地卡因注射液（亚甲蓝 0.25 克、地卡因 0.2 克，蒸馏水加至 100 ml）局部封闭，每次 5～10 ml，每周 1～2 次。

2.手术疗法

肛裂的手术方法较多，应根据肛裂的症状和病理改变，选择适当的手术方法。

（1）扩肛法

本法适应于Ⅰ～Ⅱ期肛裂，无哨痔、肥大乳头及皮下瘘等并发症者。

手术方法：指扩前备皮，温皂水灌肠。取截石位或侧卧位，局部常规消毒、局麻或骶麻。无论患有几处肛裂，均允许在肛裂后方栉膜带环处为指扩点。当麻醉后肛管直肠环逐渐松弛，栉膜带并不松弛，大体位于栉膜区的中部，宽约 0.2～0.3 cm。指扩前一般进肛管两指即有勒指感。探查到栉膜带环时再行指扩，为减少造成肛管新创，可将两示指腹间挤挟一段肛管，若遇后方裂，可挤挟举起裂面，压住指扩点再进行指扩。扩开栉膜带环时，有钝性撕纸样传导感。继之再向肛内伸入两中指，使其压住后方耻骨直肠肌为支点，再用示指适当扩之，以进肛管 3～4 指为度。指扩后局部敷消炎膏，以消炎、止痛、去腐、生肌，若有出血以止血粉外敷，丁字带加压固定。指扩后第一次排便可用开塞露灌肠，以后服麻仁丸或液体石蜡。每日便后坐浴，有创面者应予换药，一般 1～2 周即可痊愈。

此法的优点是操作简便，不需特殊器械，疗效迅速，护理简单，又可减轻患者的精神负担。但此法可并发血肿、出血、肛周脓肿、痔脱垂及短时间大便失禁，以及复发率较高是其不足。

（2）肛裂侧方括约肌切断术

本疗法适用于裂口新鲜的单纯性肛裂和溃疡性肛裂。

手术方法：取侧卧位，麻醉同前，切口有两种，一种是在肛缘处 1 cm 做放射状切口约 1 cm 长，小纹式钳分离肛管皮肤和括约肌，再将其从内外括约肌间隙插入至齿线位置，用示指在肛内引导，用力穿破内括约肌，到达黏膜下，但不能穿破黏膜，将内括约肌挑出切口，可见环状肌纤维组织将其切断，挑出宽度不得少于 0.5 cm。指法扩肛，切口以丝线贯穿缝合 2～3 针以止血，乙醇消毒，加压包扎。便后每日坐浴，更换敷料，5 天拆线。

（3）肛裂切除术：

本法适用于溃疡性肛裂伴有各种并发症者，如哨兵痔、肥大乳头、潜行瘘管及隐窝感染。

手术方法：取侧卧位，常规消毒，普鲁卡因局部麻醉后，肛管直肠下端消毒，以组织钳将裂口远端包括哨兵痔在内一并提起，剪刀切除裂口至齿线平面，包括肥大乳头及感染隐窝，弯钳夹住基底部，丝线结扎，内括约肌切断法剪去残端，修剪皮缘，使之呈外大里小的形状，切断内括约肌和外括约肌皮下层，彻底止血，指法扩肛，凡士林油纱条压迫切口，纱布加压包扎固定。术后每日坐浴、换药，保持引流通畅至切口愈合。

（4）安氏注射疗法

本法适用于各期肛裂，或伴肛门狭窄、肛周慢性皮肤病者。安氏肛痛宁注射液治疗肛裂是一种新疗法。手术治疗肛裂存在诸多不足，如手术破坏了肛管的正常生理结构，有时出现继发感染，形成脓肿或肛瘘、肛门瘢痕性狭窄、肛管上皮缺损等后遗症及并发症，而且疗程长、痛苦大。因此，根据肛门局部感染、肛门括约肌痉挛的学说，以消除感染、缓解痉挛为治疗原则，采用纯中药制剂肛痛宁注射液注射治疗肛裂。该药以白芍、木香、元胡为主要成分，具有抗菌消炎、解痉镇痛、生肌敛疮的作用，使感染所致的括约肌痉挛缓解，肛门局部血液循环得以改善，有利于肛裂溃疡面的愈合，从而达到治愈肛裂的目的。

药物：肛痛宁注射液与 0.5%利多卡因配成 1：1 浓度。

手术方法：侧卧位，局部常规消毒、局麻。以 5 ml 注射器、6 号针头，抽取配好的药液，在距肛缘 0.5～1 cm，截石位 6、3、9 点分别进针，达内括约肌增生肥厚的下缘，每点呈放射状注药 5～6 ml，并在肛裂基底部重点注射。一般用纯药量 10～20 ml，若合并肛门狭窄，可增加剂量 1～2 倍，至肛门括约肌松弛容纳 3～4 指为宜。合并肌乳头肥大、哨痔及皮下瘘者，应一并切除，创面点状注射肛痛宁注射液。术毕明胶海绵压迫创面，敷料固定。术后每日排便，便后以安氏熏洗剂坐浴 10～15 分钟，持续 2 周以上，局部涂以九华膏或京万红即可。

安氏注射疗法要领：注射前用左示指触摸肛门肌环，看清肛裂部位、大小及数目；注射时操作要准确，药液要注射在内括约肌下缘肥厚变性的部位，注药均匀缓慢；肛裂位于截石位 12 点者，注意进针要浅，注药勿深；此药可重复注射不影响疗效。

（5）肛裂纵切横缝术

本法适用于溃疡性肛裂伴有瘢痕性肛管狭窄。

手术方法：体位、麻醉同前，组织钳提起肛裂裂口外侧，切除裂口，包括哨兵痔、肥大乳头等，切断外括约肌皮下层与内括约肌，扩肛至肛内能容纳三横指。从切口近端进针，从切口远端出针，丝线贯穿缝口，使切口呈"楔"字形，再间断缝合切口两侧，全层贯穿缝合，不留死腔。若切口张力扩大，可在切口外 1 cm 处做一弧形切口以减低张力。乙醇消毒切口，敷料加压包扎固定。术后控制饮食及排便 3 天，第一次排便应灌肠，以减少排便时肛门局部压力。切口每日消毒，更换敷料，抗感染，3～5 天拆线。

（6）挂线疗法

是一种比较陈旧的方法。适用于Ⅰ～Ⅱ期肛裂，并有潜行性肛瘘者。

手术方法：侧卧位，局部消毒，麻醉下扩肛。用圆针丝线从肛裂上端齿线部位进针，绕过栉膜带下方，至肛裂下端约0.3 cm出针，将丝线紧紧结扎，5～6天脱线。术后每日中药坐浴，脱线后创面外用生肌膏纱条。

（7）安氏内括约肌松解、病灶清除缝合术

适用于Ⅱ～Ⅲ期肛裂，肛门狭窄者禁用。

手术方法：截石位，常规消毒局麻。将肛裂痕连同皮痔在内用爱立斯提起，行一放射状梭形切口，在此创面外约1.5 cm处用尖刀作一0.5 cm切口，左手示指伸入肛内，经此切口，右手用小纹式钳挑去内括约肌增生肥厚部，予以切断。注意在切断内括约肌时，切口不能与切除肛裂痕的创面相通，用1号丝线将两切口缝合。由切断的内括约肌切口进针，从同侧切除肛裂的切口进针，每侧各穿线一条，先将小切口的线头结扎，再结扎大切口内的线头。如创口大，同法再缝即可。术后按常规处理，术后4～7天拆线，拆线时先剪断小切口处线头，再由肛门口内拉出大切口内的缝线头。

（8）肛裂切除瓣移动术

适用于Ⅱ～Ⅲ期肛裂并乳头肥大皮下瘘者。具有代表性的方法是Samson法和隔越法。现将此种方法简单介绍如下（重点是隔越法）。

手术方法：截石位，常规消毒骶麻，在肛门后正中将肛缘皮肤作扇状切开（同时将肛裂、乳头、皮下瘘一同切除），切断内括约肌，游离皮肤，将皮瓣与肛门创缘缝合，用肛周附近皮肤修补，肛裂创面间断缝合。为了保证缝合创口一期愈合，可以在修补的皮肤外侧作减张切口，使皮瓣向肛管内移动，术毕创面覆盖无菌纱布，术后注意避免感染，5～7天拆线，处理同前。

（二）中医治疗

1.内治法

（1）风热肠燥

辨析、辨证：本证多见于肛裂早期，以大便於结、便时滴血、肛门疼痛、腹部胀满、舌红、苔黄、脉弦数为其辨证要点。病机：燥热结于肠道，耗伤津液，水不行滞则大便干结，腹部胀满，热盛迫血妄行则见便时滴血，大便干燥，排便努责，致使肛门裂伤则疼痛难忍。

主症：大便秘结，二三日一行，便时滴血或手纸染血，肛门疼痛，腹部胀满，溲黄。裂口色红。舌质偏红，苔黄燥，脉弦数。

治法：凉血润燥，止血止痛。

方药：凉血地黄汤《外科大成》加减。细生地20克，归尾10克，地榆15克，槐角10克，黄连6克，天花粉15克，生甘草10克，赤芍10克，枳壳6克，黄芩10克，荆芥6克。便结甚者加芒硝以软坚散结。

（2）湿热蕴结

辨析、辨证：此证多见于中晚期肛裂，以大便后肛门周期性疼痛、坠胀、肛门时流黄水、舌苔黄腻为辨证要点。病机：湿邪重着，常先伤于下，湿热蕴阻肛门，经络阻滞则肛门疼痛、坠胀、时流黄水、热盛迫血妄行则大便时带鲜血。

主症：大便秘结或不爽，便后肛门呈周期性疼痛，时带鲜血，肛门坠胀，裂口溃疡呈梭形，伴有潜行瘘道，时流黄水，舌苔黄腻，脉数。

治法：清热化湿通便。

方药：内疏黄连汤加减。黄连 69 克，栀子 99 克，黄芩 99 克，桔梗 69 克，木香 99 克，槟榔 129 克，乌药 159 克，薄荷 69 克，当归 129 克，大黄 69 克，甘草 69 克。湿重者加苍术、茯苓以健脾燥湿；大便出血者加蒲黄炭、侧柏炭以清热利湿、凉血止血。

（3）血虚肠燥

辨析、辨证：此型见于年老、产后或失血病人，肛门绵绵作痛，出血色淡，面色萎黄，舌淡，脉细无力是其辨证要点。病机：血虚生燥，无以润滑肠道，则大便燥结，便后肛门绵绵作痛。血虚不能养肤，则面色萎黄，气血相依，血虚气也不足，故出现舌淡、脉细无力。

主症：大便燥结，便后肛门绵绵作痛，出血量少色淡，面色萎黄，裂口灰白，边缘不整齐，肛门前后有哨痔及肥大乳头，舌淡，苔薄略燥，脉细无力。

治法：养血生津，润肠通便。

方药：润肠丸《沈氏尊生书》。全当归 15 克，细生地 12 克，火麻仁 20 克，桃仁 9 克，枳壳 12 克。津亏者加元参、麦冬以养阴生津润肠；血虚甚者加首乌、赤芍以养血补血；气血两亏者，配十全大补丸以气血双补；若便后出血，色清淡者加黄芪、藕节炭、阿胶珠以益气养血止血。

2.专方验方

（1）瓦松 30 克，马齿苋 30 克，五倍子 15 克，朴硝 30 克，川椒 15 克，防风 15 克，枳壳 15 克，侧柏叶 30 克，葱白 10 克，煎水熏洗，具有活血化瘀、消肿止痛之功，日 1～2 次。

（2）荆芥、防风、花椒各 30 克，透骨草、艾叶各 45 克，煎汤熏洗。

（3）枳壳、蛤蟆草各 30 克，煎水外洗。

（4）蒜梗 30 克，无花果叶 30 克，葱白 5 根，煎水外洗。

3.中成药

（1）麻仁润肠丸

每日 2 次，每次 1 丸。本方有润肠通便之功能，用于肠胃燥热，大便秘结者。

（2）栀子金花丸

每次 6 克，每日 2 次。有清热润肠通便之功能，用于风热肠燥性便秘引起的肛裂。

4.其他疗法

（1）熏洗法

此法适宜于各种原因所致肛裂，目的在于活血化瘀，消肿止痛敛口，方选祛毒汤，药物加水煮沸，先熏后洗，具有活血止痛之功效，可促进肛裂愈合。

（2）敷药法

此法适用于各种肛裂，常用药如四黄膏、九华膏、马应龙痔疮膏等，将药膏涂于病灶处，有清热解毒，止血止痛作用。

（3）腐蚀法

此法适应于裂口陈旧者，常用药为红升丹。用法：裂口外涂红升丹 1～2 次，化腐生肌，清除陈旧裂口，然后改用生肌散外涂创面，生肌润肤，活血祛瘀，促进创面愈合。

（4）烧灼法

此法适宜于肛裂溃疡底部肉芽不清，并无其他合并症者，选用药物为5%～10%硝酸银溶液或石炭酸溶液，在局部麻醉下，扩肛拉开肛门，完全暴露溃疡面，保护周围组织，用蘸有硝酸银（石炭酸）溶液的米粒大小棉签准确涂在溃疡面及其边缘上，溃疡面即成灰色，用生理盐水棉签擦洗2次。烧伤面上敷九华膏，无菌纱布固定，24小时后换敷料。若烧灼不够，3～7天后重复烧灼1次。

（5）针灸法

本法用于肛裂疼痛较重者。目的是通过对经络俞穴的刺激，疏通经络，调畅气血，从而达到止痛止血和促进愈合的作用。常用穴位有：承山、长强、三阴交、天枢、大肠俞。多用针刺法，每日1次，7天1个疗程。每次留针10～20分钟，有通便、止痛、改善症状的作用。

（三）中西医结合治疗

在治疗上应重在润肠软便，活血化瘀加强局部血液循环，改善淋巴回流及营养代谢，解除内括约肌痉挛，即可达到治愈。周济民老先生，以栀子金花丸加减内服，外用祛毒汤坐浴治疗早期肛裂。对晚期肛裂仍采用手术治疗，手术的目的在于正确切断痉挛的内括约肌。切断的内括约肌不能小于0.5～0.8 cm，否则达不到治疗目的。

此外有人报道用痔全息（坏死剂）注射治疗肛裂，即将坏死剂注射肛裂基底部及哨痔内，使其迅速坏死，溃疡组织脱落，创面愈合。但使用此法应严格控制坏死范围，以免损伤周围健康组织。

第五节 肛瘘

肛管直肠瘘，简称为肛瘘，是肛腺的化脓性感染波及肛周组织或器官，在肛管或直肠周围部位形成相通的病理性通道。为肛管、直肠周围间隙发生急、慢性化脓感染所形成的脓肿，经自行溃破或切开引流后形成，即在肛周皮肤形成外口，脓肿逐渐缩小成为感染性管道。中医多称痔瘘或肛漏。一般由内口、管道和外口三部分组成，其内口多在肛门直肠周围脓肿原发感染的肛窦处，外口多在肛门的肛门直肠周围脓肿破溃处或切开处，内口与外口借瘘道相通，整个瘘管壁由增厚的纤维组织组成，内覆一层肉芽组织，经久不愈。

由于肛瘘的主要症状就是肛门周围皮肤上的外口反复地淋漓不断地向外流脓或脓血，甚至流出粪便，民间把这种从肛门周围皮肤上的外口流出脓血或粪便的形象地俗称为"老鼠偷粪"。本病极为常见，发病率仅次于痔，发病高峰年龄在 20～40 岁，男女老幼均可发生，男性多于女性。

一、病因和病理

（一）病因

肛瘘是肛周脓肿自行破溃或被切开引流后形成的炎性通道，肛周脓肿切开排脓后，脓腔收缩，纤维组织增生形成瘘管，污染物仍可通过内口进入，造成化脓性炎症，部分脓液亦可由外口流出。绝大多肛瘘都要经过肛门直肠周围脓肿的阶段，因而现代医学认为：肛瘘与肛门直肠周围脓肿分别属于肛门直肠周围间隙化脓性感染的两个病理阶段，急性期为肛门直肠周围脓肿，慢性期为肛瘘，肛瘘是肛周脓肿发展的一种结局，其病因与肛周脓肿一致。

肛周脓肿成脓后，经肛周皮肤或肛管直肠黏膜溃破或切升出脓、脓液充分引流后，脓腔逐渐缩小，脓腔壁结缔组织增生使脓腔缩窄，形成或直或弯的管道，即成肛瘘。肛门直肠周围脓肿不能愈合而形成肛瘘的原因有以下几个方面：

1.原发内口继续感染，脓肿虽然破溃或切开引流，但原发内口存在，肠内的感染物不断从内口进入继续感染。

2.长期慢性炎症及反复感染，使管壁形成纤维化，且管道常弯曲狭窄引流不畅，故难以闭合。

3.局部炎症刺激等因素可造成肛门括约肌痉挛，使管道引流排脓不畅，从而使瘘管难以愈合。

4.外口狭窄，时闭时溃，脓液引流不畅，可使脓液蓄积导致脓肿再发，并穿破皮肤形成新的支管。

（二）病理

肛瘘一般由内口、瘘管和外口 3 部分组成。

1.内口

内口可分为原发性内口和继发性内口两种，原发性内口约 95%位于齿线平面，常为原发感染的肛隐窝内。继发性内口较少见，绝大部分是由检查或手术不当等医源性原因所造成，也有少数是由于感染扩散，脓肿向直肠肛管内破溃所致。继发性内口可位于齿线，也可位于齿线以上的直肠黏膜，内口一般只有 1 个，少数有 2 个，多个内口则罕见。

2.瘘管

瘘管是连接内口和外口之间的管道，有主管与支管之分。主管是指连接原发内口和外口的管道，支管是主管与继发外口相连的管道，多因主管引流不畅或外口闭合，再次形成脓肿，并向周围扩散所致。屡次复发可形成多个支管。若新的脓肿形成后，炎症得到控制，脓液吸收或经原发内口溃出，未在其他部位穿透皮肤或黏膜，则形成盲管。

3.外口

外口是瘘管通向肛周皮肤的开口，有原发性外口和继发性外口两种，原发性外口系肛周脓肿首次破溃或切开的溃脓口，继发性外口系肛瘘继发新的脓肿后在另外的溃脓口。

二、分类

肛瘘的分类较为复杂，国内外现行的肛瘘分类法多达20余种。现将具有代表性的几种介绍如下。

（一）按内外口分类

1.单口内瘘，又称内盲瘘，只有内口与瘘管相通，无外口。

2.内外瘘，瘘管有内外口，外口在体表，内口在肛窦，组织中有瘘管相通，此种肛瘘最为常见。

3.单口外瘘，又称外盲瘘，只有外口下连瘘管，无内口，此种肛瘘临床上较少见。

4.全外瘘，瘘管有两个以上的外口，相互有管道通连，而无内口，临床上较少见。

（二）按瘘管的形态分布分类

1.直瘘，管道较直，内外口相对，形成一条直线，临床多见，约占 1/3 以上。

2.弯曲瘘，瘘道行径弯曲，内外口不相对。

3.后位马蹄形肛瘘，瘘道行径弯曲，呈蹄铁状，在肛门后位，内口在后方正中处。

4.前位马蹄形肛瘘，瘘道行径弯曲，呈蹄铁状，在肛门前方，较为少见。

5.环形瘘，瘘管环绕肛管或直肠，手术较困难而复杂。

（三）按瘘管与括约肌的关系分类

1.皮下瘘，在肛门皮下，较浅，位置较低。

2.黏膜下瘘，在直肠黏膜下，不居体表。

3.外括约肌浅部与皮下部间瘘。

4.外括约肌深部与浅部间瘘。

5.肛提肌与外括约肌深部间瘘。

6.肛提肌上瘘。

（四）按内外口，瘘管的数量分类

1.单纯性肛瘘，只有一个内口，一个外口，两者间有一条瘘管连通。

2.复杂性肛瘘，有两个或两个以上内口，或外口，两个以上瘘管或支管、盲管。

（五）按病理病因分类

1.非特异性肛瘘（化脓性肛瘘）。一般多为大肠杆菌、葡萄球菌等混合感染引起的肛门直肠周围脓肿破溃或切开后形成的肛瘘。

2.特异性肛瘘（结核性肛瘘）。由结核性杆菌感染而引起的肛门直肠周围脓肿破溃或切开后形成的肛瘘（此类肛瘘约占肛瘘患者 10%左右）。

（六）1975 年全国肛肠学术会议制定的肛瘘诊断标准分类法

以外括约肌深部画线为标志，瘘管经过此线以上为高位，在此线以下为低位，只有单一的内口、瘘管、外口称单纯性。有两个或两个以上内口，或瘘管，或外口称复杂性。此分类法目前已在国内普遍使用。

1.低位单纯性肛瘘，只有一个瘘管，并通过外括约肌深部以下，内口在肛窦附近。

2.低位复杂性肛瘘，瘘管在括约肌深部以下，外口和瘘道有两个以上者，内口一个或几个在肛窦部位（包括多发性瘘）。

3.高位单纯性肛瘘，仅有一条瘘管，管道穿过括约肌深部以上，内口位于肛窦部位。

4.高位复杂性肛瘘，有两个以上外口，瘘管有分支，其主管通过外括约肌深部以上，有一个或两个以上内口。

三、临床表现

肛瘘绝大多数是由肛门直肠周围脓肿发展而来，脓肿自然破溃或切开引流后，脓液流出，肿块消散，则成为肛瘘，临床表现有以下共同特征：

（一）流脓

是肛瘘的主要症状。脓液流出的数量多少、性质与瘘管形成的时间、瘘管的长短、粗细、内口大小等有关。一般来说：新形成的肛瘘流脓较多，脓稠味臭，色黄，以后逐渐减少，时有时无，呈白色，质稀薄。经久不愈的瘘管排脓相对较少，或时有时无，有时瘘管会暂时封闭，不排脓液，使脓液蓄积而出现局部肿痛、发热，再度形成脓肿。以后封闭的瘘口破溃又排出脓液，并可生成新的支管。若忽然脓液增多，表示有新脓腔生成。黏膜下瘘，溃口多在肛缘或肛窦内，脓液常由肛门流出。结核性肛瘘，脓液多而清稀，色淡黄，呈米泔样，可有干酪样坏死物。

（二）疼痛

若瘘管引流通畅，炎症消退一般不感觉疼痛，仅感觉在外口部位发胀不适，行走时加重。若瘘道感染引流不畅或外口封闭、瘘管存积脓液，肿胀发炎时可出现局部胀痛或跳痛。若内口较大，粪便进入瘘管，则有疼痛、排便时疼痛加重。单口内瘘常见直肠下部和肛门部灼热不适，排便时感觉疼痛，黏膜下瘘常引起肛门坠胀疼痛，向腰骶部放射。

（三）瘙痒

瘘管反复发炎，脓液淋漓不尽，往往可刺激肛门周围皮肤，引起肛周潮湿瘙痒，甚至引起肛门湿疹，出现皮肤丘疹，或表皮脱落，长期刺激可致皮肤增厚呈苔藓样变。

（四）排便不畅

一般肛瘘不影响排便。高位复杂性肛瘘或马蹄形肛瘘因慢性炎症刺激，引起肛管直肠环纤维化或瘘管围绕肛管，形成半环状纤维素环，影响肛门括约肌的舒缩，可出现排便不畅。

（五）全身症状

一般肛瘘常无全身症状。但复杂性肛瘘和结核性肛瘘，因病期长，日久不愈则耗伤气血，常出现身体消瘦、贫血、乏力、潮热盗汗以及便秘和排便困难等全身症状。若为急性炎症期再次感染化脓，则出现脓肿的全身症状，如畏寒发热、体倦、全身不适、口干、尿黄等。

肛瘘在不同阶段有着不同的临床表现。肛瘘静止期时内口暂时闭合、管道引流通畅，局部炎症消散，可以无任何症状或只有轻微不适。但原发病灶未消除，在一定条件下可以再次发作。在肛瘘慢性活动期，因有感染物不断从内口进入，或管道引流不畅而呈持续感染状态，有肛瘘典型的流脓、肛门潮湿、瘙痒等症状。肛瘘急性炎症期则是因外口闭合，或引流不畅，而感染物不断从内口进入，脓液积聚所形成，症状体征似脓肿，有发热、局部红、肿、热、痛等症状，重新溃破或切开引流后症状缓解。

四、诊断要点

肛瘘的诊断一般并不困难，临床只要根据患者既往有肛门直肠周围脓肿破溃或切开排脓的病史，并且在肛门周围皮肤检查到瘘道外口，或肛门内有脓液流出以及瘘管时，便可初步诊断。进一步确诊肛瘘的类型、性质以及瘘道的走行与内外括约肌的关系还必须结合各项检查进行综合分析，以便选择正确的治疗方法。

（一）一般检查

肛瘘的诊断概括成"三要素，一关系"。三要素即：肛瘘内口、外口、瘘管管道；一关系即：瘘管与肛门括约肌的关系。手术前应在检诊中至少确定肛瘘三要素中的两点，并初步确定瘘管与肛门括约肌的关系。

1.局部视诊

可见肛瘘外口，肛周皮肤隆起性包块，挤压时有分泌物排出，肛门触诊可触及皮下条索状瘘管，肛门指诊可触及肛管内肛腺部位的瘘管内口，表现为炎性结节样改变。

观察瘘道外口脓液的情况：脓液黏稠、色黄而臭多，为化脓性肛瘘，若脓水质稀呈米泔样分泌物，可能为结核性肛瘘；若脓水粘白如胶冻样可能有恶性改变。观察瘘道外口的情况：瘘道外口凹陷、不规整、有肉芽水肿，多为结核性肛瘘，瘘道外口结缔组织增生、呈暗褐色多为化脓性肛瘘。若仅有一个外口，并距肛缘较近，说明瘘管简单，如外口数目多，且距肛缘较远，表明瘘管复杂。

2.触诊及肛门指诊

此项检查十分重要。医生用右手示指从瘘道外口触摸瘘管的走行方向和深浅。轻摸可触到明显的索状物，说明瘘道较浅。重压才能摸到索状物，或感觉不明显，表明瘘管位置较深。再将示指伸入肛管直肠部触摸以了解内口的具体位置，若在齿线附近有触痛，或摸到凹陷、硬结，多为内口所在，再结合探针检查，即可确定。其中自然溃破的肛瘘外口，根据其距肛缘的距离和位置，结合索罗门定律对判断瘘管走向有一定的临床意义。

（二）特殊检查

1.肛门镜检查可发现肛瘘内口的位置及脓液自内口排出情况。如瘘管注入染色剂，可见内口着色区，另外，注意肛管下段有无充血、溃疡、新生物。

2.探针检查的目的在于弄清瘘管的行径、长短、深浅与肛门括约肌的关系及内口的位置等。对于浅表直瘘管有意义，但对弯曲及有支瘘管的复杂瘘管意义不大，此项检查对受检者造成的痛苦较大，患者难以接受。

3.亚甲蓝注入染色引导，将染色剂从肛瘘外口注入瘘管以使瘘管管壁着色，显示内口位置，确定瘘管范围、走行、形态和数量。对于复杂性肛瘘及管道或内口已闭死的病例无效，常为初学者手术的辅助方法，易造成手术视野模糊而影响准确的手术操作。

4.X线检查及碘油造影，用40%碘化油或12.5%碘化钠溶液抽入注射器内，从瘘道外口缓慢注入瘘道中，同时用金属探针插入直肠以便定位。然后摄片以观察瘘道走行、深浅、有无分支以及与周围脏器的关系。

5.直肠腔内B超能较准确地了解肛周组织与括约肌的状况，检查到瘘管及感染腔隙的位置及大小，分辨出一般肛肠检查容易漏诊的病变。

6.磁共振检查对肛瘘的检查较B超更为准确，但由于价格昂贵，难以推广。

7.病理检查是为了明确肛瘘的病因和性质，对可疑病例或病史在5年以上者，在术前术中术后取活检组织进行病理检查，可以确定有无癌变、是否为结核性等。

五、鉴别诊断

在肛门周围和骶尾部也有其他瘘管，常有分泌物从外口排出，容易与肛瘘混淆，有时按肛瘘治疗，手术方式不恰当造成不必要的损伤，故需加以鉴别。

（一）骶尾部畸胎瘤瘘

畸胎瘤是胚胎发育异常所致的先天性疾病。畸胎瘤并发感染破溃后可形成尾骨前瘘或直肠内瘘。大型畸胎瘤可突出骶尾部，容易诊断。小型无症状的畸胎瘤可在直肠后方扪及到平滑、有分叶的肿块。X线摄片可见骶骨和直肠之间有肿块，内有不定型的散在钙化阴影，可见骨质、毛发或牙。

（二）会阴尿道瘘

这种瘘管是尿道球部与皮肤相通，排尿时尿由瘘口流出，不与直肠相通，肛管和直肠内无内口，常有外伤和尿道狭窄。

（三）晚期肛管直肠癌

肛管直肠癌溃烂后可形成肛瘘，肿块坚硬，分泌物为脓血、恶臭呈菜花样溃疡，病理学检查可见癌细胞，不难与肛瘘相鉴别。

（四）骶尾部骨结核

骶尾部骨结核由皮肤破溃后，可形成久不收口的瘘道，有清稀脓液流出，具有发病缓慢、食欲不振、低热、盗汗、咳嗽及结核病的症状，X线摄片可见骶尾部骨质损害或发现结核病灶。

（五）肛门周围毛囊炎和疖肿

肛门周围的毛囊炎和疖肿最初局部发现红、肿、痛的小结节，以后逐渐肿大，呈隆起状，数日后结节中央组织坏死而变软，发现黄白色的脓栓，脓栓脱落排出脓液后，炎症便逐渐消失而愈，有时感染扩散可发生瘘管，但病变浅表，不与肛门直肠相通，肛门直肠内也无内口。

（六）化脓性汗腺炎

是一种皮肤及皮下组织的慢性炎性疾病。其病变范围较广泛，呈弥漫性或结节状，局部常隆起，皮肤常有许多窦道溃口，且有脓汁，其区别主要是化脓性汗腺炎病变在皮肤和皮下组织，其窦道不与直肠相通。病变区皮肤色素沉着。

六、治疗原则

肛瘘的治疗有非手术疗法和手术疗法两种。非手术疗法主要是控制感染，防止发展达到暂时相对的治愈，但不能根治。手术疗法为彻底消除病灶，消除瘘道内口达到根治，所以说肛瘘一旦形成，一般均需手术治疗。

（一）西医治疗

肛瘘的治疗，分为非手术治疗和手术治疗。药物治疗主要控制感染，减轻症状，控制发展，但不能彻底治愈，或一时相对治愈，很容易复发。

手术的治疗目的是为了清除感染的肛门腺，将瘘管内感染的异物清除，这是治疗的关键。但对于侵犯肛门括约功能，特别是对病变累及肛门直肠环的肛瘘，在治疗上一定要正确处理，以免肛门失禁后遗症的产生。

1.药物治疗

用于治疗肛瘘的急性炎症，由于致病菌多为大肠杆菌、变形杆菌、结核杆菌，常使用对革兰氏阴性杆菌的抗生素或广谱抗生素，如磺胺类药物、四环素、庆大霉素、卡那霉素等。

2.外洗药物

高锰酸钾（1:5000）坐浴，或用中药祛毒汤熏洗。

3.外用软膏

急性炎症期，可用磺胺软膏、四黄膏、金黄膏等，目前常用的马应龙痔疮膏有消炎止痛的作用。

4.手术治疗

（1）切开法

切开法的适应症：①瘘管通过外括约肌皮下层与浅层之间的肛瘘；②

瘘管通过外括约肌浅层与深层之间的肛瘘；③内括约肌与外括约肌之间的肛瘘；④瘘管通过肛门直肠环，但其局部病变已经完全纤维化，而且与周围组织已发生疤痕粘连的肛瘘；⑤位于皮下坐骨直肠间隙、肛门后间隙的肛瘘支管。

切开原则：①切开部分要不影响或基本上不影响肛门括约功能；②如切开肛门直肠环，必须是病变的局部已经完全纤维化，而且与周围组织发生瘢痕粘连，切开后不应出现肛门失禁；③切开部分应位于肛门直肠环以下或与肛门直肠环无关的部位。

切开方法：取侧卧位或截石位，局部消毒，局麻或骶麻，用探针寻找内口，将管道病变探查清楚，将主管及支管一一切开，搔刮腐烂组织，结扎内口，伤面修整平顺后凡士林油纱条、纱布、胶布固定，每日用温水坐浴。若伤面不新鲜，前三天用红粉纱条换药，之后改用玉红膏油纱换药至创面愈合。

瘘管切开术对低位肛瘘来说，因瘘道仅侵犯外括约肌浅层和皮下层，故破坏性小，引流通畅，有利修复，痊愈后瘢痕组织较小，手术技巧简单，根治率较高。对高位肛瘘而言，由于术者往往担心创面引流，故大部分切口较大，大多数都需要切断外括约肌深层肌纤维，所以术后有很大一部分病人有不同程度的大便和气体失禁，显然这种疗法不适用于深部的高位肛瘘。

（2）切开缝合法

此种方法是将病变组织彻底切除后，将创面缝合，若处理恰当，效果较好，适用于管道较长的低位单纯性肛瘘。

切开缝合方法：术前常规准备，侧卧位，麻醉后，确定内口位置，从外口插入探针经内口穿出，将探针用手勾出肛门外，再沿探针将管道从外口切至内口，切开整个管道，结扎内口两侧感染的肛隐窝，并将管道全部切除。注意切除所有支管，缝合前注意止血，冲洗伤口然后分层缝合，切口近端要开放，便于引流。

（3）瘘管切除法

瘘管切除法的目的是将病变组织一并切除，适用于瘘管管壁粗硬的低位肛瘘。

瘘管切除方法：侧卧位，常规消毒，麻醉后，判明内口位置，用美兰再次证实内口部位，以粗探针从外口插入，从内口穿出，于瘘道两侧的皮肤上作切口。将探针弯曲为环，左手握住环形探针两端用力向外牵拉，将整个瘘道提起，沿切口继续切入，切面斜向下至瘘道的深层处，两侧切口会合将管道从内口到外口作整块切除，创面修整呈 V 形，压迫止血。

本疗法的优点是一次将病变组织切除，引流通畅，缺点是破坏性大，伤面大，愈合时间长，且瘢痕大，常导致肛门的畸形。仅适用浅表肛瘘。

5.治疗提示

（1）开放伤口以利引流，手术治疗肛瘘的方法是从外口到内口沿管道全部切开，应尽量剪除内外口和管道周围的瘢痕组织，修剪两侧切口的皮肤，使伤口敞开，让新生肉芽由创底慢慢向上生长，填平伤口。

（2）所有肛瘘切口呈辐射，根据肛周结缔组织分布和皮肤纹理，于肛周皮肤作切口时，应以肛门为中心，切口呈辐射状。这样的切口，术后瘢痕小，避免发生肛门畸形。

（3）保护肛门的生理功能，在手术治疗中，一方面需要去除疾病，另一方面要尽量保护肛门生理功能，若需要切断肛门外括约肌时，可横行切断外括约肌皮下层和浅层，禁止斜行切断，以免损伤过多的肌纤维。二是避免多处切断肛门外括约肌，切断括约肌时，要与括约肌纤维方向成直角（即垂直）切断，一次不可切断两处，如需要同时切断两处，需先切断一处，另一处挂线。

（4）切开管道时，瘘管表面的括约肌必须切断，但若瘘管穿过肛管直肠环时，则应正确处理肛管直肠环，以防止肛门失禁。肛门前方外括约肌因缺乏耻骨直肠肌的支持，因此不能一次将其切断，至少应保留外括约肌深部纤维。若瘘管行径外括约肌深部之上而无法保留时，则应采用中医的挂线疗法使其缓慢切断。

（5）深部瘘管穿过肛管直肠环以上，肛管直肠环部未纤维化者，则绝对不能将瘘管一次全部切开，以免损伤肛管直肠环，应在肛管直肠环部挂线切割。如肛管直肠环已纤维化时，则可以直接作垂直切开，不会引起肛门完全失禁。

（6）肛尾韧带若需切断时，只可纵形切开，不能横行切断，如需要横形切断肛尾韧带，一定要将切断韧带的断端重新缝合固定，避免造成肛门塌陷和向前移位。

总之，肛瘘手术既要求根治疾病，又要求保留肛门的正常功能，这是非常困难的。如果手术中只强调根治疾病，盲目切断肛门括约肌，结果造成臀部和肛门周围畸形及大便失禁；如果为了保护肛门括约肌功能，术后又面临复发的问题。因此在施行手术时，必须遵循治疗原则，选择疗效最好、损伤最小的手术方式。随着对肛瘘原发灶病理改变的认识，进而明确了切断括约肌并非必要，于是保存肛门功能的手术方式得到较快的发展。基于原发病灶是引起肛瘘的主要原因，因此提高肛瘘手术的关键是彻底去除病因，完全切除内口和原发灶，对于继发性病变的处理，则应以尽量减少术后肛门畸形和术后功能障碍为准则，同时对手术已造成的缺损常使用缝合、肌瓣填充等方法以减少后遗症的发生。

（二）中医治疗

本病的治疗，当注意攻、补的适宜，治实不忘补虚，补虚则当顾其实。根据本病的特点，应注重内外兼治、整体与局部并重，初起寒热交作，大便坠痛，宜用轻剂解散。已成内热，口干，大便秘结，脉沉实而有力者，当下之。肛门肿痛，常欲便而下坠作痛者，导湿热兼泻邪火。肛门掀肿疼痛，小便涩滞，小腹急胀者，清肝利小水。出脓腥臭，疼痛不减，身热者，养血、健脾、更兼渗湿。脾胃虚弱，不能收敛者，滋肾气、补脾胃。

1.辩证选方

（1）湿热下注

治法：清热利湿，活血止痛。

方药：化毒除湿汤《疡科心得集》加减。黄柏10克，银花20克，丹皮10克，赤芍10克，茯苓10克，生薏仁20克，苍术10克，归尾10克，枳壳6克，通草6克，生甘草6克。若便秘者加大黄、火麻仁；痛甚者加元胡、防风。

（2）正虚邪恋

治法：扶正祛邪。

方药：托里消毒散《外科正宗》加减。党参10克，黄芪10克，当归10克，白术10克，茯苓10克，桔梗6克，银花15克，白芷6克，山甲6克，皂刺3克。待腐肉去，肉芽生，食纳佳，二便调，神情自如时，投以八珍汤，补气补血。

（3）阴液亏虚

治法：清热养阴。

方药：秦艽鳖甲汤《卫生宝鉴》加减，秦艽10克，鳖甲15克，银柴胡6克，地骨皮6克，全当归10克，青蒿6克，知母6克，乌梅6克，炙甘草10克。

2.单方验方

（1）土贝母、雄黄各15克。共研细末后，用桐油调成糊状备用。适用于结核性瘘管，有脱腐生肌之作用。

（2）露蜂房、白芷各30克，或大腹皮、生大黄各30克，将二味药煎水外洗，适用于肛瘘初起者，可缓解症状，有消肿止痛散瘀之作用。

（3）防风、黄芩、龙胆草、苦参各15克，鱼腥草、生大黄各30克，加水煎汤熏洗或坐浴。

（4）红粉5克，朱砂15克，加生石膏80克。将上药制成油纱布条外用。适用于瘘管术后，残留管壁未消及胬肉增生，有化腐生肌的作用。

（5）鲜榆白皮、白糖各15克。二味放入石臼内捣烂。搓条如针状，徐徐纳入瘘管，可使瘘管自行脱落。每日上药一次，适用于肛瘘初起。

（6）大黄、黄柏各60克，姜黄6克，白芷60克，川朴、陈皮、甘草、苍术、南星各24克，天花粉120克。上药共研细末，与凡士林配成20%软膏外敷。适用于肛瘘发炎，有清热除湿，消肿止痛的作用。

（7）大生地 30 克，黄连 10 克，黄柏、当归尾各 15 克，紫草 45 克，黄蜡 60 克，香油 500 克。将前五味药入铜锅或铝锅，香油浸泡 24 小时后，把锅放火上，先用文火，后用武火，把药熬枯，过滤去渣，再入黄蜡烊化，搅匀放凉，收膏装瓶备用。适用于肛瘘术后，创面水肿或瘘管发炎者，有清热解毒止痛之功。

3.中成药

（1）脏连丸有清热解毒，凉血止血之功。适用于肛瘘早期，局部肿痛，流脓水者，每日 2 次，每次 5 克。

（2）二妙丸有清热燥湿之功，各期肛瘘，局部脓水淋漓，肛门搔痒者，每日 2 次，每次 5 克。

（3）十全大补丸有补益气血，托里生肌之功。凡肛瘘经久不愈，肉芽不鲜，脓水不多，形体消瘦，面色无华者均可服用。每日 2～3 次，每次 1 丸。

4.其他疗法

（1）脱管法

宋《太平圣惠方》即有将砒溶于黄蜡，捻为条，纳痔瘘疮窍之记载。明《医学入门》《外科正宗》等均有介绍：一种是将药看疮的大小深浅，做成棒状或条状，插入窍内。另一种是将药放在纸中，插入瘘管，蚀去恶肉，用生肌散等收口。常用的药物有以下几种：①砒霜 15 克，红矾 37 克，黄丹 18 克水飞二次焙干，蝎梢 8 个瓦上焙干，草乌头 6 克去皮使用，烧制而成，研细用皮纸裹之，插入瘘道次日见疮口成黑色，待腐肉脱落，出现鲜红色肉时可换用生肌散治疗；②信石 3 克，白矾 6 克，密陀僧、辰砂各 1.5 克，烧制后，研细加入白面粉混合，作成锭子，插入瘘道；③一般用枯痔钉，将它插入瘘道，当腐肉被破坏后，出现鲜红色肉芽时，用生肌散治疗。

（2）挂线法

远在明代，我国就已采用挂线疗法。如《古今医统》中记载："药线日下，肠肌随长，僻处即补，水逐线流，未穿疮孔，鹅管内消。"阐述了挂线疗法的功效和机制，为后世医家使用这一法奠定了理论基础和丰富了临床经验。清代《医门补要·医法补要》中专列肛瘘挂线法："用细铜针穿药线，右手持针插入瘘管内。左手执粗骨针（要园秃头镌深长槽一条以便引针），插入肛门内，钩出针头与药线，打一抽箍结，逐渐抽紧。加钮扣系药线梢坠之，七日管豁开，掺生肌药，一月收口。如虚人不可挂线，易成痨不治。"记述了肛瘘挂线疗法的具体操作方法，治疗时间和禁忌症，充分反映了这一疗法的科学性，并表明这一疗法具有简便、经济、疗效可靠、不影响肛门功能，并瘢痕小等优点。约在 500 年的临床实践中，一直被广泛采用，至今仍是治疗肛瘘的较好方法。挂线疗法的机制，是依靠挂线逐渐收缩的机械作用，使挂线内的组织因缺血逐渐坏死，瘘管慢慢被剖开，使引流通畅，从而防止急性感染的发生。这种逐渐剖开瘘管的方法，其最大优点是：被挂线以内的组织，在逐渐切开的过程中，基底创面也逐渐开始愈合，括约肌虽然被切断，但断端已被瘢痕组织所固定，断端不致因切断而回缩，致使分离太大，愈合后瘢痕小，不会引起肛门失禁。因此，这种疗法可适用于某些肛管盲肠环未纤维化的高位肛瘘和脓肿的病人，但对肛门周围有皮肤病的病人，或有严重的肺结核、梅毒和身体极度虚弱的病人，以及有癌症并发有肛瘘，都不宜采用。

（3）熏洗法

熏洗法可广泛用于治疗各期肛瘘，应用该法的目的在于清洁局部，缓解痉挛，消肿、散结、敛口，常用方剂如祛毒汤：瓦松、马齿苋、甘草各15克，五倍子、川椒、防风、苍术、枳壳、侧柏叶、葱白各9克、朴硝30克。上药加水煎后，煮沸放盆内先热熏后坐浴10至20分钟。

5.名医经验

治疗肛瘘唯一有效的方法是手术，手术的目的是为了彻底消除感染的肛门腺，将瘘管内感染的异物清除，这是治疗的关键。

1.必须找准内口，并正确处理内口，是彻底治愈肛瘘的重要条件。

2.必须彻底清除主管、支管以及死腔窦道。主要将其切开或挂开，使之开放，引流通畅。若切开缝合治疗者，需在缝合范围内，尽量切除管壁腐败组织，杜绝感染复发机会，是治疗肛瘘的又一重要条件。

3.在高位肛瘘的治疗中，必须要涉及切断肛管直肠环，否则就难以达到完全治愈的目的，我们认为应采用中西医结合的切开挂线疗法，是极为稳妥的，但在具体使用时，可掌握以下原则：如肛瘘管壁结缔组织已经形成，并与周围组织发生牢固粘连，且病灶部位的肛管直肠环已呈纤维硬变，缺乏弹性，在此情况下，一次性切开肛瘘管道及肛管直肠环，不会引起直肠环的突然收缩而致肛门失禁的危险，倘若肛瘘管壁结缔组织尚未完全形成，空腔范围较大，病灶部的肛管直肠环未纤维化，仍有弹性，仅用切开，而不配合挂线，则很容易造成大豁口，导致肛门失禁的后遗症。

4.术后换药，在整个治疗过程中，切不可忽视，换药得当与否，不仅关系到创口生长愈合的快慢，并通过换药的观察，可以避免创面发生桥形愈合，以及有无支管窦道遗留，以便随时得以纠正，而给创面生长愈合创造更为有利的条件。

（三）中西医结合

1.切开挂线疗法

祖国医学对肛瘘的治疗有悠久的历史，积累了丰富的经验，《古今医统大全》首次记载了肛瘘挂线法，并精辟地阐述了挂线疗法的原理："药线日下，肠肌随生，僻处即补，水逐线流。"由于历史条件限制，中医对肛瘘与肛门括约肌的关系认识不明确，不分肛瘘位置的高低、复杂与单纯，一律采用挂线疗法，给病人带来不必要的痛苦，使疗程延长。近年来，在充分发挥中医挂线疗法优点的前提下，吸收现代外科学的成果，补充挂线疗法不足形成了低位肛瘘切开、高位挂线的"切开挂线疗法"，这一疗法已成为国内医治肛瘘广泛采用的定形手术法，这是中西医结合的成就。

（1）切开挂线疗法的适应症

①瘘道主管贯穿外括约肌深层和耻骨直肠肌以上的高位肛瘘，包括骨盆直肠窝瘘；

②高位直肠后间隙瘘等。

（2）切开与挂线的原则

凡波及外括约肌皮下层和浅层的管道的支管全部采用切开法。凡主管贯穿外括约肌深层和耻骨直肠肌以上的管道与直肠内口相通的部分，采用橡皮筋挂线。

（3）手术方法

患者取侧卧位或截石位，麻醉后常规消毒肛管直肠，经指诊、探针、肛门镜检查，亚甲兰着色，查清管道走行和内口位置后，再将高位肛瘘的低位部分既通过外括约肌皮下层和内括约肌的管道先予以切开，同时切开肛瘘的支管和空腔，搔扒和清除腐肉，然后对贯穿外括约肌深层和耻骨直肠肌与内口相通的管道高位部分采用挂线方法，先用探针从高位管道至内口穿出，在探针头结扎一粗丝线，再用粗丝线末端结扎一橡皮筋，然后将探针从管道退出，使橡皮筋留在管道内，根据具体病变，决定拉紧橡皮筋的程度。术后用油纱条填充，每隔 2 天紧线一次，一般以 21 天线脱落为宜，注意伤口引流通畅，防止桥形愈合。

通过长期临床观察和实验研究，证明挂线疗法不易引起肛门失禁的疗效原理是：药线或橡皮筋的异物刺激作用，可引起括约肌周围的轻度炎症反应，致使局部纤维化，使切开断端与周围组织粘连固定。这种方法最大的一个特点就是当组织被橡皮筋缓慢勒断时，会出现一边分离，一边修复，剖开与生长同时进行，所以，分离后断端距离小，它不会象一次切断那样，使肌肉从紧张状态突然分离，形成大豁口而发生肛门失禁，挂线方法也可能对肛门功能有轻度障碍，但不至于引起排便失禁。

（4）注意事项

①高位肛瘘治疗中应注意内口的处理。彻底清除感染的肛隐窝、肛门腺导管和肛门腺是肛瘘根治手术的关键，治疗中切开瘘管或在瘘道挂线，并不等于就彻底清除了感染的肛门腺，因此必须强调在挂线前切开原发感

染病灶内口处感染的肛隐窝及下面的内括约肌，搔扒、扩刨、彻底清除肛门腺导管和肛门腺，这样才能保证手术的成功和防止复发。

②引流通畅，防止肉芽水肿。肉芽生长不良，水肿时可用50%芒硝或饱合的高渗盐水纱条压迫伤口，有消除水肿作用。但高渗盐水纱条应用要适当，不宜过久或反复使用，否则会导致局部瘢痕，血循受阻，拖延愈合时间。

③化腐生肌的换药原则。由于挂线术不切除管壁，尤其是结核性管壁会给组织修复带来不利影响，因此一周内要采用中医化腐生肌纱条，根据腐不祛何以生肌、肌不生何以敛皮的原理，必须重视术后换药的原则，即一周内用红粉纱条换药，以重化腐，一周后改用玉红生肌膏以促进肉芽增生。通过临床实验研究证实，红粉和玉红膏有很强的抑制大肠杆菌、变形杆菌和结核杆菌的作用。

2.内口缝合药捻脱管法

肛瘘括约肌保留手术是当今国内外肛肠病治疗中的关注课题。内口缝合药捻脱管法是在中医传统药捻脱管法的基础上，结合理代医学新技术而设计的一种新颖的中西医结合的括约肌保留术式。

按肛肠科术前常规准备。骶麻，患者取侧卧位，先用刮匙从外口适当搔刮瘘管，用双叶式或三叶式肛门镜，组织钳等牵拉，充分暴露肛瘘内口，以内口为中心作1.0×1.5 cm的椭圆形切口，由此向下彻底清除感染的肛窦，肛腺及其导管，再将创口上缘的黏膜适当游离下拉，覆盖创面，并用细丝线将其与皮肤缝合，严密地闭合内口。再视瘘管之大小深浅长短，选择适当红升丹药捻（先做好储瓶备用）插入管道。最后肛门外敷金黄膏，并用塔形纱布压迫，胶布固定，术后 24 小时开始换药。外口管道更换药捻到脓腐脱净流血水时停用药捻，改用生肌散至伤口自然愈合。

药捻脱管法历史悠久，是中医外治法中独具特色的方法之一，具有使用简便，痛苦小、对瘘管周围组织损伤小，因而对肛门功能保护好的特点。但因其不能封闭肛瘘内口，因而复发率高，故近几十年来，脱管法在肛肠科已几近弃用。

根据肛瘘的病机特点，按照祛腐生肌，祛除余毒的治疗原则，在发掘祖国医学脱管法的基础上，结合现代医学对肛瘘病因病理学和治疗学的新认识，设计了内口缝合药捻脱管这一中西医结合的新术式，临床证明，这种术式简单，疗程短，治愈率较高，尤其对肛门功能保护显著优于国外先进的术式。

第六节 肛门直肠周围脓肿

肛门直肠周围脓肿是肛门直肠周围软组织因发生急性化脓感染所形成的脓肿。

一、诊断

（一）症状表现

症状肛门直肠周围凡有不消的肿块，临床症状为红、肿、热、痛继之化脓者，即可诊断为肛门直肠周围脓肿。根据脓肿发生的部位深浅不同，其临床表现各异。

1.骨盆直肠窝脓肿（在骨盆直肠间隔内）

位于提肛肌之上，腹膜之下，位置深藏在盆腔内。由丁脓肿部位深，局部症状不明显而全身症状较重。常有坠胀、酸痛不适，并有便意感，而大便时又感觉不适，沉重酸痛，排尿困难，下腹部可能有肌肉强直，并有触疼。患者先有寒颤、发热、周身疲倦，严重者有毒血症的症状，头痛、高热、呕吐、大汗出、脉快细和贫血，肛周皮肤无红肿及触痛。

2.直肠后脓肿

排便不适是较早的症状，初期有恶寒发热，肛门会阴部下坠及钝性疼痛，病变继续发展，全身症状加重，但其全身及局部症状皆不如骨盆直肠窝脓肿严重。

3.黏膜下脓肿

初期症状常有直肠部沉重或饱满感，当脓肿发展扩大时，才有钝性酸痛或跳痛，大便时症状加重，出现里急后重，大小便困难，全身症状有高烧、无力等。

4.坐骨直肠窝脓肿

主要症状是全身中毒症状，常有高烧、寒战、伴头痛、乏力、小便困难，局部症状初起不明显，继而臀部一侧出现钝痛，脓肿形成后为跳痛，便时加重，坐卧不宁，行走困难。

5.肛周皮下脓肿和肛门脓肿

早期症状很轻微，具有肛门部不适或沉重感，继则肛缘有一突起包块，出现剧痛，有时伴有全身症状，如果脓肿位于前侧可出现排尿困难。

6.肛管黏膜下脓肿（肛门直肠部）

发生在齿线附近，局部疼痛，肿胀、压痛，肛门松弛，黏膜下脓肿常与皮下脓肿相通。

7.马蹄形脓肿

多数见于低位马蹄形脓肿。肛门两侧脓肿，一侧穿刺抽脓，对侧脓肿消退，则标志着两侧脓肿相通。

（二）检查

1.骨盆直肠窝脓肿

位于直肠两侧，其上界为腹膜，下界为肛提肌，前方男性为膀胱颈和前列腺，后方为直肠侧韧带。此脓肿早期肛门外无肿块，手指伸入肛内可触到肿块，有压痛、波动。晚期脓液穿破肛提肌后，在肛外迅速形成较大脓肿，因其是肛门直肠各间隙中之最大者，贮脓最多，做脓腔穿刺可抽出脓汁，帮助诊断。

2.直肠后脓肿

位于直肠和骶骨之间，上界为腹膜，下界为肛尾韧带，两侧为直肠侧韧带。早期肛外亦无肿块，手指入肛内后在骶骨前可触到肿块，晚期脓液穿过骶尾韧带旁，脓液同时或先后进入肛外皮下，在肛外左后或右后形成脓肿，破溃后形成为马蹄形肛瘘。

3.黏膜下脓肿

位于肛门齿线以上的黏膜下，表面为直肠黏膜，里为肛门内括约肌或直肠环肌，无明显的上下界线。肛内指检在黏膜下可触及表浅之肿块，此种脓肿不易穿到肛外，而在黏膜破溃后成为内盲瘘。

4.坐骨直肠窝脓肿

位于肛提肌下方，坐骨和直肠之间，为浅部脓肿之较大者，检查时可见：肛门两侧不对称，一侧稍高突，皮肤不红，但灼热，可有圈套范围的触痛区，早期较硬，难以发现波动感；直肠指检发现有触痛包块，相当于一侧坐骨间隙，其上端在肛直肠环平面以上。

5.肛周皮下脓肿和肛门后脓肿

检查可见肛门一侧有一界限不明显的微红色突起包块，触痛明显，此脓肿易于破溃，溃后形成浅部肛瘘。

（三）诊断标准

1.局部红肿疼痛，有波动，一般无全身症状者，多位于肛提肌以下间隙，属低位肛周脓肿，包括坐骨直肠间隙脓肿、肛周皮下脓肿、括约肌间隙脓肿。

2.出现寒战、高热、乏力、脉数等全身症状，白细胞总数及中性粒细胞增多，局部穿刺可抽出脓液者，多位于肛提肌以上间隙，属高位脓肿、包括骨盆直肠间隙脓肿、直肠黏膜下脓肿。

二、鉴别诊断

1.气性坏疽为厌氧菌感染之脓肿，肛门旁突然发生肿块，迅速蔓延扩大，肿块肉可触到捻发音是其特征，全身症状有高烧，倦怠，精神萎靡，白细胞急骤下降，患者出现昏迷和极度衰弱状态。

2.肛旁疖肿及毛囊炎为化脓性细菌感染所致，皮肤鲜红灼热，中心有一小白头，肿块较浅，细菌穿入皮下繁殖化脓形成的脓肿，易溃易敛，治疗后不会形成肛瘘。毛囊炎好发于尾骨及肛门周围，有排脓的外口和浅窦道，特征是在外口内有毛发和小毛囊。

3.粉瘤与囊肿未感染前，皮肤原有一皮色不变，柔软不痛之肿块；感染后，局部才出现红肿热痛症状，囊肿破溃或切除后，易愈合。

4.化脓性汗腺炎好发于肛周皮下，有广泛的病区和多个流脓的疮口，疮口之间可彼此相通，形成皮下瘘道，但瘘道不与直肠相通，病区皮肤增厚，色素沉着，并有广泛慢性炎症和瘢痕形成。

5.骶骨结核在肛旁形成脓肿有结核病史，病程漫长，症状不显著，患者呈虚弱羸瘦体质，X线摄片骨质坏死是其特征。

6.骶前畸胎瘤多发于青少年女性。指检摸不清楚骶骨面，并在此处可触到分叶，无痛，有囊性感之肿块，钡剂灌肠侧位X线片，可见骶骨和直肠之间有距离和肿块，未破溃前可见钙化阴影，如若感染化脓，其症状与结果和直肠后脓肿相似。

7.放线菌性脓肿多发生在黏膜下与皮下，全身中毒症状重。局部脓肿、溃疡、瘘道常并存。脓肿浅在，脓汁稀薄，其中有黄色颗粒（菌块）。

8.远端流注肛门旁脓肿多发生在骨盆直肠间隙和坐骨直肠间隙。脓肿发现前多有全身症状；脓汁稀薄多而流不尽，X线检查可见原发骨质病变。

9.骶前囊肿、畸胎瘤发生部位在直肠后壁，脓腔不明显，脓腔壁硬，触之腔内有分叶感和异物感，无明显压痛，全身症状轻，局部非急性感染期症状也不明显。X线检查，骶与直肠之间有肿块，其中多有不均匀的钙化阴影。

10.梅毒性脓肿多发生在皮下或坐骨直肠间隙，局部症状轻，脓汁稀薄而污秽有臭味。全身症状梅毒体征，有性病史。血液检查，梅毒反应阳性。此种脓肿极少见，但亦不可忽视。

11.肛门皮肤毛囊炎和疖肿与肛窦无病理联系，疖肿有时很大，病灶只在皮肤或皮下。

12.骶髂骨结核性脓肿病程长，病史清楚，有全身症状，X线拍片有骨质变化，与肛门和直肠无病理。

13.肛门旁粉瘤肿物圆形，表面光滑，经过缓慢。与肛窦无关，肿物有完整囊壁，内容物呈白色粉粥状，无感染则局部无明显炎症，无全身症状。

14.平滑肌瘤肿物圆形，表面光滑，质实坚硬，无急性炎症，与肛窦无关。全身无症状。应做病理检查，排除平滑肌瘤。

15.血栓外痔感染化脓发生在肛缘，无明显全身症状，脓液中混有黑色凝血块，常不形成肛瘘。

三、治疗

（一）西医治疗

1.非手术治疗

适应于肛门直肠周围脓肿初期，炎症浸润、尚未化脓时期，如已化脓，则应及时切开排脓。治疗原则：消炎镇痛，改善症状，促使炎症局限化。

（1）全身治疗

根据炎症的临床表现，判断其致病菌的种类，选用有效的抗生素和磺胺类药物，有条件时最好做细菌培养。根据药物敏感试验的结果选择用药。

临床常用药物：庆大霉素、卡那霉素、青霉素、链霉素及磺胺类等药物，并适当补充维生素 C 等增强抵抗力。

（2）局部治疗

局部热敷或坐浴，用中药安氏熏洗剂坐浴，外敷鱼石脂软膏、消炎止痛膏、四黄膏、玉露膏等。1：5000 高锰酸钾溶液坐浴。若脓肿破溃，应用生理盐水或甲硝唑液冲洗，脓液多者还可用双氧水冲洗。

2.手术治疗

（1）切开排脓法

肛门直肠脓肿早期采用保守治疗无效后，一旦脓肿形成，唯一有效的治疗方法是切开引流，所有症状可随切开引流而消失。本疗法运用于肛门皮下脓肿，肛管后间隙脓肿，黏膜下脓肿及高位脓肿，无切开挂线条件者。

切开方法：取侧卧位或截石位，常规消毒，局部浸润麻醉或骶麻后，消毒肠腔，食指探查脓肿范围，中心位置，在脓肿中央有波动处做一放射状皮肤切口，先将脓液排出，用食指在脓腔中分开有结缔组织和血管的死腔，切忌暴力，以防出血，也不应切除过多的正常皮肤和皮下组织，以防止术后肛门畸形。脓液全部排出后，伤口内填塞凡士林油纱条，术后每日便后坐浴、换药，待创口及脓腔修复，肛瘘形成后再行肛瘘手术。

对急性肛周脓肿均需作切开排脓的紧急处理，原则上是切开排脓后不至于形成肛瘘的后遗症，在手术中应尽量寻找原发内口，彻底清除感染的肛门腺，争取行一次性根治术。如原发内口寻找困难，为防止脓肿扩散，病情变化，才需单纯行切开排脓。

（2）黏膜下脓肿一次根治术——适用于肛管黏膜下脓肿

手术方法：侧卧位或截石位，常规消毒，局麻或骶麻，消毒肠腔，在肛门镜下仔细寻找齿线部肛隐窝有无凹陷、充血、脓汁溢出，如内口不明显，可用染色法染色（即在脓肿下缘注射适量美兰），用手指轻轻揉压，常可在原发内口处着色，沿其上方切开脓腔，排出脓液后，再将内口顺其肛管切开，切开内括约肌和外括约肌皮下部分，用刮勺将创口内腐烂组织尽力刮净，修剪创面，将切开内口的两侧黏膜分别用钳夹住，各以粗丝线结扎，使切口附近的创面开大，便于引流，防止粘连形成假愈合。

（3）贯穿外括约肌深层以下的脓肿一次根治术

手术方法：取侧卧或截石位，常规消毒，2%利多卡因骶麻，消毒肠腔，在肛门镜下仔细寻找原发内口，如果仍不清楚，可在肛缘附近的脓肿处注入美兰则常在原发内口处着色，在脓肿中心切开排脓后，用探针探查与内口相通的通路，通过肛门外括约肌，将探针从内口引出，切开外括约肌和内括约肌以及内口，再顺切开内口上方切开少许黏膜，用刮勺清除外口的结缔组织和腐烂的肉芽组织，彻底清除感染的肛门腺，修剪创缘呈外大内小的创口，如果是坐骨直肠窝脓肿，当脓液波及到肛门后侧，应注意有无马蹄型肛门脓肿，对典型的后马蹄型脓肿，在切开时要注意不要损伤肛门后肛尾韧带和两侧外括约肌浅层肌肉，不慎切断可造成肛门向前移位。

需要注意的还有一点：所有切开内口的伤口都需要切开内括约肌。如果内1：3定位可疑，切开内口和括约肌后，再分别切除左右的隐窝1～2个，用刮勺清除感染的肛门腺，同时切开内口上方黏膜一部分，再将两侧创面分别以丝线结扎，其一有利于伤1：3外流；其二能彻底的清除感染的肛隐窝，防止术后复发；其三有防止术后出血作用。

总之，治疗肛周脓肿应根据病情选择适当的手术方法，对年老体弱，生理状况差及深部脓肿者，可考虑先行排脓，待成瘘后再行手术治疗。一次性根治手术的关键是正确寻找内口，彻底处理原发病灶及引流通畅，否则达不到根治的目的。

3.治疗提示

（1）肛门直肠周围脓肿成脓后宜早期切开排脓，不应让其自溃，因皮肤较坚韧，脓液易向深部及左右扩穿，而穿破皮肤较难，如不早期切开，脓液必然增大加深。因此，对于肛门直肠周围脓肿，应当将它看作是一种急症，争取时间，尽早切开，在可能的情况下，尽量作一次根治手术，以免病情继续发展后遗为复杂性肛瘘。

（2）黏膜下脓肿亦应早期切开排脓，指检肛内触到脓肿有波动时即应切开，切开时注意将脓肿下缘完全敞开，不留"门槛"，这样可避免形成内盲瘘。假如未将脓肿下缘完全切开，留有袋状创口，脓液不能通畅外流，将来必成内盲瘘无疑。

（3）脓肿切开后，局部必须保持清洁卫生，每日坐浴后更换敷料，对遗留之瘘管，以一月后再行手术为宜，过早手术，因其管壁未固，易于造成假道。

（4）对于肛提肌以上的脓肿，处理要慎重，不能轻易一次切开，如果切断了肛门括约肌深部或肛提肌，就会引起肛门失禁，因此，最安全的是待炎症消退，病灶局部纤维化而位置固定之后再作肛瘘手术。

（5）手术切口的选择，要依据脓肿深浅和大小而定，浅部脓肿可用放射状切口，深部脓肿及马蹄型脓肿应行弧形切口，其原则是既要清创彻底，引流充分通畅，又要使括约肌损伤最小，以保证其正常的肛门功能。

（6）为了控制感染扩散，减轻病人痛苦，发现肛门直肠周围脓肿后还需要进行积极的全身和局部治疗。

（二）中医

本病中医称为肛痈，是肛门和直肠周围红、肿、热、痛后形成脓肿的总称。

有关本病的论述，最早见于《内经》，如《灵枢·痈疽篇》中说："发于尻，名曰锐疽，……发于股阴，名曰赤施。"《素问·生气通天论》认为其原因是："营气不从，逆于肉理，乃生痈肿。"因其可发生在肛周的不同部位，故历代的命名也颇为复杂，有穿裆发、坐马痈、跨马痈、下马痈、上马痈、悬痈、臀痈、涌泉疽、脏毒等。《外科正宗·脏毒论》指出：本病凡属实证者，多因饮食不节，过食厚味辛辣，引起湿热内生，热毒结聚而致，或因肌肤损伤，感染毒邪，淤血凝滞，经络阻塞，血败肉腐而成。凡属虚证者，多因肺、脾、肾三脏亏损，湿热下注肛门所致。

1.辨证纲目

本病辨证首当辨其虚实寒热，标本之主次，早期以局部症状为主，亦即标实为主，当辨热的偏盛；中期成脓则局部与全身症状并存，当辨虚实的多少；后期毒尽体虚则应重辨气血盛衰。总之本病亦应根据病人的体质情况和不同的致病因素，辨别阴阳、表里、寒热、虚实以及脏腑经络部位，并根据病势进退，确定疾病的性质，然后制定治疗法则。

有关肛痈的治疗《外科证治全书·痈疽治法统论》指出："初起者，审其症而消之，成脓者，因其势而逐之，毒尽者，益其所不足而敛之……。"

现根据临床证候，以寒热虚实为纲进行辨证论治于后。

（1）火毒蕴结

证候：肛门周围突然肿痛，持续加剧，伴有恶寒、发热、便秘、溲赤。肛门红肿，触痛明显，质硬，表面灼热。舌红，苔薄黄，脉数。

辨析：①辨证：本病多见于脓肿早期，以肛门周围肿痛，持续加剧，恶寒、发热、便秘、溲赤、舌红、苔黄、脉数为辨证要点。②病机：本病多由湿热下注肛门而成，气机不畅，气滞血瘀，火毒壅滞则肛门肿痛，持续加重。邪热伤津，津液耗伤，阴不足以济阳则大便秘结，热移膀胱则溲赤。

（2）热毒炽盛

证候：肛门肿痛剧烈，可持续数日，痛如鸡啄，夜寐不安，伴有恶寒发热，口干便秘，小便困难。肛周红肿，按之有波动感或穿刺有脓液。舌红、苔黄、脉弦滑。

辨析：①辨证：本病见于脓肿中期，以肛门持续性剧烈疼痛，夜寐不安，发热、口干、便秘，小便困难，肛周红肿，按之肿块有波动为其辨证要点。②病机：气血壅滞不通则肛门疼痛持续，湿热蕴阻肛门，热盛肉腐，蒸酿成脓则痛如鸡啄，夜寐不安。邪热伤津则口干便秘，小便困难，舌红，苔黄，脉弦。

（3）阴虚毒恋

证候：肛门肿痛，灼热，表皮色红，溃后难敛，伴有午后潮热，心烦口干，夜间盗汗，舌红，少苔，脉细数。

辨析：①辨证：此为脓肿晚期，肛门肿痛，灼热，溃后伤口不敛，潮热盗汗，舌红，苔少为辨证之要点；②病机：因病久正气已虚，复加外邪未解，郁久化热则肛门肿痛，溃后难敛，潮热盗汗。舌红，少苔，脉细数，均为阴液虚亏所致。

（4）治疗方法

本病早期多为实证和热证，治宜清热解毒，凉血祛瘀，软坚散结，以消法为主；中期脓成邪留，治宜扶正托毒，以托法为主；后期毒尽体虚，治宜补养气血，健脾渗湿，滋补肝肾，以补法为主。正如《外科论治全书•痈疽治法统论》中说："初起者，审其症而消之；成脓者，因其势而逐之；毒尽者，益其所不足而敛之，此治痈之大旨也……。"所以临床应根据该病的特点，注重内外兼治，整体与局部并重，进行辨证论治。

2.辨证选方

（1）火毒蕴结

治法：清泻实热，宣散郁结。

方药：内疏黄连汤《医宗金鉴》加减。黄连10克，黄芩6克，大黄6克，栀子10克，桔梗6克，木香6克，槟榔6克，连翘10克，赤芍10克，白芍10克，当归10克，甘草6克。若痛甚者加元胡；便秘加火麻仁。

（2）热毒炽盛

治法：硝肿散结，活血祛瘀止痛。

方药：仙方活命饮《医宗金鉴》加减。穿山甲10克，皂角刺10克，当归尾12克，金银花12克，赤芍12克，乳香10克，没药10克，天花粉12克，陈皮6克，防风6克，白芷6克，甘草6克。

（3）阴虚毒恋

治法：滋阴清热，除湿软坚。

方药：滋阴除湿汤《外科正宗》加减。川芎 10 克，当归 12 克，白芍 12 克，熟地黄 12 克，柴胡 6 克，黄芩 9 克，陈皮 9 克，贝母 10 克，地骨皮 10 克，泽泻 10 克，甘草 6 克。气虚加黄芪；口干甚者加麦冬；便结者加火麻仁，大黄。

3.中成药

（1）脏连丸

有清热解毒，凉血止血之功，用于脓肿早期局部肿痛者。每日 2 次，每次 5 克。

（2）二妙丸

有清热燥湿之功，适用于脓肿初期，脓未成者，每日 2 次，每次 5 克。

4.其他疗法

（1）外敷法

采用敷药治疗，以清热解毒，软坚散结，使脓肿局限或消散。①玉露膏外敷，有凉血、清热、消肿之作用。处方：芙蓉花叶晒干研细末，用凡士林调成 30% 软膏敷患处，日 2～3 次。②金黄膏外敷，有清热除湿，散瘀化痰，止痛消肿之功能。处方：黄柏、大黄、姜黄、白芷各 60 克，川朴、陈皮、苍术、南星、甘草各 25 克，天花粉 30 克共研细末，以茶水调和外敷或配成 3% 凡士林软膏。

（2）熏洗法

该法适用于各期脓肿，具有清热解毒、活血消肿、散结止痛之功。

（三）中西医结合

肛门直肠周围脓肿，一旦成脓后应早期切开排脓，不能让其自行溃破，因其皮肤较坚韧，脓液易向深部左右扩穿，而穿破皮肤较难，如果切口不及时，脓肿必然增人加深，因此对于本病，应当把它看作是一种急症，争取时间根据病情选择合理的手术方法，尽量作一次性根治手术，手术成败的关键是正确寻找内口，而正确处理肛管直肠环，则是防止发生肛门失禁后遗症的关键。特别是高位脓肿，在处理技术方面要求较高，其一：排脓时必须正确分离耻骨直肠肌；其二：肛管直肠环以上与内口相通的通道，要采用橡皮筋挂线；其三：处理好感染的肛门腺及其附近的创面。

　　切开排脓挂线法是在中医"挂线法"基础上发展起来的中西医结合治疗骨盆直肠间隙脓肿和高位坐骨直肠间隙脓肿的新疗法。本疗法适用于肛门腺感染、化脓向上侵入肛管直肠环以上的高位骨盆直肠间隙脓肿或高位坐骨直肠间隙脓肿，如一次性切开，必然会切断肛管直肠环，损伤重要的肛门括约功能而导致大便失禁，如仅单纯排脓，不处理内口和感染的肛门腺，就会形成高位肛瘘，需二次手术，增加病人的痛苦。故宜采用切开排脓，同时将低位括约肌切开（指将肛管直肠环以下的外括约肌皮下部、外括约肌浅层和内括约肌切开）。对肛管直肠环以上与内口相能的腔道可用橡皮筋挂线；术后2～3周缓慢地将肛管直肠环勒开，使勒开的肌肉达到边勒开边修复，从而避免发生组织大豁口，防止肛门失禁。

　　手术方法：常规消毒，骶麻，切开排脓，排脓后查清脓腔与内外括约肌和肛管直肠环的关系及内口的位置。一般用探针顺切开的脓腔仔细查找内口，距肛缘位置较远（3 cm以外）的深部脓肿，其内口常位于肛管后肛隐窝。有些不宜从脓腔内寻找内口，需在肛门镜下，用探针查清内口位置。

164

内口标志是肛隐窝充血明显，局部常有炎症，压迫局部脓液溢出，探针探入 1 cm 以上即可证实是原发内口。对切开的脓腔可用手指探查脓腔的深度和走行方向，分离其间的纤维膈（联合纵肌分支纤维），用刮匙清除腐烂组织。应尽量垂直切开低位括约肌，以防止造成括约肌的过大损伤。将探针从内口探出，探针后端结扎丝线，并在丝线上结扎一条橡皮筋，在肛门镜下纵形切开内口下方与上方的肛管皮肤和内口上方黏膜 1 cm，并切开内口上下方的括约肌，将探针从内口抽出，使橡皮筋保留在肛管直肠环上方与内口相通的腔道中，用另一条粗丝线结扎橡皮筋的两端，但不要收紧橡皮筋（术后再分次结扎橡皮筋），只将橡皮筋结扎固定即可。修剪创口皮缘，放置橡皮管引流，创口用油纱条填塞，外用纱布固定。

术后 10 天再拉紧橡皮筋，隔 10 天再拉紧橡皮筋一次，要求在 1 个月左右时间内用橡皮筋将高位括约肌缓慢勒开，忌用橡皮筋一次收紧将肛管直肠环勒开，以免发生肛门失禁后遗症，术后每日换药。

本病术后还应配合药物治疗，除选用抗生素外，还可选用清热解毒，托里排脓，生肌止痛中药治疗。另外每日便后宜坐浴换药，局部换药可选用红粉纱条或四黄膏纱条，有祛腐生肌，清热解毒作用。有利于创口引流，防止假愈合。

第三章 肠腔疾病

第一节 直肠脱垂

肛管直肠脱垂是指肛管、直肠黏膜或直肠全层、甚至部分乙状结肠位置下移，脱出肛门外的一种疾病，又称肛门直肠脱垂、直肠脱垂。主要表现为便时或增加腹压、负重、劳累后肛管、直肠等组织器官脱出肛外。各种年龄均可发病，但多见于儿童、老年人、经产妇以及久病体弱者。除部分儿童患者随身体发育、体质增强可自行痊愈外，绝大多数患者因脱出反复发生而逐步加重。中医学称之为脱肛、脱肛痔等。

一、病因病理

（一）西医学认识

肛管直肠脱垂的发病与全身功能减退及盆底局部因素有密切关系。

1.发育不全

儿童时期身体发育尚不成熟，盆底支持组织薄弱。加之骶骨弯曲未形成，直肠几乎呈垂直状态。直肠缺少有力支撑和承托，所以较容易移动。如伴发营养不良、慢性泻痢或便秘等，可能出现直肠黏膜与肌层分离，直肠与周围组织分离而发生直肠脱垂。

2.体质虚弱

各种原因所导致的严重营养不良、久病体弱或年老体衰者，因肛门直肠周围间隙内脂肪组织大量减少，直肠侧韧带松弛，盆底肌群功能减退，收缩无力，会阴下降，致使直肠缺少有效固定、位置下移而脱垂。

3.腹压增高

慢性腹泻、顽固性便秘、前列腺增生肥大以及长期喘咳的患者，因经常性增加腹压，而导致盆底松弛下降，直肠下移脱垂。

4.盆底肌群损伤

肛门直肠会阴部的手术或外伤.以及妇女生产过程都有可能损伤盆底肌群及支撑组织，或损伤肛管直肠环、肛门括约肌，从而失去对直肠的支持固定作用，发生直肠脱垂。

5.直肠脱出物牵拉

脱出性内痔、直肠息肉、乳头状纤维瘤等，因反复脱出肛门外，牵拉直肠黏膜下移，可导致直肠黏膜与肌层分离，直肠黏膜脱垂。

6.神经功能障碍

支配肛门直肠及周围组织的神经损伤或疾病的影响，功能丧失或减退，引起盆底、会阴及肛门括约肌松弛无力，也可导致直肠脱垂。

（二）中医学认识

中医学有关直肠脱垂的论述很多，在现今最早的方书《五十二病方》中就有"人州出"即脱肛的记载，并记述了还纳肠管的方法。西汉时期的《神农本草经》首先提出了脱肛病名，习用至今。隋代《诸病源候论》在

168

痢病诸候中论述脱肛的病因病机时说："脱肛者，肛门脱出也。或因久痢后大肠虚冷所为。肛门为大肠之候，大肠虚而伤于寒痢，而用气堰，其气下冲，则肛门脱出，因谓脱肛也。"此外该书在妇人杂病诸候、小儿杂病诸候中也有详述。《张氏医通》说："难经云，出者为虚，肛门之脱，非虚而何？况大肠与肺为表里，肺脏蕴热则闭，虚则脱。须升举而补之，慎不可用坠气之药。产育及久痢用力过多，小儿气血未壮，若人气血衰，故多患此疾，是气虚不能约束禁固也。"

（三）病理

直肠黏膜脱垂的病理变化是直肠下段的黏膜下层松弛，直肠黏膜与直肠肌层发生分离。当排便时，直肠黏膜随粪便被推挤出肛外，增加腹压，也可使其脱出肛外。初期，脱出的黏膜多呈紫红色，表面光滑，柔软而有光泽。以后因反复脱出，黏膜不断受到刺激而发炎充血、水肿，严重时可见糜烂、浅表溃疡及点状出血等。直肠黏膜脱垂有自愈的可能，但多数发展为直肠全层脱垂。

直肠全层脱垂是由于盆底肌群及支撑组织损伤功能减退，收缩无力，会阴下降，失去对直肠的上托、支持、固定作用，直肠下移，并最终导致直肠侧韧带松弛，直肠与骶骨分离，增加腹压时直肠即脱出肛外，严重者可合并部分乙状结肠脱出。脱出肠管的黏膜多呈充血水肿状态。由于反复脱出，摩擦刺激，血液淋巴回流不畅，往往表现为慢性发炎，并有糜烂、溃疡形成，容易出血。

脱出物如持续较长时间不回纳，可发生嵌顿。因血流受阻不畅，肠管肿大淤血，严重时可发生绞窄性坏死，肠穿孔等。由于肠管反复脱出肛外，肛门括约肌长期被动扩张而薄弱松弛，收缩无力。当直肠脱垂时，肛管可随之外翻。肛门松弛也一步加重了直肠脱垂。

有关肛管直肠脱垂的发病机埋，存仕几种不同的观点。

1.滑动疝学说

Moschcowitz 于 1912 年提出，认为直肠脱垂是疝的发生过程。在腹腔内脏的压力下，直肠膀胱陷凹或直肠子宫陷凹的壁下垂，将其下方的直肠前壁压入直肠壶腹内，形成疝囊，并随直肠下降，脱出肛外。

2.肠套叠学说

Broden 和 Senllman 于 1968 年提出，认为直肠脱垂是在乙直交界部发生的乙状结肠与直肠套叠。初起套叠点位于直肠正常固定处的最高点。由于套叠肠管的牵拉，直肠上端与骶骨分离，套叠起始点随直肠固定点逐渐下降。反复下降，直肠与骶骨的固定点越来越低，最终骶骨与直肠分离，直肠脱出肛外。

近年研究发现，会阴下降、肛管直肠角变钝是直肠脱垂最常见的伴随表现。用切断肛门括约肌的方法制作成功狗直肠脱垂的动物模型，揭示盆底会阴肌群功能障碍在直肠垂发病上的重要意义。

二、临床表现

（一）症状

肛管直肠脱垂最主要的临床表现即为肛门肿物脱出，一般发生在排便时，当排便或排便过程中，随着腹压增加，直肠黏膜或直肠全层脱出于肛门之外。初起脱出组织较少，多在便秘或多次泻痢后努挣时发生，便后脱出组织随提肛而自行回纳肛内，并无其他明显不适。以后多为间隙性出现脱出。随着时间推移，反复发生，脱出次数逐渐增多，轻微努挣或正常排便都会有直肠脱出。脱出的程度也逐渐加重，脱出组织长度增加，体积增大，不能自行回纳，需手托或卧床休息才能回纳，后期严重时，每遇增加腹压即可脱出，而且复位越来越困难。

伴随直肠脱出的加重，患者常感肛门会阴部坠胀或坠痛，有便意或排便不尽感，这是由于直肠反复脱出，肠道与黏膜充血水肿，加之直肠过度游离，直接压迫肛门会阴区，以及脱出组织牵拉使盆底会阴组织广泛充血所致。严重者可累及骶部、腰部坠胀，甚至于腹股沟、下腹部、双下肢都有沉重感酸胀感。

出血较少见，当黏膜因炎变出现糜烂或溃疡时可有少量出血，颜色淡红或暗红，混有肠黏液，或呈淡红色血性黏液，附于大便表面。偶而因手法复位不当，损伤脱出组织而至出血，此种出血颜色鲜红，量依损伤程度而定。

由于直肠黏膜充血水肿糜烂，肠黏液分泌增多，常有较多的黏液随大便排出，后期因肛门松弛，闭合不全，肠黏液可从肛门自行外溢，浸渍肛门，污染衣裤。表现为肛周潮湿，皮肤瘙痒糜烂或继发皮炎、湿疹等。脱出肠管如不及时复位，可因淤血肿胀而难以回纳，引起肛门剧烈疼痛以及小腹疼痛。

（二）体征

1.肿物脱出

让患者下蹲努挣，或增加腹压，或用负压吸肛器吸引，使脱垂组织下移，外翻脱出肛外。根据脱出物的形态大小判断脱出组织的内容。直肠黏膜脱垂脱出物呈半球形，长约 2～4 cm，可有放射状皱襞由脱出物四周汇入中心肠腔。如病桯较短，脱出黏膜柔软平滑，色泽鲜活，淡红光亮。如病程长久，反复脱出回纳，黏膜肥厚粗糙，晦暗无光，颜色瘀紫，或见糜烂溃疡。黏膜脱垂一般容易回纳。

直肠全层脱垂脱出物呈圆锥形，长约 5～8 cm，质地软而有弹性。黏膜为多层塔形环状皱襞，堆积于肛门口。如伴有肛管外翻脱出则提示有括约肌收缩无力、肛门松弛存在。直肠脱垂自行回纳有困难，常需用手推挤或卧床休息才能复位。

直肠及部分乙状结肠脱垂脱出物呈圆柱形，长度超过 8 cm，黏膜平滑皱襞较少，一般都合并有肛管外翻脱出，脱出后回纳很困难。由于脱垂肠管反复受推挤揉压刺激，加之血液、淋巴循环不良，黏膜多有明显的慢性炎变，分泌物增多，有糜烂、溃疡、增生性结节形成。

2.会阴下降

直肠脱垂患者盆底会阴肌群松弛，会阴下移，臀沟较浅，增加腹压时更为明显，肛门会阴与两侧臀部几乎呈平坦状。严重者肛门会阴下突，低于两侧臀部，使整个会阴部呈一个漏斗状。

3.肛门松弛

直肠脱垂或伴有乙状结肠脱垂的患者，多有肛门松弛存在。轻者肛门能自然闭合，但直肠指检时手指能轻松插入肛管，无紧缩感。退出手指时，肛门闭合缓慢。严重者牵开两侧臀部，肛门即开放或肛门自然开放呈孔洞状。

4.其他器官下垂

由于全身营养障碍所致的直肠脱垂常常并发胃下垂、肾下垂。女性患者尤其是因生产造成会阴三度撕伤的患者可合并子宫脱垂。

（三）并发症

绞窄性肠坏死是直肠脱垂严重的并发症，由于脱出肠管未做及时复位，静脉回流不畅，肠管淤血肿大，刺激肛门括约肌痉挛，加重血液循环障碍。远端肠道供血不足而呈瘀紫色，最终可发生坏死等。中医古代文献称之为"截肠症"。

（四）实验室及其他检查

大便常规可见黏液便及红细胞、白细胞。血常规、尿常规检查无明显变化。

排粪造形：用力排便时可见到直肠脱垂发生的全过程。从而了解脱垂组织、脱垂肠管起点及长度。此外直肠全层脱垂通常还存在会阴下降、骶直分离、肛直角度变钝等征象。

肛管直肠测压：肛管静息压及最大收缩压均明显低于正常水平，可以反映肛门收缩功能。

三、诊断与鉴别诊断

（一）诊断依据

排便或增加腹压时肛门有肿物脱出的病史，查体见肛门脱出物为直肠黏膜、直肠或乙状结肠，排粪造影见直肠脱垂的有关征象。

（二）鉴别诊断

1.内痔三期的内痔，尤其是环状内痔脱出与直肠黏膜脱垂容易混淆。内痔痔核为曲张的黏膜下静脉丛，呈桑椹状突起，颜色紫暗或鲜红。脱出后各痔核之间常有明显界线，既使是环状痔，痔核间也可是较为正常的直肠黏膜。

2.直肠息肉较大的直肠息肉脱出肛门外与直肠脱垂有相似之处。直肠息肉脱出后堵于肛门口，中心部分无腔隙，回纳后可见其突出于肠腔之内，活组织检查可以确诊。

（三）分类

根据脱垂程度的轻重分为三度：

Ⅰ度：排便或增加腹压时直肠黏膜脱出肛门外，色淡红，长 2～4 cm，呈半球形，质软，不易出血，便后能自然回复。

Ⅱ度：排便或增加腹压时直肠全层脱出，色红，长 5～8 cm，呈圆锥形，质软有弹性。表面为环状有层次的黏膜皱襞，黏膜充血水肿，或有糜烂和出血点，常伴有肛门松弛，便后需用手推挤帮助回位或卧床休息后才能复位。

Ⅲ度：排便或增加腹压时肛管直肠全层和部分乙状结肠脱出，长 8 cm 以上，呈圆柱形，触之有弹性。黏膜平滑无明显皱襞，表面充血水肿，多有糜烂、浅表溃疡、增生性结节、炎性息肉等，肛门松弛，脱出后回纳困难。

Ⅰ度脱垂又称不完全性脱垂、部分脱垂、黏膜脱垂，Ⅱ、Ⅲ度脱垂又称完全性脱垂、全层脱垂。

四、治疗

直肠脱垂的治疗方法很多，大体可分为保守治疗、注射法及手术三类。

保守治疗是通过内服、外用药物、针灸、功能锻炼措施清除疾病的原发因素，改善全身功能状况，增加盆底组织张力，加强直肠的支撑固定，减轻或消除脱出等症状。初发病者以及小儿直肠黏膜脱垂采用适当的治疗方法多能痊愈。对于完全性脱垂只能改善症状，很难彻底治愈。目前保守治疗多作为注射和手术的辅助疗法，或用于不能接受注射和手术治疗的患者。

注射法是根据中医学"酸可收敛""涩可固脱"的理论和直肠脱垂的发病机理，通过大量实验研究和临床实践总结而成。注射法操作简便、痛苦较小、安全、可重复使用。所用药物多为以明矾为主的复方制剂，作用机理为用药物刺激诱发肛门直肠周围间无菌性炎症，促使局部纤维组织增生，形成瘢痕组织，使直肠或黏膜与周围组织粘连固定。注射法是目前国内应用最多的方法。

手术方法仍是现代医学治疗直肠脱垂的主要手段。有侧重固定肠管，或加强肛门括约功能，或增强盆底张力，或脱垂肠管切除修复，或闭锁直肠膀胱（子宫）陷凹等不同术式，也不乏多种修复综合运用的术式。手术入路也有经会阴部、骶部、腹部等不同。术式繁多，并趋向于复杂化、充分说明了本病治疗上的难度。

（一）保守治疗

1.原发病因治疗

主要针对营养不良、慢性腹泻、便秘、前列腺增生、喘咳等进行治疗，

175

增强体质，减轻腹压，消除导致脱垂的诱因。

2.辨证施治

（1）气虚下陷常见于久病体虚、老年、产妇，肿物脱出不能自行回纳，不耐劳累，面唇淡白，气短倦怠，舌淡，脉细。治宜补中益气，升提固脱。用补中益气汤加金樱子、五倍子、诃子，血虚加地黄、白芍。中气虚寒加炮姜、五味子。

（2）大肠湿热症见热泄或便秘，肛门坠胀，红肿疼痛，口渴喜饮或渴不欲饮，舌红，苔黄腻，脉弦数，治宜清热除湿，升提举脱。用葛根芩连汤加减或升阳除湿汤加减。

（3）坐浴法用五倍子汤加石榴皮、明矾煎汤或用硝矾洗剂熏洗脱出组织，每日1～2次。

（4）针灸选用长强、百会、足三里、气街等穴，每日1～2次，每次30分钟，还可选用耳针、梅花针等。

（5）复位脱出发生后必须及时复位，脱出组织较少时，可在脱出物表面涂以润滑剂，用手从其顶端四周向其中心部位挤压，使脱出物收入肛内。如脱出组织较多或手法复位困难时，可用长平镊夹住盐水纱条，沿直肠纵轴缓慢放入肠腔内。借助纱条与肠壁的摩擦带动肠管回纳，复位后用手堵压肛周。也可用局部浸润麻醉或腰俞穴麻醉，使肛门括约肌、耻骨直肠松弛，再手法复位。脱出组织复位后，通常在肛门外适当加压固定，平卧休息，避免增加腹压。

（6）提肛锻炼平卧做提肛活动，每日2～3次，每次10分钟。

（二）注射法

直肠黏膜下注射适应于黏膜脱垂，直肠周围间隙注射适应于全层脱垂。合并急性炎症时不宜使用。常用药物有6%明矾注射液，消痔灵注射液、5%鱼肝油酸钠等。注射治疗前口服甲硝唑0.4克、新霉素1克，每日3次，1～3天，清洁灌肠，肛周皮肤常规备皮。

1.直肠黏膜下注射

局麻或腰俞麻醉，截石位，常规消毒肛周皮肤及脱垂的直肠黏膜。注射区域为齿状线上方1 cm至脱垂黏膜上界。方法有点状注射和柱状注射二种，点状注射用皮试针直接刺入黏膜下层注入药物，然后退出做一点注射。点与点之间距离1 cm左右，并相互交错排列。柱状注射用细长针头从齿状线上方1 cm处进针，在黏膜下层边注射边向上推进全脱垂黏膜上界，使药液呈柱状分布，一般在直肠前后左右四壁各注射一柱，注射药量应以所用药物而定，以6%明矾注射液为例，点状注射每点0.2～0.3 ml，柱状注射每柱2～3 ml，总量约10～50 ml。

注射后将脱出组织送入肛内，适当给予抗生素，注意休息，控制大便1～3天，以后保持大便通畅。

2.直肠周围间隙注射

腰俞麻醉，截石位，常规消毒，选择长约10 cm的6号针头和20 ml注射器抽药备用，脱出肠管置于复位状态。术者一手持注射器，另一手食指伸入肠腔内做引导。在肛门一侧距离肛缘1.5 cm处进针，平行肛管进入坐骨直肠窝，在穿刺4～5 cm时可感针尖略有阻力，表明已到提肛肌，再进针穿过提肛肌后有落空感，即已进入骨盆直肠间隙。用手指在肠腔内触摸针尖部位确认其位置，严防刺穿盆底腹膜或直肠壁。注药前须先回吸无血，再缓慢注入药液。同时轻微进退针头，调整针尖方向，使药液在间隙内呈扇形均匀分布，注射完毕后更换针头，同法注射对侧。直肠后间隙进针部位在肛门与尾骨之间。进入肛管后间隙后，在伸入肠腔的手指引导下，将针头沿骶骨曲前方进入直肠后间隙，同样作扇形注射，使药液均匀分布于间隙内。注射药量以6%明矾注射液为例，一个间隙10～20 ml，总量30～60 ml，儿童酌减。

注射后病员需卧床休息1～3天，选择适当抗生素预防感染，控制排便3天，以后给予润肠通便，防止大便干燥。术后两三天可能有低热发生，为药物吸收热，无须做特别处置。如发热时间持续较长，或温度超过38°，或有局部红肿热痛，则有继发感染的可能，需加强抗感染治疗，并根据局部情况做适当处理。

3.双层注射

双层注射是把直肠黏膜下注射与直肠周围间隙注射结合应用，适应症与直肠周围间隙注射法基本相同，除了使直肠与周围组织粘连固定外，还能使松弛的黏膜粘连固定于直肠肌层，方法是先在脱出状态做黏膜下注射，复位后再做周围间隙注射，术前准备及术后处理均同前。

（三）手术

1.直肠黏膜缝合固定术

适应于Ⅱ、Ⅲ度直肠脱垂伴直肠黏膜松弛者。手术使用肠线纵形缝合直肠侧壁黏膜，并使之形成柱状瘢痕，从而起到紧缩肠腔、固定黏膜，支撑、固定直肠的作用。

腰俞麻醉，截石位，常规消毒求区，用 0/2 铬制肠线，从直肠侧壁距齿状线 1.5 cm 处，沿直肠纵轴横向缝合松弛的直肠黏膜 6～8 cm。缝合宽度 1～2 cm，缝线间距 1 cm。术前准备及术后处理同注射法。

2.肛门紧缩术

适用于直肠脱垂合并肛门松弛、肛门失禁的患者。

手术通过闭锁肛管后三角，紧缩肛门括约肌，缩小肛门，使肛门位置略微前移，肛管直肠角变小，从而增强盆底对直肠的承托作用。

腰俞麻醉，截石位，常规消毒，确定紧缩范围。麻醉状态下肛门能容三横指（6 cm 左右）可以紧缩肛周三分之一，能容三横指以上可以紧缩肛周二分之一。在紧缩部位做标记。从肛门后侧肛缘 4 cm 处做 V 形切口，向前至紧缩部位肛缘外 1 cm 处折向肛管。切开皮肤皮下组织，游离皮瓣至齿状线。暴露肛门外括约肌皮下层、浅层以及肛管后三角。间断缝合肛管后间隙数针，封闭肛门后三角，挑起外括约肌浅层及皮下层，折叠缝合，紧缩肌层，掀开皮瓣，缝合切口至肛缘，切除皮瓣，修整肛管内切口对合缝合，必要时可以结扎部分切口上方的直肠黏膜。术前准备、术后处理基本同注射法，缝线 7 天后拆除。

（四）综合治疗方案

儿童直肠黏膜脱垂可先选择保守治疗。黏膜脱出后小心保护，及时复位。针对原发病因如便秘、慢性腹泻、营养不良等进行辨证施治。加强锻炼，增强体质。通过这些措施，部分患儿，尤其是病程较短的患儿，脱出逐步减少而治愈。对反复脱出病程较长的患儿，单用保守治疗效果不显时，应及时调整治疗法，采用黏膜下注射，否则耗费时日又显效甚微，影响患儿的身心健康。黏膜下注射治疗直肠黏膜脱垂通常一次即可痊愈。如注射后仍有脱垂，须间隔两周以上再行注射治疗，愈后要注意纠正原发病因，防止复发。

成人直肠脱垂多为完全性脱垂。初发阶段及时采用保守治疗，常可取效，对频繁反复脱垂患者，则以注射和手术治疗为主，保守治疗为辅。注射法治疗直肠全层脱垂一般采用直肠周围间隙注射，也可同时配合黏膜下注射，即双层注射法，常可提高疗效。注射治疗后如有复发，可重复治疗，两次注射间隔以不少于两周为宜。成人直肠脱垂伴黏膜松弛壅塞肠腔者可采用直肠黏膜缝合固定术治疗，或配合双层注射法使用。Ⅱ、Ⅲ度直肠脱垂常伴有肛门松弛，如果只固定脱垂肠段，不改善肛门的约束力，术后容易复发。因此在处理脱垂肠段之后，还要做肛门紧缩术，缩小肛门增加括约肌张力。增强盆底对直肠的支撑力度，因直肠息肉、痔脱出牵拉引起的黏膜脱出，必须切除息肉、痔等病变组织，同期或分期做黏膜下注射，固定肠黏膜。因盆底肌群损伤所致的直肠脱垂，则应先施行修补手术纠正盆底缺陷，以后视其病情做相应处置。对神经功能丧失或减退的直肠脱垂，则以治疗原发病为主，经上述方法治疗无效的病例，可以选择经腹部行直肠悬吊固定的术式。

五、预防

1.加强锻炼、增强体质，直肠脱垂的发病很大程度上与体质虚弱有关。应根据不同年龄阶段的生理特点，选择适当的运动方式锻炼身体，保持健壮的体质。

2.高度重视便秘、慢性腹泻对身体健康的危害，一经发生应及时治疗，培养良好的排便习惯，合理营养，防止营养不良发生。认真治疗各种导致腹内压增高的病以及直肠息肉、脱出性痔。

3.防止盆底肌群损伤，生产过程及施行肛门会阴部手术时要注意保护盆底肌群，防止止会阴广泛撕裂和肛门括约功能损伤，如果发生损伤要及时予以修补。

4.直肠脱垂注射治疗或手术后要尤其注意避免增加腹压，半年内不得从事剧烈活动及重体力劳动，以防止复发。

第二节 炎性肠病

炎性肠病（inflammatory bowel disease，IBD）是一组病因不明的慢性肠道炎症性疾病，包括克罗恩病（Crohn's disease，CD）和溃疡性结肠炎（ulcerative colitis，UC），两者组织损伤的基本病理过程相似，但可能由于致病因素及发病具体环节不同，其组织损害的表现不同。过去50年，西方发达国家IBD的患病率一直居高不下，成为学者们的研究热点，近年一些研究显示我国IBD患者呈逐渐增多的趋势，相关研究也逐渐增多，在中医中药方面的研究也取得一定的成绩。

一、克罗恩病

克罗恩病（Crohn）又称局限性肠炎、节段性肠炎、肉芽肿性肠炎。本病是一种原因未明的肠道慢性非特异性、溃疡、坏死性炎症，常伴有肉芽组织增生，可以发生在消化管道的任何部位，但好发于回肠末端和右半结肠。

（一）诊断

1.症状本病大多起病缓慢，病史长达数月至数年，少数起病急骤，可表现为急腹症症状。病变部位、范围及严重程度不同，临床表现亦各不相同。

（1）腹痛是最常见的症状。疼痛部位多位于下腹部、脐周部，疼痛程度轻重不一，可有腹部不适、急痛、钝痛，甚至剧痛，常在餐后加重，排便或排气后可缓解。病变常同时侵犯小肠和结肠，出现腹泻、腹痛，病变侵犯胃和十二指肠时，腹痛和消化性溃疡相似，并常伴有幽门和十二指肠梗阻。病变侵犯空肠，可表现为上腹痛，病变侵犯回盲部，腹痛酷似阑尾炎。偶尔由于肠穿孔导致弥漫性腹膜炎，引起腹部剧痛。

（2）腹泻为常见症状，多为间断性发作，每次发作可持续数天或数周，腹泻的程度与病变范围有关。大便每日2～3次至10余次，甚至数十次，为软便或稀便。多不含脓血或黏液，便前腹痛，除非直肠受累，一般无里急后重。肠内炎症病变及肠道功能紊乱、吸收不良是腹泻的主要原因。

（3）发热亦为常见症状之一，多数病例为低热或中等热度，不伴寒战，偶有高热。发热与肠道病变活动及组织破坏毒素吸收有关，高热则见于急重症病例或有化脓性并发症者。

（4）其他消化道症状可有食欲减退、腹胀、恶心、呕吐、吞咽困难、厌食油腻、口腔溃疡等症状。

（5）由于长期腹泻、纳差，引起全身营养不良，表现为消瘦、贫血、低蛋白血症、维生素缺乏等，儿童青年时期可影响生长发育，男性可发生性欲减退，女性可以闭经，孕妇易发生流产、早产、胎儿畸形、死胎等。

2.并发症

（1）消化道出血

病变侵犯胃和十二指肠时，可引起呕血和黑便；小肠的局限性病变时，大便潜血阳性；小肠广泛病变或结肠溃疡性病变时可出现明显血便。偶见大量出血造成休克死亡者，据报道消化道出血约见于12%～50%的病例。

（2）急性消化道穿孔

急性穿孔极少见，发生于病变急性活动期，多见于回肠，常引起弥漫性腹膜炎。

（3）内、外瘘

内、外瘘是最为常见的并发症，大约占26%～48%，内瘘占39%，外瘘占13%。为本病慢性期的表现，外瘘常见于手术吻合口瘘自腹壁手术瘢痕溃出的溃的瘘管、肛管病变形成的肛瘘、直肠溃疡形成的直肠阴道瘘等；内瘘多是由于回肠、结肠病变向邻近肠管、内脏粘连穿透形成，如瘘管向膀胱发展可以从尿道中排出肠内容物，窦道则形成脓肿。

（4）肠梗阻

大约有1/3以上患者发生不同程度的肠梗阻，一般为不全性肠梗阻，多为亚急性梗阻，是由于病变部位纤维化、瘢痕形成所致，急性便阻少见。

（5）肠外病变

皮肤病变有结节性红斑、皮肤溃疡、坏疽性皮炎等；眼部病变如虹膜炎、巩膜炎等；关节病变如关节痛、游走性关节炎、强直性脊椎炎、骶关节炎等；泌尿系统病变如泌尿系统结石、肾淀粉样变等；肝胆病变如胆道结石、胆管炎、肝脂肪变性、肝纤维化、肝肉芽肿病、慢性活动性肝炎等；血管病变如动脉炎、血栓性静脉炎等。

（6）癌变

近年来资料表明：克罗恩病患者肠癌发病率明显高于正常人，癌多发生于回盲肠和旷置肠段，故手术应尽量切除病变肠段而不宜做旷置性手术。克罗恩病癌变率为 0.3%～1%，病史在 20 年以上者，癌变率为 3%。

3.体征病变

侵犯的部位及程度不同，体征亦不同。

（1）全身表现

患者可有发热，呈慢性病容，面色苍白，贫血，貌消瘦，可有口腔溃疡、皮肤结节性红斑、关节炎、杵状指、虹膜炎、肝掌、肝脾肿大等体征。

（2）腹部体征

腹部肿块：约有 1/3 患者在病变部位可触及肿块，以右下腹和脐周肿块为多见，中等硬度，较固定，常有压痛，系病变增厚的肠管壁、肿大的肠系膜淋巴结以及内瘘。腹腔脓肿形成的炎性包块。并发肠梗阻时：腹胀，可见肠型，并发外瘘时：腹壁可见瘘口。

（3）肛门病变

部分患者可见肛门周围脓肿或瘘管。

4.辅助检查

（1）实验室检查

①血常规检查

红细胞和血红蛋白有不同程度的降低，病变活动时白细胞常增高，血沉增快。

②大便检查

可见红细胞、白细胞及不消化食物，隐血试验常阳性。

③血生化检查

血浆白蛋白降低，血清α2-球蛋白、γ-球蛋白增高，血钾、钠、钙、镁可因腹泻、少食而降低。

（2）X线检查

是本病的重要检查方法，诊断正确率可达 95.7%。钡餐检查小肠呈慢性炎症表现，小肠黏膜皱襞增宽、扁平甚至消失，钡灌肠结肠袋消失或肠腔大小不规则。肠黏膜有肉芽肿改变时，X 线可呈卵石样改变，称"卵石征"。典型改变是回肠末端肠腔狭窄、管壁僵硬、黏膜皱襞消失，呈"铅管征"。跳跃性、节段性病变对本病有诊断价值。病变近端肠管扩张、积液，是肠腔狭窄、梗阻征象，还可发现息肉状变及充盈缺损及瘘管征象。

（3）内镜检查

内镜检查对发现早期病变和微小病变有意义，使用纤维十二指肠镜、纤维结肠镜检查可相应部位病变：黏膜充血、水肿、口疮样溃疡或纵行溃疡、肠袋改变、肠腔狭窄、假息肉形成、卵石状的黏膜相，并可同时做活检，但瘘管可漏诊，对瘘管的诊断较 X 线检查差。

（4）B 型超声检查

有辅助检查作用，能显示脓肿形成，腹部肿块性质。

（5）X 线计算机体层摄影（CT）检查

CT 检查优于 B 型超声检查，能确定腹腔或盆腔脓肿形成及范围，可配合钡剂造影检查瘘管形成。

（6）磁共振成像（MRI）检查

可显示上、下提肛肌间隔，能将肛周瘘管轮廓显示清楚。

（7）病理检查

大体标本可见黏膜肉芽肿和线裂状溃疡，典型的成"鹅卵石"样，显微镜下可见非干酪筍增生性肉芽肿，有淋巴细胞和浆细胞浸润，肠壁内可有纤维组织增生。

5.诊断标准

根据世界卫生组织提出的临床病理概念，日本消化病学会拟定标准如下：

（1）非连续性或区域性病变。

（2）铺路石样表现或纵行溃疡。

（3）全壁性炎症性病变（肿块或狭窄）。

（4）结节病样非干酪性肉芽肿。

（5）裂沟或瘘管。

（6）肛门部病变（难治性溃疡，非典型的肛瘘或肛门裂）。

具有上述病变内的①、②、③者为疑诊，再加上④、⑤、⑥三项中之一者为确诊。然而有第④项者，只要①、②、③三项中有二项亦为确诊。

（二）鉴别诊断

1.急性阑尾炎和阑尾脓肿，一般腹泻少见，右下腹疼痛较重，有反跳痛，腹肌紧张。但有些病例仍难以鉴别，应手术探查。如果术中发现阑尾基本正常或仅有轻微炎症，应检查回肠和结肠，若发现节段性肠管壁水肿增厚，肠系膜淋巴结肿大，应做活检，以进一步确诊。

2.肠结核多累及回盲部，X 线表现与克罗恩病相似，但肠结核多伴其他脏器的结核病变、大便结核菌培养阳性、抗结核治疗有效。克罗恩病多伴发脓肿、瘘管，术后易复发。

3.缺血性回结肠炎多为中老年人罹患，80%在 50 岁以上，常呈急性发作性下腹痛，下坠及血性腹泻，中毒症状严重，常有心血管等老年疾患。

4.溃疡性结肠炎急性与慢性交替发作，经久不愈，多为脓血便，反复发作，以左侧结肠受累为主，经钡餐造影及内镜检查可与克罗恩病相鉴别。

5.结肠憩室炎呈发作性腹痛，多为左下腹部，可伴有腹泻、便血、发热，腹部无包块。多见于 40 岁以上，X 线检查乙状结肠可见到憩室。

6.原发性小肠淋巴瘤腹痛、腹泻、消瘦、乏力、发热，症状多呈持续性，恶化较快，易发生肠梗阻，腹部肿块质硬，无压痛，病变局限于小肠，X 线造影检查、小肠活检有助于诊断。

7.非肉芽肿性空回肠炎腹痛、腹泻、营养不良、消瘦，小肠病变呈弥漫性炎症、黏膜溃疡，无肉芽肿形成。

8.十二指肠溃疡疼痛有规律性，制酸剂治疗有效，纤维内镜及活检有助于诊断。

9.阿米巴肠炎腹痛轻，无明显全身症状，腹泻似一般肠炎，大便检查可发现阿米巴原虫。

（三）治疗

1.西医治疗

目前，对克罗恩病尚无特效治疗，克罗恩病是一种全身性疾病，治疗应以全身支持治疗和药物治疗为基础，必要时手术治疗。

（1）支持治疗

①调整饮食

少渣、无刺激性、富于营养食物，宜给高热量、高蛋白、低脂肪、低纤维素饮食，适当补充维生素和电解质。

②注意休息

适当增加休息时间，病情较重者卧床休息。

③补充营养

由于长期腹泻，食欲减退，易造成营养不良、低蛋白血症、贫血，可适当输白蛋白、血浆和新鲜血液，必要时可给予静脉高营养。

（2）药物治疗

①对症治疗

腹痛，可用阿托品、颠茄合剂、普鲁本辛等解痉药物，也可用苯巴比妥、安定等镇静剂；腹泻，可用氢氧化铝胶、复方苯乙哌啶片（苯乙哌啶 2.5 mg、硫酸阿托品 0.025 mg），或苯乙哌胺（易蒙停），根据排便次数调整剂量；营养不良：肌注或口服维生素 B（特别是维生素 B12、维生素 K、D、A；补充电解质、微量元素，如钾、钙、铁、镁、锌等。

②抗生素治疗

腹痛、腹泻常因肠道或系膜急性炎症引起，可给予适当抗菌药物治疗。

磺胺类：首选水杨酸偶氮磺胺吡啶（SASP），每日 4～6 克，分 4 次口服，症状控制后每日 2 克，疗效较好，对结肠病变效果尤好。SASP 是肠道打菌药，能抑制肠道内细菌生长。不良反应有白细胞减少、药疹、肝功能损害。

甲硝唑：能抑制肠道内厌氧菌生长，减轻肠道免疫负担。可口服 0.2～0.4 克，日 3 次；也可静脉滴注，1 克/d，常与激素或免疫抑制、SASP 合用，以增强疗效。继发感染者，可用头孢类或其他广谱抗菌素。

③肾上腺皮质激素

急性期应用糖皮质激素治疗，可获得相当好的疗效。其不良反应为加重出、血、穿孔等。长期应用效果不满意，维持量不能防止复发。应用指征：急性发作期；病情经一般药物治疗无效者；有皮肤病、关节炎等合并症者；术后复发者；左半结肠病变应用激素灌肠治疗。应用方法：氢化可的松每日 300 mg，1～2 周后渐减量至每日 100 mg，维持 2 个月或更长。泼尼松每日 40～60 mg，6～8 周内渐减量，最后给以最低限度的维持剂量。但对疑有穿孔：内瘘、出血者，慎用激素。

④免疫抑制剂

常用硫唑嘌呤，与激素合用能加强激素疗效，不良反应有骨髓抑制及消化道反应和感染。方法：2～5 mg/kg，疗程 6 个月，硫唑嘌呤对结肠病变疗效很好。

⑤卡介苗治疗

有人认为本病可能与肠黏膜对细胞的过敏反应有关，介绍用卡介苗做皮肤划痕，每 4 天 1 次，共 3 次，对少数病例有效，包括瘘管愈合，体温恢复正常，体重增加等。方法简便，值得试用，疗效待进一步观察。

⑥放射治疗

腹部放射治疗可作为早期病人的辅助治疗。对淋巴组织增生、急性复发病变有效，对肠管狭窄、纤维化的后期病变应禁用。腹部放射治疗指征：胃、十二指肠的克罗恩病，需手术者；小肠广泛病变，无狭窄者；早期病变，其他疗法无效者；术后复发，不宜再手术者。

放射治疗方法：将腹部分为 4 个象限，每个象限每天给 150γ，4 天完成 4 个象限。每月 1 次，3 个月为 1 个疗程。依病变情况，可重复放疗；总剂量 1000γ，根据病情分次照射前腹部，7～10 天为 1 个疗程。

通过腹部放射治疗，少数病人病情可缓解，X 线检查可见黏膜结节样改变明显减少，炎症明显减退，对卵巢有损害，妇女不宜使用。

（3）手术治疗

单纯内科治疗复发率高，而且部分病人症状难以缓解，外科手术治疗常可获得较好的疗效。

①手术适应证

内科治疗无效者；有慢性全身性合并症者；影响生长发育和正常生活者；并发肠梗阻者；急性肠穿孔引起弥漫性腹膜炎者；反复出血者；有癌变者；并发腹壁肠瘘或内瘘者；慢性肠穿孔形成腹腔脓肿者；中毒性巨结肠癌；肛瘘或肛门周围脓肿者。

②手术方式

根据病人全身情况及肠道的局部病变情况，可选用适当的术式。

肠切除术：病变肠段一期切除吻合术，可迅速缓解症状，减少复发率。切除范围包括病变变严重引起狭窄、梗阻、穿孔、内瘘、出血病变的肠段。在不影响治疗效果的情况下，应尽量保留肠管，以防止短肠综合征的发生。不需要强调切至病变边缘 10 cm 以上的正常肠段。有人认为术后复发多在近端肠管，故近端肠管切除应距病变部位 10 cm 以上，对于跳跃性病灶之间距离 10 cm 以上者，应分段切除吻合以减少切除肠段。

肠造瘘术：仅用于全身严重衰竭、中毒性巨结肠、肠管病变广泛、肛门部病变严重而不宜做切除者，肠造瘘术可减压、转流粪便，有利于病变的稳定。有人报道利用造瘘口向病变肠道灌注激素及抗生素，使炎症减轻，仍可回纳造瘘口，恢复正常通道。

肠捷径吻合术：即短路手术，在病变肠袢上下端做吻合术，旷置病变肠段。因为术后发生盲袢综合征、癌变等，目前已极少采用，仅用于十二指肠病变引起梗阻时，短路手术较十二指肠切除术创伤小，并发症少。

2.中医治疗

（1）内治法

①湿热瘀阻

主症：身热、恶寒、腹痛、便下黏液和脓液，泻下急迫，舌质红，苔黄腻，脉弦数或滑数。

治则：清热利湿，理气化瘀。

方药：葛根芩连汤加味。葛根 10 克，黄连 10 克，黄芩 10 克，苡仁 15 克，厚朴 10 克，银花踞，连翘 12 克，赤白芍各 12 克，当归 10 克，红花 6 克，陈皮 10 克，木香 10 克。每日 1 剂，水煎服。

②气滞瘀结

主症：腹痛，腹胀拒按，腹部可扪及肿块，大便不畅或闭结，苔厚腻而干，脉弦滑而数，或脉沉有力。

治则：行气通腑，逐瘀散结。

方药：桃仁承气汤加味。丹参 15 克，桃仁 10 克，红花 5 克，三棱 10 克，莪术 8 克，木香 10 克，槟榔 12 克，枳实 8 克，厚朴 10 克，生大黄 6 克，穿山甲 10 克，每日 1 剂，水煎服。

③脾肾气虚

主症：腹痛隐隐，痛势绵绵，腹泻不重，大便稀薄，消化不良，形体消瘦，时发时愈，舌淡胖，苔白，脉细弱而缓，或沉细迟。

治则：温补脾肾。

方药：四君子汤合四神丸加味。党参 15 克，白术 15 克，茯苓 10 克，补骨脂 10 克，吴萸 6 克，五味子 10 克，肉桂 5 克，炙甘草 12 克，白芍 12 克，川楝子 10 克，山药 10 克，山楂 10 克，麦芽 10 克，鸡内金 5 克。每日 1 剂，水煎服。

（2）专方验方

①当归 10 克，牛膝 10 克，制首乌 15 克，生地 12 克，升麻 8 克，泽泻 10 克，苁蓉 10 克，女贞子 8 克，石斛 10 克，茵陈 8 克，枳壳 10 克，淡竹叶 5 克，以上诸药亦可根据病情酌情增减，每日 1 剂，水煎服。

②丹参 15 克，赤芍 15 克，白芍 10 克，当归 12 克，白术 10 克，党参 15 克，红花 5 克，枳壳 10 克，木香 10 克，陈皮 10 克，半夏 8 克，川芎 12 克，甘草 6 克，以上诸药亦可根据病情酌情增减。每日 1 剂，水煎服。

（3）中成药

①参苓白术丸

益气健脾，利湿止泻。适用于脾气亏虚，表现出食少，便溏，神疲乏力者。每日 3 次，每次 6 克，口服。

②金匮肾气丸

温肾助阳。适用于肾阳虚衰，表现出腹泻，大便清稀，肢冷畏寒者。每目 3 次，每次 6 克，口服。

（4）其他疗法

①灌肠治疗锡类散保留灌肠治疗

锡类散 1～2 克加入温生理盐水 100ml，保留灌肠，每日 1 次，能清热解毒，除腐生新。

马齿苋 30 克，地丁 30 克，穿心莲 30 克，蚂蚁草 30 克，白头翁 30 克，红藤 30 克。浓煎取汁 100 ml，保留灌肠。每日 1 次，能清热解毒，适用腹痛腹泻，伴脓血黏液便者。

②针灸治疗

取大肠俞、天枢、足三里等穴位，针刺时加艾灸，留针 15 分钟，1 周为 1 个疗程。

③穴位注射

可用当归注射液穴位注射双侧肾俞、脾俞、足三里等。每穴 1～2 ml，隔日 1 次，1 周为 1 个疗程。

3.中西医结合治疗

近年来，国内外在克罗恩病的诊断治疗上有了不少进展，但由于发病原因尚未阐明，故在彻底治疗以及防止复发上缺乏有效的措施。

（1）克罗恩病的诊断

人们对克罗恩病的各种各样症状和合并症的认识逐渐完善，加之近代消化道造影、B 超、CT 和内镜技术的发展，为克罗恩病的诊断提供了更可靠的依据。

（2）克罗恩病的治疗

克罗恩病病程复杂多变，难以有较统一的治疗方案，急性期或无合并症的慢性期，宜内科治疗，当内科治疗无效或有出血、穿孔、狭窄、内瘘等合并症，或病变集中局限在某一肠段时，可采用外科治疗。鉴于克罗恩病术后复发率较高，近年来对本病的治疗倾向于保守治疗，多应用甲硝唑、SASP 等抗炎和免疫抑制的长期治疗，配合以高热量、高蛋白饮食或肠外营养支持。手术适应证选择较严格，并尽量保全有功能的肠段。

二、溃疡性结肠炎

溃疡性结肠炎（UC）是一种原因不明、主要发生在结肠黏膜层的炎症性病变，由 Wilks 及 Moxon 于 1875 年首先报道。1973 年世界卫生组织医学科学国际组织委员会将本病定名为特发性结肠炎，又称慢性非特异性 UC，以区别各种特异性炎症。但由于临床的一致性，目前，国内外仍多用溃疡性结肠炎这一病名。病理上以结肠黏膜溃疡糜烂、隐窝脓肿等表现。病变范围主要在乙状结肠、直肠，也可向上扩展至左半、右半结肠，甚至全结肠，以黏液脓血便、腹痛、腹泻、里急后重为主要临床症状，病情常反复，多数病程缓慢、迁延，有时急性发作或爆发，可产生严重的局部和远处的肠外并发症。国内发病率呈逐年上升趋势，各年龄段均可发病，但以中青年居多，无明显的性别差异。治疗仍以内科治疗，防止复发为主，顽固性、急性发作、持续大出血可手术治疗。

临床流行病学资料显示，北美和欧洲北部 UC 发病率最高，南美、东南亚、非洲、澳大利亚等地发病率较低。国内发病年龄以 20～40 多见，一般在 70%以上，性别无明显差异。这一现象除与南北地理位置的差异有关外，也不能除外各地卫生保健、工业化程度、环境卫生、卫生立法等因素的影响。UC 发病率的地域差异也可能是由各国人群遗传背景不同所致，但环境因素的作用似乎更为重要，从低发病率国家移居至发达国家的人群发病率上升。早期在美国和斯堪的纳维亚半岛进行的流行病学研究发现 UC 在秋冬季节易发。此外，使用非甾体抗炎药（NSAID）、口服避孕药等药物、巨细胞病毒感染或其他感染、假膜性肠炎、饮食因素等均可促进 UC 的发生。同时也存在对 UC 起保护作用的环境因素，如以母乳喂养婴儿、幼年期寄生虫感染、吸烟、阑尾切除等，均能不同程度地降低 UC 发生率。

（一）病因及发病机制

1.中医病因及发病机制

中医认为 UC 的病因病机多与湿热、虚（脾虚、肾虚、脾肾虚）、气（气郁）、瘀有关。主要致病因素为湿热，病理基础以脾虚为本，湿热、肝郁、淤血为标。

（1）与肝、脾、肾的关系

外感六淫，内伤七情，或饮食不节，恣食生冷，醉饱入房，以致脏腑之气，以致脾胃受伤，运化失司，湿热内蕴，下注大肠，则生泄泻。六淫之气伤人，肠胃功能失调皆能致泻，湿邪为发病的主要因素，且常兼夹寒、热、暑等病邪，湿邪影响脾胃运化，脾恶湿喜燥，湿盛则脾不能正常运化而成泻矣。董建华认为 UC 病位在肠，同时与肝、脾、肾密切相关，分别施以调肝健脾助运等方法，配以灵活化裁，取效颇捷。

（2）与外感六淫的关系

外感六淫之中，湿邪是 UC 的主要致病因素。尤以湿热之邪为主要致病之因。暑湿热毒侵入脾胃，湿热郁蒸，肠胃之气血阻滞。气血与暑湿热相搏结，化为脓血黏液，风邪客于肠胃，脾胃受损，升降功能失调是 UC 的基本病理变化。正如《内经》所说："春伤于风，邪气留连，乃为洞泄""春伤于风，夏生飧泄""久风入胃中，则为肠风、飧泄。"

（3）与气血瘀滞的关系

现在有许多学者认为气血瘀滞在 UC 发生中具有特别重要的意义。孙韦义用益气活血化瘀中药治疗 UC 取得满意疗效。无疑说明了这种认识的正确性。穆淑清也认为 UC 为湿热毒邪入侵肠腑，伤及肠壁脉络，使之气血瘀滞，血败肉腐化为黏液脓血，并形成大小不等的溃疡。

2.西医病因及发病机制

UC 病因病机的研究国内外学者做了大量的工作，目前认为该病的发病与自身免疫的异常和遗传因素有密切的关系，而精神因素、饮食不洁、微生物感染等可能只是诱因。

（1）UC 的免疫学机制

目前西医学对于 UC 的研究表明免疫功能紊乱是导致 UC 的关键环节。主要包括以下几个方面。

①自身免疫

大多数学者认为 UC 是一种自身免疫性疾病，与肠道菌群失调有密切关系。临床上 75%UC 患者血清中可检测到抗中性粒细胞胞浆抗体（ANCA），而在 UC 患者中 ANCA 呈家族聚集现象，故 ANCA 有望成为 UC 较特异性的血清标记物。

②细胞因子在 UC 的作用

细胞因子是指机体的免疫细胞（如 T 细胞、B 细胞、巨噬细胞和单核细胞等）和非免疫细胞（如血管内皮细胞、表皮细胞和成纤维细胞等）合成和分泌的一组具有广泛生物活性的小分子多肽。促炎性细胞因子由单核细胞及巨噬细胞产生，参与细胞介导的免疫反应，包括白介素（interleukin，IL）家族中的 IL-1、IL-6、IL-8、IL-12、IL-18 及肿瘤坏死因子-α（TNF-α）和干扰素（IFN），他们对肠道发挥促炎症性作用，并充当黏膜损伤的介质。其中 IL-8 是一种强有力的中性粒细胞趋化因子和活化因子，主要生物学作用是趋化并激活中性粒细胞，TNF-α主要由巨噬细胞及 T 细胞产生，具有活化单核巨噬细胞、刺激内皮细胞表达多种黏附分子等作用。其引起肠道黏膜损伤的机制包括生成白三烯、氧自由基及释放血小板因子，诱导细胞内诱生型一氧化氮合酶 mRNA 的表达及四氢生物蝶呤的生成，促使一氧化氮生成增多而引起细胞损伤。TNF-α还通过激活半胱天冬蛋白酶导致肠道内淋巴细胞凋亡，降低肠黏膜的免疫功能；抗炎症性细胞因子%主要由 T 细胞产生，参与体液免疫反应，包括 IL-4、IL-10 和 IL-13 等，他们主要以抗炎的方式起作用。

③与疾病活动相关的生化因素

第一，髓过氧化物酶（MPO）：MPO 是中性粒细胞嗜酸性颗粒产生的一种重要过氧化物酶，主要存在于嗜中性粒细胞和单核粒细胞。MPO 循环利用的经典途径是通过氧化卤素离子生成次卤酸；后者对于宿主防御以及炎症的发生、发展非常重要，而且次卤酸具有很强的抗微生物作用，可直接影响机体的免疫功能。

第二，过氧化物酶（SOD）：SOD 是反映细胞功能和机体抗炎症反应的指标，能有效地清除氧自由基，从而抑制肠组织中脂质过氧化反应并稳定细胞膜。

（2）遗传因素

本病在欧美国家多见，UC 的家族聚集性最早是在 20 世纪 30 年代被报道的，阳性家族史是 UC 最大的独立危险因素。UC 患者一级亲属的 UC 患病率为 5.7%～15.5%，是正常人的 5 倍甚至更多。单卵双生子同患 UC 的一致性高达 16%，双卵双生子则为 7%。研究证明遗传因素 UC 为多基因疾病，目前较多证据表明 2、6 号染色体与 UC 易感相关。

（3）环境因素

近几十年来，UC 发病率持续增高，该现象首先出现在社会经济高度发达的北美、北欧，继而是西欧、南欧，最近出现在日本、南美。此现象提示饮食、吸烟或暴露于其他尚不明确环境因素在 UC 发病中具有重要作用。

（4）感染因素

微生物在 UC 发病中的作用一直受到重视,但至今尚未找到某一特异微生物病原与 UC 有恒定关系。Yamamoto Furusho 的研究显示，墨西哥 UC 发病率的增加与蠕虫感染减少有关，而蠕虫能防止机体免疫失调的发生，刺激辅助性 T 细胞（Th2）分泌 IL-4、IL-5、IL-9、IL-13 等，从而可能在肠道炎症中起一定的保护作用。幽门螺杆菌（Hp）具有诱导免疫耐受、限制炎性反应的作用，能抑制自身免疫性疾病的发生，Hp 感染对 UC 发病具有保护作用。

（二）分类

1.西医分类

按临床表现和过程可分 4 型：

（1）初发型症状轻重不一，既往无 UC 史，可转变为慢性复发型或慢性持续型。

（2）慢性复发型症状较轻，临床上最多见，治疗后常有长短不一的缓解期。复发高峰多在春秋季，而夏季较少。在发作期结肠镜检查，有典型的 UC 病变，而缓解期检查仅见轻度充血、水肿，黏膜活检为慢性炎症，易误为肠易激综合征，有的患者可转为慢性持续型。

（3）慢性持续型起病后常持续有轻重不等的腹泻、间断血便、腹痛及全身症状，持续数周至数年，其间可有急性发作。本型病变范围较广，结肠病变呈进行性，并发症多，急性发作时症状严重，需行手术治疗。

（4）急性暴发型国内报道较少，约占 UC 的 2.6%，国外报道占 20%，多见于青少年，起病急骤，全身及局部症状均严重，高热、腹泻每日 20～30 次，便血量多，可致贫血、脱水与电解质紊乱、低蛋白血症，衰弱消瘦，并易发生中毒性结肠扩张、肠穿孔及腹膜炎，常需紧急手术，病死率高。

2.中医分型

慢性非特异性 UC，具有病程长、反复发作、迁延不愈等特点。其中各个证型一般都具有泄泻、腹痛、黏液脓血便和不同程度的里急后重等共同证候。除此以外，在辨证分型时，还要抓住各证型的特殊证候（以下证型均省略共同证候）。

（1）实证

①湿热内蕴型

主症为便中夹脓带血，里急后重，身热，舌苔黄腻，脉滑数。兼症为肛门灼热，胃痞纳呆，大便秽臭，小便短赤。

②气滞血瘀型

主症为肠鸣腹胀或腹痛拒按，面色晦暗，舌紫或有瘀斑、瘀点，脉弦涩。兼症为泻下不爽，嗳气食少，胸胁胀满。

（2）虚证

①脾肾两虚型

主症为久泻不愈，形寒肢冷，食减纳呆，腰膝酸软，遇寒加重，舌淡、苔白、脉沉细。兼症为少气懒言，腹中隐痛喜按，腹胀肠鸣，五更泄泻。

②阴血亏虚型

主症为午后低热，头晕目眩，失眠盗汗，舌红少苔，脉象细数。兼症为腹中隐痛，心烦易怒，神疲乏力。

3.临床分型

（1）大肠湿热

起病较急，腹痛即泻，泻下急迫如注，便味臭秽，血随便下。或泻下黄色水样便，或脓样黏液便，腹胀肠鸣，肛门灼痛。或可伴有寒热，心烦口干而不欲多饮，食欲不振，小便赤涩短少，舌苔黄腻，脉象滑数。

（2）寒湿凝滞

腹泻，便下赤白黏冻，白多赤少，或为纯白冻，腹痛拘急，里急后重，口淡乏味，中脘痞闷不渴，头痛身困，小便清白，舌质淡，苔白腻，脉濡缓。

（3）食滞胃肠

腹痛即泻，泻下痛减，少顷复又痛泻，泻下粪便臭如败卵，腹痛拒按，肠鸣，脘腹胀满，嗳气酸臭、厌食或呕吐，舌苔垢浊或厚腻，脉滑。

（4）毒热壅盛

发病急骤，壮热口渴，头痛烦躁，胸脘满闷不食，呕吐恶心，腹痛剧烈，后重特甚，腹泻，下利脓血，多为紫红色，或呈血水状，便次频频，舌红绛，苔黄燥，脉滑数或疾，甚至昏迷。

（5）瘀阻肠络

下利日久，便下粪少，大便时稀时干，便后不尽，夹有黏冻或黯血，或下血色黑有光如漆，腹部刺痛，痛有定处，以左侧少腹为多，按之痛甚。可扪及条索状瘀块，面色暗滞，舌边有瘀斑或舌质暗红，脉沉涩。

（6）肝郁脾虚

腹泻，或便秘和腹泻交替发作。时作时止，每因恼怒而发作或加重，发作则腹痛欲泻，泻后痛减，矢气频作，大便溏薄，黏液较多，时夹脓血，日行3～4次，左少腹坠胀或里急后重，伴纳差，胸脘痞满，噫气不舒，性情急躁等，舌质红，苔薄白而腻，脉弦。

（7）脾气虚弱

大便时溏，迁延反复，完谷不化，劳累则便溏加重，饮食减少，食后脘闷不舒，稍进油腻厚味食物，则大便次数明显增加，面色萎黄，神疲倦怠，或腹胀有下坠感，甚则脱肛不收，舌淡苔白，脉细弱。

（8）脾虚湿困

大便溏薄，脓血杂下，夹有黏液，久而不止，日行3～6次，腹胀纳差，自重倦怠，腹痛隐隐，舌质淡，苔白腻，脉沉缓。

（9）脾胃虚寒

下利日久，便下清冷稀薄，带有白冻或便下欠爽不化，每遇受寒或食入生冷发作，腹部隐痛，喜暖喜按，肠鸣腹胀，四肢欠温，舌淡苔白，脉沉迟。

（10）寒热错杂

便溏时发时止，日久不愈，发作时便泻夹有黏液或见脓血，里急后重，腹痛，饮食减少，倦怠怯冷，舌质淡，苔腻，脉细。

（11）气阴亏虚

疲乏头昏，五心烦热，腹胀不适，大便干结，临厕努挣乏力，舌质偏暗少苔，脉细弱。

（三）临床表现

UC可发生在结直肠的任何部位，以直肠和乙状结肠多见，也可累及升结肠和结肠的其他部位，或累及整个结肠，少数全结肠受累并可侵及末端回肠，受累的肠管多限于距回盲瓣10 cm以内的末端回肠。

1.临床症状

UC患者临床结肠黏膜呈充血、水肿，并可以形成多数大小不等、容易出血的溃疡，严重者大段结肠可无正常黏膜。发病时多见以下症状。

（1）腹泻病初症状较轻，粪便表面有黏液，以后便次增多，重者每日排便10～30次，粪中常混有脓血和黏液，可呈糊状软便。

（2）腹痛多局限左下腹或下腹部，轻症者亦可无腹痛，随病情发展腹痛加剧，排便后可缓解，里急后重系由于炎症刺激直肠所致，并常有骶部不适。

（3）便血主要由于结肠黏膜局部缺血及溶解纤维蛋白的活力增加所致，一般为小量便血，重者可呈大量便血或血水样便。

除了上述介绍的，UC患者还多有厌食、饱胀、嗳气、上腹不适、恶心、呕吐等症状出现。容易并发肠狭窄、中毒性肠扩张等病症，严重的还有癌变的风险。全身表现多见于急性暴发型重症患者，出现发热、水电解质失衡、维生素、蛋白质丢失、贫血、体重下降等。

2.体征

左下腹或全腹压痛，可扪及降结肠特别是乙状结肠呈硬管状，并有压痛，有时腹肌紧张，肛诊可发现肛门括约肌痉挛，指套有黏液或血性黏液分泌物，直肠有触痛。

3.病理形态

（1）大体形态

UC是以黏膜为主的炎症，浆膜层一般完整，外观光滑、光泽，血管充血，肠管缩短，以远端结肠和直肠最明显。一般看不到纤维组织增生；肠管黏膜表面有颗粒感、质脆，广泛充血和出血，有多个浅表性溃疡，沿结肠带呈线状分布或呈斑块状分布。严重者可见黏膜大片剥脱，甚至暴露出肌层，黏膜病变呈连续性，从直肠或乙状结肠开始，常常远段重，近段轻；左半结肠重.右半结肠轻。黏膜表面还可见到许多大小不等、形态各异的炎性息肉，以结肠多见，直肠则较少见。有时可见到炎性息肉相互粘连而形成的黏膜桥。

92 组织形态

黏膜和黏膜下层高度充血、水肿，炎性细胞弥漫性浸润，主要为中性粒细胞、淋巴细胞、浆细胞和巨噬细胞。初起炎症限于黏膜，在上皮和腺体受损后炎症可发展到黏膜下层，一般不累及肌层和浆膜层。中性粒细胞浸润肠上皮，可导致隐窝炎和隐窝脓肿，上皮细胞增殖，杯状细胞减少或消失。小溃疡多位于黏膜层，呈弥漫性分布，底部可达黏膜下层，极少累及全层，溃疡底仅见薄层肉芽组织。

（四）检查

1.实验室检查

（1）粪便检查活动期以糊状黏液、脓血便最为常见，镜下检查有大量的红细胞、脓细胞，其数量变化常与疾病的病情相关。涂片中常见到大量的多核巨噬细胞，UC 患者大便隐血试验可呈阳性。

（2）红细胞沉降率（ESR）UC 患者在活动期时，ESR 常升高，多为轻度或中度增快，常见于较重病例，但 ESR 不能反映病情的轻重。

（3）白细胞计数大多数患者白细胞计数正常，但在急性活动期，中、重型患者中可有轻度升高，严重者出现中性粒细胞中毒颗粒。

（4）血红蛋白 50%～60%患者可有不同程度的低色素性贫血。

（5）C 反应蛋白（CRP）正常人血浆中仅有微量 C 反应蛋白，但轻度炎症也能导致肝细胞合成和分泌蛋白异常，因此 CRP 可鉴别功能性与炎症性肠病。

（6）免疫学检查一般认为，免疫学指标有助于对病情活动性进行判断，但对确诊本病的意义则有限。在活动期，血清中 IgG、lgA 和 IgM 可升高，T/B 值下降。在一些 UC 患者中，IL-1 与 IL-1 受体（IL-1R）的比值较正常人和其他炎症患者为高。炎症性肠病的组织中 IL-1 含量增加，而且其含量与病变的活动件成正比，有资料表明，炎症性肠病中巨噬细胞处于高度活跃状态，并分泌 TNF-α，而测定 TNF-α 对了解 IBD 患者病变的程度与活动度具有重要意义。

2.辅助检查

（1）X 线检查

X 线检查一直是诊断 UC 的重要方法，即使应用结肠镜后，其在诊断和鉴别诊断方面仍具有独有的价值，是 UC 诊断的重要措施。

腹部平片：在临床上已很少应用腹部平片诊断 UC，其最重要的价值在于诊断中毒性巨结肠。对中毒性巨结肠患者应每隔 12～24 小时做 1 次腹部平片检查，以监测病情变化。钡剂灌肠检查：钡灌肠检查是 UC 诊断的主要手段之一。但 X 线检查对轻型或早期病例的诊断帮助不大，气钡双重对比造影明显优于单钡剂造影，有利于观察黏膜水肿和溃疡。

（2）CT 和 MRI 检查

以往 CT 很少用于肠道疾病的诊断，而近几年随着技术的提高，CT 可模拟内镜的影像学改变而用于 UC 的诊断。MRI 检查费用昂贵，对肠道疾病诊断效果差，但在诊断 UC 的肠腔外病变和并发症方面可能有一定价值。

（3）结肠镜检查

结肠镜检查是诊断 UC 最重要的手段之一，既可直接观察结肠黏膜的变化，可确定病变的基本特征和范围，又能进行活组织检查，因此，可以大大提高诊断 UC 的准确率，对本病的诊断有重要价值。此外，在 UC 癌变监测过程中也起着十分重要的作用。但病变严重并疑将穿孔、中毒性结肠扩张、腹膜炎或伴有其他急腹症时，应列为结肠镜检查的禁忌证。内镜下黏膜形态改变主要表现为糜烂、溃疡和假息肉形成，黏膜粗糙呈细颗粒状，黏膜血管模糊，质脆易出血；病变反复发作者可见到假息肉、结肠袋消失、肠壁增厚等表现。

①在活动期

受累的同一肠段的改变几乎均匀一致。初期主要是黏膜充血、水肿，血管纹理紊乱、模糊，半月襞增厚，肠管常呈痉挛状态；随后黏膜面变粗糙，出现弥漫分布、大小较一致的细颗粒，组织变脆，有自然出血或接触出血，腔内有黏液性分泌物；进一步发展则黏膜出现糜烂，伴有许多散在分布的黄色小斑，乃隐窝脓肿形成后脓性分泌物附于腺管开口所致；而后黏膜面形成许多溃疡，溃疡较小而表浅，呈针头样、线形或斑片状，形态不规则，排列无规律，围绕肠管纵轴和横轴相互交错，这是 UC 内镜下的重要特征。周围黏膜亦有明显充血糜烂等炎性反应，几乎无正常残存黏膜可见。

②在缓解期

内镜的主要表现为黏膜萎缩和炎症性假息肉。病情较轻者，炎症消退后肠黏膜充血、水肿也逐渐消失，溃疡缩小呈细线状或愈合消失，渗出物吸收；慢性持续型或复发缓解型病例，肠黏膜出现萎缩性改变，色泽变得苍白，血管纹理紊乱，黏膜正常光泽丧失，略显干燥，残存黏膜小岛可因上皮和少量纤维组织增生可形成假性息肉。

③在晚期

严重且反复发作的 UC 者，可出现结肠袋消失，肠管缩短，肠腔狭窄，黏膜面粗糙呈虫咬样，形成 X 线上所谓铅管样结肠。暴发性 UC 是引起中毒性巨结肠最常见的原因。内镜检查可见病变累及全结肠，正常形态消失，肠腔扩大，结肠袋和半月襞均消失，黏膜明显充血、糜烂、出血并见溃疡形成，大片黏膜剥脱。因肠壁菲薄，必须指出爆发性 UC 合并中毒性巨结肠时应禁忌内镜检查，否则极易引起穿孔或使病变进一步加重。

3.超声显像

因肠腔内气体和液体的干扰，超声显像难以得到满意的结果，因此，超声显像被认为不适用于胃肠疾病的检查，但仍有学者致力于超声在胃肠疾病诊断中应用价值的探索。研究者提出 UC 的主要超声征象是肠壁增厚，范围在 4～10 mm（正常为 2～3 mm）；同时可显示病变的部位、范围和分布特点。

（五）诊断与鉴别诊断

1.诊断

由于 UC 是一种非特异性炎性疾病，临床表现多种多样。难以找到典型的临床特征做出诊断，我国 2007 年在山东济南召开的"中华医学会第 7 次全国消化病学术会议"上做出了《对我国炎症性肠病诊断治疗规范的共识意见》，根据国际诊断标准结合我国具体情况提出了 UC 的诊断标准。

（1）排除细菌性痢疾、阿米巴结肠炎、血吸虫病、肠结核、CD、放射性肠炎等原因明确的结肠炎症。

（2）具有典型的临床表现，并至少有内镜或 X 线的特征性改变中的任意一项。

（3）临床症状不典型，但有典型的肠镜或 X 线表现或经病理活检证实。

2.鉴别诊断

（1）慢性细菌性痢疾常有急性细菌性痢疾病史；抗菌药治疗有效；粪便培养可分离出痢疾杆菌，结肠镜检查时采取黏液脓血培养，阳性率较高。

（2）慢性阿米巴肠炎病变主要侵犯右侧结肠，亦可累及左侧结肠，有散在性溃疡，溃疡较深，边缘潜行，溃疡间的黏膜多属正常，粪便可找到阿米巴的滋养体或包囊，通过结肠镜采取溃疡面渗出物或溃疡边缘处的活体找到阿米巴，阳性率较高；抗阿米巴治疗有效。

（3）CD 其临床表现腹痛、腹泻、发热等症状与 UC 颇为近似，有时，不经组织学检查或其他特殊检查，单凭临床表现鉴别则十分不易。CD 病变主要侵犯回肠末端，腹痛多位于右下腹或脐周，里急后重少见，粪便常无黏液、脓血。腹部肿块、瘘管形成、肛门及直肠周围病灶较多见；X 线钡剂造影检查于回肠末端可见线样症；乙状结肠检查多属正常，若累及直肠或结肠时，可见病变部分黏膜呈卵石样隆起，有圆形、纵行线状或匐行性溃疡，多无渗出性或接触性出血，病变呈节段性分布，黏膜活组织检查对诊断有帮助。

（4）肠结核者，大多伴有肺或其他原发结核病灶，多在结肠右侧，便血甚少，有结核性病理特征与临床表现，粪中可检出结核杆菌，正规抗结核治疗效果较好。

（5）直肠结肠癌多见于中年以后，多数直肠癌于肛门指诊时能触到肿块，脱落细胞学。结肠镜及 X 线钡灌肠检查对鉴别诊断有帮助，活检可确诊，但要注意结肠癌和结肠炎可以并存。

（6）过敏结肠炎常伴有结肠以外的神经性症状；本病腹泻为持续性或反复发作性，粪便可有黏液，但无脓血，常规检查除稀便或不成形外，无其他病理成分。结肠镜和X线钡灌肠检查可见结肠激惹性增加，但无器质性病变。本病需较长时间观察，除外消化系统及消化系以外的有关疾病后才能诊断。

（7）放射性肠炎表现为肠道炎性病变。溃疡形成，硬化性变，狭窄或坏死等。患者均有腹腔脏器接受放疗病史可资鉴别。

（8）缺血性肠炎多见于老年人，由动脉硬化而引起。突然发病，下腹痛伴呕吐，24～48小时后出现血性腹泻、发热、白细胞增多，重症者肠坏死穿孔发生腹膜炎，轻者为可逆性过程，经1～2周至1～6个月的时间可治愈。有可能钡灌肠X线检查时，可见指压痕征、假性肿瘤、假性憩室、肠壁的锯齿状改变及管腔纺锤状狭窄等。内镜下可见由黏膜下出血造成的暗紫色隆起，黏膜的剥脱出血及溃疡等可保持与正常黏膜的明显分界，病变在结肠脾曲处者较多。

（9）结肠粪性溃疡是坚硬粪块充塞结肠所引起的肠黏膜溃疡和出血，主要鉴别特征是：便秘，体弱，长期卧床，脱水以及经常使用导致便秘的抗酸药，如氢氧化铝或碳酸钙等。肛门指诊或乙状结肠镜检查多能发现坚硬粪块，患者可经常有便意而不能排粪或排不尽，个别病例也有腹泻者。

（10）其他还需与结肠息肉病、结肠憩室病、真菌性结肠炎等鉴别。

（六）并发症

1.中毒性巨结肠是严重的并发症。见于急性爆发型UC及急性重症型患者。其发生率约2%，患者出现间歇性高热，精神萎靡呈重症中毒状态，腹部很快膨隆，有压痛，肠鸣音减弱或消失。由于结肠快速扩张，肠壁变薄，血运障碍，易发生肠坏死穿孔，病死率极高，可达30%～50%。

2.结肠穿孔多在中毒性巨结肠扩张基础上发生，穿孔后导致弥漫性腹膜炎或局限性脓肿，穿孔部位多在乙状结肠或结肠脾曲处。患者多出现高热及感染中毒症状，腹胀、左侧腹部广泛肌紧张。X线透视或平片检查膈下常有游离气体。

3.下消化道出血直肠、结肠可广泛渗血，绝大多数表现为血便、脓血便。有时少数病例（约占4%）可出现下消化道反复大出血，1次出血量很多，可达数千毫升，甚至出现休克，需紧急手术治疗。

4.直结肠癌癌变发生率为0.7%～8%，甚至可高达13%，比一般人口高5～20倍。病程在10年以上、全结肠有广泛病变以及青少年、儿童期发病者，其癌肿发病率明显增高。癌肿可发生在全结肠的任何部位，5%～42%为多中心癌，且分化程度较低，多为低分化黏液癌，呈皮革状浸润肠壁生长，所以预后差。

5.直肠和结肠绞窄直肠和结肠绞窄是晚期并发症，但很少造成肠梗阻。

6.内瘘肠腔与肠腔或肠腔与其他空腔脏器（如膀胱、阴道等）互相粘连，形成内瘘；肠腔与皮肤相通形成外瘘，虽较少，但偶有发生。

7.肛门及肛周疾病如肛裂、直肠周围脓肿、肛瘘、痔脱出等。

8.肠外表现肠道外症状多见于急性期患者。

（1）关节症状与腹泻伴同的多关节疼痛，为非侵袭性，不遗留退行性变损或功能障碍。

（2）皮肤症状多见于小儿，有结节性红斑、脓皮症、坏死性丘疹等。

（3）眼部症状有虹膜炎、色素层炎、葡萄膜炎的相应表现。

（4）肝的症状为本病常见的一种表现，呈现为因肝大而致的肝区不适或隐痛，肝脏损害随病变程度和病变范围的变化而呈平行关系。

（5）小胆管周围炎。

（七）治疗

1.内治法

（1）一般治疗

①休息

爆发型和急性发作期患者应卧床休息，密切观察病情变化，直至热退及腹泻停止后再逐渐恢复活动，慢性持续性轻型病例。

②饮食与营养

患者发作期间不要吃粗纤维多的蔬菜，水果及谷类，不可饮酒及食用过多的调味品，每日蛋白摄入量最好能达到 2 g/kg 体重，总热量为 2500～3500 kcal。严重腹泻时可只进流质饮食，一般患者可不限制饮食种类，可进低渣饮食；重症或病情恶化者应予禁食，给予口外营养疗法。通过静脉高价营养疗法，从静脉补充大量的蛋白质和热卡，促使全胃肠道休息，达到正氮平衡和临床症状明显减轻。

③解痉止痛

腹痛、腹泻部分原因是肠痉挛，故解痉药能缓解此类症状，可服用匹维溴铵片 50 mg，每日 3 次，或阿托品肌内注射。

④纠正贫血

出血及血浆蛋白过低时，可酌情输注全血、血浆或水解蛋白等，病情活动期，尤其正在大出血时，不可口服铁剂，因其非但不能立即奏效反而可加剧腹泻。病情缓解及出血停止时，可服铁剂治疗。

（2）中医辨证论治

中医根据不同的证型可进行辨证治疗。

①大肠湿热

治法：清热除湿，葛根芩连汤加减。

②寒湿凝滞

治法：温化寒湿，调气和血。胃苓汤加减。

③食滞胃肠

治法：消食导滞，调和脾胃。保和丸加减。

④毒热壅盛

治法：清热解毒，凉血宁血。白头翁汤合黄连解毒汤加减。

⑤瘀阻肠络

治法：化瘀通络，止痛止血。少腹逐瘀汤加减。

⑥肝郁脾虚

治法：抑肝扶脾，理气化湿。逍遥散合痛泻要方加减。

⑦脾气虚弱

治法：补中益气，升阳止泻。补中益气汤加减。

⑧脾虚湿困

治法：健脾益气，化湿和中。参苓白术散加减。

⑨脾胃虚寒

治法：温中健脾，散寒祛湿。理中汤加味。

⑩寒热错杂

治法：扶正祛邪，调理寒热。连理汤加减。

⑪气阴亏虚

治法：益气养阴，健脾补肾。参芪地黄汤加减。

（3）西药治疗

①抗生素

磺胺类：首选胃肠道不易吸收的磺胺药，其中以水杨酸偶氮磺胺吡啶（SASP）效果最佳。口服后在肠内分解为磺胺吡啶及 5-氨基水杨酸，对结肠肠壁组织有特别亲和力，起到消炎作用，多用于轻型及中型患者。开始剂量为 0.5 克，每日 4 次口服。每隔 2～3 天增加 1 克，直到获得临床疗效。每日总量一般为 3～6 克，个别可高达 8 克，病情稳定后，维持量为每日 1.5～2 克，治疗必须持续 4 周以上。以后每隔 3～5 周减量 1 次，直至每日服用 1～2 克为止，维持至少 1 年。然后考虑停药，以降低复发率。对停药后易复发者，可选定最小剂量做长期维持治疗，有效率在 8% 以上。本药副作用有恶心、呕吐、头晕、头痛和全身不适，偶有引起白细胞减少、关节痛、皮疹、溶血、蛋白尿及胰腺炎等。副作用发生与药量有关，日用量 4 克以上者，副作用显著增多。其他磺胺类药物和琥珀酰磺胺噻唑、肽酰磺胺噻唑及复方磺胺甲曙唑等亦可应用。近来用美沙拉嗪较多。

抗生素：轻中毒患者不可用抗生素，急性暴发型及中毒性结肠扩张者，应用广谱抗生素，用前应做细菌培养。青霉素类、氯霉素、可林达霉素、妥布霉素、新型头孢类和头孢唑林钠均可酌情选用，为了避免胃肠道症状，抗生素不宜口服。

甲硝唑：1975 年 Ursing 首先报道了甲硝唑治疗肠道炎症性疾病的疗效，1976 年以后国内报道渐多，一般用法以每日 1200 mg 分 3～4 次口服，疗程 3～6 个月，未见有严重副作用的报道。病程越短疗效越好，1 年以上病程者有效率在 60%～70%。

②糖皮质激素和促肾上腺皮质激素

这类药物能抑制炎症和免疫反应，缓解毒性症状，特别是鉴于本病某些常见并存疾患和关节炎、葡萄膜炎和结节性红斑等，激素治疗近期疗效较好，有效率可达 90%。再者，激素还能增加患者食欲，改善患者情绪。泼尼松每日 15 mg，小剂量维持可明显减少复发率。一般用于以上治疗无效，急性发作期或暴发性病例。并发腹膜炎或腹腔内脓肿形成者不宜应用。在用药过程中要注意低血钾和主观症状的缓解好转可能掩盖病变的继续发展，甚至发生肠穿孔。

口服皮质激素：病情活动较明显，病变广泛者，可用泼尼松每日 40～60 mg，分 3～4 次口服。病情控制后逐渐减量至每日 10～15 mg，一般维持半年以后停药。如口服糖皮质激素 2～3 周未见疗效，应考虑改用促肾上腺皮质激素。

局部用药：病变限于直肠乙状结肠者，用栓剂或灌肠法，部分患者可从病变黏膜吸收药物而致全身起作用。可选用：

一是含氢化可的松 10 mg 的肛门栓剂，每日 2～3 次；二是琥珀酸氢化可的松 50～100 mg 或泼尼松龙 20～40 mg 溶于 50～100 ml 液体中，每日 1～

2次保留灌肠，亦可同时加用SASP及适量的普鲁卡因或中药煎剂中，10～15天为1个疗程。

静脉用药：对暴发型、严重活动型及口服无效者可采用。静脉滴注促肾上腺皮质激素或糖皮质激素，一般前者疗效较佳，用量为每日25～50IU。氢化可的松的用量是每日200～300 mg，亦可用半琥珀酸钠氢化可的松200～300 mg，疗程一般为10～14天，于病情控制后，改用口服制剂。

联合用药：病情较重，病变范围较广者，可采用口服及直肠或静脉及直肠联合给药。

③免疫抑制剂

如上述治疗无效或疗效不佳，又无手术适应证，可考虑选用硫唑嘌呤，6-巯基嘌呤（6-MP）、环磷酰胺等，以减低类固醇诱导缓解所需剂量。6-MP每日1.5 mg/kg，分次口服，硫唑嘌呤每日1.5～2.5 mg/kg，分次口服，疗程约1年。但其疗效迄今尚未能肯定。本类药物毒性大、副作用多，特别是对骨髓造血功能有影响，用药过程中应定期抽查血象。

④外科治疗多数轻型患者的病变局限于直肠或乙状结肠部位，经休息、饮食控制和药物等内科治疗可以得到控制，但对一些严重发作、病变范围广泛和出现严重并发症的患者常需要进行外科手术治疗。

2.外治法

（1）中药直肠给药疗法

①湿热为主的实证

可选用白头翁30克，苦参25克，败酱草20克，大黄15克，地榆15克，白芷15克，薏苡仁30克。主治：实证患者。症状以腹泻，便下脓血，血色鲜红，腹痛拒按，里急后重，肛门灼热为特点。肠镜检查：肠黏膜充血水肿明显，见有溃疡。

②寒湿为主的实证

可选用苍术15克，白术10克，薏苡仁15克，桂枝10克，木香10克，当归10克，艾叶炭10克，白及10克。主治：寒湿为主的偏实证患者。症状以腹泻，便下黏液白冻兼有血液，腹痛拒按喜温，里急后重为特点。肠镜检查：肠黏膜水肿、糜烂、溃疡，附有分泌物。

③瘀阻为主的实证

可选用血竭10克，儿茶10克，山楂炭15克，大黄炭10克，白及15克。主治：肠络瘀阻为主的患者，症状以腹泻便下脓血，血色晦暗或成块，腹痛拒按，舌质暗红，脉涩。肠镜检查：肠黏膜充血色暗、糜烂、溃疡。

④脾肾虚弱型灌肠

方党参15克，黄芪15克，山药20克，薏苡仁15克，补骨脂15克，附子10克，当归10g，白及15克，五倍子10克。主治：脾肾虚弱为主的虚证，症状以腹泻日久、频数、便下黏液为主，腹痛隐隐，喜按喜温为特点。肠镜检查：肠黏膜慢性炎症为主。

⑤灌肠通用方

重楼10克、公丁香5克，煎水100～150 ml，加冰硼散1克、锡类散0.3克；0.5%～1%普鲁卡因150 ml，加生肌散1克、云南白药0.5～1克、青黛5克；熊油20克、植物油50克、硼砂5克，加温搅匀装入如导尿管的容器内缓缓注入肠内。

（2）操作事宜保留

灌肠应选择在临睡前进行，预先嘱患者排空大小便，静卧 15 分钟左右后实施灌肠，操作者应做到轻、慢、柔以减少管壁对肠黏膜的刺激。

①体位

给药时，患者应取左侧卧位。给药后应保持膝胸卧位 0.5 小时，再取左侧卧位，后右侧卧位，臂部应垫高，在给药后一般应静卧数小时。以减轻肠黏膜受到刺激、肠蠕动增加产生的痉挛，防止药液过早排出，至痉挛减轻后，可适当活动，促进药液尽快吸收。病变在直肠下端，下床活动可早些。

②导管插入深度

一般插入 15～30 cm 为宜。太浅则药液外渗，使进药量不足，又不便保留，影响疗效，太深则易使肠黏膜摩擦受损，加重病损。

③药量

灌肠液的多少要因人而异。如病变部位距肛门较近，范围较小，则灌肠液宜少，相反如病变范围较广泛，则灌肠液宜多些，但也不能灌的太多，否则反不易取得应有效果。一般以每次 30～40 ml 为宜。对高位病灶患者，药量可酌情加至 100 ml 左右；注意药量应由少渐多，根据患者的适应能力，逐渐加赶。

④药液保留时间

保留时间越长，疗效越佳，所以要求药液浓煎，一般最少保留 4 小时以上，最好在晚上临睡前用药，保留到次日早晨。或可在使用粉剂时加入适地藕粉调成糊状，保留效果较水剂为好。

⑤药液温度

一般而言，药温应保持在 40 摄氏度左右，但应因人、因时做适应性变化。如冬季温度应偏高，可在 45 摄氏度左右；夏季温度应偏低，可在 38 摄氏度左右。湿热阻滞型患者，药温偏低，虚寒性患者药温偏高。

⑥疗程

一般 2 周为 1 个疗程，休息 2 天后继续应用，疗程的长短与复发率的高低有很大关系，因此在治疗过程中，当取效果后，仍需坚持一段时间，以 1 个月为 1 个疗程，一般在用药 2～3 个疗程后，逐渐减少灌肠的次数，由原来的每日 1 次改为隔日 1 次或每周 2 次，再至半年左右再停用。

（2）针灸推拿

①大肠湿热型

取下脘、合谷、内庭穴，均用泻法。

②饮食积滞型

取璇玑、足三里、胃俞、大肠俞、中脘穴，均用泻法。

③脾胃虚寒型

取天枢、大肠俞、中脘、气海穴，均用灸法、补法。

④脾虚湿盛型

取脾俞、水分，均用灸法；取阴陵泉、公孙，均用泻法。

⑤肝郁脾虚型

取脾俞、胃俞、足三里，均用补法；太冲、行间，均用泻法。

⑥久泻，脾肾阳虚型

可用隔药灸、隔盐灸、隔姜灸等灸法。

⑦邪实、偏热、暴泄之患者

可用黄连素穴位注射。维生素 B1、维生素 B12、维生素 K3，阿托品加普鲁卡因（或仅用其一）、樟脑油、胎盘组织液等药品注射穴位、水针治疗本病，亦可酌情选用。

⑧拔火罐

一般于脾俞、肾俞、中脘、关元、天枢等穴位处拔火罐。

⑨耳针

取小肠、大肠、脾、胃、肾、肝、交感等穴，可针刺，也可贴敷。

⑩推拿

推拿患者先取坐位，用拇指平推下背部两侧足太阳膀胱经循行部位，约 10 分钟；继之掐揉脾俞、胃俞、足三里。再让患者俯卧，用掌摩腰部两侧，约 5 分钟，最后点揉命门、肾俞、大肠俞、八髎等穴。若恶心、腹胀摩上腹部与脐周围，并取上脘、中脘、天枢、气海穴做点揉。

（3）饮食调理

饮食上要摄入高热量、高营养、少纤维、少刺激、低脂肪、易消化的食物，对可疑不耐受的食物，如虾、鳖、花生等应避免食用；牛奶可导致腹泻加重，应避免服用牛奶及奶制品；忌食辣椒，忌冰冻、生冷食物，戒烟酒，也可食物调理。

①健脾止泻糕

鲜山药 250 克，赤小豆 150 克，芡实 30 克，白扁豆 20 克，茯苓 20 克，乌梅 4 枚，果料及白糖适量。制法：赤小豆成豆沙加适量白糖，茯苓、白扁豆、芡实共研成细末，加少量水蒸熟。鲜山药去皮蒸熟加入上粉，拌匀成泥状，在盘中一层鲜山药粉末泥，一层豆沙，6～7层，上层点缀适量果料，上锅再蒸。乌梅、白糖熬成脓汁，浇在蒸熟的糕上，分食之有健脾止泻之功。

②百合粥

芡实、百合各60克。上两味药放入米粥内同煮成粥，主治脾虚泄泻。

③紫苋菜粥

紫苋菜100克，白米50克，先用水煮苋菜，取汁去滓，用汁煮米成粥，晨起做早餐服之。

④银花红糖茶

金银花30克，红糖适量，泡水饮用。

⑤石榴皮红糖茶

石榴皮1～2个，红糖适量，泡水饮用。

第三节 肠易激综合征

肠易激综合征（irritable bowel syndrome，IBS）是一种以肠道功能紊乱为主的综合征。本病临床主要表现为腹痛、腹胀，伴有持续性或间歇性排便异常等多种症状，无胃肠道的器质性病变，也不是其他系统疾病引起的胃肠功能紊乱，而是由多种原因引起的一种肠道功能异常。

本病以青壮年多见，女性较男性多见，脑力劳动者较体力劳动者多见，城市比农村多见。西方国家约10%～20%的人群有本病症状，但就诊者仅约其中的1/4。我国北京小规模调查表明，患病率大致与西方文献相仿。

一、病因与发病机制

本病确切病因未明，可能的发病因素有：

（一）精神因素

不少患者症状的发展和加重与精神紧张、焦虑、抑郁等情绪因素有关，这些因素通过大脑皮层影响植物神经系统脑-肠轴而导致胃肠运动和分泌功能障碍。精神病学调查部分 IBS 患者存在着精神心理异常，对某些有抑郁倾向的病人，采用抗抑郁治疗可以获得较好疗效。

（二）肠道运动功能异常

结肠运动功能电节律研究表明：IBS 患者 3cpm 的慢波增多，3cpm 的收缩活动与结肠分节收缩有关，分节收缩可阻碍肠内容物的推进，可引起腹痛和便秘。另一些研究表明，腹泻型 IBS 患者小肠运动异常，白天消化间期移行性复合运动（mmC）周期缩短、次数增多，小肠转运时间加快，可能是 IBS 患者腹泻的病理学基础。其他消化道动力学改变有直肠张力高敏感、低耐受和低顺应性；部分患者胃排空延缓；食管下端括约肌压力降低，可伴胃食管反流等。IBS 患者肠道动力学改变常被用来解释主要临床症状的发生，肠道动力异常的原因仍需进一步探讨。

（三）感染

IBS 常在肠道感染（肠炎、菌痢等）后发生，肠道感染经积极治疗痊愈，反复粪便常规化验无异常，细菌培养阴性，遗留的一些症状持续不愈表现为 IBS。推测可能是肠道感染影响了肠道功能，且改变了肠道对多种刺激的反应性。有研究表明 IBS 存在着肠道菌群失调，采用一些细菌制剂（如双歧杆菌）调节肠道微生态环境可使部分 IBS 患者症状消失。但是这种菌群失调究竟是 IBS 病因，抑或是就诊前已使用抗生素治疗的继发表现尚待进一步研究。

（四）食物

在某些以便秘为主的 IBS 患者中，食物纤维素缺乏可能起重要作用，补充高纤维素膳食可以改善症状。纤维素被肠内细菌分解产生的短链脂肪酸可增加肠道渗透压，水分的增加使粪便量增加。但也有补充食物中纤维含量未能成功地治疗 IBS 的报道。部分 IBS 患者可能对某些食物过敏或不能耐受，进某些食物后可诱发或加重 IBS 症状。推测饮食因素可能与某些 IBS 病人有关，但不是 IBS 唯一的致病因素。

（五）胃肠激素

胃肠激素在 IBS 发病中作用的研究尚少，有的 IBS 患者餐后腹痛可能与胆囊收缩素（CCK）有关，使用 CCK 阻滞剂可缓解餐后腹痛；便秘患者血中血管活性肠肽（VIP）浓度升高，而腹泻型 P 物质水平增加；IBS 患者肠腔中前列腺素 E2 含量增高，可能与黏液分泌有关。

二、临床表现

肠易激综合征多见于 20～40 岁青壮年，女性多见。主要临床表现为腹痛和排便习惯异常。症状反复发作，持续多年，但全身健康情况不受影响。

（一）腹痛

多数位于左下腹，也可在上腹部或右下腹。由钝痛到绞痛轻重不等，多数发生在饭后或排便前，排便或排气后减轻。腹痛多发生在白天，无睡眠中痛醒者。引起腹痛的机制之一为肠管痉挛，使用解痉剂可缓解疼痛；

腹痛的另一原因是肠腔积气或肠管对气体的敏感性增加。气体停留在结肠脾曲引起左季肋区疼痛，称结肠脾曲综合征（splenic flexure syndrome）。

（二）排便习惯异常

表现为腹泻、便秘或二者交替出现。腹泻次数不多，一般少于 5 次/天，多为糊状便，也可先排出成形粪便，随后为糊状便或黏液便，少数可有水样便，粪便量不多，一日量不超过 200 克，腹泻可伴腹痛。虽然腹泻病程长，但极少因腹泻而有水电解质失衡者。IBS 腹泻的机制可能为肠管推进运动过速和肠黏膜分泌亢进。

大便干结如羊粪，每周 1～2 次，甚或 10 余天 1 次，严重者不服泻药不能自排大便。有的表现为排便费力或不尽感，粪便表面或便后都可带较多清亮黏液。早期多为间断性，后期可为持续性。便秘者常伴腹痛，排便后腹痛可缓解，便秘可能与肠内容物推进缓慢，分节收缩增加及排便阈值增高等有关。

IBS 患者也可表现为腹泻、便秘交替，可能与肠功能紊乱有关，部分患者可能属医源性，因腹泻不适当地应用止泻剂或因便秘不适当地应用泻药所致。

（三）其他症状

可出现精神神经症状如失眠、焦虑、恐惧、心悸、乏力、多汗、颜面手心潮热等，也可伴有消化不良症状如腹胀、嗳气等。

（四）体征

体格检查多无阳性发现，或仅有左下腹轻压痛，可触及条索状乙状结肠为痉挛肠管或粪块所致。

三、诊断与鉴别诊断

（一）诊断

IBS主要是根据临床表现，结合粪便检查及钡剂灌肠或肠镜检查、试验性治疗，排除常见器质性疾病后即可诊断。对患者可能存在的精神心理因素应做仔细问诊，必要时作心理测试与调查，解患者的精神心理状态。有条件的医院可作胃肠动力检测，以辅助诊断。

（二）鉴别诊断

主要与引起腹痛及排便异常（腹泻、便秘）的有关疾病作鉴别，常见者有：

1.肠道炎症

包括慢性细菌性痢疾及非特异性溃疡性结肠炎等，患者腹泻多有黏液血便，粪常规化验可有红、白细胞或吞噬细胞，粪培养可分离出痢疾杆菌，肠镜检查均有异常表现。

2.结肠肿瘤

排便习惯异常，可出现黏液血便或血便，常伴报警症状（消瘦、贫血等），钡剂灌肠检查及结肠镜检可发现病变。

3.梨形鞭毛虫病

又称贾弟鞭毛虫病，系梨形鞭毛虫寄生于小肠所致，患者可有腹痛、腹泻、胃肠功能紊乱症状，粪便检查可查见梨形鞭毛虫包囊，服甲硝唑治疗有效。

4.吸收不良综合征

多种原因引起肠黏膜病变，导致吸收不良，患者常有腹泻及营养不良、维生素缺乏表现，粪便检查可有较多的脂肪滴，有时需作粪脂肪定量确定。

5.甲状腺机能亢进症

由于胃肠通过时间加快，消化吸收不良而排便次数增多，呈糊状便，常伴食欲亢进、怕热多汗、多食消瘦等甲亢症状，血清甲状腺激素测定有助于诊断。

6.慢性便秘

许多原因可以引起便秘，如内分泌代谢性疾病（甲状腺功能减低、糖尿病等）、神经系统疾病（脊柱损伤、帕金森氏病、脑血管病等）、肠神经系统病（先天性巨结肠）、直肠肛门病变（肛裂、栓塞性痔、直肠黏膜脱垂等）、长期使用某些药物（如非甾体类抗炎药、单胺氧化酶抑制剂、钙通道阻滞剂、利尿药等），结肠无力及功能性出口梗阻等。这些疾病引起的慢性便秘需与以便秘为主的 IBS 区别。IBS 的特征是腹痛明显，通常便后可缓解，且肠道症状多变，便秘有时间断性发生或转为腹泻。相反，上述疾病的慢性便秘者较少有严重的腹痛和周期性症状变化。

四、治疗

本病为多种不同病因引起的一种综合征，迄今尚无特异治疗方法或药物，需结合病人情况采用综合治疗。

（一）调整饮食

尽量避免进食患者不能耐受或易引起腹泻的食物，对以便秘为主的患者，应增加饮食中纤维素摄入量，多食蔬菜、水果。

（二）心理治疗

解除精神负担，对"恐癌"者应进行详细的解释工作，打消恐癌顾虑。有抑郁症状者，可选用三环类药物或苯二氮革类药物（多虑平）阿普唑仑（佳乐定）或者 5-羟色胺再摄取抑制剂（百忧解、赛乐特等）治疗，严重抑郁症患者，应请精神科医生协助治疗，便秘患者可进行生物反馈疗法作排便训练治疗。

（三）药物治疗

包括解痉剂、胃肠动力促进或抑制剂、调节肠道微生态药等。

1.解痉剂

常用抗胆碱能药物和钙通道阻滞剂，可解除肠管痉挛，抑制胃结肠反射，对腹痛、腹泻有一定效果。选择性作用于消化道平滑肌的钙通道阻滞剂匹维溴胺（pinaverium bromide，商品名得舒特）、奥替溴胺（oti10.nium bromide，商品名斯巴敏）效果好，对心肌、血管平滑肌无明显作用。

2.胃肠动力抑制剂

通过抑制肠道运动，达到止泻目的。主要药物有复方地芬诺酯（苯乙哌啶）、洛哌丁胺（10peramide 商品名易蒙停），作用优于前者。

3.胃肠动力促进剂

（1）5-HT4 受体激动剂

通过兴奋肠肌间神经丛节前神经元 5-HT4 受体而间接增加胆碱能神经递质传送，以增强胃肠运动，代表药物为西沙必利（cisapride）、普卡必利（pruca10.pride）及其他苯甲酰胺类衍生物；

226

（2）激素和胃肠肽制剂

生长抑素类似物奥曲肽（octreotide）能刺激胆碱能传递，近年来证明在正常人可刺激产生强力的协调、顺向推动性肠道运动，还可提高 IBS 患者的痛阈。Fedotozine 为一种阿片肽μ和κ受体的混合激动剂，通过作用于外周阿片肽受体起作用，是一个正在研究的新药物。

4.肠道微生态调节剂

因部分 IBS 患者存在着菌群失调，故纠正肠道茵群失调可控制患者腹泻、腹胀症状，常用双歧杆菌、乳酸杆菌、酪酸菌等制剂。

5.其他

便秘者也可应用矿物油、麦麸制剂、车前子制剂、中药（麻仁润肠丸等），但尽量不用刺激性泻药（如酚酞、番泻叶等）。腹胀者可口服二甲基硅油、α-D-半乳糖甘酶（商品名 beano），有消气去泡、减少糖类产气作用。

五、预后

IBS 是一种功能性疾病，预后良好，尽管症状有时可能持续较长时间，但一般不会影响全身状况，经过合理治疗，患者症状大多能在短期内改善。

第四节 常见肛肠外科疾病患者的护理

一、护理评估

（一）健康史

详细了解肛门直肠疾病患者的发病年龄、性别、职业、生活习惯、排便情况与发病的关系，以及病程长短、起病原因、患者对疾病的认识等。

（二）身体状况

便血是直肠肛管疾病最常见的表现，注意便血的颜色、量及其与粪便的关系等。其他常见症状包括疼痛、肛门肿块、便秘等。通过肛门视诊、触诊，直肠指检、内窥镜等检查来收集资料，认真加以记录。

1.视诊

主要观察肛门及周围的病变，如有无痔核、溃疡、裂口、结节、突起外口、色素沉着等。

2.触诊

检查肛门周围有无压痛、波动感及瘘管的条索状物，挤压有无渗液、流脓等情况。

（三）心理-社会状况

直肠肛管疾病往往迁延时间长，给病人生活和工作带来痛苦和不适。部分病人长期便秘、便血、疼痛或反复流脓而产生焦虑和恐惧心理。也有一部分病人不甚了解或因害羞不愿就医，延误病情。

（四）实验室检查及其他检查

1.直肠指诊

是直肠肛管疾病的重要检查方法，检查者应戴无菌手套或指套，以液体石蜡油润滑手指套后，用食指指腹轻轻按摩肛门口，让患者放松、适应，然后缓缓插入肛管直肠内，了解肛门括约肌的松紧程度，触摸有无肿块、触痛，退出肛门后还要注意观察指套上有无脓血等。

2.肛门镜检查

是直肠肛管疾病的常用辅助检查手段。

3.记录及方法

多采用体位加时钟定位法记录（图3-1）。

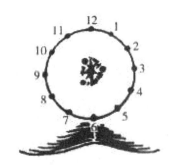

图 3-1 时钟定位法

二、护理诊断及合作性问题

1.焦虑　与疾病反复发作，病变部位隐蔽有关。

2.疼痛　与炎症侵袭肛周组织，手术创伤有关。

3.便秘　与久坐、久站、少运动，蔬菜、水果等摄入不足有关。

4.尿潴留　与麻醉、会阴部手术刺激、伤口疼痛、肛管内填塞敷料过紧，或不习惯床上排尿有关。

5.有感染的危险与排便时污染伤口有关。

三、护理目标

病人焦虑感减轻或消失；疼痛减轻或能耐受；保持排便通畅；术后伤口无感染或能及时发现和控制感染。

四、护理措施

（一）肛门直肠检查护理

1.体位选择

（1）左侧卧位是肛管直肠疾病患者检查时最常用的体位，尤其适用于年老体弱患者。要求患者向左侧卧，左下肢微屈，右下肢髋和膝各屈曲90°。

（2）膝胸位是患者屈膝跪伏于床上，双肘及前胸贴着床面，臀部抬高。临床上适用于一般患者短时间检查。

（3）截石位是肛管直肠疾病患者手术时最常用的体位，也是病变记录最常用的体位。患者仰卧，双下肢抬高并外展，同时屈膝。

（4）患者蹲位做排便姿势，适用于检查内痔和直肠脱垂。

2.检查顺序

一般先对肛管作视诊，然后确定是否用内窥镜检查。注意：有肛裂、肛周急性炎症、肛管狭窄及妇女月经期不作内镜检查。

3.检查前护理

（1）做好解释工作，争取患者主动配合。肛门、会阴部是患者隐私部位，男医生检查女患者时，患者羞于暴露检查部位的心理在临床上很常见，护士应做好解释工作，说明检查的重要性、必要性，消除患者的顾虑，取得患者的信任与配合。

（2）做好检查前的准备，备好用物，如消毒手套（或指套），消毒石蜡油、肛门镜、手纸等，以屏风遮挡。

（3）安置体位，根据病情及医生要求，帮助患者摆好检查的体位。

4.检查中的护理

配合医生完成检查，调整光源，传递检查器械或物品等。

5.检查后护理

检查结束后清理检查物品，对检查器械进行初步清洗消毒处理，整理检查室。已取活检的标本及时固定送检。

（二）一般护理

1.饮食

鼓励患者多饮水、多吃新鲜水果、蔬菜，避免或少吃辛辣刺激性食物和饮酒。

2.保持大便通畅

养成定时排便的习惯,避免蹲厕过久（每次排便时间不宜超过10分钟）:便秘者除饮食调节外，可服适量蜂蜜或润肠药物，也可将开塞露注入肛门内。

3.坚持提肛锻炼

坚持进行提肛锻炼，即有节律的舒缩肛门括约肌，每天3～4次，每次10～20分钟。

4.保持肛门清洁

每天清洗肛门 2 次（便后 1 次，睡前 1 次），以保持肛门局部的清洁卫生。

5.肛门坐浴

是肛管直肠疾病最常用的辅助治疗措施。具有清洁肛门、改善血液循环、促使炎症吸收、缓解肛门括约肌痉挛、减轻疼痛的作用。可配合肛门清洁同时进行，每天 1～2 次，要求每次坐浴持续 15～20 分钟，水温 40～43 摄氏度，坐浴盆应消毒并专人专用，坐浴液可根据病情选用。常用的坐浴液有 1:5000 高锰酸钾溶液或 1:1000 苯扎溴铵约 3000 ml、中药煎剂、中药坐浴清洗剂等。

（三）手术前后的护理

1.术前护理

术前一般不限制饮食，或术前一天进少渣饮食。每晚坐浴，清洁肛门、会阴部。术前排空大便，必要时术前晚或术日早晨灌肠，并行肛门坐浴。

2.术后护理

（1）病情观察

术后应注意创口有无出血、感染、肛门失禁、肛门狭窄等情况，其中伤口出血最为常见，观察术后排尿情况。

（2）饮食与排便

术后 3 天内可进流质或半流质少渣饮食。应鼓励患者排便，对便秘者可服用润肠药物，保持大便通畅，术后 1 周内不作灌肠。

（3）止痛

对术后疼痛的患者可热敷、温水坐浴，局部涂消炎止痛膏，必要时酌情选用止痛剂。

（4）伤口护理

选用适当的药物进行伤口换药。换药时应遵循先排便，便后再肛门坐浴，最后换药的程序进行，注意保持伤口引流通畅。

（5）处理尿潴留

若是肛管内填塞敷料过紧引起，应及时取出填塞的敷料。

五、健康教育

肛管直肠疾病治愈后，复发率和再发率均很高，因此，防止复发和再发是关键。

1.指导患者养成良好的饮食习惯和定时排便习惯。

2.指导患者进行全身锻炼与提肛锻炼相结合，避免久站或久坐。

3.保持肛门清洁卫生。

4.痔手术后患者应定期扩肛，防止肛门狭窄。

5.如遇异常，随时到医院复查。

六、护理注意事项

直肠上接乙状结肠，下接肛管，再下端就是肛门，直肠肛管的主要生理功能就是排便。常见的有：痔、肛裂、肛瘘、直肠肛管周围脓肿、直肠脱垂等疾病，大多数需治疗。其共同的临床表现有：便秘、排便疼痛、便中带血等。如便中带血或黏液，应特别注意其来源，如痔或直肠癌。护理要点应围绕预防和导致便秘的因素进行，如相应保健知识的宣教和对症护理等。

常见护理问题包括：焦虑、急性疼痛、便秘、尿潴留、有感染的危险等。护理措施中要掌握：①肛门直肠检查的体位选择（左侧卧位、膝胸位、截石位、蹲位）、检查顺序（一般先视诊，再进行直肠指诊，然后确定是否用内窥镜检查。有肛裂、肛周急性炎症、肛管狭窄及妇女月经期不作内镜检查）、检查时的护理；②一般护理的内容，特别是肛门坐浴的方法；③手术前后的护理措施。

第四章 骨伤科学的主要内容

第一节 病因机制

一、损伤的病因机制

（一）病因

损伤的病因，是指引起人体损伤致病的原因，或称为发病的因素。祖国医学文献中对损伤病因的论述很多，早在《内经》中就提出了"坠堕""击仆""举重用力""五劳所伤"等损伤的致病原因。汉代张仲景在《金匮要略·脏腑经络先后病脉证》中提出了"千般疢难，不越三条：一者，经络受邪，入脏腑为内所因也；二者，四肢九窍，血脉相传，壅塞不通，为外皮肤所中也；三者，房室金刃，虫兽所伤，从凡详之，病由都尽"。将损伤的病因分为内因、外因和不内外因。宋代陈无择在《三因极一病症方论·三因论》中指出"六淫者，寒暑燥湿风热是；七情者，喜怒忧思悲恐惊是"。阐述了三因的理论，同时又指出了三因之间互相联系，"如欲救疗，就中寻其类例，别其三因，或内外兼并，淫情交错，推其深浅，断其所因的病源，然后配合诸症，随因施治，药石针灸，无施不可。"说明了损伤的病因不同于七情内因和六淫外因，而属于不内外因；也指出了不内外因仍属于内因或外因的范畴，相互兼并，相互交错，故历代多数医家认为损伤的致病因素就是内因和外因。

1.外因损伤

外因是指外界的致病因素作用于人体，而使机体造成损伤的各种原因，例如外力伤害、虫兽伤害、外感六淫，邪毒感染等。

（1）外力伤害

外来各种暴力的作用可引起人体皮肉筋骨的损伤。根据外力的性质不同可分为直接暴力、间接暴力、肌肉强力牵拉和慢性劳损四种。

①直接暴力

直接暴力所致的损伤发生在外力直接作用的部位，例如跌扑、坠堕、挤压、撞击、扭闪、击杀等因素引起的某些损伤。直接暴力损伤造成的骨折多为粉碎形、横断形；所致的损伤常为开放性及软组织损伤较重；所致的脱位常并发骨端撕脱。

②间接暴力

间接暴力所致损伤发生在远离外力作用的部位，如传达暴力、扭转暴力、杠杆作用力等可引起相应部位的骨折、脱位及筋伤。如自高处坠落时，臀部先着地，身体下堕的冲击力与地面的反作用力共同对脊柱的胸腰椎交接处产生挤压力。而使胸12或腰1发生压缩性骨折。间接暴力所造成的骨折多为斜形、螺旋形、压缩性或撕裂性骨折；所致的筋伤多为扭伤，一般较直接暴力为轻；如为内脏损伤，则多为震荡伤。

③肌肉强力牵拉

在运动或劳动等活动中，由于用力过猛，肌肉强力收缩，可造成筋躄断裂或骨折，如投掷手榴弹、标枪时肌肉强力收缩可发生肱骨干骨折；短跑运动员股四头肌强烈收缩引起股直肌断裂等。肌肉强力牵拉所致的骨折多为撕脱性骨折、螺旋形骨折。

④慢性劳损

《素问·宣明五气论》指出："久视伤血，久卧伤气，久坐伤肉，久立伤骨，久行伤筋，是谓五劳所伤。"由于久行久立，过度劳作或长期姿势不正等都可导致筋肉、骨关节积累性劳损，局部气血瘀滞，积劳成疾。例如长期伏案书写易形成颈部肌肉劳损；长期长途跋涉可致第二跖骨疲劳骨折等。慢性劳损可由轻到重，由表及里，缠绵难愈，亦可累及脏腑而伤及肝肾等。

（2）外感六淫

六淫是指风、寒、暑、湿、燥、火之六气太过而致病的因素。

春季多风邪，其善行而数变，为百病之长。风邪伤人则气血凝滞，血不荣筋，可产生四肢皮肤感觉麻痹或四肢厥逆等。

冬季多寒邪，寒为阴邪，最易伤人阳气，肾为全身阳气的源泉，故易伤肾阳。所以感受寒邪，阳气受伤，气血失于鼓动而气滞血瘀，则可产生疼痛，寒主收引，筋脉失于温煦则可产生挛缩。

湿邪伤人可有三种：一为自然界中雨水雾露之湿；二是指居住湿地或水中作业之湿；三指脾虚运化不利，内生水湿，湿之为患可出现肢体肿胀麻木，腹痛腹账，泄泻等症。

火（暑）热之邪，有外感和内生两种，火与热只是程度不同。可直接感受邪热，亦可因寒湿之邪郁久化热。火热燥邪均不同程度伤阴劫血，灼伤津液，而产生筋脉骨肉失去濡养而枯萎。

外感六淫之邪均可致筋骨、关节发生疾患，《诸病源候论·卒腰痛候》分说："夫劳伤之人，肾气虚损，而肾主腰脚，其经贯肾络脊。风邪乘虚，卒入肾经，故卒然而患腰痛。"《仙授理伤续断秘方》指出："损后中风，手足痿痹，不能举动，筋骨乖张，挛缩不伸。"晓明各种损伤可因风寒湿邪乘虚侵袭，而致经络阻塞，气机不通，发生肌肉挛缩或松弛无力，关节活动不利，肢体功能障碍等。感受风寒湿邪还可导致关节肿胀疼痛，称为痹证。

（3）邪毒感染

人体受伤后，若为开放性损伤，邪毒可从伤口侵入，引起感染，局部红肿热痛，重者肢体坏死；若邪毒内陷，火毒攻心而出现败血症。此外，还可引起角弓反张、牙关紧闭、全身抽搐等破伤风证候。

（4）虫兽伤害

虫兽伤害包括毒虫、毒蛇、狂犬及猛兽伤害等。受伤后可有伤口流血，疼痛，还可产生发热、昏迷、精神失常等全身毒素中毒症状，中毒严重时可致死亡。

2.内因

内因是指人体内部影响损伤发病的各种因素。损伤主要由于外力伤害，外在因素所致。但也与人体内在的因素密切相关。《素问·评热病论》指出："邪之所凑，其气必虚。"《灵枢·百病始生》也说："风雨寒热，不得虚，邪不能独伤人。"都说明外在致病因素，是在机体虚弱的情况下，才能伤害人体。在外感六淫，内伤七情与脏腑发病时如此，在人体受损伤时，内在因素对病情的发生发展也有很大影响。但当外来暴力超越了人体抵御的生理机能，外力伤害就变为决定性的主要的致病因素。

（1）七情内伤

七情是指喜、怒、忧、思、悲、恐、惊的情感活动。其中任何一种太过，都可引起病变。如喜则气缓，怒则气上，思则气结，悲则气消，恐则气下，惊则气乱。不同的情感变化，可影响不同的脏腑，如喜伤心，怒伤肝，思伤脾，悲忧伤肺，惊恐伤肾。

在损伤疾病中，病因与七情的变化也有密切的关系，如严重外伤患者的疼痛、恐惧、焦虑等都可造成"惊则气乱，恐则气下"。可导致反射性血管舒缩紊乱，使微循环障碍加重，易引起创伤性休克。在一些慢性骨与关节疾患中，精神抑郁，则内耗气血，若长期忧虑过度，则影响创伤的修复与病情的好转，所以精神调治既可防病，亦可有利于各种损伤的康复。

（2）生理因素

某些机体生理内在因素对损伤疾患的发生及预后都有一定的影响。

①不同的年龄，其筋骨关节的发育与结构有所不同；故损伤的好发部位、损伤的性质及愈合过程亦有差异。例如，当跌倒而手掌先触地时，成年人多发生桡骨远端骨折，而儿童多为前臂骨折或肱骨髁上骨折；老年人极易发生股骨颈或股骨粗隆部骨折，而小儿则极少见。儿童骨质柔韧，有机质较多，其骨折多为青枝骨折或不完全性骨折；老年人骨质疏松脆弱，无机质较多，其骨折常为粉碎性及完全性骨折。

②体质的强弱与损伤的发生有密切的关系。年轻人气血旺盛，肾精充实，筋骨坚强，不易发生损伤；老年人气血虚衰，肝肾亏损，筋骨脆弱，则易发生损害。如颞颌关节脱位多见于肝肾虚损、筋肉松弛的老年人，《伤科补要》说："下颏者，即牙车相交之骨也，若脱，则饮食言语不便，由肾虚所致。"《正体类要·正体主治大法》中指出："若骨骱接而复脱，肝肾虚也。"说明肝肾亏虚是习惯性脱位的致病因素之一。

③解剖结构损伤与其局部的解剖结构有一定的关系。一般情况下，损伤多发生在松质骨与密质骨临界处，静止与活动部位的交界处、解剖结构较薄弱部位或长期持续负重部位。例如，桡骨下端 2～3 cm 处是松质骨与坚质骨交界处，为力学的薄弱点，所以很容易发生骨折；第十二胸椎与第一腰椎为活动度小的胸椎与活动度大的腰椎交界处，常见压缩性骨折；肩关节关节盂小，肱骨头大，其前内侧缺少韧带及肌肉保护，则临床多见肩关节前脱位。

（3）病理因素

损伤的病因与组织的病变有密切关系。骨骼病变如骨髓炎、骨结核、骨肿瘤等可导致骨质破坏，先天性脆骨病。骨质疏松症等极易发生病理性骨折。

（4）职业工种因素

这种损伤的发生与职业、工作性质有一定关系。经常伏案工作的中年办公人员，打字员极易患颈椎病；运动员、杂技、武打演员容易发生各种扭伤；持续弯腰负重操作的工作人员易发生腰肌劳损；网球运动员及会计等容易造成前臂伸肌群止点部位劳损而患肱骨外上髁炎等。

损伤的致病原因比较复杂，多为内外因素综合作用的结果。不同的外因，可引起不同的损伤，而同一外因在不同的内因影响下，损伤的性质、种类及程度又有不同。损伤疾患的发生，外因非常重要，但更不能忽视机体内在因素的影响。因此，要正确理解外因与内因之间的辩证关系，才能深刻认识损伤疾患的发生与演变，从而采取有效的防治措施，提高治疗效果。

（二）病机

人体是由脏腑、气血、经络、皮肉、筋骨与津液共同组成的统一的整体。机体的活动主要是脏腑功能的反映，其物质基础是气血、津液。脏腑通过经络联系全身的皮肉筋骨等组织，各组织之间互相依存，相互联系，相互制约，保持着相对的平衡与统一，构成复杂的生命活动。故外力损伤不仅皮肉筋骨受损，也常导致脏腑、经络、气血的紊乱。而产生一系列的内外症状。正如陆师道在《正体类要》序中所说："且肢体损于外，则气血伤于内，荣卫有所不贯，脏腑由之不和，岂可纯任手法，而不求之脉理，审其虚实，以施补泻哉？"说明了外伤与内损，局部与整体之间的密切关系。

1.皮肉与损伤的关系

（1）皮肉的生理功能

皮肉是人体的外壁，起着保护机体的作用。肺主皮毛，脾主肌肉，其外有卫气保护。《灵枢·本脏》指出："卫气者，所以温分肉，充皮肤，肥腠理。司开阖者也。"说明皮肉有卫气的卫护、充养、润泽，才使腠理紧密，开阖正常，汗出有度。维持机体正常体温，使内在的脏腑保持正常功能。平时肺气的宣发使卫气和津液输布全身，以温润肌腠、皮肤；脾主健运，生化有源，肌肉得以充养则发达丰满，故皮毛肌肉与肺脾关系极为密切。

（2）损伤与皮肉的病机

①腠理不固

营卫和则腠理开阖有节，营卫不和则腠理开阖失司，腠理不固，犹如藩篱松散，外邪容易入侵，而导致营气阻滞，皮肉失荣，筋脉拘急。此时常需调和营卫，祛风通络治之。

②皮肉失荣

肌肉使机体维持正常的姿态和完成各种运动。在充足气血津液的濡养下，肌肉强健有力，不易损伤；若气血不足，津液亏耗，则肌肉萎弱，动作迟缓无力，常易发生损伤。伤后未能及时治疗，气血不畅，经脉失充，可导致肌肉萎缩无力。有时损伤后，血瘀内阻，气血不足，皮肉失荣。则皮肤枯槁，肌肤麻木不仁。

③皮肉瘀阻

外伤后，血溢脉外，瘀积不散，则局部为肿为痛，或皮下青紫瘀斑，且可郁久化热而出现身热口渴、尿赤便秘、烦躁不安或热盛肉腐，伤口溃破，脓血外溢等。

④皮肉破损

若损伤直接造成皮肉破损，则犹如壁之有穴，墙之有洞；无异门户洞开，外邪易于入侵，尤其风邪的侵袭，如《正体类要·正体主治大法》指出："风症善行数变，入脏甚速。死生在反掌之间。"故应防止形成破伤风疾患。损伤的发生与发展与筋骨气血、脏腑经络等都有密切的关系。

2.筋骨

（1）筋骨的生理功能

筋是筋膜、筋络及筋腱等的总称。《灵枢·经脉》中说："筋为刚。"说明筋坚劲刚强，可约束与联络骨骼。《素问·五脏生成》篇说："诸筋者，皆属于节。"指出入体的筋都附着在骨与节上，经筋相联以配合肌肉与骨骼完成各种运动功能。《素问·痿论》曰："肝主身之筋膜。"《素问·经脉别论》中说："食入于胃，散精于肝，淫气于筋。"都说明胃的受纳，脾的吸收，肝的输布使筋得以营养。因此，肝的功能正常，筋也强劲有力。否则，肝气虚弱，不能淫筋，则筋萎弱无力。

骨为奇恒之府，其主要作用是支持人体，有支架作用；保护内脏。如《灵枢·经脉》说："骨为干。"《素问·痿论》说："肾主身之骨髓。"指出骨内藏有精髓，肾藏精，精生髓，髓养骨，合骨者肾也，故肾气的充盈对骨的生长、发育、愈合有重要意义。若肾气不足，则骨痿不用，骨伤难愈；若骨受损伤，亦可累及肾，致骨气受伐，故《素问·生气通天论》提出："因而强力，肾气乃伤，高骨乃坏。"当然，随着成年人年龄的增长，肾气也逐渐由强而弱，故老年人肾气虚衰，骨骼亦脆弱，易受损伤。

肝主筋，肾主骨，筋骨是肝肾的外合，肝肾同源，肝阴与肾阴互相滋养，因此两者的关系极为密切，肝血充盈，肾精充足，筋脉合顺，则筋劲骨强。

（2）筋骨与损伤的关系

①伤筋

凡闪挫扭捩,跌扑坠堕,筋受暴力作用而易发生扭挫伤。"所以屈伸行动,皆筋为之。"因此,筋伤后多影响肢体的活动。一般来说,筋急则为拘挛,筋弛则为萎弱不用。

筋断碎裂若暴力迫使筋急剧收缩或金刃所伤皆可致断裂,也可合并骨折、脱位,形成筋断骨错。如膝关节侧副韧带或交叉韧带断裂等。若由于长期劳损,可造成气血亏虚,筋脉失养,久而痿弱,亦可发生断裂,与《素问,宣明五气》;篇指出的"久行伤筋"是相符的。如临床上常见的冈上肌腱脆性断裂等。

筋纵弛软是指筋软松弛乏力。肝气充足。则筋坚韧有力;损伤而致肝气虚弱,则筋失濡养而筋软松弛,并可导致骨节不稳。

筋挛拘急正常时筋刚柔相济,则活动灵活协调;若筋失柔韧,可出现筋挛拘急。《杂病源流犀烛·筋骨皮毛发病源流》曰:"筋急之原,由血脉不荣于筋之故也。"说明由于营卫不和,气血不畅,经脉阻滞,筋失其荣为筋挛拘急之原因。临床上由于外固定过紧,而造成缺血性肌挛缩症等。再如因外固定等原因,关节不能经常运动,亦可造成关节僵硬。

筋离其位在外力作用下,筋离其位,则难司其职,而导致关节活动的不利。《医宗金鉴·正骨心法要旨》中的"筋翻""筋转""筋离"的记载均属筋离其位,只是病损程度不同。

②伤骨

骨伤多由坠堕、跌扑、撞击、压轧、刀刃等外来致伤因素引起,临床多见骨折与关节脱臼。骨折并不是单纯租孤立的损伤,尤其是伤骨能及筋,筋伤亦能动骨，骨伤与肝肾及气血等关系也是非常密切的。

骨骼折裂：此损伤常为暴力作用于骨骼，而使骨质断裂。《医宗金鉴·正骨心法要旨》说："凡骨之跌伤错落，或断而两分，或折而陷下，或碎而散乱，或岐而旁突，"指出了外力作用下骨骼发生折损的种种表现。因暴力的大小及性质不同，骨伤的程度及性质也不相同，或合并关节脱位等。由于筋腱及气血等损伤而出现肿胀、疼痛、畸形、异常活动及骨擦音等。长期劳损亦可导致骨伤，如《素问·宣明五气论》指出："久行伤筋""久立伤骨"，临床所见疲劳性骨折，即由慢性劳损引起。

骨骼错缝骨：缝是指骨与骨之间连接处之缝隙。外力可使骨与骨之间的接触面和位置发生改变，当骨关节接触面完全离位称为脱位；当其发生微小错位时则称骨骼错缝。骨骼错缝多发生于胸背及腰部小关节、骶髂关节等部位。早在唐蔺道人《仙授理伤续断秘方》中说："凡左右损伤，只相度骨缝，仔细捻捺，忖度便见大概。"又如《医宗金鉴·正骨心法要旨》有"或因跌仆闪失，以致骨缝错开"等关于"错缝"的记载。

3.气血与损伤的关系

（1）气血的生理功能

①人体的气源于与生俱来的肾之精气和从肺吸入的空气，以及脾胃化生的"水谷精气"。前者为先天之气，后者为后天之气。这两者结合而形成"真气"，是人体生命活动的原动力。《灵枢·刺节真邪》曰："真气者，所受于天，与谷气并而充身也。"真气形成后，沿着经脉分布于全身，与各脏腑组织的生理功能结合起来，并转化为具有不同特点和功能的气，如心气、肾气、肺气、胃气、营气、卫气等，而真气则是各种气的根本，

是维持人体生命活动最基本的力量，故有"人之有生，全赖此气"之说。气以"升降出入"为基本运动形式。正常情况下，处于相对平衡的状态，具体体现在各个脏腑的功能，以及脏腑之间的协调关系方面。气在全身周流不息，以维持脏腑经络的生理活动。其主要功能可有：推动、防御、温煦、固摄及气化等方面。这些作用虽各有不同，但又是密切配合、相互为用的。

②血由脾胃水谷精微所化生，如《灵枢·决气》中指出："中焦受气取汁，变化而赤，是谓血。"血液的化生，还有营气的参与，而且营气是血液的重要组成部分。《灵枢·邪客》说："营气者，泌其津液，注之于脉，化而为血。"另外，精血之间亦可相互转化，精气可以化生为血，《张氏医通》曰："气不耗，归精于肾而为精；精不泄。归精于肝而化清血。"正常血行于脉中，需依赖气的推动而周流全身。血的正常循环，是各脏共同作用的结果。心主血脉，心气的推动使血液布散全身，还有赖于脾气的统摄、肝藏血及疏泄功能的调节。血循于脉中，周流全身，内至五脏六腑，外达四肢百骸，故对人体各脏腑组织器官有濡养作用。《难经二十二难》指出："血主濡之。"《素问·五脏生成》篇认为："肝受血而能视，足受血而能步；掌受血而能握，指受血而能摄。"《灵枢·本脏》也指出："血和经脉流行，营复阴阳，筋骨劲强，关节清利矣。"说明全身的脏腑经络、组织器官只有得到血液的濡润，才能维持正常的生理活动。

③气与血关系极为密切，正如《血证论·吐血》指出："气为血之帅，血随之而运行；血为气之宗，气得之而静谧。"血随气沿经脉循行全身，相互依附，周流下息。血的运行，靠气的推动，气也只有依附于血才能运

行周身，故有"气为血帅，血为气母"之说。另外，气还能生血与摄血，气存血中，血以载气的同时，血可为气的功能活动提供水谷精微，故气不能离开血而存在。

（2）损伤后气血的病机

人体一切伤病的发生、发展无不与气血有关。如《杂病源流犀烛·跌仆闪挫源流》所说："跌仆闪挫，卒然身受，由外及内，气血俱伤病也。"损伤后气血不得流畅，皮肉筋骨与五脏六腑均失去濡养，而产生一系列病理变化。

①伤气

气滞损伤使人体的某一部位或某脏腑发生气机不利，气的流通发生障碍，都可出现气滞现象。气本无形，郁滞则气聚，聚则似有形而无实质，气机不通之处，如《素问·阴阳应象大论》所说的："气伤痛，形伤肿"可出现胀闷、疼痛，但以胀多于痛及痛无定处为特点。气滞在全身各处均可发生。如胸胁部损伤则出现胸胁部的疼痛、胀闷。若气滞发生在不同的脏腑，如肺、肝、脾、胃及所属经络等，则出现不同的症状。

气闭：多为损伤严重时，急骤导致气血错乱，气为血壅，气闭不宣。常出现一时性的晕厥，昏迷不醒，烦躁不安或昏睡困顿，甚者可发为厥证。正如《医宗金鉴·正骨心法要旨》有："或昏迷目闭，身软而不能起，声气短少，语言不出，心中忙乱，睡卧喘促，饮食少进"等描述。气闭的病机与心、胸关系最为密切。

气虚：气虚是指元气虚损，全身或某些脏腑功能衰退的病理状态。气虚的发生与气的生成与来源不足、过耗等有关。常见的如慢性损伤、严重损伤恢复期或年老体弱者，其脏腑功能减退，气的生化不足；损伤后饮食失调，而水谷精微不充，以致气的来源不足。气虚可出现倦怠乏力，语声低微、少气懒言或气虚不摄津液、自汗或纳呆便溏等。

气脱：气脱是气不内守，气随血脱而致的正气衰竭，见于损伤大出血之后。如损伤致口鼻诸窍出血，或金疮出血过多，或胸腹腔内出血等，可出现神识昏沉、目闭口开、呼吸浅促、面㿠汗出、四肢厥冷、二便失禁等。

②伤血

血淤血瘀是指血液运行不畅，瘀积凝滞。或血溢脉外，离经之血停积于皮下、肌肤腠理之中，或蓄积于脏腑体内。血为有形之物，故血溢于肌肉之间多见肿胀；溢于肌肤之间则见瘀斑；淤血阻滞，不通则痛，故局部多有疼痛，且痛如针刺，痛点固定不移；并可见面色晦暗、肌肤甲错、毛发不荣、唇舌青紫、脉细或涩等。

血虚：血虚是指体内血液不足，不能濡养皮肉、筋骨、经络或脏腑而出现的病理改变。其病因为失血过多，或素体虚弱，或损伤日久，正气耗伤，致心脾生血不足，或筋骨严重损伤，累及肝肾，致肝血肾精不充；或淤血不去，新血不生。血虚的主要表现为：头晕目眩、面色苍白或萎黄、心悸怔忡、失眠健忘、筋弛不收、肢体麻木、关节不利，爪甲无华；若血虚并肝肾不足，骨失濡养，可见骨折迟缓愈合或不愈合等。

血热是指血分有热，多由损伤后积瘀化热，或金刃创伤、邪毒感染所致。《景岳全书·血证》认为："血本阴精，不宜动也，而动则为病。血主营血，不宜损也，而损则为病。盖动者多由于火，火盛则逼血妄行；损者多由于气，气伤则血无以存。"《正体类要·正体主治大法》亦说："若患处或诸窍出血者，肝火炽盛，血热错经而妄行也。"血热的主要见症有发热、口苦、口渴、心烦、舌红苔黄、脉数等。严重者可有高热昏迷或躁扰发狂；可因邪毒感染，郁而化热而肉腐成脓，若血受热迫，血络受阻，则出血不止，如鼻衄、吐血、咳血、便血、尿血、肌肤出血等。一般说，出血初期多为实热；若反复出血致精血亏损，气随血脱，多为阴虚火旺或气虚不摄。

③气血同病

气血相互依存，气病可影响及血，血病可关联及气，故常见气血同病。

气滞血瘀：多因跌扑闪挫、扭捩、压轧或伤后情志不舒等引起。《杂病源流犀烛·跌仆闪挫源流》指出："夫气滞血瘀，则作肿作痛，诸病百出。虽受跌仆闪挫者，为一身之皮肉筋骨，而气既滞，血既瘀，其损伤之患，必由外侵内，而经络脏腑并与俱伤。"气滞血瘀者，临床多见病损部位胀满疼痛，或痞块刺痛，或心烦急躁，舌质紫暗有瘀斑等症。

气血两虚：多因久病气血两伤，或有失血，气随血耗，故多见于慢性病及严重损伤性疾患。其临床表现有：面色苍白或萎黄、头晕心悸、气短乏力、自汗、失眠、伤口经久不愈、舌淡嫩、脉细弱等。

气不摄血：多因严重损伤或脏腑功能衰退导致气虚，而统摄无权以致血离经脉，故见失血。临床表现兼有气虚及吐血、衄血、便血、尿血等。

气随血脱：多因损伤后大出血，血脱气无所主而随之外脱。临床表现为在大失血的同时有面色苍白、汗出如珠、四肢厥冷、甚至晕厥、脉细微或扎等。

4.经络与损伤的关系

（1）经络的生理功能

经络是经脉与络脉的总称。

⑴沟通人体

上下内外经络如网络，纵横交错，十四经脉呈纵行分布，络脉虽横形走行，其浮络、孙络网络全身，经别沟通十二经脉，经筋联缀四肢百骸，经隧深入五脏六腑，手足诸阳经皆上头面，上达五官七窍，十二皮部遍及全身皮肤，使人体成为上下相连，内外相通的有机整体。

②运行气血

濡养全身经络能周而复始、川流不息地将气血输布全身，使人体的皮肉筋骨、四肢百骸、五脏六腑、五官七窍得到气血的濡养，以维持其正常的生理活动。正如《灵枢·本脏》指出："经脉者，所以行气血而营阴阳，濡筋骨，利关节者也。"

③护卫机体

防御病邪经络和皮毛是人体的外卫，是机体的第一道屏障，故有防止病邪入侵的作用，《灵枢·本脏》说有："卫外而为固"的作用，当机体强壮，正气存内，卫外坚固时，外邪不能入侵，像《素问·生气通天论》所说："阳气固，虽有贼邪，弗能害也。"

（2）损伤后经络病理反应

损伤时首先引起局部经络阻塞，导致气血凝滞而发病，可出现"气伤痛，形伤肿""不通则痛"以及损伤部位运动障碍等证候。

《杂病源流犀烛·跌仆闪挫源流》说："损伤之患，由外入内，而经络脏腑并与俱伤""亦必于脏腑经络间求之。"《诸病源候论·卒腰痛候》

曰："劳伤之人，肾气虚损，而肾主腰脚，其经贯肾络脊，风邪乘虚卒入肾经，而卒然而腰痛。"由此可见，经络的病变主要有两个方面：一是传注病邪，经络伤病可内传脏腑而出现症状，反之，脏腑伤病可以累及经络。二是反应病候，经络循行阻滞，影响循行所过组织器官的功能，出现相应部位的症状。

5.脏腑与损伤的关系

（1）脏腑的生理功能

脏腑是生化气血，通调经络，濡养皮肉筋骨，主持人体生命活动的主要器官。脏腑不仅指人体内的一切内脏实质器官，还包含脏腑的生理功能和病理变化。

人体是由脏腑、气血、经络、皮肉、筋骨、精和津液等共同组成的一个有机的整体，这个整体各组织之间，是以五脏为中心，通过经络的联系，而构成了复杂的生命活动。

①心与小肠

心位于膈上、胸中，列各脏之首，《素问·灵兰秘典论》称之为"君主之官"。心主血脉，主神志，主宰人的生命活动。

小肠位于腹中，上与胃相连，为"受盛之官，化物出焉。"它能受盛经过胃肠腐熟后的饮食水谷，经过化物而泌别清浊。清者由脾布输全身，水归膀胱；浊者经大肠而排出体外。心与小肠有经络相通，小肠须藉心火温煦，才能分清泌浊，故心与小肠有脏腑相合的表里关系。

②肝与胆：肝居胁下，主藏血，有贮藏血液和调节气血的作用；又主疏泄，喜条达而恶抑郁，调节气机升降出入。肝为刚脏，体阴而用阳，即

肝以阴血为体,以疏通为用的生理特点。由于肝肾同源,两脏多可同治。胆附于肝,内藏胆汁,属奇恒之府。

③脾与胃

脾胃同居中焦,脾为阴,胃为阳,互为表里。脾主运化,主统血;胃主受纳,脾升胃降,燥湿相济,共同完成食物的消化、吸收与输布。《素问·灵兰秘典论》曰:"脾胃者,仓廪之官,五味出焉。"说明脾胃能运化水谷精微,为气血生化之源,故亦称为后天之本。

④肺与大肠

肺居胸中,主一身之气。肺朝百脉,依赖于肺气的敷布,辅助心君,推动和调节血液运行。外则温润皮毛,抵御病邪侵袭。《素问·灵兰秘典论》曰:"肺者,相傅之官,治节出焉。"治节既概括了有节奏的呼吸,又调节气的升降出入,辅助心君调节血运,主宣发和肃降,调节津液的输布、运行和排泄等。大肠上接小肠,下端为肛门。大肠为"传导之官,变化出焉。"大肠接受小肠下注的浊物,再吸收其中多余的水分,使食物残渣变成粪便,由肛门排出。肺与大肠互为表里。

⑤肾与膀胱

肾位于腰部,左右各一。肾藏精,主骨生髓,与人体的生长发育有密切的关系。骨是人体的支架,是人体赖以发挥体力的基础。肾又主水,主纳气,肾中所藏的元阴与元阳,是人体生殖发育的根本,两者均宜固秘,不宜耗泄。肾与膀胱相为表里。膀胱位于下腹,主要有贮尿和排尿的功能,《素问·灵兰秘典论》曰:"膀胱者,州都之官,津液藏焉,气化则能出矣。"

（2）损伤与脏腑的病机

人体受外因与内因的影响后，可破坏脏腑，乃至整个机体的协调平衡，如陆师道在《正体类要·序》中指出："肢体损于外。则气血伤于内，营卫有所不贯，脏腑由之不和。"所以外伤与内损，局部与整体之间的关系是相互作用、相互影响的。故只有从整体观念出发，才能认识损伤疾病的本质及因果关系。损伤疾患可由皮肉筋骨病损而引起经络阻塞，气血凝滞，津液亏耗或淤血邪毒，由表入里，导致脏腑病变；亦可由于脏腑不和，由里及表，引起经络、气血、津液的病变，导致皮肉筋骨病损。脏腑在损伤时出现的病理变化如下：

①心与小肠

外感六淫、内伤七情及痰饮、外伤、淤血等皆可引起心脏病变。饮食不节、损伤脾胃或心经火热下移可发生小肠病变。

淤血攻心。暴力损伤影响及心，直接损伤心脏本身者少见，多因损伤后积瘀重着，淤血攻心。如《血证论·跌打血》说："跌打最危险者，则有血攻心肺之症。血攻心者，心痛欲死，或心烦乱，或昏迷不省人事。"这在外损内伤的重证中常可见到，因心脉瘀阻，心阳郁痹不宣则阳气不能达于四末，而出现手足逆冷，心悸怔忡等症。心气虚弱与心阳不振亦可随之而发生。

浊扰心神。心主神明、主精神思维活动，若情志内伤，气郁湿阻，化为痰浊，可蒙蔽心窍，致神明迷乱而行动越轨。若发生皮肉筋骨或脏腑气血意外损伤，如外力打击在头部，致神不守舍，心气外越，而出现神志症状。

心阳暴脱。在严重损伤失血过多时，则阳随阴脱，心阳大伤；亦可因阳暴脱于外，血行失常，血不载气，气亦失去温煦，症见面色苍白、心慌气促，四肢厥冷，汗出如珠，呼吸微弱或心跳骤停，脉厥心绝等。

心血不足。皮肉筋骨损伤日久，身体虚弱，血液生化不足，或于失血后，或病后忧思过度，精血暗耗，皆可引起心失血养，出现面色苍白、心悸眩晕、脉细弱或五心烦热、口干咽燥、舌红少津等。

心火亢盛。损伤后可致气血瘀滞，积瘀化热，或情志内郁，气郁化火，心主血，故可造成心火亢盛，扰乱心神，而出现高热神昏、烦躁不安、甚则躁动狂乱；有创口者可肉腐化脓，口舌生疮；若心火移热小肠产生小便赤涩刺痛，或尿血等症。

②肝与胆

"损伤一症，专从血论"，肝藏血，故损伤与肝的关系极为密切。《灵枢·邪气藏府病形》亦说："有所坠堕，恶血留内，若有所大怒，气上而不下，积于胁下，则伤肝。"

肝血亏损。肝藏血，主筋。若伤后失血过多或久病体虚，生血不足，则可引起肝血亏损，经筋失去营血濡养，致爪甲不荣，或筋痿；血虚动风，致肢麻、筋挛。

肝气郁结。损伤后，若精神抑郁不畅，则郁结为患，症见胸胁或少腹窜痛、胀闷。若肝气横逆犯胃，则有纳呆，食谷不化。气郁化火，甚则症见烦躁易怒、面红目赤、口苦咽干、尿黄便秘、甚者吐血、咳血或衄血。

肝阳上亢。若素体肝肾阴虚，伤后有焦虑烦恼，郁久伤阴，阴不制阳，肝阳盛于上而出现头痛目眩、面红目赤、急躁易怒、舌红苔少等。

肝风内动。若伤后感受风邪，可出现牙关紧闭，四肢拘急、项强抽搐、角弓反张等。

肝胆湿热。常因胸胁内伤，气机郁滞，又感湿热之邪，影响肝胆疏泄功能。可见胸胁痞满胀痛，口渴不欲饮，纳呆尿赤，重者可有黄疸。

③脾与胃

脾不统血，素体脾虚，血不循经，溢出脉外而见皮下出血、衄血、尿血、便血、月经过多等。若遇损伤则易出血不止，甚则气随血耗，形成气血双脱重症。

脾虚不运。素体脾虚，伤后饮食失调，或肝木乘脾，则可产生气血亏虚，纳运不佳，水液输布障碍等。出现纳呆腹胀、面色萎黄、倦怠乏力、肢冷泄泻，甚者肢体浮肿等。

瘀阻胃脘。上腹部受损伤造成气滞瘀阻，则脘腹胀满，疼痛拒按；若胃气上逆则嗳气呃逆，恶心呕吐，或有吐血、便血等。

④肺与大肠

瘀阻气道，多因胸胁部损伤、肋骨骨折或胸胁部挤压伤，而致经脉损伤，气滞血瘀，肺失清肃。可见胸痛咳嗽，喘息气短，不能平卧，痛点不移，甚者可有咳血、呼吸困难等。

肺气不足。慢性劳损或皮肉筋骨病损，而化源不足或耗伤气血，可致肺气宣降无力，表卫不固，出现气短懒言，面㿠乏力，畏风自汗等。

瘀滞大肠。腹部损伤致气血瘀滞，致大畅传化不利，或损伤后下焦蓄瘀，阳明腑热等皆可见大便秘结。

⑤肾与膀胱

肾精不足，若禀赋不足，或后天失养，肾精虚少，骨髓的生化不足，不能营养骨骼，则发育迟缓，筋骨痿软不举，轻微外力即可造成骨折，甚者骨痿软弱，出现肢体弯曲畸形，骨折后，亦易迟缓愈合或不愈合。"腰煮肾之府"，肾虚肾精不足不能温煦濡养腰膝。如《医宗必读》认为，腰痛"有寒有湿，有风热，有闪挫，有淤血，有滞气，有痰积，皆标也，肾虚其本也"。《景岳全书·杂病谟·腰痛》亦说："腰痛之虚证，十之八九。"

肾气不固。多因年老体弱，或严重损伤后期，肾气亏耗，失去封藏固摄之权所致，可出现腰膝酸软，畏寒肢冷、小便频数而清长，重者小便失禁，遗精早泄等。

瘀阻肾经。肾遇损伤，瘀阻肾内，可见瘀阻作痛，津液泌泄受阻则尿行失畅。证见血尿刺痛，艰涩不畅等。

瘀阻膀胱。少腹或会阴损伤，如骨盆骨折时，易伤及膀胱，由于瘀阻，膀胱气化不利或失常。出现小便不畅，尿血刺痛，小腹胀满，疼痛拒按，甚者膀胱破裂，出血不止，应及时救治。

膀胱湿热。若骨盆骨折或腹部内伤，膀胱气化失司，尿液潴留，湿热蓄结。可见小便短涩不畅，淋沥不尽，亦可出现尿频、尿急、尿痛、尿黄赤混浊；伤及阴络时可尿血。

二、骨病的病因病机

骨疾病与损伤的病因病机有很多相同之处，也有不同之点。

（一）病因

引起骨关节及筋肉疾病的病因是多种多样的，如先天缺陷、六淫侵袭、邪毒感染、损伤及中毒等均可致病。宋代陈无择在《三因极一病证方论·三因论》提出的"三因学说"认为六淫邪毒侵袭为外因，情志所伤为内因，而饮食劳倦、跌打损伤为不内外因，古人把致病因素与发病途径结合起来的分析方法，对筋骨疾病的审因论治有一定指导意义。

1.内因指由于人体的内部影响而致筋骨疾病的因素。

（1）先天发育缺陷

儿童的许多骨先天畸形是由于发育缺陷所引起，这些畸形有的在婴儿出生时即可发现，如先天性马蹄内翻足。有的出现于较晚的青少年时期，如先天性脊柱侧凸。某些骨肿瘤（如多发性外生骨疣）的发病与遗传因素有关。

（2）年龄

不同的年龄，筋骨疾病发病率有所不同，如小儿麻痹好发于婴幼儿，骨软骨病好发于青少年，骨关节退行性疾病多发于中、老年人。

（3）体质

年轻力壮，肾气充实，筋骨强健，不易发生筋骨疾病，若身体虚弱，肝肾亏损，正气不足，邪毒乘虚而入，易发生骨痨或骨痈疽。

（4）营养状况

因营养障碍可引起佝偻病畸形、骨软化症及骨质疏松等代谢性骨病。

（5）脏腑功能失调

筋骨为肝肾的外合，若脏腑功能失调，筋骨失却濡养而易发病，如肾性骨疾病，甲状旁腺机能紊乱，激素诱发性骨坏死，脑性瘫痪及神经源性肌萎缩等。

2.外因指外界作用于人体而致筋骨疾病的因素。

（1）外感六淫

痹证可由风寒湿邪侵袭而发病，如《素问·痹论》所说："风寒湿三气杂至，合而为痹也。"又如《诸病源候论·风湿腰痛候》指出："劳伤肾气，经络既虚，或因卧湿当风，而风湿乘虚搏于肾，肾经与气血相击而腰痛，故云风湿腰痛。"说明腰痛与外感六淫关系密切。

（2）邪毒感染

感受各种邪毒（如细菌、病毒等）可引起筋骨感染性疾病，小儿麻痹等，正如《医宗金鉴·痈疽总论歌》云："痈疽原是火毒生。"

（3）慢性劳损

《素问·宣明五气论》口："久视伤血，久卧伤气，久坐伤肉，久立伤骨，久行伤筋，是为五劳所伤。"指出慢性劳损可引起某些筋骨疾病，如关节退行性疾病、某些职业病等。

（4）地域因素

不同地区因地理环境、气候条件及饮食习惯不同，好发疾病亦各异，如大骨节病、氟骨症等骨疾病皆与此因素密切相关。

（5）毒物与放射线

因职业关系经常接触有害物质，如无机毒物（铅、锌、磷、镉等）、有机毒物（苯、氯乙烯等）以及放射线等，都可引起骨损害。

（二）病机

1.外邪病机

（1）风邪善变

很多疾病由风邪引起，《素问·风论》曰："风者，善行而数变，……百病之长也。"《杂病源流犀烛·诸痹源流》亦云："风胜者为行痹，游行上下，随其虚处，风邪与正气相搏，聚于关节，筋弛脉缓，痛无定处。"

（2）寒邪引痛

感受寒邪，则机体阳气受伤，筋脉失去温煦而挛缩收引。《素问·举痛论》说："寒气入经而稽迟，泣而不行。客于脉外则血少，客于脉中则气不通，故卒然而痛"，《素问·至真要大论》亦说："寒复内余，则腰尻痛，屈伸不利，股胫足膝中痛"，皆指出寒邪易引起骨关节疼痛拘紧。

（3）火邪伤阴

《素问·痿论》曰："肺热中焦，则皮毛虚弱急薄，著则生痿躄也。"指出火热邪毒可以伤阴劫血，而导致筋脉骨肉失养而发生痿痹。《灵枢·痈疽》说："热胜则肉腐，肉腐则为脓"，说出了痈疽成脓的机理。《灵枢·刺节真邪》曰："热胜其寒，则烂肉腐肌为脓，内伤骨，内伤骨为骨蚀。……有所结，气归之，津液留之，邪气中之，凝结日以易甚，连以聚居，为昔瘤。"说明热胜肉腐，气血津液运行受阻，再加外邪侵袭，瘀结更甚，终成肿瘤的机制。

2.气血病机

气血是人体生命活动的物质基础，气血外可充养皮肉筋骨，内可灌溉五脏六腑，故筋骨疾病与气血关系极为密切。

（1）疼痛与肿胀

痛与肿是筋骨疾病中两种常见证候，正如《素问·阴阳应象大论》所说："气伤痛，形伤肿"，吴昆注为："气无形，病故痛，血有形，病故肿。"《阴阳应象大论》亦指出："先痛而后肿者，气伤形也；先肿而后痛者，形伤气也。"临床上多见气血俱伤，但可有其先后。

（2）气虚

由于先天的"肾无精气"和后天的脾胃化生"水谷精气"不足，可使脏腑、筋骨等出现衰退和虚弱。在慢性或严重的筋骨疾患中，或老年体弱患者，可出现少气懒言，疲乏无力，喘促气短、自汗、脉细弱无力等气虚证候。

（3）血虚

血虚可因脾胃生化不足，失血过多等所致。除常表现为面色苍白、心悸气短、手足麻木、心烦失眠、脉细无力外，还可出现血虚筋挛、关节僵硬等症状。

气血两虚病人可表现为病程迁延，功能长期不能恢复。

3.经络病机

经络是运行气血，联系脏腑，沟通表里上下，调节各部功能的联络通路。《震灵枢·本脏》曰："经脉者所以行气血而营阴阳，濡筋骨，利关节者也。"《灵枢·海论》说："夫十二经脉者，内属于脏腑，外络于肢节。"说明经络通畅，则气血调和，濡养周身，筋骨强健，关节通利。《灵枢·经别》亦说："夫十二经脉者，人之所以生，病之所以成，人之所以治，病之所以起。"指出了人体的生命活动、疾病发生和治疗效果，都是通过经络来实现的。所以筋骨疾病累及经络时，则影响它循行的器官功能，可以引起相面部位的症状，如脊髓或周围神经损伤，可出现肢体瘫痪。

4.脏腑病机

五脏有化生气血和贮藏精气的功能，六腑是接受和消化饮食并排泄其糟粕的通道。若脏腑不和，则皮肉筋骨失却濡养，可出现一系列证候。尤其是肝、肾、脾和骨、筋、肌肉的关系最为密切。

（1）肾主骨、生髓、藏精

骨的生长、发育、修复皆依赖肾精的濡养，故儿童骨骼发育畸形，为肾的先天精气不足所致；当人衰老时，肾精亦衰减，不足以养骨，可出现骨质增生、骨质疏松等症。如《素问·痿论》说："肾者，水脏也，今水不胜火，则骨枯而髓虚，故足不任身，发为骨痿"。《诸病源候论·腰痛不得挽仰候》又说："肾主腰脚……，劳损于肾，动伤经络，又为风冷所侵，血气击搏，故腰痛也。"说明肾虚者可致骨痿；也易致腰部劳损，而出现腰背疼痛、不能俯仰；由于肾虚，骨失去肾精的濡养，易致外邪侵袭，可发生骨疽、骨瘤。《仙传外科集验方》说："所为骨疽，皆起于肾毒，亦以其根于此也，……肾实则骨有生气，疽不附骨矣。"薛己在《外科枢要·卷三》中指出骨瘤的形成是"劳伤肾水，不能荣骨而为肿"，说明骨瘤的发生与肾的关系极为密切。

（2）肝主筋、藏血

肝有贮藏血液和调节血量的功能，如李东垣《医学发明》说："血者，皆肝之所主，恶血必归于肝，不问何经之伤，必留于胁下，盖肝主血故也。"

《素问·五脏生成》亦说"故人卧，血归于肝，……足受血而能步，掌受血而能握"。说明人体的筋肉运动与肝有密切关系，所以肝血不足，血下荣筋，则出现筋挛、肢体麻木、屈伸不利等症。创伤、劳损等淤血为患的筋骨疾患皆与肝有密切关系。而且人到老年时，因肝气不足，而出现肢体活动受限和衰老情况，像《素问·上古天真论》曰："七八肝气衰，筋不能动。"

（3）脾主肌肉、四肢

脾的功能可运化水谷，输布营养精微，四肢臼骸皆赖其濡养。《素问·痿论》说："脾主身之肌肉"。《灵枢·本神》亦说："脾气虚则四肢不用"，所以脾失健运，则化源不足，肌肉瘦削，四肢疲惫，活动无力，筋骨疾病亦难以恢复。

第二节 辨证

骨伤科的辨证，是在祖国医学理论指导下进行的。即通过望、闻、问、切四诊，结合临床骨关节、肌肉、神经检查和影像学、实验室检查等，以搜集到的临床资料为依据，按病因、部位、伤势等进行分类，并以脏腑、气血、经络、皮肉筋骨等理论为基础，根据其内在联系，加以综合分析，作出诊断。骨伤病的辨证方法很多，有根据病程不同阶段的分期辨证；亦有根据不同证候的分类辨证等，如临床常用的八纲辨证、卫气营血辨证、脏腑辨证等。这些辨证方法有各自的特点和侧重。临床运用时，常需相互结合、互相补充，有时还要辨证与辨病相结合。

在骨伤病的辨证过程中，既要有整体观念，重视全面的检查，又要注意结合骨伤科的特点，进行细致的局部检查，才能全面系统地了解病情，以便作出正确的诊断。

一、问诊

问诊在辨证诊断中是一个重要的环节，在四诊中占有重要地位。《素问·徵四失论》指出："诊病不问其始，忧患饮食之失节，起居之过度，或伤于毒，不先言此，卒持寸口，何病能中？"明朝张景岳认为问诊是"诊治之要领，临证之首务。"《四诊抉微》亦说："问为审查病机之关键。"

骨伤科的问诊除应收集年龄、职业、工种等一般情况，以往病史以及中医诊断学中"十问"的内容外，还必须重点询问以下几个方面。

（一）主诉

问患者主要症状及发病时间。主诉应提示病变的性质及促使患者前来就医的原因。骨伤科患者的主诉症状主要有疼痛、肿胀、麻木、功能障碍、畸形、挛缩及瘫痪等。

（二）发病时间

问明损伤日期或发病时间，以判断是新伤或陈旧损伤，突然暴力外伤或急骤发病，急性损伤或慢性损伤，劳损或其他骨病。

（三）发病过程

应详细询问受伤及发病的原因及情况，暴力的性质、强度及受伤时的体位，当时有无昏厥及昏厥时间长短，及醒后有无再昏厥，有无出血及出血多少，当场是否抢救，效果如何。目前还存在哪些症状及其程度。

一般生活损伤较轻，工业损伤、农业损伤及交通事故损伤都较严重，常为复合伤或严重的挤压伤。若由高处坠落，足跟先着地时，则损伤可能发生在脊桂、足跟或颅底等。问清受伤原因及体位，可协助判断损伤的情况。

（四）问伤情

伤情，即了解受伤的部位及局部的症状。

1.疼痛询问

疼痛发生的部位、时间、范围、程度及性质等，是剧痛、胀痛、酸痛，还是刺痛；是持续性还是间歇性痛，疼痛加重与什么因素有关，是否有窜痛、放射痛及麻木等。

2.肿胀询问

肿胀出现的时间、部位、程度、范围等。损伤性疾患多是先痛后肿；感染性疾患常是先肿后痛，可有局部发热；如有肿胀包块，应了解其是否不断增大，其增长的速度如何等。

3.肢体功能

是否有障碍，若有功能受限，应问明是受伤后立即发生，还是伤后缓慢发生。一般脱位或骨折后，其功能大部分立即丧失，软组织损伤常是血肿逐渐加重，经过一段时间，才影响肢体功能。

4.畸形询问

畸形发生的时间和演变过程。外伤后可立即出现肢体畸形，亦可经过几年后出现；若无外伤可考虑先天性、发育性或其他骨病等。

5.创口了解

创口形成的时间、受伤的环境、出血情况、处理经过以及是否使用破伤风抗毒血清等。

二、望诊

在诊察骨伤科患者时,望诊是必不可少的步骤。望诊时,要观察病人的全身状况,如神色、形态、舌象,以及分泌物、排泄物等,对损伤的局部及邻近部位应认真察看。《伤科补要、跌打损伤内治证》指出:"凡视重伤,先解开衣服,遍视伤之轻重。"

望诊要采取适当的体位,并显露足够的范围,应仔细认真,不可遗漏。

(一)望全身

1.望神色

《素问·移精变气论》指出:"得神者昌,失神者亡。"说明神的存在关系到生命的根本。察神可判断正气的盛衰和损伤过程中的转化情况。一般说来,若神色无明显异常者,伤势较轻;若面容憔悴、神色萎靡,色泽晦暗者,是正气已伤,伤情较重。严重损伤或失血过多时可出现面色苍白、神志昏迷、呼吸微弱或喘急异常、四肢厥冷、汗出如油、瞳孔散大或缩小,则为危候。

2.望姿态

肢体形态的改变,多为骨折、脱位或严重伤筋的表现。如下肢骨折时,多不能直立行走;肩、肘部损伤,多健侧手臂扶持患侧的前臂,身体也多向患侧倾斜;颞颌关节脱位时,多用手托住下颌;腰部损伤,腰部多不敢活动，且用手支撑腰部等姿势。有特殊姿态的患者应结合摸诊及其他检查，进一步观察与分析。

（二）望局部

1.望畸形

肢体常出现的畸形有：缩短、增长、旋转、成角、突起及凹陷等。畸形往往说明有骨折或脱位的存在。某些特点的畸形可有决定性的诊断意义，如肩关节前脱位的方肩畸形；桡骨远端伸展型骨折的"餐叉"畸形；肘关节后脱位及伸直型肱骨髁上骨折的靴形畸形；髋关节后脱位的下肢屈曲内收、内旋畸形；强直性脊柱炎的后突强直畸形等。

2.望肿胀、瘀斑

人体受损，多伤气血，而致气血凝滞，瘀积不散，淤血滞于肌表，则为肿胀、疼痛及瘀斑。根据肿胀的程度及瘀斑的色泽，可判断损伤的性质。例如，肿胀严重，瘀斑青紫明显者，可能有骨折或筋伤较重；稍有瘀斑或无青紫者，常为轻伤。损伤早期有明显的局限性肿胀，可能有裂纹骨折或撕脱性骨折；肿胀严重、皮肤青紫者，为新鲜损伤；大面积肿胀，肤色青紫或伴有黑色者，多为严重挤压伤；肿胀较轻，皮肤青紫带黄绿色者，为陈旧性损伤。肿胀肤色紫黑者，应考虑组织坏死。

3.望伤口

有伤口者，须观察伤口的大小、深浅，创缘是否整齐，色泽鲜红、紫暗或苍白，创面分泌物或脓液多少，有无出血等。对于感染性伤口，若肉芽组织红活柔润，说明脓毒已尽；苍白晦暗则为脓毒未尽；一般脓液稠厚，为阳证、热证；脓液清稀则为阴证、逆证。若伤口周边紫黑、臭味特殊，有气溢出者，可能为气性坏疽。

4.望肢体功能

通过对肢体功能的观察，对诊治骨与关节的损伤与疾患有重要意义。除观察上肢能否上举，下肢能否行走外，还应进一步检查关节活动的情况。例如，肘关节虽仅有屈曲和伸直的功能，但上下桡尺关节参与联合活动时，可产生前臂旋前和旋后活动。正常肩关节有外展、内收、前屈、后伸、外旋和内旋活动。凡上肢外展不足 90°，并外展时肩胛骨一并移动，说明肩外展受限；当肘关节屈曲、肩关节内收时，患者肘尖可接近人体正中线为正常，若此时肘尖不能接近正中线，说明肩内收活动受限制；若患者梳头的动作受限，说明肩关节外旋功能障碍；若患者手背不能置于背部，说明肩内旋功能障碍。关节活动有障碍时，应进一步与摸诊、运动和测量检查结合进行。通过与健侧对比观察测量其主动运动与被动运动的活动度。

（三）望舌

望舌是骨伤科辨证中重要的部分，虽不能直接判断损伤的部位及性质，但因心开窍于舌，舌为心之苗，为脾胃之外候，所以它能反映人体气血的盛衰，津液的盈亏，病情的进退，病邪的性质，病位的深浅，以及伤后机体的变化。正如《辨舌指南》说："辨舌质，可辨五脏之虚实；视舌苔，町察六淫之浅深。"舌质与舌苔有密切关系，又有不同，大体上说，舌质的情况多反映气血的变化，舌苔的情况多反映脾胃、津液的变化。

1.舌质

（1）淡白舌

正常人舌质一般为淡红色，如舌质淡白，为气血虚弱，或为阳气不足而伴有寒象。

（2）红绛色

舌质红绛为热证，或为阴证。舌质鲜红，深于正常，称为舌红；若进一步发展成为深红者为绛色。两者均主有热，而绛者热势更甚。多见于里热实证、感染发热、创伤或大手术后。

（3）青紫色

舌质青紫，多为伤后气血运行不畅，淤血凝聚。若舌之局部紫斑，表示血瘀程度较轻，或局部有淤血。若全舌青紫表示血瘀程度较重。青紫而滑润，表示阴寒血凝，为阳气不能温运血液所致。绛紫而干表示热邪深重，津伤血滞。

2.舌苔

正常舌苔为薄白而润滑。观察舌苔的变化，可鉴别病患是在表，还是属里；舌苔的过多或过少标志着正邪两方面的虚实。

（1）舌苔的厚薄

它与邪气的盛衰成正比。舌苔过少或无苔表示脾胃虚弱。舌苔厚腻为湿浊内盛，舌苔越厚则邪越重。从舌苔的消长和转化可测知病情的发展趋势，如由薄增厚为病进；由厚转薄称为"苔化"，为病退。舌红光剥无苔属胃气虚或阴液伤，如老年人股骨颈等骨折时多见。

（2）苔白

白苔一般主寒。舌苔厚白而滑为损伤伴有寒湿或寒痰等兼证；厚白而腻为湿浊；薄白而干燥表示湿邪化热、津液不足；厚白而干燥表示湿邪化燥；白如积粉为创伤感染、热毒内蕴之象。

（3）苔黄

黄苔一般主热证，或里热证，故在创伤感染、淤血化热时多见。脏腑为邪热侵扰，尤其是脾胃有热，皆能使白苔转黄；若薄黄而干，表示邪热伤津；黄而腻表示有湿热；苔老黄表示实热积聚；淡黄薄润为湿重热轻；黄白苔相兼为由寒化热，由表入里。

若由黄色转为灰黑苔时，表示病邪较盛，多见于严重创伤感染伴有高热或津枯等。

三、闻诊

闻诊除注意患者的语言、呼吸、咳嗽、呻吟、呕吐物及伤口、二便或其他排泄物的气味等方面临床资料外，骨伤科闻诊还应注意以下几点：

（一）听骨擦音

骨擦音是骨折的特殊体征之一。无嵌插的完全性骨折，当摆动或触摸使骨折断端移动时，互相摩擦可发生音响或摩擦感，称骨擦音（感）。所以当听到骨擦音时，可以判明骨折的存在，而且可以分析骨折的性质。正如《伤科补要·接骨论治》中记载："骨若全断，动则辘辘有声。如骨损未断，动则无声。或有零星败骨在内，动则渐渐有声。"骨折经治疗后，骨擦音消失，表示骨折已连接。但应注意检查者不宜反复去寻找骨擦音，只能在检查中听到即应中止，以免增加病人的损伤与痛苦。

（二）听入臼声

关节脱位在整复成功时，常能听到"咯噔"一声，此声称为入臼声。如《伤科补要·硝骨骱失》所说："凡上骱时，骱内必有响声活动。其骱已上；若无响声活动者，其骱未上也。"故当复位时听到此响声，说明已复位。应停止增加拔伸牵引力，以免增加损伤。

（三）听伤筋声

有一些伤筋在检查时可有特殊的摩擦音或弹响声，最常见的有以下几种：

1.关节摩擦音

术者一手放在患者关节部位，另一手握其关节远端并使关节活动，可听到或触到关节摩擦音。柔和的关节摩擦音可在一些慢性或亚急性关节疾患中出现；粗糙的关节摩擦音可在骨性关节炎时听到；当关节活动到某一角度，关节内出现尖细弹响音，则表示关节内有移位的软骨或游离体。

2.腱鞘炎及肌腱周围炎症的摩擦音

腱鞘炎伸屈活动时可有摩擦音，如屈指或屈拇指肌腱狭窄性腱鞘炎患者在作手指屈伸检查时可听到弹响声。是该肌腱通过肥厚的腱鞘时所产生，故临床上把这种腱鞘炎称为弹响指。

肌腱周围炎在检查时，可以听到或触到如捻头发一样的声音，称为"捻发音"。多在肌腱周围有炎性渗出物时可出现此声音。好发于前臂的伸肌群。大腿的股四头肌和小腿的跟腱部。

3.关节弹响声

在膝关节半月板损伤或关节内有游离体时，可出现弹响声。当此类患者作膝关节屈伸旋转活动检查时，可发生较清脆的弹响声。

（四）听啼哭声

检查小儿患者时，注意啼哭声的变化，可以辨别受伤之部位。因小儿不能准确诉说伤部情况，家长有时也不能提供可靠病史，所以在检查时，当摸到患肢某一部位，小儿啼哭或啼哭声加剧，则往往表示该处是受伤部位。

（五）听创伤皮下气肿音

创伤后若有与创伤程度不相称的大片弥漫性肿胀时，应检查有无皮下气肿。检查时把手指分开呈扇形，轻轻揉按患处，当皮下组织中有气体存在时，就有一种特殊的捻发音或捻发感。如肋骨骨折后，若断端刺破肺脏，空气渗入皮下组织可形成皮下气肿。开放性骨折合并气性坏疽时，可产生气体而出现皮下气肿，此时伤口常有奇臭的脓液。在于术创口周围，或缝合裂口时，如有空气残留在切口中，亦可发生皮下气肿。

四、切诊

骨伤科常用的切诊包括脉诊和摸诊。其中切诊主要是用来掌握内部气血、虚实、寒热等变化；摸诊主要是鉴别损伤轻重、深浅和性质。

损伤常见的脉象有以下几种：

（一）浮脉

浮脉轻轻应指即得，重按反觉脉搏的搏动力量稍减而不空，举之泛泛而有余。一般在新伤瘀肿、疼痛剧烈或兼有表证时多见。若在大出血及慢性劳损患者，出现浮脉时说明正气不足、虚象严重。

（二）沉脉

轻按不应，重按始得，一般沉脉主病在里，伤科在内伤气血、腰脊损伤疼痛时常见。

（三）迟脉

脉搏缓慢，每息脉来不足四至。一般迟脉主寒、主阳虚，在伤筋挛缩、淤血凝滞等证中多见。损伤后气血不足，复感寒邪，常为迟而无力。

（四）数脉

每息脉来超过五至，数而有力，多为实热；虚数无力者多属虚热。浮数热在表，沉数热在里，虚细而数为阴亏。浮大虚数为气虚。张景岳在《景岳全书·神脉》指出："暴数者多外邪，久数者必虚损。"损伤发热及邪毒感染脉数有力；损伤津涸，脉虚而细数。

（五）滑脉

往来流利，应指圆滑充实有力，切脉时有"如盘走珠"之流利感，主痰饮、食滞，妇女妊娠期常现此脉，伤病中胸部挫伤血实气壅时多见。

（六）涩脉

是指脉形不流利，细而迟，往来艰涩，如轻刀刮竹。主气滞、血瘀、精血不足。涩而有力为实证，涩而无力为虚证，损伤血亏津少不能濡润经络之虚证及气滞血瘀的实证多见。

（七）弦脉

脉形端直以长，如按琴弦，主诸痛，主肝胆疾病，阴虚阳亢。在胸部损伤以及各种损伤剧烈疼痛时多见，还常见于伴有肝胆疾患、高血压、动脉硬化等症的损伤患者，弦而有力者称为紧脉，多见于外感寒湿之腰痛。

（八）濡脉

浮而细软，脉气无力以动，与弦脉相对，虚损劳伤、气血不足、久病虚弱时多见。

（九）洪脉

脉形如波涛汹涌，来盛去衰，浮大有力。其特点是应指脉形宽，大起大落。主热证，损伤邪热内壅，热邪炽盛，或血瘀化热之证多见。

（十）细脉

脉细如线多见于虚损患者，以阴血虚为主，亦见于气虚，损伤久病卧床体虚者亦多见，亦可见于虚脱或休克患者。

（十一）芤脉

浮大中空，为失血之脉，在损伤出血过多时多见。

（十二）结、代脉

间歇脉之统称。脉来至数缓慢，而时一止，止无定数为结脉；脉来动而中止，不能自还，良久复动，止有定数为代脉。在损伤疼痛剧烈，脉气不衔接时多见。

五、摸诊（触诊）

摸诊是伤科诊断方法中的重要方法之一。通过医者的手对损伤局部的认真触摸，可帮助了解损伤的性质，有无骨折、脱位，以及骨折、脱位的移位方向等。

（一）作用

1.摸压痛

根据压痛的部位、范围、程度来鉴别损伤的性质种类。直接压痛可能是局部有骨折或伤筋；而间接压痛（如纵轴叩击痛）常显示骨折的存在。长骨干完全骨折时，在骨折部位多有环状压痛，骨折斜断时，压痛范围较横断为广泛。

2.摸畸形

触摸体表骨突变化，可以判断骨折和脱位的性质．移位方向，以及呈现重叠、成角或旋转畸形等变化。

3.摸肤温

从局部皮肤冷热的程度，可以辨识是热证或寒证，了解患肢血运情况。热肿一般表示新伤或局部瘀热和感染；冷肿，表示寒性疾患；伤肢远端冰凉、麻木、动脉搏动减弱或消失，则表示血运障碍，摸肤温时一般用手背测试最为适宜。

4.摸异常

活动在肢体没有关节处出现了类似关节的活动，或关节原来不能活动的方向出现了活动，多见于骨折或韧带断裂。但检查骨折病人时，不要主动寻找异常活动，以免增加患者的痛苦和加重局部的损伤。

5.摸弹性

固定脱位的关节常保持在特殊的畸形位置，在摸诊时有弹力感，这是关节脱位特征之一。

6.摸肿块

首先应区别肿块的解剖层次，骨性的或是囊性的，是在骨骼还是在肌肉、肌腱等组织中。还须触摸其大小、形态、硬度，边界是否清楚，推之是否可以移动及其表面光滑度等。

（二）常用方法

1.触摸法

274

以拇指或拇、食、中三指置于伤处，稍加按压之力，细细触摸。范围先由远端开始，逐渐移向伤处，用力大小视部位而定。触摸时仔细体验指下感觉，古人有"手摸心会"的要领。通过触摸可了解损伤和病变的确切部位，病损处有无畸形及摩擦征，皮肤温度、软硬度有无变化，有无波动感等。这一手法往往在检查时最先使用，然后在此基础上再根据情况选用其他摸法。

2.挤压法

用手掌或手指挤压患处上下、左右、前后，根据力的传导作用来诊断骨骼是否折断。如检查肋骨骨折时，常用手掌挤按胸骨及相应的脊柱骨，进行前后挤压；检查骨盆骨折时，常用两手挤压两侧髂骨翼；检查四肢骨折，常用手指挤捏骨干。此法有助于鉴别是骨折还是挫伤。

3.叩击法

本法是以手掌根或拳头施以冲击力，利用对肢体远端的纵向叩击所产生的冲击力，来检查有无骨折的一种方法。检查股骨、胫腓骨骨折，有时采用叩击足跟的方法。检查脊椎损伤时可采用叩击头顶的方法。检查四肢骨折是否愈合，常采用纵向叩击法。

4.旋转法

用手握住伤肢下端，作轻轻的旋转活动，以观察伤处有无疼痛、活动障碍及特殊的响声，旋转法常与屈伸关节的手法配合应用。

5.屈伸法

本法一手握关节部，另一手握伤肢远端，作缓缓的屈伸运动。若关节部出现剧痛，说明有骨与关节的损伤，关节内骨折者，可出现骨摩擦音。

此外，患者主动的屈伸与旋转活动常应与被动活动进行对比，以此作为测量关节活动功能的依据。

6 摇晃法

本法一手握于伤处，另一手握伤肢远端，作轻轻的摇摆晃动，结合问诊与望诊，根据患部疼痛的性质、异常活动、摩擦音的有无，判断是否有骨与关节损伤。

临床运用摸诊时非常重视对比，并注意"望、比、摸"的综合应用。只有这样，才能正确分析通过摸诊所获得资料的临床意义。

六、量诊

量诊早在《灵枢·经水》中就有度量的记载，《灵枢。骨度》对骨的尺寸用等分法作为测量的依据。《仙授理伤续断秘方》亦提出要"相度患处"。量诊至今为骨伤科临床所重视，常用带尺等来测量肢体的长短与粗细，并与健侧对比观察。

（一）量诊常用于以下几方面

1.患肢长于健侧

伤肢显著增长者，多为脱位的标志，常见于肩、髋等关节向前或向下脱位，亦可见于骨折纵向分离移位等。

2.患侧短于健侧

多见于有重叠移位之骨折；或见于髋关节、肘关节向后脱位之肢体短缩。

3.患侧粗于健侧

常见于骨折或脱位之重症；若无骨折与脱位，则为伤筋肿胀。

4.患侧细于健侧

可为陈旧性损伤而致筋肉萎缩；或有神经损伤而致肢体瘫痪者。

（二）量诊时的注意事项

1.量诊前注意有无先天畸形与陈旧性损伤，应与新伤区别。

2.患肢与健肢须放于完全对称的位置进行测量，以防有误差。

3.测量定点要准确，可在起始与终止点做好标记，带尺须拉紧。

4.测量肢体长短常用方法

（1）上肢长度从肩峰至桡骨茎突（或中指尖）。

（2）上臂长度肩峰至肱骨外上髁。

（3）前臂长度肱骨外上髁至桡骨茎突。

（4）下肢长度髂前上棘至内踝下缘；或脐至内踝下缘（骨盆骨折或髋部病变时用之）。

（5）大腿长度髂前上棘至膝关节内缘。

（6）小腿长度膝关节内缘至内踝（图4-1）。

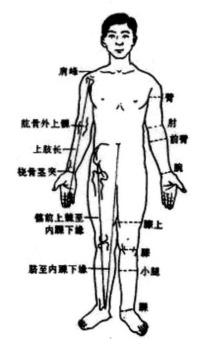

图 4-1 肢体长度测量

5.测量肢体周径常用方法

两肢体取相应的同一水平部位测量，若测量肿胀时应取肿胀最重之处；测量肌萎缩时取肌腹部位。如在下肢常取髌上 10～15 cm 处测量大腿周径；在小腿最粗处测定小腿周径等。通过对肢体周径的测量，两侧肢体对比，以了解其肿胀程度或有无肌肉萎缩等。

278

第三节 检查方法

一、关节运动的检查

（一）各关节功能活动范围

人体各关节的功能活动范围，是指每个关节从中立位运动到各方位最大角度的范围。

1.颈部中立位为面向前，眼平视。活动范围：前屈 35～45°，后伸 35～45°，左右侧屈各 45°，左右旋转各 60～80°。

2.腰部中立位为直立，腰伸直自然体位。活动范围：前屈 90°，后伸 30°，左右侧屈各 30°，左右旋转各 30°（固定骨盆，以两肩连线与骨盆横径的角度计算）。

3.肩关节中立位为上肢下垂。活动范围：前屈 90°，后伸 45°，外展 90°，内收 20～40°、肘尖达腹中线，内旋 80°，外旋 30°，上举 90°。

4.肘关节中立位为肘关节伸直。活动范围：屈曲 140°，过伸 0～10°，旋前（掌心向下）90°，旋后（掌心向上）90°。

5.腕关节中立位为手与前臂成直线，掌心向下。活动范围：背伸 35～60°，掌屈 50～60°，桡偏 25～30°，尺偏 30～40°。

6.髋关节中立位为髋关节伸直、髌骨向上。活动范围：屈曲 145°，后伸 40°，外展 30～45°，内收 20～30°，外旋 40°，内旋 40°。

7.膝关节中立位为膝关节伸直。活动范围：屈曲 145°，过伸 10°。

8.踝关节中立位为足与小腿呈 90° 角。活动范围：背伸 20～30°，跖屈 40～50°。

关节的各方位活动度的记录方法，常用的有中立位 0°法，（即以每个关节的中立位为 0°计算)和邻肢夹角法(关节相邻肢段所构成的夹角计算)两种。目前国际上通用的方法为中立位 0°法，本书小采用中立位 0°法记录。此方法比较简便、直观，如肘关节伸直 0°、屈曲 140°，其活动范围为；140°－0°＝140°。邻肢夹角法记录则是肘关节伸直 180°，屈曲 40°，其活动范围为 180°－40°＝140°，此种方法容易造成理解上的混乱。

对不易精确测量角度的部位关节功能可用测量长度记录各骨的相对移动范围的方法。如颈椎前屈可测下颌至胸骨柄的距离，腰椎前屈时测量下垂的中指尖与地面之距离等。

（二）常用特殊检查

在骨伤科疾病的诊断中，常需要采用一些特殊的检查，常用的特殊检查有：

1.颈部特殊检查

（1）头部叩击试验

患者正坐，医生以一手平置于患者头顶，掌心朝下，另一手握拳叩击头顶部的手背。若患者感觉颈部疼痛，或疼痛向上肢放射，则为该试验阳性。多用于颈椎病或颈部损伤的检查。

（2）椎间孔挤压试验

患者正坐，头稍向患侧的侧后方倾斜。医生立于患者后方，双手交叉放于患者头顶向下施加压力，使椎间孔变小，若出现颈部疼痛，并向患侧上肢放射痛则为阳性征。常见于颈椎病。

（3）臂丛神经牵拉试验

患者正坐，头颈偏向健侧，医生一手放于患侧头部，另一手握住患侧腕部使上肢外展，呈相反方向牵拉。若出现颈部疼痛加重，患肢疼痛、麻木则为阳性征。常见于颈椎病，说明神经根受压。

（4）深呼吸

又称艾迪森（Adson）征。用于前斜角肌综合征的检查，即锁骨下动脉是否因前斜角肌肥大或痉挛而受到压迫。患者坐位，两手臂放在膝上，深呼吸气后屏住呼吸，仰头并将下颌转向患侧，医生一手下压患侧肩部，另一手摸患侧桡动脉。若出现桡动脉搏动明显减弱或消失，疼痛；增加，即为阳性征。

（5）挺胸试验

用于肋锁综合征的检查，即锁骨下动脉及臂丛神经是否在第一肋骨与锁骨间隙受压。患者立正位挺胸，两臂向后伸，若桡动脉搏动减弱或消失，手臂部麻木或刺痛即为阳性征。

（6）超外展试验

用于超外展综合征的检查，即锁骨下动脉是否被喙突及胸小肌压迫。患者坐位或立位，上肢从侧方被动外展高举过头，桡动脉搏动减弱或消失，即为阳性征。

2.胸腰部特殊检查

（1）胸廓挤压试验

患者坐位或站位，医生两手在胸廓一侧的前后对称位或胸廓两侧的左右对称位作轻轻挤压胸廓动作，若损伤部位出现明显的疼痛即为阳性征，提示有肋骨的骨折。

（2）屈颈试验

患者仰卧，医生一手置于病人头部枕后，一手置于病人胸前，然后将患者头部前屈；若出现腰痛及坐骨神经痛即为阳性征。颈部前屈时可使脊髓在椎管内上升 1～2 cm，神经根亦随之受到牵拉，出现放射性疼痛。常用于腰椎间盘突出症的检查。

（3）颈静脉压迫试验

患者仰卧，医生用手压迫一侧或两侧颈静脉 1～3 分钟。由于压迫颈静脉，引起蛛网膜下腔压力增高，影响神经根的张力，而发生坐骨神经放射痛，即为阳性征，说明病变在椎管内。

（4）直腿抬高试验

患者仰卧，双下肢伸直位，医生一手托患者足跟，另一手保持膝关节伸直位，作一侧下肢的抬高动作。正常两下肢抬高 80°以上相等并无疼痛感。若高举不能达到正常高度且沿坐骨神经有放射性疼痛者为阳性，说明有坐骨神经根受压现象，记录直腿抬高度数，此试验需排除因直腿抬高腘绳肌和膝后关节囊等受到牵拉所造成的影响。

（5）直腿抬高足背伸加强试验

在作直腿抬高试验时，抬腿到最大限度引起疼痛时，稍放低缓解疼痛，然后突然将足背伸，使坐骨神经受到牵拉引起放射性疼痛，即为阳性。此试验可排除因其他因素影响而造成的直腿抬高试验的假阳性。

（6）股神经牵拉试验

患者俯卧，下肢伸直，医生提起患肢向后过度伸展，若腰 3、4 椎间盘突出压迫腰 2、3、4 神经根，引起沿股神经区放射性疼痛，为阳性征。

（7）屈髋伸膝试验

患者仰卧，医生使患侧下肢髋、膝关节尽量屈曲，然后再逐渐伸直膝关节。此动作可使坐骨神经被拉紧，若出现坐骨神经放射痛即为阳性征。

（8）拾物试验

多用于小儿腰部前屈运动的检查。通过小儿拾取一件放在地上的物品，观察脊柱运动是否正常。当腰椎有病变时，小儿下蹲拾物时必须屈曲两侧髋关节，而腰仍是挺直的，且常用手放在膝部作支撑蹲下，则为阳性征。常见于小儿腰椎结核及其他腰椎疾病。

（9）脊柱被动伸展试验

小儿俯卧，医生将其双下肢向后上方提起，观察小儿腰部伸展是否正常。若有腰部僵硬现象为阳性征，提示腰椎病变。

（10）腰骶关节试验

又称骨盆回旋试验。患者仰卧位，医生极度屈曲两侧髋、膝关节，使臀部离床，腰部被动前屈，若腰骶部出现疼痛则为阳性征。常见于下腰部的软组织劳损及腰骶椎的病变，而腰椎间盘突出病人常表现为阴性。

3.骨盆部特殊检查

（1）骨盆挤压与分离试验

患者仰卧位，医生用两手分别压在骨盆的两侧髂前上棘，向内相对挤压为挤压试验；两手分别压在骨盆的两侧髂嵴内侧，向外下方作分离按压称为分离试验。若引起损伤部位疼痛加剧则为阳性征，常见于骨盆环的骨折。

（2）骶髂关节分离试验

又称"4"字试验。患者仰卧位，患侧下肢屈膝屈髋，将患侧下肢外踝放于对侧膝上，作盘腿状。医生一手扶住对侧髂嵴部，另一手将患侧的膝部向外侧挤压，若骶髂关节有病变，则出现该处的疼痛，为阳性征。同样的方法再检查对侧。进行此试验应先排除髋关节的病变。

（3）床边试验

又称盖氏兰（Gaensien）征。患者仰卧位，患侧靠床边，臀部稍突出床沿，大腿下垂。健侧下肢屈膝屈髋；贴近腹壁，患者双手抱膝以固定腰椎。医生一手扶住髂骨棘以固定骨盆，另一手用力下压于床边的大腿，使髋关节尽量后伸。若骶髂关节发生疼痛则为阳性征，说明骶髂关节病变。

4.肩部特殊检查

（1）搭肩试验

又称杜加征。将患肢肘关节屈曲，患肢手搭在对侧肩部，肘关节能贴近胸壁为正常。若肘关节不能靠近胸壁，或肘关节贴近胸壁时而患肢手不能搭在对侧肩部，或两者均不能，为阳性征，表示肩关节脱位。

（2）直尺试验

正常人肩峰位于肱骨外上髁与肱骨大结节连线的内侧。用直尺贴在上臂的外侧，下端靠近肱骨外上髁，上端如能与肩峰接触，则为阳性征，表示肩关节脱位。

（3）肩外展疼痛弧试验

在肩外展 60～120°范围内时，因冈上肌腱与肩峰下摩擦，肩部出现疼痛为阳性征，这一特定区域内的疼痛称为疼痛弧，见于冈上肌腱炎。

（4）冈上肌腱断裂试验

在肩外展 30～60°范围内时，三角肌用力收缩，但不能外展举起上臂，越外展用力，肩越高耸。但被动外展到此范围以上，患者能主动举起上臂。最初主动外展障碍为阳性征，提示冈上肌腱断裂。

（5）肱二头肌腱抗阻试验

患者屈肘作前臂抗阻力旋后动作，引起肱骨结节间沟部位疼痛为阳性征，见于肱二头肌长头腱鞘炎。

5.肘部特殊检查

（1）肘三角。

肘三角正常的时节在完全伸直时，肱骨外上髁、内上髁和尺骨鹰嘴在一条直线上。肘关节屈曲90°时，三个骨突形成一个等腰三角形，称为肘三角。当肘关节脱位时，此三角点关系改变。

（2）腕伸肌紧张试验

患者肘关节伸直，前臂旋前位，作腕关节的被动屈曲，引起肱骨外上髁处疼痛者为阳性征，见于肱骨外上髁炎。

6.腕部特殊检查

（1）握拳尺偏试验

又称芬克斯坦（Finkeisten）征。患者拇指屈曲握拳，将拇指握于掌心内，然后使腕关节被动尺偏，引起桡骨茎突处明显疼痛为阳性征，见于桡骨茎突狭窄性腱鞘炎。

（2）腕三角软骨挤压试验

腕关节位于中立位，然后使腕关节被动向尺侧偏斜并纵向挤压，若出现下尺桡关节疼痛为阳性征。见于腕三角软骨损伤、尺骨茎突骨折。

7.髋部特殊检查

（1）髋关节屈曲挛缩试验

又称托马斯（Thomas）征。患者仰卧，将健侧髋膝关节尽量屈曲，大腿贴近腹壁，使腰部接触床面，以消除腰前凸增加的代偿作用。再让其伸直患侧下肢，若患肢随之跷起而不能伸直平放于床面，即为阳性征。说明该髋关节有屈曲挛缩畸形，并记录其屈曲畸形角度。

（2）髋关节过伸试验

又称腰大肌挛缩试验。患者俯卧位，患侧膝关节屈曲 90°，医生一手握其踝部将下肢提起，使髋关节过伸。若骨盆亦随之抬起，即为阳性征。说明髋关节不能过伸。腰大肌脓肿及早期髋关节结核可有此体征。

（3）单腿独立试验

又称屈德伦堡征。此试验是检查髋关节承重机能。先让患者健侧下肢单腿独立，患侧腿抬起，患侧臀邹襞（骨盆）上升为阴性。再让患侧下肢单腿独立，健侧腿抬高，则可见健侧臀皱襞（骨盆）下降，为阳性征。表明持重侧的髋关节不稳或臀中、小肌无力。任何使臀中肌无力的疾病均可出现阳性征。

（4）下肢短缩试验

又称艾利斯（Allis）征。患者仰卧，双侧髋、膝关节屈曲，足跟平放于床面上，正常两侧膝顶点等高，若一侧较另一侧低即为阳性征。表明股骨或胫腓骨短缩或髋关节脱位。

（5）望远镜试验

又称套迭征。患者仰卧位，医生一手固定骨盆，另一手握患侧困窝部，使髋关节稍屈曲，将大腿纵向上下推拉，若患肢有上下移动感即为阳性征。表明髋关节不稳或有脱位，常用于小儿髋关节先天性脱位的检查。

（6）蛙式试验

患儿仰卧，将双侧髋膝关节屈曲90°位，再作双髋外展外旋动作，呈蛙式位。若一侧或双侧大腿不能干落于床面，即为阳性征，表明髋关节外展受限。用于小儿先天性髋脱位的检查。

（7）股骨头大粗隆位置的测量

①内拉通（Nelaton）线

又称髂坐结节联线。患者仰卧位，髋关节屈曲45°～60°，由髂前上棘至坐骨结节划一联线，正常时此线通过大粗隆顶部。若大粗隆顶部在该线的上方或下方，都表明有病理变化。

②布来安三角

患者仰卧位，自髂前上棘与床面作一垂线，自大粗隆顶点与垂直线作一水平线，再自髂前上棘与大粗隆顶点之间连一直线，构成一直角三角形。对比两侧三角形的底边长度，若一侧变短，表明该侧大粗隆向上移位。

③休梅克（Shoemarker）线

患者仰卧位，双下肢伸直于中立位，两侧髂前上棘在一平面，从两侧髂前上棘与大粗隆顶点分别连一直线，正常时两线延长交于脐或脐上中线。若一侧大粗隆上移，则延长线相交于脐下且偏离中线。

8.膝部特殊检查

（1）浮髌

试验患肢伸直，医生一手虎口对着髌骨上方，手掌压在髌上囊，使液体流入关节腔，另一手示指以垂直方向按压髌骨。若感觉髌骨浮动，并有撞击股骨髁部的感觉，即为阳性征，表明关节内有积液。

（2）膝关节侧向挤压试验

又称膝关节分离试验。患者仰卧，膝关节伸直，医生一手按住股骨下端外侧，一手握住踝关节向外拉，使内侧副韧带承受外展张力，若有疼痛或有侧方活动，为阳性征，表明内侧副韧带损伤。反之，以同样的方法检查外侧副韧带。

（3）抽屉试验

又称推拉试验。患者仰卧，屈膝90°，足平放于床上，医生坐于患肢足前方，双手握住小腿作前后推拉动作。向前活动度增大表明前交叉韧带损伤，向后活动度增大表明后交叉韧带损伤，可作两侧对比检查。

（4）挺髌

试验患侧下肢伸直，医生用拇、示指将髌骨向远端推压，嘱病人用力收缩股四头肌，若引起髌骨部疼痛为阳性征。常见于髌骨软骨软化症。

（5）回旋研磨试验

又称麦克马瑞（Mc Murray）征。患者仰卧，患腿屈曲。医生一手按在膝上部，另一手握住踝部，使膝关节极度屈曲，然后作小腿外展、内旋，同时伸直膝关节，若有弹响和疼痛为阳性征，表明外侧半月板损伤；反之，作小腿内收、外旋同时伸直膝关节出现弹响和疼痛，表明内侧半月板损伤。

（6）研磨提拉试验

又称阿波来（Apler）征。患者仰卧，膝关节屈曲90°，医生用一小腿压在患者大腿下端后侧作固定，在双手握住足跟沿小腿纵轴方向施加压力的同时，作小腿的外展外旋或内收内旋活动，若有疼痛或有弹响，即为阳性征，表明外侧或内侧的半月板损伤；提起小腿作外展外旋或内收内旋活动而引起疼痛，表示外侧副韧带或内侧副韧带损伤。

（7）侧卧屈伸试验

又称重力试验。患者侧卧，被检查肢体在上，医生托住病人的大腿，让其膝关节作伸屈活动，若出现弹响，表明内侧半月板损伤；若膝关节外侧疼痛，表示外侧副韧带损伤。同样的方法，被检查的肢体在下作伸屈活动，出现弹响为外侧半月板损伤，出现膝关节内侧疼痛为内侧副韧带损伤。

9.踝部特殊检查

足内、外翻试验将踝关节内翻引起外侧疼痛，表示外侧副韧带损伤；踝关节外翻引起内侧疼痛，表示内侧副韧带损伤。

二、肌肉的检查

（一）肌容积

检查肌肉容积，就是观察其肢体外形有无萎缩、肥大等变化，并用皮尺按部位与健侧对比测量。测出肢体的周径，作为疾病的发展及治疗前后过程中的比较依据。造成肌萎缩的原因常有下运动神经元损伤、肌病、废用性肌萎缩等。

（二）肌张力

肢体在静止状态时，其肌肉保持一定的紧张度，称为肌张力。检查肌张力时，在肌体静止时触摸肌肉的张力状况，感觉其硬度。也可让患者肢体放松，作肢体被动运动，测量阻力。肌肉松软、被动运动时阻力减低或消失、关节松弛、活动度变大，为肌张力减低；肌肉紧张、硬度增加、被动运动时阻力变大，为肌张力增强。上运动神经元损伤常引起肢体肌张力增强，下运动神经元损伤常引起肢体肌张力减低。

（三）肌力

各肌肉肌力的检查，是让病人主动活动肢体，并给予拮抗力，以测试其肌肉主动运动的力量。手部肌力测定可应用握力器。

肌力的测定标准分为六级：

0 级：肌肉完全瘫痪，无收缩。

Ⅰ级：肌肉有收缩，但不能带动关节的活动。

Ⅱ级：肌肉收缩能带动肢体水平方向的活动，但不能对抗地心吸引力。

Ⅲ级：肌肉收缩能带动肢体对抗地心引力，但不能对抗阻力。

Ⅳ级：能对抗阻力，但比正常力弱。

Ⅴ级：正常肌力。

三、神经的检查

骨伤科疾病常伴有神经的损伤，神经功能的检查在骨伤科疾病诊断中具有相当重要的作用。

（一）感觉障碍（异常）

神经损伤后出现感觉障碍，感觉障碍包括浅感觉障碍和深感觉障碍。

1.浅感觉

浅感觉包括痛觉、触觉、冷温觉，临床以痛觉检查为主。

（1）痛觉

用针尖轻刺皮肤，确定痛觉减退、消失或过敏的区域。检查时注意刺激强度适中，从无痛区向正常区检查，并两侧对比。

（2）触觉

患者闭目，以棉絮轻轻触及病人的皮肤，询问其感觉。

（3）冷温觉

以盛有 5～10 摄氏度的冷水和 40～45 摄氏度的热水两个试管，分别贴于患者皮肤，询问其感觉。

2.深感觉

深感觉包括位置觉、震动觉。临床以位置觉检查为主。

（1）位置觉

患者闭目，医生用手指从两侧轻轻夹住患者末节指（趾）关节作伸、屈活动，询问其被夹的指（趾）名称和被板动方向。

（2）震动觉

将音叉振动后，放在患者的骨突起部，询问其有无震动感及震动时间。

（3）实体感

患者闭目，用手触摸分辨物体的大小、方圆及硬度。

（4）两点分辨觉

以圆规的两个尖端触及身体不同部位，测定患者分辨两点距离的能力。两点分辨觉正常值：手指掌面 1.1 mm，手背 31.5 mm，手掌 6.7 mm，前臂和小腿 40.5 mm，面颊 11.2 mm，上臂和大腿 67.7 mm。

（二）感觉定位

通过感觉障碍的程度和范围，确定神经损伤的部位，作出定位。

1.神经干的损害

神经干（周围神经）的损害，深、浅感觉均受累，其障碍的范围与某一神经的感觉分布区相一致。常伴有该神经支配的肌肉瘫痪、萎缩和植物神经功能障碍。

2.神经丛的损害

该神经丛分布区的深、浅感觉均受累，感觉障碍的分布范围较神经干型的要大，包括受损神经丛在各神经干内感觉纤维所支配皮肤的区域。

3.神经根的损害

深、浅感觉均受累，其范围与脊髓神经节段分布区相一致，并伴有该部位的疼痛，称为"根"性疼痛。见于颈椎病、腰椎间盘突出症等。

4.脊髓横断损害

被损害水平及其以下深、浅感觉均受累。

5.半侧脊髓损害

被损害水平及其以下有对侧皮肤痛、温觉障碍，同侧的深、浅感觉和运动障碍，称为 Brown-Sequard 综合征。

对于神经根的损伤，脊髓横断损伤、半侧损伤，可按"感觉记录图"，绘出感觉异常的性质和分布区；对神经干损伤，若感觉障碍需精细绘出，可画一肢体的局部图，标明感觉障碍的性质与范围。

（三）生理反射

生理反射分为深、浅反射两大类，生理反射的减弱或消失，表示其反射弧的抑制或中断，对骨伤科疾病的诊断意义较大。

1.深反射

深反射是叩击肌肉、肌腱及骨膜等本体感受器引起的反射。常用的深反射有：

（1）肱二头肌腱反射

患者前臂旋前肘关节半屈曲位，医生将拇指置于肱二头肌腱上，以叩诊锤叩击拇指，引起肱二头肌收缩、肘关节屈曲活动。反射弧通过肌皮神经，神经节段为颈5～6。

（2）肱三头肌腱反射

患者前臂旋前肘关节半屈曲位，叩击尺骨鹰嘴上方肱三头肌腱，引起肱三头肌收缩、肘关节呈伸直运动。反射弧通过桡神经，神经节段为颈6～7。

（3）桡骨膜反射

患者肘关节半屈曲，叩击桡骨茎突，引起前臂屈曲、旋前动作。反射弧通过肌皮神经、正中神经、桡神经，神经节段为颈5～8。

（4）膝腱反射

膝关节半屈曲，叩击髌韧带，引起膝关节伸直运动。反射弧通过股神经，神经节段为腰2～4。

（5）跟腱反射

叩击跟腱，引起踝关节跖屈。反射弧通过坐骨神经，神经节段为骶1～2。

2.浅反射

浅反射是刺激体表感受器所引出的反射。常用的浅反射有：

（1）腹壁反射

患者仰卧，放松腹部肌肉，以钝器分别划腹壁两侧上、中、下部，引起该部的腹壁收缩。上腹壁反射神经节段为胸7～8，中腹壁为胸9～10，下腹壁为胸11～12。

（2）提睾反射

以钝器划患者大腿内侧皮肤，引起提睾肌收缩，睾丸上提，神经节段为腰1～2。

（3）肛门反射

以钝器划肛门周围皮肤，引起肛门外括约肌收缩。神经节段为骶4～5。

（四）病理反射

病理反射的出现，表示上神经运动元的损害。

1.霍夫曼（Hoffman）征

医生以左手托住患者一手，用右手示、中指夹住患者之中指，并用拇指轻弹患者中指指甲，引起患者其余手指屈曲动作，为阳性征。

2.巴彬斯基（Babinski）征

用钝器轻划患者足底外侧，自足跟向足趾方向，引出拇趾背伸、其余四指呈扇形分开，为阳性征。

3.夏道克（Chaddocksign）征

用钝器从患者外踝沿足背外侧向前划，阳性表现同巴彬斯基征。

4.奥本罕姆（Oppenbein）征

用拇、示指沿胫骨前缘由上向下推移，阳性时拇趾背伸。

5.戈登（Gordon）征

用力提腓肠肌，阳性时拇趾背伸。

6.髌阵挛

患者膝伸直，医生拇、示指夹住髌骨，将髌骨急速向下推动数次，引出髌骨有规律的跳动。

7.踝阵挛

用力使踝关节突然背伸，然后放松，引出踝关节连续交替的伸屈反应。

四、影像学检查

（一）X线检查

X线检查是骨伤科临床疾病检查、诊断的重要手段之一，为其临床提供重要的依据。通过X线检查，可以明确有无骨折、脱位，以及骨折、脱位的部位、类型、程度，和治疗的情况；可以观察到骨、关节有无实质的病变，明确病变的性质、部位、范围和程度，以及与周围软组织的关系；可以判定骨龄，推断骨骼生长及发育的状态，观察某些营养及代谢疾病对骨质有无影响，以及影响程度；还可以通过X线检查摒除某些疾病以及类似疾病的鉴别诊断等。

骨、关节系统的X线检查方法可以分为一般X线检查法和特殊X线检查法两大类。

1.一般 X 线检查法

（1）X 线透视

X 线透视有荧光透视和 X 线电视两种。透视主要应用于：检查火器伤，异物的寻找、定位和摘除；外伤性骨折、脱位的整复和复查；以及有些结构复杂部位的轻度骨折、脱位，需要先经透视选择适当的投照位置，再摄片，才能使病变在 X 线片上正确地显示出来。

（2）平片摄影

适用于骨折关节的所有部位。对四肢长骨、关节和脊柱的摄片，一般采取正、侧两个相互垂直的投照位置；除了正侧位以外，脊柱和手足可加摄斜位片；骨骼轮廓呈弧形弯曲的部位，如头颅、面部和肋骨可加摄切线片；颅底、髌骨、跟骨可加摄轴位片；对于某些部位还可加摄外展、外旋、内收、内旋等位置 X 线片。各部位的摄片必须包括骨与关节周围的软组织，以及邻近的关节。有的需照健侧 X 线片来对比。X 线片的观察即要重视骨、关节的形态，又要注意软组织的变化。

2.特殊 X 线检查法

X 线的特殊检查，是指在普通 X 线摄片的基础上，通过某些特殊装置或特殊摄影技术，使骨、关节及其周围的软组织，能显示出一般摄影所不能显示的征象。

（1）体层摄影

体层摄影又称断层或分层摄影。它可以使人体内部的任何一层组织在 X 线片上显影，而其他各层影像模糊不清，因此可以显示出小的病灶、正确地确定病变的深度，从而达到诊断的目的。头颅、脊柱、胸骨、骨盆、四肢等各部位均可应用，常用于骨、关节结核、骨髓炎、骨肿瘤等疾病的诊断。

（2）立体摄影

立体摄影可以使人体某些局部组织或结构显示出前后远近的空间关系，获得立体概念，并可观察厚部病变的深度及范围。立体摄影主要应用于结构复杂或体积较厚的部位的检查，如头颅、胸部、骨盆、脊椎、盆腔等处。对于判断上述部位的异物或钙斑等的具体位置及其与邻近组织的相互关系，最为适用。此外，对于识别X线片上的真、假（重迭构成）腔洞亦有一定价值。

（二）CT检查

CT（Computer Tomography），即电子计算机放射线断层扫描的简称，它是一项比较先进的诊断技术。它的显像原理不同于一般X线照像。一般X线照片上影像的形成，是由于各个组织和器官对X线吸收不同，才产生黑白影像。这就需要这种组织吸收的差别必须很大，才可能形成X线像。有的必须借助于造影剂，才可能进行X线检查。CT断层扫描则是将X线发生装置、扫描探测装置、信号转换与贮存装置、电子计算机、记录与显示器以及控制台等部分有机地结合起来，能准确地检测出某一平面各种不同组织之间的微小差异，并以完全不同于X线照片的方式，构成被检查部位的横断层面图像。可供直接阅读，也可应用照像机拍摄保存。CT检查简便，X线照射量小。

对于骨伤科一些疾病的检查、诊断，CT优于X线片。它能从横断层面了解脊椎、骨盆、四肢骨关节的病变，而不受骨阴影重叠或肠内容物遮盖的影响。尤其是通过 CT 横断扫描，可发现椎体、椎管侧隐窝、小关节突、骨盆、长管骨髓腔等处的病变。对腰椎间盘突出症、腰椎管狭窄症等疾病的检查，可直接了解到椎管内腔情况，做出更为确切的诊断。对原发性骨肿瘤 CT 扫描可显示定位、测定病变范围。可确定肿瘤和重要脏器之间的关系，但 CT 的检查也有其缺点和局限性，要注意掌握其适应症。

（三）MRI 检查

磁振成像术（Magnetic Resonance lmaging）在医学诊断中的应用，是经 CT 后在放射学领域中又一重大成就。核磁成像的物理基础是核磁共振，简称 NMR 或 MR。它根据在某些物质的原子核内有单数的质子或中子，有可以测量出来的微量磁力，人体内这类物质有 1H、13C、17O、23Na 及 31P。由于人体内有大量的氢离子 H+、H 核（质子），是目前被选为做 NMR 检查的物质。当这些有磁力的原子核被置于强磁场内时，它们就围绕磁力作旋转运动，各种不同组织的 H+浓度不同，经过数据处理，这样就使组织的 NMR 图像呈现出不同的灰阶。MRI 成像具有参数多，软组织分辨能力高，并可随意取得横断面、冠状面、矢状面断层图像，且无辐射损害等独特优点。目前已用于除消化道及肺周边部分以外全身各部位的检查。在骨伤科领域，用于椎间盘病变及累及骨髓腔的松质骨病变的检查效果尤为优良。MRI 亦有其局限性，不能完全代替 X 线及其他成像技术。

（四）放射性核素检查

放射性核素检查骨与关节疾病，主要是利用能被骨骼和关节浓聚的放射性核素或标记化合物注入人体内，由扫描仪或 γ 照像仪探测，使骨骼和关节在体外显影成像的一种诊断新技术。

常用的扫描剂有锶（88Sr）、87m 锶（87Sr）、18 氟（18F）、169 镱（169Yb）、99m 锝（99mTc）及 113m 铟（113 mln）磷酸化合物。根据各种核素能量大小、半衰期长短、血清除快慢，选择应用。目前临床上常用的以 Tc 为代表的磷酸盐化合物。

放射性核素骨与关节显像在骨与关节疾病的早期诊断上具有重要价值，其最主要的优点是在于发现骨、关节病变上有很高的灵敏性，能在 X 线检查或酶试验出现异常前就能早期显示病变的存在。骨、关节显像的假阴性率比较低。放射性核素骨、关节显像即能显示骨关节的形态，又能反映出局部骨关节的代谢和血供状况，定出病变部位，早期发现骨、关节疾病。对于各种骨肿瘤、尤其是骨转移瘤，具有早期诊断价值。

（五）超声检查

声波高于 2000Hz 的称为超声。超声在介质中传播的过程中，遇到不同的声抗的界面，声能发生放射折回。超声仪将这种声的机械转变为电能，再将这种电信号处理放大，在荧光屏上显示出来。超声检查是一门新兴的诊断学科。超声检查可分为 A 型超声诊断法，即将回声转换成的电信号显示为振幅高低不同的波型（A 超声示波）；M 型超声诊断法，即显示为光点扫描（M 超声光点扫描）；B 型超声诊断法，即显示为辉度不同的光点，进而组成的图像（B 超声显像）；天型超声诊断法，即显示超声的多普勒（天 oppler）效应所产生的差频时（天超声频移）。

超声诊断是一个无损伤的检查法，用于各科的多种疾病的检查。在骨伤科疾病的诊断方面，可用于对椎管的肿痛、黄韧带肥厚、腰椎间盘突出症等疾病的检查，从正中纵切面、左右斜切面，清晰地显示出椎管和周围组织的关系。也用于四肢骨和软组织的肿瘤、脓肿、损伤的检查诊断。

第四节 治疗方法

一、手术疗法

自古以来，手术疗法一直是中医治疗疾病的重要手段之一。《列子·汤问》记载了著名医家秦越人（扁鹊）在全麻下施行开胸术的事例。骨伤手术在隋唐时期已开展，唐蔺道人《仙授理伤续断秘方》载："凡皮破骨出差爻，拔伸不入，搏捺相近，争一二分，用快刀割些捺入骨。"至元代，手术与麻醉技术有所发展，危亦林《世医得效方·正骨兼金镞科》有麻醉下进行骨伤手术的记载。历代医书中关于手术与麻醉术均有记载，且有专著。手术疗法可用以弥补其他疗法之不足。限于篇幅，下面仅简要介绍几种骨伤科常用术式。

（一）截骨术

截骨术的目的是截断骨骼，改变其方位、角度、长度等，并重新对合，以矫正畸形，改变负重力线。截骨术有楔形截骨术，旋转截骨术及移位截骨术三种。可用于矫正长骨的成角畸形，旋转畸形，以改变长骨的负重力线，或进行骨延长或骨缩短，以矫正下肢不等长。

行截骨术前，须根据 X 线片准确地测定截骨位置、方向和角度。操作时，应根据术前确定的截骨位置和角度，在骨面准确刻划出截骨线后，再行截骨。截骨位置应尽量选择在血液供给好，断面宽，容易愈合，含松质骨较多的部位（如干骺端）；或选择在畸形最明显的部位。截骨面应平整，两端吻合密切，并采用有效可靠的内固定或施行骨外固定器固定，使断端面有一定的压缩力，以促进骨愈合。

（二）骨移植术

骨移植术是指将骨组织移植至骨骼有缺损或骨折不愈合的部位，以达到填充缺损，促进愈合及加强支撑或固定目的的手术。

移植骨可以游离骨块的形式植入，亦可以带肌蒂或血管蒂的形式植入。移植骨的来源多取自患者自身体内，称为自体骨，因其不存在免疫排斥反应的问题，故成功率较高。但随着现代库骨处理，保存及灭菌技术的进展，特别是近年来骨形态生成蛋白（BMP）的发现和应用，同种异体骨作为替代材料已广泛应用于临床。骨移植的方法很多，下面介绍三种基本方法。

1.上盖植骨术

主要用于治疗长管骨干部位骨折不愈合或骨缺损，可达到促进骨折愈合和固定骨端的双重目的。植骨时，先用骨凿在两骨端预定植骨面，凿去部分骨皮喷（勿涉及骨髓腔），使两骨端形成一可以连续的平面，其长度和宽度应与植骨块基本吻合。然后将皮质植骨块跨越两骨端，置于两骨端已凿好的平面上，并使两者紧密接触，再用螺钉将骨片固定于主骨上，缺损空隙处可用碎松质骨片填充。为了加强固定作用，可用两块皮质骨块，置于主骨的两侧，然后再用螺钉固定。此法称为双侧上盖植骨术，临床多用于治疗难治的骨折不愈合成骨缺损，如邻近关节的骨折不愈合或骨缺损。

2.松喷丹植骨术

应用范围很广，常与骨折内固定术或坚质骨植骨并用，或用于填充骨囊肿、良性骨时稽以及骨结核等病灶清除术后所遗留的骨空腔内，或用于关节及脊柱融合术。松质骨植骨的优点是可切成各种形状，填塞于需要植骨的部位。移植骨比较疏松，容易建立血液循环，成骨作用强。松质骨植骨如与骨折内固定术或坚质骨移植术同时应用，可将松质骨块剪成多个骨条或骨片，纵行置放于骨折部周围；如用于填充病灶清除后的骨腔，可将松质骨剪成小碎块或细小的条片，并紧紧填充于骨腔中。

3.带肌蒂骨块移植术

带肌蒂骨块移植术系在肌肉附着的骨骼处切取骨块，保留移植骨的肌肉附着及骨膜，依靠肌蒂的血液供应滋养移植骨。将此带肌蒂骨块移植至邻近的骨折、骨缺损处或骨坏死区，以促进骨愈合，提高疗效。临床常用带股方肌蒂骨块或带缝匠肌蒂骨块移植治疗股骨颈骨折；带肌蒂腓骨段移植治疗胫骨大段缺损等。

（三）肌腱缝合技术

肌腱缝合方法很多，下面仅介绍两种常用的方法。

1."8"字缝合法

适用于缝合两断端同等粗细的肌腱，能承受较大张力，不易使肌腱撕脱，是各种肌腱缝合的常用方法之一。

先在距断端 1～1.5 cm 处，横行穿过一针，再将两针向断端方向交叉式穿过肌腱并从其两侧缘穿出。接着将 2 针由侧方斜行穿入，从断面处穿出（形成"8"字）；然后，2 针由远侧断面穿入，从侧面穿出并拉紧缝线，使两个切断面紧密对合。然后在远段肌腱亦作一次"8"字缝合，并拉紧打结。

2.钢丝抽出缝合法

适应于容易发生粘连及张力较大肌腱的缝合。为增强拉力，减少组织对缝合线的反应，可应用细钢丝缝合，操作方法基本与丝线"8"字缝合法相同，但仅在近侧段缝成"8"字，远侧段下作"8"字缝合，只将钢丝的两端经针寻引由断面平行地穿入，在距离断端1~2 cm处穿出，再分别经皮穿出，固定于纽扣上，以方便日后抽出钢丝，最后在近侧"8"字起始部的钢丝上，再套上另一根钢丝，合成一股后，由皮肤引出，作为钢丝拔出线。

（四）肌腱固定技术

肌腱固定术系指将肌腱与骨固定，常用于肌腱转移及肌腱附着点撕脱的修复。

1.肌腱与骨面固定法

先将预定附着点骨面皮质骨凿成粗糙面，并在粗糙面远侧横行钻一骨孔。然后在肌腱断端作一"8"字缝合，再将缝线两端交叉穿过横行骨孔，最后在骨面上打结。

2.返回式固定法

此法适用于细长肌腱的固定。骨面附着点及钻孔方法同前，然后将肌腱穿过骨孔，拉紧后再返回与其在骨外的部分缝合。

3.钢丝抽出固定法

此法适用于肌腱与足跗骨、跟骨或指骨固定。以肌腱固定于跗骨为例，先在跗骨上向足底方向钻一孔道，然后用肌腱钢丝抽出缝合法缝合肌腱，再用直针带着不锈钢丝穿过骨孔道并穿出足底皮肤，拉紧钢丝使肌腱末端纳入骨洞内，最后将钢丝穿过数层纱垫和纽扣洞，并打结固定。如张力很大者，可将钢丝穿出石膏，将其固定在石膏外的纽扣上，以避免皮肤发生坏死。

（五）清创术

对开放性损伤的污染创口进行处理，以使其转变为清洁创口，并力争尽早闭合伤口的手术，称为清创术。清创术必须在创口未发生感染之前进行，否则，即须按感染创口处理。一般创口受伤6～8小时内，仅受到污染，尚未形成感染，此时异物和细菌均在创口的表面，所以经过清创可以达到创口清洁的目的，因此在患者全身情况允许的条件下，应争取尽早施行清创术。下面简介清创术的主要步骤：

1.清洗与消毒

麻醉后，先用无菌纱布敷料盖住创口，剃除创口周围皮肤的汗毛，以软毛刷蘸肥皂液刷洗创口周围皮肤（如有油垢先用乙醚或汽油擦拭除去），刷洗一遍后，用无菌生理盐水冲洗干净，并依法再刷洗两次。然后用大量生理盐水冲洗创口，同时用纱布轻轻地洗擦创口内的组织，清除异物和游离的组织碎屑等。根据污染情况，再以3%双氧水冲洗创口，并用生理盐水再冲洗一次，擦干皮肤，常规消毒和铺无菌巾。

2.创口处理

首先，沿创口边缘切除不整齐或缺血的皮缘1～2 mm。如创口皮缘整齐，无明显挫灭者可不切除，尤其是手部皮肤应尽量少切除或不切除，以免因皮肤缺损过多而造成创口闭合困难或造成功能障碍。然后，用拉钩牵开创口，以刀或剪彻底切除污染或损伤的皮肤组织和异物，并清除死腔，必要时应由浅及深地扩大创口。

3.筋膜肌肉损伤的处理

延长创口的同时，深筋膜要作相应切开，以显露深部组织及减压，对挫灭坏死部分筋膜，要彻底切除，对颜色暗紫，切割不出血或刺激不收缩的肌肉应切除，直切至出血的肌肉为止。此外污染严重及破损的肌膜亦应切除。

4.神经、血管损伤的处理

对有污染的神经，可将其鞘膜连同污染一并切除，但勿切伤或叨除神经，如创口污染明显，可用黑丝线将神经断端定位缝合在附近的软组织上，留待二期缝合。主要血管损伤，应积极采取措施，予以修补或吻合；次要血管损伤，无条件修复时，可予结扎。

5.骨折的处理

骨表面或髓腔内的污染物，可用咬骨钳咬除或用刮匙清除，并用大量生理盐水冲洗。游离小碎骨片应予摘除，凡与软组织和骨膜相连的骨片，尤其是大骨片均应保留，以免造成骨缺损。如受伤时间短，清创彻底，且技术条件允许的情况下，可将骨折作内固定。否则，可选用外固定器固定。

6.关节伤的处理

要彻底清除关节内的所有坏死组织和异物，再用大量生理盐水冲洗关节腔。尽量保留关节囊，并子严密缝合，然后置入持续灌注管，术后作持续灌注，负压吸引。

7.创口的缝合

如受伤时间短、污染轻，且清创彻底的创口可作一期缝合，如创口张力较大，关闭困难者可作减张切口后缝合；如污染较重，损伤较大，但在6～8小时之内清创者，可在4～7日后作延期缝合；如创口污染严重，软组织挫灭面广，且清创超过10小时者，则应待二期缝合。无论创口作何种缝合，均应置入引流条或引流管引流，以预防和治疗创口感染。

二、练功疗法

练功疗法古称导引，它是通过肢体运动的方法来防治某些伤病，促使肢体功能加速恢复的一种方法。张介宾在《类经》注解中说："导引，谓摇筋骨，动肢节，以行气血也""病在肢节，故用此法"。张隐庵的注解认为："气血之不能疏通者宜按跷导引"。华佗根据"流水不腐，户枢不蠹"的道理，总结前人的经验而创立了五禽戏。后世医家又在临床实践中不断积累经验，逐步将导引发展成为一种独特的功能锻炼疗法。

（一）练功疗法的分类

1.徒手锻炼

（1）患肢自主锻炼（局部锻炼）是指患者在医生的指导下，进行患肢的自主锻炼，以促使功能尽快恢复，防治关节僵硬、肌肉萎缩等并发症。其主要形式有：患肢肌肉的等长收缩，伤病早期未固定关节的活动以及后期受累关节的锻炼等。

（2）全身锻炼是指患者在医生的指导下，进行全身锻炼，可促进血液循环，气血运行，提高整体脏腑组织器官的功能，增强抗病能力，促进伤病恢复。其主要形式有：气功、太极拳、医疗体操等。

2.器械锻炼

即采用器械辅助锻炼，其主要目的是加强伤肢的负荷（刺激量），弥补徒手锻炼之不足，以尽快恢复伤肢的肌肉力量和关节功能。其主要形式有：蹬车、手拉滑车、握搓健身球、足蹬滚棒等。

（二）练功疗法的作用

1.活血化瘀、消肿定痛

损伤后淤血凝滞，络道阻塞不通而致疼痛肿胀。局部锻炼与全身锻炼能起到推动气血流通，促进血液循环的作用，达到活血化瘀、消肿定痛的目的。

2.濡养筋络、滑利关节

损伤后局部气血不充，筋失所养，酸痛麻木。功能锻炼后血行通畅，化瘀生新，舒筋活络，筋络得到濡养，关节滑利，屈伸自如。

3.防治肌肉萎缩

骨折、脱位及严重筋伤往往因制动而致肢体废用，必然导致某种程度的肌肉萎缩。积极练功如肌肉的收缩、舒张活动可以使肌肉始终处于大脑的支配之下，并受生理性刺激，因而可以减轻或防止肌肉萎缩。

4.防治关节粘连和骨质疏松

关节粘连和骨质疏松的原因是多方面的，但其最主要的原因是患肢长期固定和缺乏活动锻炼。积极进行功能锻炼可以使气血宣畅，关节滑利，筋骨健壮，避免或减轻关节粘连和骨质疏松。

5.促进骨折愈合

功能锻炼能促进气血循行，起祛瘀生新之效，有利于接骨续损。在夹板的有效固定下进行练功，不仅能使骨折的残余移位逐渐得到纠正，而且可以使骨折断面受到恒定的、间断的有利应激刺激，从而有利于骨痂生长，促进骨折愈合。

6.促进功能恢复

损伤可致全身气血脏腑功能失调，并能由此而致风寒湿邪侵袭。练功能调节机体功能，促使气血充盈、肝血肾精旺盛、筋骨强劲，从而加速整体与局部功能的恢复。

（三）应用原则及注意事项

1.根据患肢损伤的具体情况及不同阶段指导患者进行针对性锻炼，并督促患者执行。

2.将功能锻炼的目的、意义及必要性向患者说明，充分发挥其主观作用，增强其信心和耐心。

（1）上肢练功的主要目标是恢复手的运用功能，凡上肢损伤，均应注意手部各指间关节、掌指关节的早期练功活动，以保持其灵活性。

（2）下肢练功的主要目标是恢复负重和行走功能，凡下肢损伤，均应注意保持各关节的稳定性，力求臀大肌、股四头肌、小腿三头肌肌力的强大有力。

3.以主动锻炼为主，辅以被动活动。骨关节损伤的治疗目的主要是恢复患肢功能，而功能的恢复必须通过患者的主动锻炼才能取得，任何治疗都是无法代替的，因而只能辅助或促进主动锻炼。这是因为，功能的发挥必须由神经支配下的肌肉运动来带动关节和肢体；只有主动锻炼才能恢复肌肉张力，防止肌肉萎缩，协调肌群运动。此外，从发生意外损伤的角度看，主动锻炼是由患者自己掌握的，一般不易过度；而被动活动则不然，无经验的医生可能造成患肢新的损伤。

4.加强有利的活动，避免不利的活动。如在骨折的功能锻炼中，凡与骨折原始移位方向相反的活动，因其有助于维持骨折的对位，防止再移位（如屈曲型胸腰椎椎体压缩性骨折的腰背肌功能锻炼，外展型肱骨外科颈骨折的内收活动等），故属于有利的活动，应得到加强；反之，与骨折移位方向一致的活动，可造成骨折的再移位或不利于骨折的愈合（如屈曲型胸腰椎骨折的弯腰活动，外展型肱骨外科颈骨折的外展活动），故应予避免。应经常检查患者的锻炼方式是否得当，锻炼效果是否良好，并及时纠正错误，肯定成绩。

5.循序渐进，持之以恒。功能锻炼不可急于求成，而应严格掌握循序渐进的原则，锻炼的力度由弱至强，动作的幅度由小渐大，次数由少到多，时间由短至长，尤其重要的是练功的方式应适应创伤修复各个阶段的病理特点。如此才能防止出现偏差或加重损伤。此外，只要不出现意外和异常反应，功能锻炼就必须坚持不懈，持之以恒，如此才能获得预期的效果，切不可间断锻炼，一曝十寒。

（四）锻炼方法

1.颈部锻炼方法

（1）前屈后伸法

坐或站立位，双足分开与肩等宽，吸气时头部后仰，使颈部充分后伸，呼气时颈部尽量前屈。

（2）颈部侧屈法

吸气时头部向左侧屈，呼气时头部回归正中位，随后，再如法做右侧屈及回归动作。

（3）颈部左右旋转法

吸气时头颈向右后转，眼看右后方，呼气时回归中位；随后，如法向左后转及回归动作。

（4）颈部前伸旋转法

吸气时，头部前伸并侧转向右前下方，眼看右前下方；呼气时头颈回归正中位，随后，如法做头颈前伸向左前下方及回归动作。

（5）颈部后伸旋转法

吸气时头颈尽力转向后上方，眼看右后上方，呼气时回归正中位；随后，如法做头颈部向左后上方转及回归动作。

（6）颈部环转法

头颈部向左右各环转数次，此法实为上述活动的综合。

2.腰部锻炼方法

（1）前屈后伸法

站立位，两足分开与肩等宽，双下肢保持伸直，腰部前屈手掌尽量着地；后仰时双下肢仍保持伸直位，腰部尽量过伸，上半身后仰。

（2）侧屈法

姿势同前，腰部向左或向右做充分侧屈活动，每次均应达到最大限度。

310

（3）旋转法

姿势同前，两肩外展，双肘屈曲，上半身向左或向右做转身活动，每次均应达到最大限度，眼睛的视线亦应随之转向左后方或右后方。

（4）回旋法

姿势同前，两腿伸直，上身正直，两手托护腰部，做腰部向左或向右的大回旋运动（自左向前、右后做回旋动作及自右向前、左后回旋），此法实为上述三法动作的综合。

（5）仰卧起坐法

患者仰卧于硬板床上，两上肢向前伸直的同时逐渐坐起，弯腰直至两手触及足尖。

（6）仰卧位腰背肌锻炼之一（五点支撑法）

患者仰卧，先屈肘伸肩，后屈膝伸髋，同时收缩腰背肌，以两肘、两足和头枕部五点支重，使身体背腰部离开床面，维持一定时间然后恢复原位（抬起及复原时均应缓慢，下同）。

（7）仰卧位腰背肌锻炼之二（三点支撑法）

患者仰卧，两肘屈曲贴胸以两足头顶二点支重，使整个身体离开床面。

（8）仰卧位腰背肌锻炼之三（拱桥式支撑法）

患者仰卧，两臂后伸，两腕极度背伸，两脚和两手用力将身体完全撑起，呈拱桥式悬空。

（9）俯卧位腰背肌锻炼法

准备姿势为患者俯卧，头转向一侧；两腿交替向后做过伸动作；两下肢同时向后做过伸动作；两腿不动，两上肢后伸，头颅抬起，使胸部离开床面；头胸和两下肢同时离开床面，仅腹部与床面接触。

（10）摇椅活动法

仰卧，两髋、膝极度屈曲，双手抱腿，使背部做摇椅式活动。

3.上肢练功法

（1）耸肩法

坐或站位，患肢肘关节屈曲或轻屈，以健手扶托患肢前臂，患肩做向上、向下的收缩、放松运动。

（2）前后摆臂法

站立两足分开与肩同宽，弯腰，两上肢交替前后摆动，幅度由小至大，直至最大幅度。

（3）弯腰划圈法

站立，两足分开，与肩同宽，向前弯腰90°，患侧上肢下垂，做顺、逆时针划圈回环动作，幅度由小至大，速度由慢到快。

（4）肩臂回旋法

站立，姿势同上，健手叉腰，患肢外展90°握拳，先向前做回环旋转，再向后做回环旋转，速度由慢到快，幅度由小至大。

（5）手指爬墙法

面对或侧身向墙站立，用患侧手指沿墙徐徐向上爬行，使上肢高举到最大限度，然后沿墙下移回归原位。

（6）推肘收肩法

患肘屈曲，腕部尽可能搭在健肩上，健手托住患肘，将患臂尽量内收向健侧，然后回归原位。

（7）反臂拉手法

患肩后伸内旋，腕背贴于腰部，然后健手从背后将患手拉向健侧肩胛骨。随着功能的恢复，健手握患手的部位应逐渐向肘部靠近，患手力争摸到健侧肩胛骨。

（8）手拉滑车法

坐或站立于滑车下，两手持绳之两端。健手用力牵拉带动患肢来回拉动，幅度可逐渐增大。

（9）反掌上举法

站立，两足分开与肩同宽，两手放在胸前手指交叉，掌心向上，反掌向上抬举上肢，同时眼看手指，然后还原。可由健肢用力帮助患臂上举，高度逐渐增加。

（10）肘部屈伸法

坐位，患肢上臂平放于台面，前臂旋后，握拳，健手握患肢前臂，并带动患肘做屈曲伸直锻炼，尽力活动至最大范围。

（11）前臂旋转法

坐或立位，屈肘 90°，做前臂旋前、旋后活动，旋前时握拳，旋后时还原变掌；或旋后时握拳，旋前时还原变掌。亦可用健手协助患肢前臂做旋转活动。

（12）腕屈伸法

患肢腕关节用力做背伸、掌屈的动作或采用合掌压腕法：屈肘、前臂贴于胸前，两手掌或手背相贴，然后用力压腕。

（13）腕侧偏法

坐或立位，屈肘前臂中立位，患肢腕关节用力做尺偏及桡偏运动，尽力达到最大限度。

（14）腕部回旋法

体位同前，五指分开，患腕做回旋运动，或两侧手指交叉，用健手带动患腕做回旋运动。

（15）抓空握拳法

体位同上，手指尽量张开，然后用力屈曲握拳，左右交替进行。

（16）手捻双球法

体位同上，患手握两个大小适中的钢球或核桃，使球在手心中做交替滚动，以练习手指的活动。

4.下肢练功法

（1）直腿抬高法

仰卧位，两下肢伸直，患肢用力伸直后慢慢屈髋，将整个下肢抬高，然后再逐渐放回原位，两下肢可交替进行，反复多次。

（2）举屈蹬空法

体位同上，将患肢直腿抬高45°时，屈髋、屈膝，然后用力伸直向外上方蹬出，反复多次。

（3）箭步压腿法

站立位，患腿向前迈出一大步，呈屈曲前弓态，健腿在后伸直，双手扶住患侧大腿做压腿动作，尽量使膝关节屈曲，踝关节背伸，同法练习健腿，两腿交替练习多次。

（4）侧卧展腿法

向健侧卧位，下肢伸直，将患侧大腿尽力外展，然后还原；继之向患侧卧位做健侧下肢外展运动。

（5）半蹲转膝法

两脚立正，足跟并拢，两膝微屈。两手扶于膝部，使两膝做顺、逆时针方向的回旋动作。

（6）屈膝下蹲法

两足开立，与肩同宽，足尖着地，足跟轻提，两臂伸直平举，或两手扶住固定物，随后两腿下蹲，尽可能使臀部触及足跟。

（7）四面摆踢法

双下肢并立，两手叉腰四指在前，然后做下列动作：患肢大腿保持原位，小腿向后提起，然后患足向前踢出，足部尽量跖屈，还原；患侧小腿向后踢，尽量使足跟触及臀部，还原；患侧下肢抬起屈膝，患足向里横踢（髋外旋）似踢键子一样，还原；患侧下肢抬起屈膝，患腿向外横踢（髋内旋）；继之换健侧下肢做同样动作。必要时，双手可扶住床架稳定身体，然后练习。

（8）踝部屈伸法

仰卧或坐位，足做背伸、跖屈活动，反复交替进行。

（9）踝部旋转法

体位同前，踝关节做顺、逆时针方向的旋转活动，反复交替进行。

（10）蹬滚木棒法

坐位，患足踏于竹管或圆棒上，做前后来回滚动圆棒的动作。

（11）蹬车运动法

坐于一特制的练功车上，做蹬车运动，模拟踏自行车。

（12）上下台阶法

借助于台阶高低的特点，练习下肢的活动，对髋、膝、踝关节的功能恢复均有帮助。

第五章 四肢及躯干骨折

第一节 上肢骨折

一、锁骨骨折

锁骨骨折是临床常见骨折之一，多发生于儿童及青壮年。

锁骨细长弯曲，位置表浅，呈"S"形。内侧半弯凸向前，外侧半弯凸向后。内端与胸骨相联构成关节，外侧与肩峰相联构成肩锁关节，横架于胸骨和肩峰之间，是肩胛带与躯干唯一联系支架。内侧段有胸锁乳突肌附着，外侧段有三角肌和斜方肌附着，中 1/3 下方有臂丛神经和锁骨下血管走行。

（一）病因病机

1.病因

锁骨位置表浅，易发生骨折，间接暴力和直接暴力均可造成锁骨骨折，间接暴力造成骨折多见。

2.病机

间接暴力致伤，滑跌时手、肘或肩部着地，冲击力经肱骨头或肩关节传递至锁骨，转化为弯曲或压缩载荷，并在锁骨中 1/3 处形成应力集中，引起骨折。暴力强大时，可引起粉碎骨折，向下方移位的碎片有引起锁骨下血管或神经损伤的危险。骨折近端受胸锁乳突肌牵拉，向上移位，远端受三角肌、胸大肌及上肢重量牵拉，向下移位。

直接暴力较少见，可从锁骨前方或上方作用于锁骨，不同而异，多引起锁骨外 1/3 横形或粉碎形骨折。

婴幼儿因骨质柔韧，锁骨骨折多为青枝骨折，容易形成向上成角移位。

3.分型

（1）按骨折程度

可分为青枝骨折和完全骨折，青枝骨折多见于幼儿，而完全骨折成人或儿童都可发生，骨折可位于锁骨各段，以横形、短斜形骨折多见，粉碎形骨折较少见。

（2）按骨折部位

①中 1/3 骨折：最常见，多由间接暴力引起。

②外 1/3 骨折：较少见，多由直接暴力引起。

③内 1/3 骨折：少见，移位与中 1/3 骨折相似。

（二）诊断

1.病史

患者有肩肘部摔伤或直接暴力外伤史。

2.临床表现

患侧上肢疼痛，活动受限。伤肩下沉并向前内倾斜，上臂贴胸不敢活动，健手托扶患侧肘部，以减轻上肢重量牵拉引起疼痛。幼儿多为青枝骨折，皮下脂肪丰满，畸形不明显，因不能自述疼痛位置，只有啼哭表现，但病儿头多向患侧偏斜，颌部转向健侧。小儿常不能准确叙述痛点和受伤经过，而易漏诊。

检查可见局部肿胀，锁骨上、下窝变浅或消失，甚至有皮下瘀斑，骨折处异常隆起。患肩下垂并向前内倾斜，骨折处压痛明显，完全骨折者可于皮下摸到移位的骨折端，有异常活动和骨擦感者，患侧上肢外展和上举活动受限。重叠移位者，从肩外侧至前中线的距离不等长，患侧较健侧可短 1～2 cm。

合并锁骨下血管损伤时，患侧上肢桡动脉的搏动减弱或消失，患肢血液循环障碍；合并臂丛神经损伤者，患肢麻木，感觉及反射均减弱或消失。

3.影像学及其他检查

拍锁骨正位 X 线片可以明确诊断骨折的位置和类型，骨折情况复杂的可以配合锁骨及肩关节 CT 扫描。

（三）鉴别诊断

锁骨外 1/3 骨折与肩锁关节脱位均有肩外侧肿胀、疼痛，两者须加以鉴别。肩锁关节脱位者用力将锁骨外端向下按之可复位，松手后可隆起。X线片可见锁骨外端上移，关节间隙变宽。

（四）治疗

1.非手术治疗

（1）治疗方案

①儿童无移位骨折或青枝骨折，三角巾悬吊患肢 2～3 周。

②儿童有轻度移位或成角较大的骨折，行肩后伸位牵引，后"∞"字

绷带固定 3～4 周。

③成人锁骨移位骨折，手法复位后，后"∞"字绷带或双圈固定 4～6 周。整复时切忌反复推按，不必强求解剖对位，粉碎型骨折尤须注意，以防发生意外。

④锁骨骨折愈合后留有畸形者，无碍上肢功能及外观，不需手术治疗。

（2）整复固定

①整复方法

膝顶复位法：患者坐凳上，挺胸抬头，双手叉腰，拇指向前，助手在背后一足蹬于凳缘上，将膝部顶住患者背部正中，双手握其两肩外侧向背后徐徐拔伸，使患者挺胸，肩部后伸，以矫正骨折端重叠移位。术者立于患者前方，以两手拇、食、中指分别捏住骨折近、远端，用提按手法矫正侧方移位。

外侧牵引复位法：令患者坐凳上，一助手立于健侧，双手绕患侧腋下抱住其身，术者以一手握患侧上肢，提至与肩平，并向后上方拔伸牵引，另一手拇、食、中指捏住骨折端，用捺正手法使之复位，再将患肢徐徐放下。亦可由另一助手向后上方牵引患侧上肢，术者以两手拇、食、中指捺正复位。

②固定方法

后"∞"字绷带固定骨折整复后，局部用高低垫，大平垫固定，双侧腋下用大棉垫保护，再用宽绷带从伤肩经上背部绕向对侧腋下至健侧肩前部，并返回背部，绕过伤肢腋下至肩部，如此反复包扎至牢固，然后用宽胶布沿上述径路固定一遍，以增强作用（图5-1）。

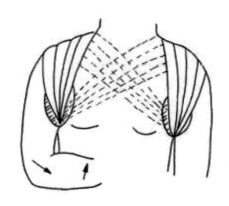

图 5-1 后 "∞" 字绷带固定法

　　双圈固定法：骨折近端用高低垫、大平垫固定后，用两个棉圈套于双肩部，在棉圈的前后方用布带捆扎固定，前方稍松，后方要紧。患侧棉圈的前面要压住骨折近端。双圈的前方用 1 条布带固定，防止圈滑动；后方用 2 条布带固定，保持肩背伸。前方的布带拉住患侧圈前面，压紧骨折近端，斜向下止于健侧圈下部。后方的布带尽量靠下方固定，以增强固定力量（图 5-2）。

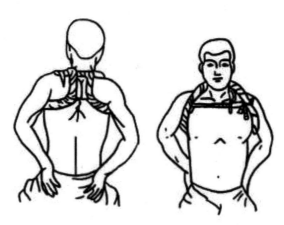

图 5-2 双圈固定法

2.手术治疗

（1）适应证

锁骨骨折合并神经、血管压迫症状或损伤者；骨折畸形愈合影响功能或骨折不愈合者；因其他原因或要求解剖复位者，可切开复位内固定。

（2）手术及固定方式的选择

患者仰卧位，伤侧肩部颈丛神经阻滞麻醉或局麻。沿锁骨走行做斜行或弧形切口，切开皮肤和皮下组织，显露骨折断端及其他损伤组织，进行复位内固定及功能重建。临床常用的内固定的形式如下：

①髓内针内固定

髓内针固定具有操作简便、费用低廉和二次去除容易等优点。不足之处固定不甚坚强，钢针易于松动脱出而致内固定失败。

②接骨板内固定

使用重建及解剖接骨板固定具有复位精确、固定可靠、允许早期功能锻炼等优点，目前已经成为锁骨骨折的主要内固定手段。

③记忆合金接骨器内固定

记忆合金具有的独特"记忆"功能，使其在明显的塑性形变后，经过加温，可以恢复到它变形前的原始形状。利用这一特性设计的记忆合金接骨器具有可靠的固定强度以及持续自加压功能，能为骨折愈合提供良好的力学条件。

3.药物治疗

锁骨骨折，一般不需服用药物，必要时，可按骨折三期用药原则，辨证施治，灵活选用方药。

4.功能锻炼

骨折复位后即可做手指、腕、肘关节屈伸活动和用力握拳活动，以促进气血运行，防止和减轻上肢的肿胀。中期可做肩部的后伸运动，必要时配合按摩。对于老年人应鼓励其积极进行功能锻炼，预防肩周炎的发生。

二、肱骨外科颈骨折

肱骨外科颈骨折是常见的肱骨近端骨折，老年多见，女性发病率高。肱骨外科颈位于解剖颈下 2～3 cm，相当于大、小结节下缘与肱骨干的交界处，是松质骨和密质骨交界处，是解剖上的薄弱处，常易发生骨折。肱骨外科颈内侧有腋神经向后进入三角肌内，位骨折时可合并神经血管损伤，而肱骨解剖颈很短，骨折较罕见。紧靠臂丛神经、腋动静脉通过腋窝，严重移位骨折时可合并神经血管损伤。

（一）病因病机

1.病因

肱骨外科颈骨折以老年人较多见，亦可发生于儿童与成人。发病原因多为间接暴力所致，多因跌倒时手掌或肘部先着地，传达暴力所引起，若上臂在外展位则为外展型骨折，若上臂在内收位则为内收型骨折。由于年龄不同，组织结构发生不同性质的变化，因此不同年龄虽遭受相同的外力，却可产生种类完全不同的损伤。

2.病机

间接暴力致伤，暴力沿前臂、肱骨干传递至肱骨近端时，可转化为两种载荷，即压缩或弯曲载荷。受伤时，如患肩处于中立位，则主要转化为压缩载荷，引起嵌插骨折；如患肩处于外展或内收时，则主要转化为弯曲载荷，骨折多有成角及一侧皮质挤压嵌插，而当一种载荷过于强大或者同时有两种以上载荷共同作用时则可能形成粉碎性骨折或骨折脱位。

3.分型

临床常分为以下五种类型。

（1）裂纹骨折

直接暴力造成肱骨外科颈骨折与大结节粉碎骨折，均为骨膜下损伤，故骨折无明显移位。

（2）嵌插骨折

受到来自远端较小的传达暴力所致，骨折近端和远端相互嵌插，由于近端为松质骨，多数情况下为远端插入近段髓腔甚至肱骨头内。

（3）外展型骨折

受外展传达暴力所致。断端外侧嵌插而内侧分离，多向前、内侧突起成角。有时远端向内侧移位，常伴有肱骨大结节撕脱骨折。

（4）内收型骨折

受内收传达暴力所致，断端外侧分离而内侧嵌插，向外侧突起成角。

（5）肱骨外科颈骨折合并肩关节脱位

受外展外旋传达暴力所致。若暴力继续作用于肱骨头，可引起前下方脱位，有时肱骨头受喙突、肩盂或关节囊的阻滞得不到整复，关节面向内下，骨折面向外上，位于远端的内侧。临床较少见，若处理不当，常容易造成患肢严重的功能障碍。

肱骨外科颈骨折是接近关节的骨折，周围肌肉比较发达，肩关节的关节囊和韧带比较松弛，骨折后容易发生软组织粘连，或结节间沟不平滑。中年以上患者，易并发肱二头肌长头肌腱炎、冈上肌腱炎或肩关节周围炎。

（一）诊断

1.病史

多有肩部摔伤病史，以间接暴力者为多，跌倒时前臂或肘部着地，地面的反作用力作用于肩部引起骨折，也有摔倒后肩部直接着地，多为粉碎性骨折。

2.临床表现

伤后肩部疼痛，肿胀，患肢不能抬举，大结节撕脱时可出现不同程度的外展受限或无力，上臂内侧或前臂，甚则患侧腋下，可见瘀斑。肩关节周围有明显压痛，移位骨折可出现畸形、骨擦音和异常活动。合并肩关节脱位者，肩峰下凹陷，腋下可扪及肱骨头，弹性固定不典型，搭肩试验为阴性。合并神经、血管损伤者可出现肢体远端麻木、无力，肢体苍白、冰冷，桡动脉搏动减弱或消失等。

3.影像学及其他检查

X线检查可以明确骨折的诊断及分型，对于复杂型骨折必要时行 CT 三维重建，对于明确骨折的程度、移位以及制定治疗方案具有指导意义。

（三）鉴别诊断

见表 5-1。

表 5-1 肱骨外科颈骨折与肩关节脱位的鉴别诊断

	肱骨外科颈骨折	肩关节脱位
肩外形	正常	方肩
肘腕贴胸试验	阴性（能同时贴胸）	阳性（不能同时贴胸）
肱骨头位置	正常	移位

（四）治疗

1.非手术治疗

无移位骨折以及移位情况不复杂的骨折均主张保守治疗，可给予单纯固定或行手法复位后实施有效固定。无移位的稳定骨折可用多头带或肩袖带固定 1～2 周，待组织反应消退后开始活动，但早期要密切观察，避免骨折块移位。年轻患者要求大结节骨块移位应小于 5 mm，而年龄大于 60 岁者 1 cm 以内的移位也可以接受。无明显移位的外科颈骨折，通常佩带三角巾 2～3 周后，可主动活动肩关节。

（1）手法整复

①外展型骨折

移位明显的肱骨外科颈骨折在局麻下行手法整复，超肩关节夹板固定。病人坐位，助手沿外展方向牵引，肩部有反牵引。术者两拇指抓住骨折近段外侧，其余四指环抱骨折远段内侧，待重叠完全矫正后采取牵拉、端挤手法，助手将病人肘关节内收。

②外展型骨折

外展牵引。

③外展型骨折复位法

如果有向前成角畸形，可用前屈上举过顶法矫正。

④内收型骨折

治疗原则与外展型相同，手法及固定形式相反。

（2）固定方法

复位后先放置大头垫，外展型置腋窝部，内收型置肱骨内上髁处，再分别放置外侧及前后方的超肩关节固定夹板，前后侧板近端用宽胶布拉紧，外侧板近端用宽胶布拉紧固定在前述胶布上。或在前、后、外侧板近端 2 cm 处钻孔，穿过布带，将前后侧板布带收紧固定，再将外侧板布带收紧固定在前后侧板布带上。固定范围：前、后、外侧夹板超肩关节固定。固定时间，儿童 2～3 周，成人 4～5 周。固定后定期检查夹板松紧度，防止夹板压迫腋窝部血管神经和夹板位置移动。或用石膏固定于贴胸位 3 周，固定后强调早期功能锻炼。

2.手术治疗

（1）适应证

手术治疗主要用于年轻人，凡手法复位不成功，大结节骨折移位大于 5 mm，骨干移位大于 2 cm，或成角移位超过 40°者，或骨折后 3～4 周未经复位，仍有明显移位的青壮年，应采用手术复位。肩袖附着于大小结节，与肩关节周围肌肉共同维护肩关节动力稳定及避免肩峰下撞击，故要求将大小结节尽量解剖复位并固定。

（2）手术及固定方式的选择

①经皮复位固定

对于一些不稳定的肱骨外科颈骨折如移位明显的外科颈骨折大结节骨折、可应用经皮复位内固定。采用闭合穿克氏针撬拨复位后空心钉、外固定支架固定。

②切开复位内固定

对于复杂骨折及骨折脱位整复失败者，可行切开复位内固定，采用较多的有钢板内固定，克氏针张力带内固定和拉力螺钉内固定等方法。第一，钢板内固定。所用钢板包括"T"型钢板、三叶草钢板、1/3管型钢板、支撑钢板和解剖型钢板等。三叶草钢板和肱骨近端解剖型钢板，尤其是锁定钢板应用较多。主要用于粉碎骨折等。术中需小心保护肩袖和肱骨头血供。第二，张力带内固定。应用最为广泛，具有诸多优点，如固定力度大，可早期活动，术中暴露少，医源性损伤小。这一方法几乎适用于所有的肱骨外科颈骨折。

③肩关节置换术

包括半关节置换（即人工肱骨头置换术）和全关节置换，肱骨外科颈骨折主要采用人工肱骨头置换术，适用于严重的粉碎型骨折的老年患者，因其肱骨头坏死可能极大。假体包括骨水泥型和非骨水泥型。非骨水泥假体比较适合于较为年轻的骨质较好的患者，骨水泥型比较适合于骨质疏松的老年患者。

3.药物治疗

（1）内治法

青壮年骨折病人可按照骨折三期辨证施治。

①早期

以活血化瘀，利气止痛为主。内服和营定痛汤或苏七散。

②中期

用养血通络，接骨续损药物，以促进骨折愈合。可选用舒筋定痛散、四物汤、八珍汤之类酌加骨碎补、续断、自然铜、血竭、桃仁、红花、马钱子之类。接骨片、伤科接骨片等对骨折的愈合有较好的促进作用。

③后期

以壮筋益髓、疏利关节为主，可因健步虎潜丸、六味地黄丸之类。

老年患者因肝肾已虚，复遇外伤，经脉受损，气血不循常道，症候复杂，表现为虚实夹杂或本虚标实之证，治疗上应当补虚与泻实兼备，合理辨证施治。

（2）外治法

肱骨外科颈骨折多伴有局部明显的肿胀和瘀斑，甚至出现瘀盛生热之象，可在急性期给予外敷清营凉血、散瘀消肿的中药药膏如消瘀止痛膏、清营退肿膏、双柏散。损伤中期则以接骨续筋类药膏为主，如接骨续筋膏。后期为防止关节强直、筋脉拘挛可用舒筋活络类药物为主，如万应膏、伸筋散等。也可用熏洗、伤药水揉擦，配合练功活动，达到活血散瘀，舒筋活络，迅速恢复功能的目的，常有熏洗方药有骨科外洗一方、骨科外洗二方等洗剂外用。

4.功能锻炼

复位固定后即可开始作握拳及腕、肘关节的伸屈活动。仰卧时，患侧上肢下面垫枕，以避免患肩前屈或后伸。2 周后，肩部可做轻微的功能锻炼，如耸肩，小幅度的外展、内收、前屈肩部等。

三、肱骨干骨折

肱骨干骨折是指肱骨外科颈以下 1～2 cm 至肱骨髁上 2 cm 之间的骨折，30 岁以下成人较多见，骨折多发生于肱骨干中段，下段次之，上段最少。肱骨干上部粗，中 1/3 细，下 1/3 扁平。肱骨干中段后侧有桡神经紧贴骨干走行，故中下 1/3 骨折易合并桡神经损伤。

（一）病因病机

1.病因

直接暴力和间接暴力均可致病，但以间接暴力多见。

2.病机

（1）直接暴力

如打击伤、挤压伤等，常造成中上段骨折，多为横形或粉碎形骨折，有时发生多段骨折或开放性骨折。

（2）传达暴力

跌倒时手或肘部触地，外力经尺骨鹰嘴传递至肱骨滑车，形成偏离肱骨中轴的偏心载荷，与躯干向前或向后倾倒的应力构成扭转载荷，在肱骨干下 1/3 的扁平部形成应力集中，引起斜形或螺旋形骨折。

（3）扭转暴力

投掷手榴弹或掰手腕时用力不当，肌肉强烈收缩，使肱骨干受到扭转载荷而发生骨折，常为螺旋形骨折，多位于肱骨干中下 1/3 交界处。

3.分型

（1）上 1/3 骨折，折线在三角肌止点以上。远端受三角肌牵拉向外上移位，近端向前内移位。

（2）中 1/3 骨折，折线在三角肌止点以下。近端受三角肌和喙肱肌牵拉，向外、向前移位，远端向内上移位。

（3）下 1/3 骨折，多为长斜形或螺旋形骨折。因患肢前臂多靠在胸前，可引起远端内旋移位。

（二）诊断

1.病史及临床表现

多有明显外伤病史，伤后局部多有明显的肿胀、疼痛和功能障碍。绝大多数骨折有移位，上臂出现短缩或成角畸形，触之有异常活动及骨擦音。

不全骨折或无移位者，主要为局部压痛及功能障碍。完全骨折移位者，症状明显，上臂出现短缩、成角畸形，局部肿胀、疼痛，触之有异常活动及骨擦音。

由于桡神经在桡神经沟内紧贴肱骨下行，骨折时易损伤此神经引起腕伸肌、指伸总肌及拇长伸肌瘫痪，腕关节背伸无力及相应支配区域的感觉障碍。检查时应注意有无桡神经损伤的表现。骨折合并桡神经损伤者，显示典型的腕下垂和伸拇及伸掌指关节的功能丧失。

2.影像学及其他检查

X 线摄片检查可以进一步明确骨折的位置和类型。如骨折为粉碎型，必要时可以行 CT 扫描及三维重建。合并桡神经损伤者可行神经电生理检查。

（三）治疗

1.非手术治疗

（1）手法整复

肱骨干各型骨折均可在局麻下或臂丛麻醉下行手法整复，根据 X 片移位情况，分析受伤机制，采取复位手法。麻醉后，纵向牵引纠正重叠，推按骨折两断端复位，夹板固定。亦可长管型石膏固定，但有限制肩肘关节活动、石膏过重造成骨端分离影响骨折愈合之弊端。

（2）固定方法

①夹板固定

肱骨干上 1/3 骨折用超肩关节夹板固定，前、后、外侧夹板超肩关节，用宽胶布将前后侧夹板拉紧固定后，再将外侧板固定于胶布上。中 1/3 骨折用局部夹板固定。下 1/3 骨折用超肘关节夹板固定，内、外、后侧夹板超肘关节，用宽胶布将内外侧夹板拉紧固定后，再将后侧板固定于胶布上。纸压垫放置根据原始移位及成角方向而定。有侧方移位者，采用两点对挤法放置固定垫，即将平垫分别放置于远近折端的移位侧。有成角移位者，采用三点挤压法放置固定垫，即角顶处放一平垫，对侧夹板的远近端各放一平垫。固定后肘关节屈曲 90°，前臂用中立位托板悬吊于胸前。

②夹板加外展架固定

外展架能将伤肢支撑于肩关节外展 90°、肘关节屈曲 90°的位置，消除骨折远端肢体重力的牵拉，避免断端间发生分离。骨折整复、夹板固定后，将外展架放在患侧，用绷带将外展支架固定于胸廓侧方，再将伤肢置于外展架上，绷带固定肩、肘、腕关节于功能位置。如果骨折端向内成角，外展架要适当内收位放置。

2.手术治疗

（1）适应证

骨折合并桡神经损伤，骨折移位明显，桡神经有嵌入骨折断端可能，手法复位可造成神经损伤断裂者应考虑手术治疗。

①开放性骨折

伤势轻无神经受损，可彻底清创，关闭伤口，闭合复位外固定，变开放伤为闭合伤。伤情重错位多可彻底清创，探查神经、血管，同时复位固定骨折。

②陈旧性肱骨干骨折

不愈合，行手术内固定并植骨促进愈合。

（2）手术及固定方式的选择

手术治疗方法有多种。临床医师应根据自身的经验、器械设备、骨折类型、软组织条件及全身状况，选择对病人最有利的方法施术。

①Rush 针固定

Rush 针是一种预成弧形的具有一定弹性的针。依据骨折的部位选用长度适宜的针，自鹰嘴窝上方开孔后打入髓腔。一般用两根针，使弧面对骨皮质，两针在髓腔内相互交叉形成张力，固定骨折。适用于肱骨中、下段骨折。

②Kuntscher 固定针

属髓内针的一种，适用于肱骨中上 1/3 骨折。选择适当长度的针自肱骨大结节处打入，经髓腔穿过骨折端达鹰嘴窝上方。

以上两种内固定法，操作较易，应用广泛，但不够坚强，不能有效地控制骨折端的旋转及短缩。留于骨外的针尾，可影响肩或肘关节的活动。

③外固定架固定

适用于开放骨折且伴有广泛的软组织挫伤或烧伤的病例，也适用于无法进行坚强内固定及骨折部已发生感染的病人。

外固定架主要分单臂及双臂两种，少数病例需用三臂外固定架。臂与臂之间可使用环形杆式或直杆式联结以增加架的稳定性，外固定架的并发症包括针道感染、神经血管及肌腱的刺伤、骨折不愈合等。

④带锁髓内钉固定

肱骨干带锁髓内钉依靠近端及远端的螺丝钉提供骨折端对位对线的稳定性，防止骨折端短缩及旋转。带锁髓内钉可以顺行打入，即从肱骨大结节进钉经骨折部到肱骨远端。也可逆行打入，即经鹰嘴窝上方 3 cm 处钻孔用丝攻扩髓打入髓内钉，以增加骨皮质与髓内钉的接触面，加强稳定性。

⑤加压钢板内固定

根据肱骨干骨折部位的不同，使用不同形状、不同宽度及厚度的钢板。较宽的钢板用于肱骨中段骨折，上段及下段的骨折使用较窄的钢板及弧形异形钢板。

3.药物治疗

可按骨折三期辨证施治，给予中药内服，配合复位后局部外用活血化瘀之中药外用。初期宜活血祛瘀、消肿止痛，内服可选用和营止痛汤、活血止痛汤、肢伤一方加减，外敷消瘀止痛药膏、双柏散。老年患者则因其气血虚弱，血不荣筋，易致肌肉萎缩，关节不利，故在中后期宜养气血、壮筋骨、补肝肾，还应加用舒筋活络、通利关节的药物，内服可选用接骨丹、生血补髓汤或肢伤三方加减，外敷接骨续筋膏和接骨膏等。解除固定后可选用海桐皮汤、骨科外洗一方、骨科外洗二方熏洗。

4.功能锻炼

骨折固定后，鼓励病人用力握拳，促进前臂肿胀消退。3 周后，可在用力握拳下作肘关节的主动伸屈锻炼。

骨折整复后，隔日检查骨传导 1 次，如发现有分离移位，可用触顶手法使断端紧密接触，并用宽胶布围绕肩部及肘部作环状固定，以防止断端再分离。使用外固定架后应定期行 X 线检查，及时调整骨折端的对位对线，早期行功能练习，以期获得满意的效果。合并桡神经损伤者，可观察 2～3 月，观察期间应进行积极的治疗，如推拿、熏洗、直流电刺激等，无恢复迹象者，可行神经探查术。

四、肱骨髁上骨折

肱骨髁上骨折，好发于 10 岁以下儿童，5～8 岁尤为多见。

肱骨远端扁而宽，前有冠状窝，后有鹰嘴窝，两窝之间仅有一薄层骨板相隔。肱骨远端与肱骨干长轴形成 30°～50°的前倾角，肱骨滑车略低于肱骨小头，当肘关节伸直时呈现 10°～15°携带角。肱动脉和正中神经从肱二头肌腱膜下通过，桡神经通过肘窝前外方并分成深浅两支进入前臂。肱骨髁上骨折时，易被刺伤或受挤压而合并血管神经损伤。滑车内嵴与内上髁之间为尺神经沟有尺神经通过。内、外上髁与尺骨鹰嘴在肘关节伸直时三点在一条直线上，屈肘90°时则三点成一等腰三角形。常用此骨性标志鉴别肘关节脱位或骨折。肱骨髁上部是密质骨和松质骨交界及移行处，为结构上的薄弱点，在外力作用下肱骨髁上容易形成应力集中而诱发骨折。

（一）病因病机

1.病因

多为间接暴力所致，如攀高跌下或奔跑滑跌所引起的骨折。受伤时，因肘关节的位置不同，可造成不同类型的髁上骨折。

2.病机

跌倒时手掌着地，肘关节处于伸直位或半伸直位。地面的反作用力与身体的重力在肱骨髁上处形成弯曲载荷，引起骨折。地面的反作用力推肱骨髁向后方，身体的重力推肱骨干向前方，形成伸直型骨折，占髁上骨折的90%以上。因由前臂传递至肘部的暴力多沿尺骨释放，故骨折远端容易偏向尺侧。伸直型骨折的近段移位严重时，可损伤肘窝的血管或神经。

跌倒时如肘后侧着地，肘关节处于屈曲位，暴力经鹰嘴向上传递，于前倾角处形成弯曲载荷，引起骨折，并推骨折远端向前方，身体的重力推骨折近段向后，形成屈曲型骨折。

3.分型

（1）根据暴力来源及方向

①伸直型

最多见，骨折线由前下斜向后上方，骨折远端向后上移位，近端向前下移位，严重时可损伤正中神经和肱动脉。按骨折的侧方移位情况，又可分为尺偏型和桡偏型。其中尺偏性骨折肘内翻发生率高。

②屈曲型

较少见，骨折线由后下斜向前上方，骨折远端向前上移位，近端向后下移位。

③粉碎型

多见于成年人，此型骨折属肱骨髁间骨折，按骨折线形状可分"T"型和"Y"型骨折。

（2）按移位情况

①尺偏型

骨折远端向尺侧移位。骨折暴力来自肱骨髁前外方，骨折时肱骨髁被推向后内方。内侧骨皮质受挤压，产生一定塌陷。前外侧骨膜破裂，内侧骨膜完整。因此复位后远端容易向尺侧再移位。即使达到解剖复位，亦因内侧皮质挤压缺损而会向内偏斜。尺偏型骨折后肘内翻畸形发生率最高。

②桡偏型

骨折远端向桡侧移位，与尺偏型相反。骨折断端桡侧骨皮质因压挤而塌陷。外侧骨膜保持连续。尺侧骨膜断裂，此型骨折不完全复位也不会产生严重肘外翻畸形。

（二）诊断

1.病史

好发于儿童，有明显摔伤史，摔倒时手掌着地或肘部着地，手掌着地

338

多为伸直型骨折，肘部着地多为屈曲型骨折，以伸直型骨折多见。

2.临床表现

外伤后肘部肿胀、疼痛，功能障碍。肿胀严重者皮肤发亮或有水泡形成，并可出现皮下淤血斑。无移位骨折在肱骨髁上处有环形压痛。伸直型骨折肘关节呈半屈曲位，肘部向后突出如靴状畸形，在肘窝可扣及突出的骨折近端，可触及骨擦音。

3.影像学及其他检查

肘关节正侧位 X 线片可显示骨折类型和移位方向，伸直型骨折有时伴有远端向前旋转移位，屈曲型骨折远端向前上方及尺侧或桡侧移位。对于粉碎型骨折可行 CT 三维重建以明确骨折移位情况。

（三）鉴别诊断

见表 5-2。

表 5-2 伸直型肱骨髁上骨折与肘关节后脱位鉴别诊断

	伸直型肱骨髁上骨折	肘关节后脱位
肘后三角关系	正常	异常
弹性固定	无	有
骨擦音（感）	有	无
异常活动	有	无

（四）治疗

1.非手术治疗

无移位骨折可置患肢于屈肘 90° 位，用颈腕带悬吊 2～3 周。有移位骨折行手法复位后夹板固定。手法应在无严重肿胀时进行，并彻底纠正尺侧移位，甚至可矫正过度，形成轻度桡侧移位，有助于减少肘内翻畸形的发生。手法复位困难可行尺骨鹰嘴牵引逐步复位。

（1）手法整复

肱骨髁上骨折整复手法较多，现将临床上常用的整复手法介绍如下。

患者仰卧，两助手分别握住其上臂和前臂，做顺势拔伸牵引，先纠正前后重叠移位。若远段旋前（或旋后），应首先纠正旋转移位，使前臂旋后（或旋前）。纠正上述移位后，术者两手分别握住远近段，相对挤压，先用端挤手法矫正侧方移位，若整复伸直型骨折，则以两拇指从肘后推按远端向前，两手其余四指重叠环抱骨折近段向后提拉，并令助手在牵引下徐徐屈曲肘关节，常可感到骨折复位时的骨擦感。整复屈曲型骨折时，手法与上述相反，应在牵引后将远端向背侧压下，并徐徐伸直肘关节。

（2）固定方法

伸直型骨折复位后固定肘关节于屈曲90°～110°位置4～6周。夹板长度应上达三角肌中部水平，内外侧夹板超过肘关节，前侧板下至肘横纹，后侧板远端呈向前弧形弯曲，并嵌有铝钉，使最下一条布带斜跨肘关节缚扎而不致滑脱，为防止骨折块移位并矫正残余移位，伸直型肱骨髁上骨折可在鹰嘴后方加一梯形垫，骨折近端前侧加一平垫，骨折近端外侧及远端内侧分别加塔形垫。夹缚后固定于屈肘90°位置3周。屈曲型骨折固定于伸肘位2～3周，后改功能位固定2周。夹板固定后，患肢用三角巾悬吊于胸前。

如外固定后患肢出现血循环障碍，应立即松解全部外固定进行观察。

2.手术治疗

肱骨髁上骨折绝大多数患者可以通过非手术的方法取得良好疗效，一般无需手术治疗，手法复位失败以及严重粉碎型骨折、骨折合并肱动脉损伤、陈旧骨折肘内翻畸形者才考虑手术治疗。手术方式有交叉针内固定、异型接骨板内固定、肘内翻畸形楔形截骨矫形术等。

3.药物治疗

肱骨髁上骨折儿童多见，骨折局部血液供应良好，愈合迅速。早期重在活血祛瘀，消肿止痛，并重用祛瘀、利水、消肿药物。成人骨折按照骨折三期辨证，合并神经损伤者，应加用行气活血、通经活络之品。早期局部水疱较大者可用针头刺破，或将疱内液体抽吸，并用酒精棉球挤压干净，外涂紫药水。解除外固定后可予以舒筋活络洗剂熏洗患肢及关节，以防止关节粘连。

4.功能锻炼

固定后，即可开始患手握拳及腕关节屈伸的功能锻炼。2周后，可去掉三角巾，保留夹板，患肢肩肘关节可行小范围的主动伸屈锻炼，4～6周后解除夹板，进一步活动肘关节及肩关节。

五、肱骨外髁骨折

肱骨外髁骨折多发生于5～10岁的儿童，比肱骨内髁骨折多见。外髁骨折常包括肱骨外上髁、肱骨小头骨骺及滑车的一部分，偶有单纯肱骨小头骨骺分离者。

（一）病因病机

多由间接暴力引起，受伤时手部着地，暴力传递至肱骨外髁处引起骨折。如肘关节处于过度外展位受伤，则桡骨头可撞击肱骨外髁引起骨折。若肘关节处于内收位受伤，则附着于肱骨外上髁的前臂伸肌群强烈收缩，引起外髁撕脱骨折。

（二）分型

根据骨折的病理变化可分为 4 型。

1. I 型

无移位骨折型。骨膜未撕裂，X 线片可见到干骺端有骨折线。

2. II 型

侧方移位型。骨块向侧方、前方或后方移位，骨折端间隙增大。轻度移位者，骨膜部分撕裂，重度移位者，完全撕裂，复位后骨块不稳定，在固定中可发生再移位。

3. III 型

旋转移位型。骨折块向侧方、前方或后方移位，并旋转移位。由于局部伸筋膜骨膜完全断裂，加之前臂伸肌的牵拉，故骨折块纵轴向外旋转移位可达 90°～180°。在横轴上也可发生向前或向后的不同程度的旋转，肱尺关节无变化。

4. IV 型

骨折脱位型。骨折块可侧方移位、旋转移位，同时肘关节可向桡侧、尺侧及后方脱位。关节囊及侧副韧带撕裂，肘部软组织损伤严重（图 5-3）。

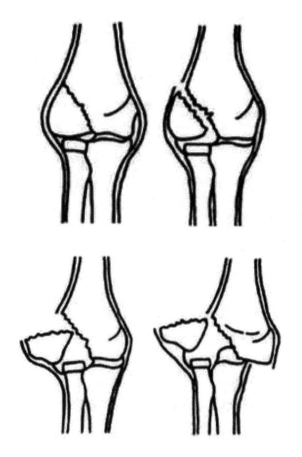

Ⅰ型无移位骨折 Ⅱ型侧方移位骨折 Ⅲ型旋转移位骨折 Ⅳ型骨折脱位型

图 5-3 肱骨外髁骨折的分型

（三）诊断

1.病史

多见 5～10 岁儿童，有肘部摔伤病史，手掌着地，前臂旋前位受伤，伤后肘外侧疼痛为主。

2.临床表现

肱骨外髁骨折患者，肘关节呈半伸直位，活动功能严重障碍，以肘外侧为中心明显肿胀疼痛、局部压痛。骨折块有移位时，可触及突出的骨块及骨擦音。骨折块有翻转移位时，可触及光滑的关节面和粗糙的骨折面。但骨折早期，因肿胀局限，肘关节外形无明显变化。

3.影像学及其他检查

X线检查时，无移位骨折在肱骨外髁干骺端可显示骨折线，侧方移位骨折可见骨折块外移，翻转移位骨折，肱骨小头骨骺失去正常的外形。正常时，肱骨小头骨骺在X线正位片呈三角形，有纵轴翻转移位时，该骨骺变为圆形；在X线侧位片上，正常骨骺呈圆形，骨折块翻转移位后改变为三角形。另外，还可见干骺端骨折片位于骨化中心外侧或下面。

（四）治疗

肱骨外髁骨折为关节内骨折，要求解剖学复位。若处理不当可以发生骨折不连接或畸形愈合、肱骨小头缺血性坏死、肘外翻畸形、肘关节屈伸功能障碍、创伤性关节炎以及迟发性尺神经炎等。

1.非手术治疗

（1）手法整复

肱骨外髁翻转移位骨折，需在麻醉下整复，根据骨折块移位情况，选择下述整复方法。

①屈肘推挤法

以左侧骨折为例。麻醉后，助手握持患肢上臂固定，术者左手握患肢腕部，肘关节屈曲45°，前臂旋后位，将肘内翻，加大肘关节外侧间隙，腕背伸以使伸肌群松弛。右手食指或中指扣住骨折块的滑车端，拇指顶住外上髁端，先将骨折块平推向后，再将滑车端推向后内下方，外上髁端推向外上方，以矫正旋转移位，然后拇指将骨折块向内挤压，并将肘关节伸屈、内收、外展，以矫正残余移位。若复位成功，触摸肱骨外髁嵴平整，压住骨折块试验肘关节活动良好，没有响声。

②摇晃牵抖法

以左侧骨折为例，麻醉后，患肢外展。助手握持患肢上臂固定，术者右手拇指从肘外侧挤压骨折块，使其向关节间隙移动，其余四指托住患肘；左手握患者腕部，作肘关节的屈伸收展活动与牵抖动作，动作要协调，如出现清脆响声，即提示骨折块复位。

（2）固定方法

复位后用夹板固定，骨折块移位在肘前以伸肘位固定为宜；骨折块在肘后外侧以屈曲位固定为宜，在外髁部放置纸垫，固定2～3周。

2.手术治疗

手法复位不成功者均应切开复位。麻醉下，肘外侧弧形切口，暴露骨折端，矫正翻转移位，用2枚张力螺钉或克氏针交叉固定。术后用石膏托屈肘90°固定。3周后拔针，解除石膏托，练习肘关节活动。术中应注意尽可能保留骨折块上附着的软组织，以免发生骨折块缺血性坏死。

3.药物治疗

一般情况，可不必内服药物，如伤处瘀肿严重，可在复位后给予消瘀定痛膏、双柏膏外敷。

4.功能锻炼

复位固定后，可作手指的伸、屈功能锻炼。2周后，可做腕关节的屈伸及前臂旋转锻炼。3周后，做肘关节的伸屈锻炼。

六、肱骨内上髁骨折

肱骨内上髁是位于肱骨下端内侧的一骨性突起，为前臂屈肌群和旋前圆肌的附着点。内上髁的后方有尺神经沟，尺神经紧贴沟内通过。内上髁骨折时，有可能损伤尺神经。内上髁骨折的患者多为6～17岁的青少年。

（一）病因病机

1.病因

直接暴力与间接暴力均可致病，以间接暴力并肌肉牵拉力引起多见。直接暴力较少见，多因直接暴力打击或硬物撞击于肱骨内上髁处而造成骨折。

2.病机

肱骨内上髁骨折多为间接暴力引起，常见于儿童跌倒时，肘部伸直手部着地，或者青少年进行投掷、举重等运动时，外力使肘关节强度外翻，同时前臂屈肌群猛烈收缩，将肱骨内上髁撕脱。间接暴力和肌牵拉暴力，都可造成前臂屈肌群强力收缩而将肱骨内上髁撕脱，肌肉牵拉的力量，还可引起骨折块旋转移位。肘关节负压大时，可将骨折块吸入节腔内。间接暴力强大时，除引起肱骨内上髁骨折外，还可发生肘关节脱位，使骨折块与肘关节一起移向桡侧。直接暴力造成内上髁骨折后，残余暴力可使骨折块向掌侧或背侧移位，前臂屈肌群的牵拉使骨折块产生旋转移位。

3.分型

根据骨折块移位程度，内上髁骨折可分四型：

（1）Ⅰ型

仅有骨折或骨骺分离，但移位甚微。

（2）Ⅱ型

骨折块有分离或旋转移位，可达肱尺关节线水平，但肘关节正常。

（3）Ⅲ型

骨折块移位旋转，并进入肱尺关节，被肱骨滑车和尺骨半月切迹关节面紧紧夹住，肘关节有半脱位。

（4）Ⅳ型

骨折块有旋转移位并伴有肘关节向桡侧完全脱位，骨折面朝向滑车。

（二）诊断

1.病史

患儿有肘部外伤史，肘关节内侧疼痛明显。

2.临床表现

伤后肘关节呈半屈伸位，肘部内侧肿胀、疼痛，有明显压痛和青紫瘀斑，肘关节伸屈活动功能障碍。有分离移位时，可触及活动的骨折块及骨擦音。肘关节正、侧位 X 线片可显示骨折类型和移位方向。第Ⅲ型、Ⅳ型骨折应注意检查有无尺神经损伤。尺神经损伤者可出现环指、小指感觉或运动障碍。

3.影像学及其他检查

肘关节正侧位 X 线照片显示：Ⅰ型骨折无移位；Ⅱ型骨折，骨折块旋转移位于 90°；Ⅲ型骨折，折块进入肱尺关节；Ⅳ型骨折，折块旋转移位并伴肘关节向桡侧完全脱位。

6 岁以下的儿童骨骺尚未出现，X 线检查亦可为阴性，只要临床表现符合即可诊断。如儿童超过 6 岁，而在正位 X 线片看不到内上髁，必要时摄健侧 X 线片对比。在侧位 X 线片上，一般看不清内上髁，如能看到则在关节内，必要时行 CT 扫描明确骨折移位情况。

（三）鉴别诊断

见表 5-3。

表 5-3 肱骨内上髁骨折与肱骨内髁骨折鉴别诊断

	肱骨内上髁骨折	肱骨内髁骨折
受伤姿势	肘关节伸直位摔倒，手掌着地	肘部着地
肘后三角关系	异常	多为正常
抗阻力屈腕试验	阳性	阴性/阳性

（四）治疗

Ⅰ型骨折用夹板加纸压垫固定肘关节于屈曲 90°位，2 周后去除夹板，锻炼肘关节功能。Ⅱ～Ⅲ型骨折，手法整复，超肘关节夹板固定。Ⅳ型骨折，先整复肘关节脱位，使其转化为Ⅰ型或Ⅱ型骨折后，做相应的处理，应避免转化为Ⅲ型骨折。

1.非手术治疗

（1）手法整复

①Ⅱ型骨折

手法整复时，肘屈曲 45°，前臂中立位，术者以拇指、食指固定骨折块，拇指自下方向上方推挤，使骨折块复位。

②Ⅲ型骨折

手法整复时，远近端助手拔伸牵引，肘关节伸直，前臂旋后外展位。先强力外翻患肘，使肘关节内侧间隙加大，术者拇指在肘关节内侧触及骨折块边缘后，再嘱助手骤然强力背伸患肢手指及腕关节，利用前臂屈肌紧张，将关节间隙内的骨折块拉出。必要时，可提拿屈肌群起点部，促使骨折块从关节间隙弹出，再按Ⅱ型骨折进行手法整复。

③Ⅳ型骨折

手法整复时，患肘关节伸直、前臂旋后位，助手分别握住患肢远、近端，强力内收前臂，使肘关节内侧间隙变窄，防止骨折块嵌入关节腔内。术者一手推挤肱骨下端向外，另手推挤尺、桡骨上端向内，将骨折块推挤出关节，同时整复肘关节侧方脱位。随着关节脱位的复位，骨折块亦同时得到复位，仍有移位者，可在持续牵引下屈曲肘关节至90°，再按Ⅱ型骨折进行整复。

（2）固定方法

可给予夹板超肘关节固定或石膏托外固定。肘关节屈曲90°，前臂中立位，三角巾悬吊上肢于胸前。固定要点：外侧板置塔形垫，内侧板用半月形合骨垫，缺口朝向后上方，压住骨折块，使其不再向前下方移位，固定时间3～4周。

2.手术治疗

对于Ⅰ、Ⅱ型骨折多采取非手术疗法，而对于Ⅲ、Ⅳ型骨折如存在神经损伤、关节脱位失稳等状况则需手术治疗。取肘关节内侧切口显露内上髁，整复骨折块，最后用两枚克氏针或螺钉等固定骨折。

3.药物治疗

药物治疗以骨折三期辨证为主。早期重在活血化瘀、消肿止痛，中后期以接骨续损、强健筋骨为主，肿胀严重者可给予外用消肿定痛膏。

4.功能锻炼

骨折复位后，早期应适当控制患肢屈腕及握拳活动，避免屈肌牵拉骨折块，引起移位。第1周只做手指轻微活动，周后逐渐加大手部活动力度。2周后逐渐开始做肘关节屈伸活动。Ⅳ型骨折容易遗留肘关节功能障碍，应及时配合推拿治疗及功能锻炼。

七、桡骨头骨折

桡骨头骨折包括桡骨头、颈部骨折和骨骺分离，约占全身骨折的0.79%左右。桡骨头骨折发病率较高，若不及时处理，后期可影响前臂旋转功能或引起创伤性关节炎。

桡骨头近端关节面呈浅凹状，与肱骨小头构成肱桡关节。桡骨头周围的环状关节面与尺骨的桡骨切迹相接触，构成尺桡上关节。环状韧带围绕桡骨小头的环状关节面，附着于尺骨的桡骨切迹前后缘。桡骨头和桡骨颈的近段位于关节内；桡骨颈远段和桡骨粗隆位于关节囊外。桡骨头骨骺出现于5～7岁，15岁时骨骺线闭合。

（一）病因病机

桡骨头骨折多由间接暴力引起。跌倒时，肘伸直位前臂旋前位，手掌触地，暴力由桡骨下端向上传达，使桡骨头冲击肱骨小头，产生反作用力，使桡骨头受挤压而骨折。肘关节在伸直位支持躯干重力时，容易发生过度外翻，桡骨头外侧缘受到冲撞力较大，发生塌陷性骨折，甚至外侧关节面的一半被撞掉而下移。此种损伤机制常合并肱骨小头损伤及内侧副韧带损伤，或合并肘关节后外侧脱位。直接暴力造成的桡骨头骨折很少见。

桡骨头骨折后，若暴力继续作用，桡骨远侧骨折端可向上移位至肱骨下端关节面的下方，使肘关节强力外翻，加重前臂和肘关节的损害，可造成：第一，肱骨小头关节软骨的损伤；第二，由于肘关节过度外翻，肘内侧副韧带、肘内侧关节囊和前臂屈肌、旋前圆肌的起点可被撕裂，甚至可发生肱骨内上髁撕脱骨折和尺神经损伤；第三，更严重则可发生前臂骨间膜撕裂、下尺桡关节脱位和尺骨骨折；第四，严重暴力尚可发生肘关节向后脱位或半脱位。

（二）分型

根据骨折的形态可分为六型。

Ⅰ型：裂纹骨折。骨折无移位或移位小于 1 mm。

Ⅱ型：嵌插骨折。骨折线位于桡骨颈，骨折块多无移位。

Ⅲ型：桡骨头骨骺分离或桡骨颈骨折。骨折线未波及桡骨头关节面，桡骨头向外侧移位，关节面向外倾斜，呈"歪戴帽状"。

Ⅳ型：劈裂骨折。桡骨头外侧缘纵形骨折，骨折块约占关节的 1/3～1/2，常向外下方移位。

Ⅴ型：塌陷骨折。桡骨头关节面被挤压而塌陷。

Ⅵ型：粉碎骨折。桡骨头粉碎，关节面平整遭破坏。

（三）诊断

1.病史

患者均有肘部外伤史，肘关节外侧疼痛。

2.临床表现

肘部受伤后，若仅造成单纯的桡骨头的无移位或轻微移位骨折时，临床症状轻，体征少，容易漏诊。但肘外侧桡骨头部常有疼痛，肘关节屈曲运动时疼痛可加剧，前臂旋转运动疼痛更剧烈。桡骨头部位肿胀，肘后外侧凹陷消失或膨出，若关节腔内积血较多时，肘关节可见明显肿胀，尤以肱三头肌腱与鹰嘴相接触部的两侧最明显，桡骨头部压痛剧烈，肘关节的伸屈运动和前臂旋转受限。

3.影像学检查及其他检查

肘关节正、侧位 X 线片可明确骨折类型和移位程度。5 岁以下儿童，桡骨头骨骺尚未出现，应根据临床表现进行诊断。

（四）治疗

1.非手术治疗

（1）手法整复

旋转推挤法：适用于桡骨头骨骺分离、劈裂骨折，塌陷骨折的整复。助手牵引上臂向近侧，术者一手握住前臂向远侧牵引，并于肘关节内收位来回旋转，另一手拇指按压桡骨头，前下外方向后上内方推挤，使其复位。

（2）固定方法

肘关节屈曲 90°前臂旋前位，桡骨颈处放置哑铃形垫，前臂超肘关节夹板固定 3～4 周。

2.手术治疗

（1）切开复位内固定术

对年龄较小不能合作者，采用全麻。对能合作的大龄儿童和成人，采用臂丛麻醉。仰卧位，肘屈曲 90°，前臂置于胸前。肘关节后外侧切口。显露骨折并进行复位。注意术中避开和保护桡神经。稳定骨折不需做内固定。若复位很不稳定时，可将肘屈至 90°，从肱骨小头后侧钻入钢针，贯穿桡骨小头，进入桡骨干的髓腔内，或给予螺钉固定。如为钢针固定术后石膏托固定 3 周，3 周后拔除钢针，逐渐进行主动和被动锻炼。

（2）钢针撬拨法

适用于手法整复失败者。麻醉下，常规消毒铺巾。术者戴手套，以不锈钢针自肘外后下方进针，使针尖顶住骨折块下缘，向内上方撬拨复位。如有 X 线监视，复位更易成功。

（3）桡骨头切除术

适用于成年人的粉碎性骨折、塌陷性骨折超过周径 1/3 者，嵌插性骨折关节面倾斜度在 30° 以上者。一般 14 岁以下儿童不宜做桡骨头切除术。主张伤后 4～5 天进行切除手术。切除桡骨头 1～1.5 cm 左右，必须保留桡骨结节。术后颈腕吊带悬吊患肢，肘关节功能位，2 周后开始活动。

3.药物治疗

一般情况，可不必内服药物。如伤处瘀肿严重，可在复位后给予消瘀定痛膏、双柏膏外敷。

4.功能锻炼

复位固定后，即可做手指、腕关节的屈伸活动。2 周后，可逐步进行肘关节的屈伸活动。

八、尺骨鹰嘴骨折

尺骨鹰嘴骨折，古代称肘骨骨折、鹅鼻骨骨折，多见于成人。

尺骨鹰嘴呈弯月状突起于尺骨近端，鹰嘴突与冠状突之间，构成有一个深凹的关节面，称半月切迹关节面。半月切迹关节面与肱骨滑车构成关节，即肱尺关节。肱尺关节是肘关节的一部分。鹰嘴突和冠状突主要由松质骨构成，是外力经肘部传递的着力点之一。所以，鹰嘴突容易发生骨折。肱三头肌腱附着于鹰嘴后上部。肱骨内上髁的后侧光滑，有一纵形浅沟，称为尺神经沟。尺神经在此沟中走行，尺骨鹰嘴骨折时，可造成沟内尺神经损伤。

（一）病因病机

1.病因

尺骨鹰嘴骨折可由间接暴力或直接暴力引起，但以间接暴力所致者为多。

2.病机

（1）传达暴力造成的骨折跌倒时，手掌触地，若肘关节突然屈曲，肱三头肌强力收缩，强大的牵拉力将造成鹰嘴的撕脱骨折或肱三头肌腱的撕裂。鹰嘴的撕脱骨折，其近端骨折块受肱三头肌的牵拉，往往发生不同程度的向上移位。骨折线多发生在鹰嘴凹平面，造成关节内骨折。骨折线亦可发生在鹰嘴凹平面以上或以下，造成关节囊外的骨折。

（2）直接暴力造成的骨折肘关节在屈曲位跌倒，肘关节后方触地。地面的反作用力作用于尺骨鹰嘴，或棍棒、石块等打击鹰嘴部，均可造成鹰嘴骨折。直接暴力造成的骨折，多系粉碎性骨折。且肱三头肌腱及其周围的软组织尚保持一定的连续性，故鹰嘴突的粉碎性骨折往往移位不大。但常致皮肤损伤，造成开放性骨折，有并发感染的危险。

3.分型

尺骨鹰嘴骨折的分型方法很多，国内常用的分型方法：

（1）无移位的骨折

骨折无移位，可包括粉碎、横断或斜行骨折。X 线片上显示骨折分离 2 mm 以下，肘关节有对抗重力活动，即伸肘功能的完整。

（2）有移位的骨折

骨折端分离在 3 mm 以上，且无对抗重力的伸肘活动。又分为以下几种。

①撕脱骨折

多在接受肱三头肌腱止点处发生。骨折块较小。骨折线多为横形。

②横行骨折或斜行骨折：斜行骨折的骨折线多从前上走向后下，有利于用螺丝钉固定。

③粉碎骨折

多为直接外力所致，有时合并软组织开放伤。

④合并肘关节脱位的骨折

肘关节前脱位时多见，骨折线呈横行或短斜行，且多发生在尺骨冠状突水平而伴有明显移位。

（二）诊断

1.病史

一般有肘部外伤史，直接暴力和间接暴力均可造成骨折，以间接暴力多见。

2.临床表现

伤后肘关节后部疼痛、肿胀，多呈半屈曲位，常以健侧手掌托住患臂，有时可见皮肤淤血斑。尺骨鹰嘴部压痛。骨折分离移位时，在骨折部可扪及明显的骨折间隙，有骨异常活动及骨擦音，肘关节主动伸直功能丧失。

3.影像学及其他检查

X线正位片可了解有无合并骨折或脱位，侧位片容易确定有无鹰嘴骨折及骨折的类型。必要时可CT三维重建已明确骨折移位情况。

（三）治疗

1.非手术治疗

无移位骨折，如裂纹骨折或老年人粉碎骨折，不必整复，外敷活血化瘀中药，肘关节在伸直位固定。3周后，去除夹板锻炼肘关节伸屈活动。移位骨折，骨折块较大并侵犯关节，应进行手法整复。

（1）整复方法

先作肘关节穿刺，抽出关节腔内的积血。患者平卧，肘关节伸直于0°位。向骨折部位注入0.5%普鲁卡因10～20 ml，10分钟后开始手法整复。术者一手固定前臂，另一手拇、食指将上移的骨折块向远侧推挤，使骨折复位。如为粉碎骨折，可在X线透视下，根据骨折移位情况，对骨折块施以挤压手法，使其复位。在手法整复过程中，可微微做肘关节的伸屈活动，以促使肘关节的关节面整复平滑。

（2）固定方法

给予前后侧超肘关节夹板固定，固定肘关节于伸直位位置。鹰嘴上方放置合骨垫。3周后解除夹板固定，进行功能锻炼。

2.手术治疗

有移位的横断或斜行骨折，应尽量采用切开复位内固定，手术采用臂丛麻醉，肘后正中纵形切口，以骨折处为中心，上下各延长3～4 cm，向切口两侧剥离皮下组织，即可显露骨折部位。屈曲肘关节，显露关节腔，清除关节腔内积血和坏死组织，冲洗关节腔。整复骨折后，可选用下述方法固定。

（1）螺丝钉固定在鹰嘴近端顶点做一小切口，纵形切开肱三头肌腱，直达鹰嘴骨面，然后用电钻，向骨折远折端打孔，打孔方向与尺骨纵轴成20°，钻通尺骨背侧骨皮质。用测量好的螺丝钉固定。

（2）克氏针加钢丝张力带固定尺骨鹰嘴骨折，其骨折线位于鹰嘴的远段，或伴有肘关节前脱位者，单纯用螺丝钉、钢丝或粗丝线固定很不牢固，应以克氏针加钢丝做张力带固定为宜，其抗张力强度明显优于单一固定。

3.药物治疗

尺骨鹰嘴骨折以三期辨证治疗进行。早期瘀肿严重者，内服云南白药0.5克，一日三次，外用消瘀止痛膏。中后期以接骨续损为主，方用接骨散、新伤续断汤等。

4.功能锻炼

骨折复位固定后，即可开始腕、手指关节的伸屈活动。固定3～4周后解除外固定进行肘关节适度的屈伸活动。

九、尺骨干上1/3骨折合并桡骨头脱位

尺骨上1/3骨折合并桡骨小头脱位又称孟氏骨折。孟氏骨折多发生于青壮年及小儿，直接或间接暴力皆可引起。1914年意大利外科医生Monteggia最早发现了这种类型的骨折，故称孟氏骨折。

桡神经在桡骨头附近分为深浅两支，深支穿旋后肌走行于前臂背侧，浅支伴桡动脉走行于掌侧。脱位的桡骨头，可牵拉桡神经造成损伤。

（）病因病机

1.病因病机

直接暴力和间接暴力均可造成尺骨上 1/3 骨折伴桡骨头脱位，但以间接暴力多见。间接或直接暴力致伤时，先造成尺骨上 1/3 骨折，残余暴力的牵拉，可引起环状韧带撕裂和桡骨头脱位。

根据暴力的性质及受伤时肘关节位置的不同，可引起不同形式的骨折。

2.分型

根据受伤机制和移位特点可分为四型。

（1）伸直型

多见于儿童。肘关节伸直或过伸位跌倒，前臂旋前，掌心触地，身体重力自肱骨传向下方，地面反作用通过掌心传向上方，造成尺骨斜形骨折。残余暴力转移至桡骨上端，迫使桡骨头冲破坏状韧带，向前外方脱位。骨折断端向掌及向桡侧成角。如为成人，外力直接打击尺骨背侧，可造成伸直型骨折，此时折线为横断或粉碎形。

（2）屈曲型

多见于成年人。肘关节屈曲，前臂旋前跌倒，掌心触地，躯干重力通过肱骨传向后下方，地面作用力由掌心向上传，在尺骨较高部位发生骨折。骨折线呈横断或短斜形，桡骨头由于肘关节屈曲及向后传达的残余暴力作用，使其向外方脱位。骨折向背、桡侧成角。

（3）内收型

常见于幼儿。上肢在内收位向前跌倒，暴力自肘内方传向外方，多在尺骨喙突处发生横断骨折，或纵行劈裂骨折。虽然骨折移位少，但多有向桡侧成角，桡骨头向外侧脱位。

（4）特殊型

较少见。为机器绞轧或重物撞击所引起，先造成尺、桡骨干中上 1/3 骨折，再引尺桡骨头向掌侧脱位。

（二）诊断

1.病史

有肘关节直接或间接暴力外伤史，成年人及儿童均可发生。

2.临床表现

伤后肘部及前臂肿胀，疼痛，前臂旋转功能及肘关节伸屈功能障碍。移位明显者，可见尺骨成角畸形，在肘关节可扪到脱位的桡骨头。在骨折和脱位处可查得压痛，被动旋转前臂时有锐痛，并可引出骨擦音及假关节活动。检查时应注意腕和手指的感觉及运动功能，以便确定有无合并桡神经损伤。

3.影像学及其他检查

X 线检查正常桡骨头与肱骨小头相对，并且桡骨干纵轴线的延长线通过肱骨小头的中心。因肱骨小头骨骺在 1～2 岁时才出现，所以，对 1 岁以内的患儿，应同时摄健侧 X 线片以便对照。如 X 线片仅见尺骨干上端骨折而无脱位，亦应视做孟氏骨折处理，因桡骨头脱位后可能自动还纳。

（三）治疗

1.非手术治疗

（1）手法复位

应用手法治疗新鲜闭合性孟氏骨折是一种有效而简便的治疗措施。尤其小儿肌肉组织较纤弱，韧带和关节囊弹性较大，容易牵引分开，桡骨头也易还纳。尺骨近端无移位或轻度移位者，复位更较容易。根据不同的损伤类型，采用不同的手法操作。

①桡骨头脱位合并无移位的尺骨骨折

可不用麻醉。二位助手分别握住患肢上臂和腕部（肘关节的位置依骨折类型而定）进行牵引和对抗牵引。术者以拇指沿桡骨头脱位相反的方向按压并使前臂作旋前旋后动作，桡骨头即可复位。然后轻轻做肘关节伸屈活动，如不再脱位，即表示复位是稳定的。上肢夹板固定，前臂保持中立位或轻度旋后位。

②有移位骨折的各型损伤

臂丛或全麻。病人取仰卧位、肩关节外展 90°，肘关节屈曲程度视骨折类型而定。上臂绕以布带向地面悬吊重量做对抗牵引，助手的双手分别握紧伤肢拇指和 2～4 指向上作牵引，然后按各型采用不同手法。

伸直型。将肘关节屈曲 90°，前臂旋后，术者以拇指自前向后按压桡骨小头，同时将前臂做旋转动作，有时可听到桡骨小头复位声或有复位感。由于牵引和桡骨的支撑作用，尺骨骨折成角移位可同时获得复位。若骨折未能复位，可将肘关节屈曲略＜90°，在维持桡骨头复位的情况下将尺骨骨折折屈复位。

屈曲型。牵引时将肘关节自90°略加伸展达120°～130°，术者拇指向前按压桡骨小头，然后将向后成角的尺骨骨折复位。

内收型。牵引方法与前侧型相同，术者拇指加压方向应自外向内。

特殊型。牵引后，复位的注意力仍在桡骨小头脱位。然后按尺桡骨双骨折处理。

（2）固定方法

①压垫放置

以尺骨骨折平面为中心，于前臂的掌侧与背侧各置一分骨垫。平垫放置于伸直型骨折的掌侧和屈曲型骨折的背侧，以及尺骨尺侧的上、下端。葫芦垫放置于伸直型和特殊型骨折的前外侧、屈曲型骨折的后侧、内收型骨折的外侧，用胶布固定，然后放置长度适宜的夹板，用4道布带扎缚。

②固定位置

伸直型、内收型和特殊型骨折固定于肘关节极度屈曲位2～3周，待骨折稳定后，改为肘关节屈曲90°固定2周，屈曲型骨折固定于肘关节伸直位2～3周后，改为肘关节屈曲90°位固定2周。

2.手术治疗

手术治疗的目的在于矫正尺骨畸形及维持桡骨头稳定性并恢复其功能。

（1）适应证手法

复位失败者，多系青壮年；陈旧性损伤，肘关节伸屈功能受限及前臂旋转障碍者。

（2）手术方法

臂丛麻醉，取肘外后侧切开，自肱骨外髁上方 2.0 cm，沿肱三头肌外缘至鹰嘴外侧，向远侧沿尺骨背至尺骨上 1/3 骨折处。剥离肘后肌及尺侧屈腕肌。注意保护近端的桡尺关节处的坏状韧带附着处。在剥离肘后肌时，应自尺骨附着点开始，将桡骨头，桡骨近端和尺骨桡侧面加以暴露，防止桡神经深支损伤。观察桡骨头复位的障碍和环状韧带损伤状况。清除关节内血肿，将桡骨头复位，环状韧带修理缝合。然后复位尺骨骨折，如果复位后稳定，可不做内固定，依靠石膏外固定加以维持。如骨折不稳定，则可应用髓内针或钢板内固定。

3.药物治疗

可按骨折三期辨证施治，给予中药内服，配合复位后局部外用活血化瘀之中药外用。初期宜活血祛瘀、消肿止痛，内服可选用和营止痛汤、活血止痛汤、肢伤一方加减，外敷消瘀止痛药膏、双柏散；老年患者则因其气血虚弱，血不荣筋，易致肌肉萎缩，关节不利，故在中后期宜养气血、壮筋骨、补肝肾，还应加用舒筋活络、通利关节的药物，内服可选用八珍汤、生血补髓汤加减，外敷接骨续筋膏和接骨膏等。解除固定后可选用海桐皮汤、骨科外洗一方、骨科外洗二方熏洗。

4.功能锻炼

伤后 3 周内进行手、腕诸关节的屈伸锻炼，以后逐步作肘关节屈伸锻炼。前臂的旋转活动须在 X 线片显示，尺骨骨折线模糊并有连续性骨痂生长时，才可以开始锻炼。

十、尺桡骨干双骨折

尺桡骨双骨折多见于青少年。直接暴力、间接暴力（传达或扭转）均可造成，骨折后可出现重叠、成角、旋转及侧方移位，故整复较难。

前臂骨由尺骨、桡骨组成。尺骨上端粗而下端细，是构成肘关节的重要部分。桡骨上端细而下端粗，是构成腕关节的重要部分。正常的尺骨是前臂的轴心，通过桡尺近侧、远侧关节及骨间膜与桡骨相连，桡骨沿尺骨旋转。骨间膜几乎连接桡尺骨的全长，前臂中立位时，两骨干接近平行，骨干间隙最大，骨间膜上下松紧一致，对桡尺骨起稳定作用。因此，在处理桡尺骨干双骨折时，为了保持前臂的旋转功能，应使骨间膜上下松紧一致，并预防骨间膜挛缩，故尽可能在骨折复位后将前臂固定在中立位。

（一）病因病机

引起尺桡骨双骨折的暴力形式有以下几种。

1.直接暴力

打击、碰撞等直接暴力作用在前臂上，能引起尺桡骨双骨折，其骨折线常在同一水平，骨折多为横行、蝶形或粉碎形，或多段骨折，常合并严重的软组织损伤。

2.间接暴力

多因跌倒手掌着地，暴力传导至桡骨，桡骨骨折后，残余暴力沿着骨间膜传至尺骨，引起尺骨骨折，故桡骨折线高，多为横形；尺骨折线低，多为短斜形。儿童多致中 1/3 双骨折，骨折水平常为桡骨高于尺骨。

3.扭转暴力

绞压、扭转等高能量致伤，常造成尺桡骨的多段骨折，多为双骨斜形或螺旋形骨折，并易于合并肘关节及肱骨的损伤。软组织损伤严重，常有皮肤挫裂、撕脱，开放骨折多见。肌肉、肌腱常有断裂，也易于合并神经血管损伤。

儿童可见青枝型骨折，折线位于中下 1/3，同平面，多成角畸形。成人完全性骨折常见骨折线不在同一平面，以横形、短斜形多见，可有侧方、重叠、成角、旋转移位。暴力强大者形成开放性骨折。

（二）诊断

有明确外伤史，伤处肿胀、疼痛，前臂旋转功能障碍，局部压痛，可触及骨擦音（感）和异常活动。青枝骨折多有成角畸形。

X 线片可显示骨折部位及移位情况，摄片时应包括肘关节和腕关节，除确定骨折类型和移位方向外，还可确定有无桡尺近侧、远侧关节脱位。

（三）治疗

尺桡骨双骨折可发生多种移位，如重叠、成角、旋转及侧方移位等。若治疗不当可发生尺、桡骨交叉愈合，影响旋转功能。因此治疗的目标除了良好的对位、对线以外，特别应注意防止畸形和旋转。

1.非手术治疗

（1）手法整复

宜在臂丛麻醉下整复，病人取仰卧位或坐位。

①牵引

桡骨骨折位于上 1/3 者，旋后位牵引；位于中、下 1/3 者，中立位牵引，矫正旋转及成角移位。

②分骨

双手拇、食指分别置于掌背侧骨间隙，由近至远分骨，重复2～3遍。

③折顶

用于横形骨折重叠移位。先成角，再反折，须力点准确，配合默契。

④挤按

用双拇指或小鱼际掌根对向挤按，矫正残余侧方移位。

（2）固定方法

可采用分骨垫放置在两骨之间，若骨折原有成角畸形，则采用三点加压法。各垫放置妥当后，依次放掌、背、桡、尺侧夹板，缚扎后，伤肢置托板上中立位固定，固定时间成人6～8周，儿童3～4周。肿胀严重者石膏托固定，抬高患肢。

2.手术治疗

适用于：手法复位失败；伤口污染不重的开放性骨折；合并神经、血管、肌腱损伤；同侧肢体有多发性损伤者。行手术治疗，可用加压钢板螺钉固定或髓内钉固定。

3.药物治疗

按骨折三期辨证用药，若尺骨下1/3骨折愈合迟缓时，要着重补益肝肾、壮筋骨以促进其愈合，若后期前臂旋转活动仍有受限者，应加强中药熏洗。

4.功能锻炼

在固定期间，应使前臂维持在中立位，要鼓励和正确指导患者作适当的练功活动。练功活动初期鼓励患者做手指、腕关节屈伸活动及上肢肌肉舒缩活动。中期开始做肩、肘关节活动，但不宜做前臂旋转活动。后期加强锻炼肩肘关节伸屈，解除固定后做前臂旋转活动。

十一、尺、桡骨干单骨折

直接暴力、间接暴力均可造成尺、桡骨干单骨折。多发生于青少年，临床较少见。

单纯桡骨干骨折，青壮年居多。桡骨远端有旋前方肌附着，中段有旋前圆肌附着，近段有旋后肌附着。骨折后由于以上肌肉的牵扯，不同部位的桡骨骨折将出现不同的旋转畸形。单纯尺骨干骨折，多系直接打击所引起。有的西方国家称之为警棍骨折。

（一）病因病机

直接暴力、传达暴力均可引起桡骨干骨折，骨折多为横行、短斜行。直接暴力如打击伤，多引起粉碎性骨折，中下 1/3 处常见。间接暴力如跌伤，多引起横行或短斜行骨折，中上 1/3 处易发生。幼儿多为青枝骨折。尺骨骨折线多为横行、蝶形或粉碎性。骨折可为裂纹无移位，亦可发生侧方移位或成角，因有桡骨的支撑，无明显短缩重叠。

成人桡骨干上 1/3 骨折，骨折线位于旋前圆肌止点之上时，由于肱二头肌以及附着于桡骨上 1/3 的旋后肌的牵拉，使骨折近段向后旋转移位；骨折远段因旋前圆肌和旋前方肌的牵拉，向前旋转移位。桡骨干中 1/3 或中下 1/3 骨折，骨折线位于旋前圆肌止点以下时，因肱二头肌与旋后肌的旋后倾向，被旋前圆肌的旋前力量所抵消，骨折近段处于中立位；骨折远段因受旋前方肌的牵拉而向前旋转移位。

（二）诊断

有明确外伤史，骨折处肿胀、疼痛，前臂旋转功能障碍。伤处压痛，可扪得骨擦音（感）。骨折不全时，尚可有旋转功能。表浅骨段，可触及骨折端。

X线片可明确诊断，但应观察有无桡尺近侧、远侧关节脱位。

（三）治疗

1.非手术治疗

（1）手法整复

单纯桡骨骨折，多可闭合复位，因尺骨保持完好，故整复后有一定的稳定性。病人取仰卧位或坐位，患肘屈曲，先行对抗牵引。上1/3骨折，旋后位牵引；中1/3骨折，中立位牵引；下1/3骨折，旋前位牵引。术者一手固定近端，另手拇食指捏住远折端，向桡背侧提拉分骨，远端助手配合尺偏患腕，可辅助矫正尺侧成角及移位。单纯尺骨骨折，因尺骨全长处于皮下、浅在，闭合复位较易成功。尺骨下1/4移位骨折，因旋前方肌的牵拉，可造成远骨折段旋后畸形，整复时将前臂旋前，放松旋前方肌，以利纠正旋后畸形。

（2）固定方法

超关节固定，方法同尺桡骨干双骨折。前臂中立位，用三角巾悬挂于胸前。

2.手术治疗

手术治疗适用于：手法复位失败或复位后固定困难者；上肢多处骨折骨间膜破裂者；开放性骨折伤后时间不长污染较轻者；骨不连或畸形愈合功能受限者。

桡骨近 1/3 骨折，因局部肌肉丰厚，闭合复位有一定困难，应切开复位，钢板内固定。单独尺骨干不稳定性骨折，可使用髓内钉或经皮穿入克氏针固定。

药物治疗、功能锻炼同尺桡骨双骨折。

十二、盖氏骨折

桡骨中下 1/3 骨折合并下尺桡关节脱位称盖氏骨折。1934 年 Galeazzi 详细描述了此种损伤，并建议强力牵引拇指整复之。此后即称为盖氏骨折。

（一）病因病机

1.病因病机

盖氏骨折骨折可因直接打击桡骨远 1/3 段造成；亦可因跌倒时手掌撑地传达的应力而造成。

直接暴力如机器绞伤或打击伤，造成桡骨下段骨折，远折端移位，引起下尺桡关节脱位，可合并尺骨下段骨折。折线多为短斜形或横形、粉碎形。间接暴力如滑跌时手部着地。若前臂旋前，手掌着地，桡骨远折端多向背桡侧移位（伸直型）；前臂旋后，手背着地，桡骨远折端多向尺掌侧移位（屈曲型）。骨折线多为螺旋形或长斜形。儿童桡骨下段骨折时，可合并尺骨下端骨骺分离。

2.分型

盖氏骨折的病理变化比较复杂，临床可分为三型：

（1）桡骨远端青枝骨折合并尺骨小头骨骺分离均为儿童。

（2）桡骨远 1/3 折，下尺桡关节脱位：骨折可为横形，短斜形，斜形。短缩移位明显，多为跌倒手撑地致伤。临床上以屈曲型多见。此型损伤较重。

（3）桡骨远1/3骨折，下尺桡关节脱位，并合并尺骨干骨折或尺骨干之外伤性弯曲：多为机械绞轧伤所致。损伤重，可能造成开放伤口。

（二）诊断

有明确外伤史。前臂及腕部肿胀、疼痛，压痛明显，骨折处向掌侧或背侧成角畸形，有骨擦音，下尺桡关节松弛并有挤压痛。

X线检查摄片时必须包括腕关节，以观察有无下尺桡关节脱位及尺骨茎突骨折。下尺桡关节间隙变宽（成人超过2 mm，儿童超过4 mm）或桡骨骨折重叠移位、尺骨茎突背侧移位均提示有下尺桡关节脱位。

（三）治疗

对桡骨中下1/3骨折合并下尺桡关节脱位的治疗，要力求达到解剖复位或接近解剖复位，以防前臂旋转功能丧失。盖氏骨折牵引下复位并不十分困难，但维持闭合复位的位置却颇为困难。

1.非手术治疗

（1）手法复位

患者平卧，肩外展，肘关节屈曲，前臂中立位。两助手对抗牵引3～5分钟，纠正重叠移位。术者用左手拇指及食、中二指挤平掌背侧移位；再在患腕尺桡两侧向中心合挤，矫正下尺桡关节分离移位。术者继续一手作分骨，另一手用提按手法纠正掌背侧移位，亦可采用分骨折顶法矫正。骨折整复后，再次扣挤下尺桡关节。

（2）固定方法

在维持牵引和分骨下，捏住骨折部，掌背侧各放一个分骨垫。分骨垫在骨折线远侧占 2/3，近侧占 1/3。用手捏住掌、背侧分骨垫，各用 2 条胶带固定。根据骨折远段移位方向，再加用小平垫。然后再放置掌、背侧夹板，用手捏住，再放桡、尺侧板，桡侧板下端稍超过腕关节，以限制手的桡偏，尺侧板下端不超过腕关节，以利于手的尺偏，借紧张的腕桡侧副韧带牵拉桡骨远折段向桡侧，克服其尺偏倾向。对于桡骨骨折线自外侧上方斜向内侧下方的患者，置分骨垫于骨折线近侧，尺侧夹板改用固定桡、尺骨干双骨折的尺侧夹板（即长达第 5 掌骨颈的尺侧夹板），以限制手的尺偏，利于骨折对位。成人固定前臂中立位 6 周，儿童 4 周。

2.手术治疗

手术治疗适用于骨折端嵌入软组织、手法复位失败或固定不稳、桡骨骨折畸形愈合或桡骨骨折不愈合者。为了获得良好的前臂旋转功能，避免下尺桡关节紊乱，桡骨骨折必须解剖复位，切开复位内固定常选择钢板螺钉固定。

药物治疗功能锻炼与尺、桡骨双骨折大致相同，但要严格限制前臂旋转。

十三、桡骨远端骨折

桡骨远端骨折系指桡骨下端关节面以上 2～3 cm 处发生的骨折。发生率很高，是较为常见的损伤。女性发生率多于男性，好发于中老年。

桡骨下端是松质骨与密质交界的部位，在老年，特别是绝经期后的妇女，此种骨折的发生与骨量减少、骨质疏松密切相关。老年桡骨远端骨折不仅可作为骨质疏松的临床指征，也是再发髋部骨折的警示信号，提醒人们注意预防。

桡骨远端与腕骨（舟状骨与月骨）形成关节面，其背侧边缘长于掌侧，故关节面向掌侧倾斜10°～15°。桡骨下端内侧缘切迹与尺骨头形成下尺桡关节，切迹的下缘为三角纤维软骨的基底部所附着，三角软骨的尖端起于尺骨茎突基底部。前臂旋转时桡骨沿尺骨头回旋，而以尺骨头为中心。桡骨下端外侧的茎突，较其内侧长1～1.5 cm，故其关节面还向尺侧倾斜20°～25°。这些关系在骨折时常被破坏，在整复时应尽可能恢复正常解剖。

（一）病因病机

1.病因病机

直接暴力少见，可引起粉碎或横形骨折。间接暴力多见，由滑跌时手部着地引起。手掌着地，腕关节处于背伸位，在桡骨远端处形成掌成角应力，引起伸直型骨折。手背着地，腕关节处于屈曲位，形成背成角应力，引起屈曲型骨折无明显成角应力时，多引起裂纹或嵌插型骨折。

2.分型

桡骨远端骨折临床可分为三型：

（1）无移位型

如裂纹、线形、嵌插骨折。

（2）伸直型（Colles骨折）

远折端向背桡侧移位，近端向掌侧移位，可伴掌侧成角或嵌插移位。

（3）屈曲型（Smith骨折）

远折端向掌桡侧移位，近端向背侧移位。

（二）诊断

外伤史明确。伤后腕部肿胀、疼痛，腕关节功能明显障碍。桡骨下端环形压痛。伸直型骨折腕部可有"餐叉"样或"枪刺"样畸形，屈曲型骨折腕关节近端背侧突起，而远端掌侧饱满，并伴有腕桡偏现象。

X 线检查可显示骨折类型及移位情况，应注意观察有无下尺桡关节脱位。

（三）治疗

1.非手术治疗

（1）手法整复

无移位的骨折不需要整复，仅用掌、背两侧夹板固定2～3周即可。

①伸直型骨折

牵引，近端助手牵引前臂上 1/3 部，术者握住患手大小鱼际进行对抗牵引。牵引 1～2 分钟，矫正嵌插、重叠、成角移位。成角反折，术者双手拇指移至骨折远端，食指移至掌侧的骨折近端处，先加大成角，再骤然反折。反折时，拇指压远端向掌侧，食指顶近端向背侧。尺偏，术者以牵引小鱼际之手虎口部顶住尺骨下端，牵大鱼际之手使腕关节向尺侧偏移。整复时，成角反折、尺偏等手法一气呵成。

②屈曲型骨折

牵引，患肘屈曲，前臂旋后位。术者与近端助手的牵引部位同伸直型骨折；成角反折，术者双手拇指置于远折端的掌侧，食指置于近折端的背

372

侧，先加大成角，再骤然反折，反折时，拇指压远折端向背侧，食指顶近折端向掌侧；尺偏，同伸直型骨折手法。

（2）固定方法

伸直型骨折先在骨折远端背侧和近端掌侧分别放置一平垫，然后放上夹板，夹板上端达前臂中、上 1/3，桡、背侧夹板下端应超过腕关节，限制手腕的桡偏和背伸活动；屈曲型骨折则在远端的掌侧和近端的背侧各放一平垫，桡、掌侧夹板下端应超过腕关节，限制桡偏和掌屈活动。扎上 3 条布带，最后将前臂悬挂胸前，保持固定 4～6 周。复位固定后应观察手部血液循环，随时调整夹板松紧度。

2.手术治疗

关节面移位大或伴有关节面压缩塌陷，可考虑切开复位内固定术。陈旧性骨折畸形愈合有旋转障碍者，可做尺骨头切除术，畸形严重无前臂旋转障碍者，可做尺骨头部分切除及桡骨远端截骨术。

3.功能锻炼与药物治疗

固定期间积极做指间关节、指掌关节屈伸锻炼及肩肘部活动。解除固定后，做腕关节屈伸和前臂旋转锻炼。药物治疗按三期辨证用药进行。老年人骨折中后期着重养气血、壮筋骨、补肝肾。解除固定后，应用中药熏洗以舒筋活络，通利关节。

十四、腕舟骨骨折

腕舟骨骨折在临床上比较常见，好发于成年人，骨折多位于舟骨腰部。腕舟骨是最大的一块腕骨，略弯曲呈舟状，中段较细者为腰。舟骨、月骨和三角骨由坚强的韧带联系在一起，近端共同构成椭圆形的关节面，在腕关节活动中，舟骨占有比较重要的位置。正常腕关节的活动，一部分通过桡腕关节（此处的活动量最大），另 部分通过两排腕骨间关节及第1、2掌骨之间。舟骨腰部发生骨折后，舟骨远侧的骨折块就与远排腕骨一起活动，两排腕骨间的活动就改为通过舟骨骨折处的活动，故舟骨骨折线所受的剪力很大。

舟骨周围有五个关节面，仅背侧的一小部分及掌侧舟骨结节处有韧带附着，为营养血管进入的孔道。故舟骨腰部骨折时，近侧骨折块容易发生缺血性坏死。

（一）病因病机

1.病因病机

腕舟骨骨折常由传达暴力造成。当病人前扑跌倒，手掌触地，腕关节处于强力的桡偏和背伸位。地面的反作用力由舟骨结节向上传递，身体的重力由桡骨干向下传递，两力将腕舟骨挤压在桡骨远端背侧侧缘和远排腕骨之间。由于桡骨远侧关节面向掌侧、尺侧倾斜，形成楔状的锐利的背侧缘和茎突缘，楔形如凿将腕舟骨切断而发生骨折。由于腕部诸骨紧密接触，又没有肌肉和强大韧带的附着，所以，腕舟骨骨折多无明显移位。

2.分型

根据腕舟骨骨折的部位不同分型如下。

（1）腕舟骨结节骨折

骨折线近侧与远侧的骨折块均有丰富的血液供应。骨折愈合快，不会发生缺血性坏死。

（2）腕舟骨腰部骨折

腰部骨折是腕舟状骨折中最多见的一型骨折。骨折线远侧的骨折块血液供应佳，而近侧骨折块的血液供应可能部分或大部分被破坏。因而腰部骨折的愈合缓慢，近侧骨折块可能发生缺血性坏死。

（3）腕舟骨近端骨折

骨折线的远侧骨折块血液供应良好，而近侧骨折块的血液供应大部分丧失，故近侧骨折块多数发生缺血性坏死。

（二）诊断

有明确外伤史。伤后局部轻度疼痛，腕关节活动功能障碍，鼻烟窝部位肿胀、压痛明显，将腕关节桡倾，屈曲拇指、食指和中指，叩击其掌骨头时可引起疼痛。

X线检查，腕部正位、侧位和尺偏斜位片可协助诊断。但第一次拍摄X线片未发现骨折而临床表现仍有可疑时，可于2～3周以后重复X线检查，骨折较易显露。

（三）治疗

腕舟骨骨折，很少移位，一般不需整复。若有移位时，可在牵引下，使患腕尺偏，以拇指按压骨块，即可复位。复位后用塑形纸夹板或短型石膏管型固定患腕于功能位。即腕关节背伸30°，稍尺侧偏斜，拇指对掌，前臂中立位。塑形纸夹板或石膏管型包括前臂近侧1/4，拇指掌骨全长及其他四个掌骨近侧2/3，相当于掌横纹处，以不妨碍握拳及各指屈伸活动为度。固定时间根据骨折情况而定，短则2个月，长则4个月，定期作X线检查。腰部及近端骨折，固定时间应较长。如腕舟骨骨折不连接，应选择手术治疗。

固定期间积极作指间关节、指掌关节屈伸锻炼。中后期着重养气血、壮筋骨、补肝肾药物内服。

十五、腕月骨骨折

腕月骨骨折在临床上较少见。月骨呈半月形，有远近两关节面和掌背两侧的粗糙骨面。近侧关节面向上凸起，与桡骨远侧关节面相接触；远侧关节面向上凹陷，与远排腕骨的头状骨相连接。月骨的背侧和掌侧粗糙骨面为供给月骨血液的血管的出入处，月骨周围的关节薄弱，腕月骨借坚强的韧带与腕舟骨和角骨联系在一起。同桡骨远端关节面和三角纤维软骨板形成桡腕关节。月骨无肌腱附着，由其周围的韧带带动而随远排腕骨作屈伸运动。

（一）病因病机

腕月骨骨折可由间接暴力和直接暴力所造成。患者跌倒，腕关节处于背伸位，手掌触地；或腕背伸位，用力推重物向前，身体的重力和向前的推力沿桡骨纵轴向下或向前，地面或重物的反作用力向上或向后作用于月骨远侧，二力交集在一起，将月骨挤压于桡骨远端背侧缘和头状骨之间，造成月骨骨折。直接暴力造成的月骨骨折多为腕部受重物压砸所致，常合并腕部多处骨折或软组织广泛损伤。

（二）诊断

有腕部外伤史，腕关节疼痛、肿胀、活动受限明显，局部有压痛点。X线检查可确定骨折类型及移位情况。

（三）治疗

腕月骨骨块较小，周围骨块多，无肌肉附着，周围有多层韧带保护，故月骨骨折后多无明显移位，不需整复。仅用塑形夹板或石膏管型固定腕关节于中立位，10周后去固定，行中药熏蒸或按摩治疗、主动进行腕关节锻炼。

如腕月骨骨折不连接，应选择手术治疗。

十六、掌骨骨折

掌骨骨折是比较常见的手部骨折，一般多见于成年人，且男性多于女性，儿童少见。

（一）病因病机

1.病因病机

掌骨骨折是常见的手部骨折。第1掌骨短而粗，活动度较大，骨折多发生在基底部。第2、3掌骨细长，且较突出，握拳击物时，暴力常落在第2、3掌骨上，故易骨折，也称为"拳击骨折"。第4、5掌骨短细，其中以第5掌骨易受直接暴力而骨折，而当其受间接暴力时可致掌骨颈骨折。掌骨骨折多见于成年人，男多于女。

2.分型

掌骨骨折可分下列几种：

（1）第1掌骨基底部骨折多由间接暴力引起，骨折远端受拇长屈肌、拇短屈肌与拇内收肌的牵拉，近端受拇长展肌的牵拉，骨折总是向桡背侧突起成角。

（2）第1掌骨基底部骨折脱位亦由间接暴力引起，骨折线呈斜形经过第1掌腕关节面，第1掌骨基底部内侧的三角形骨块，因有掌侧韧带相连，仍留在原位，而骨折远端从大多角骨关节面上脱位至背侧及桡侧。

（3）掌骨颈骨折由间接暴力或直接暴力所致，但以握拳时掌骨头受到冲击的传达暴力所致者为多见。第5掌骨因其易暴露和受打击，故最多见，第2、3掌骨次之。骨折后断端受骨间肌与蚓状肌的牵拉，而向背侧突起成角，掌骨头向掌侧屈转；又因手背伸肌腱牵拉，以致近节指骨向背侧脱位，掌指关节过伸，手指越伸直，畸形越明显。

（4）掌骨干骨折可为单根骨折或多根骨折。由直接暴力所致者，多为横断或粉碎骨折。扭转及传达暴力引起者，多为斜形或螺旋形骨折。骨折后因骨间肌及指屈肌的牵拉，使骨折向背侧成角及侧方移位，单根的掌骨骨折移位较轻，而多根骨折则移位较明显，且对骨间肌的损伤也比较严重。

（二）诊断

多有明显外伤史，掌骨全长均可在皮下摸到，骨折时局部肿痛，功能障碍，有明显压痛，纵压或叩击掌骨头则疼痛加剧，如有重叠移位，则该掌骨短缩，可见掌骨头凹陷。宜摄手掌的正位与斜位 X 线片，因侧位片第2～4掌骨互相重叠，容易漏诊。

（三）治疗

手的功能复杂，灵巧精细，骨折必须正确对线和对位，畸形愈合有碍手部功能恢复。

1.非手术治疗

（1）第1掌骨基底部骨折在常规麻醉下，先将拇指向远侧与桡侧牵引，以后将第1掌骨头向桡侧与背侧推扳，同时以拇指用力向掌侧与尺侧按顶骨折处以矫正向桡侧与背侧突起成角。手法整复后应用外展夹板固定，4周后解除外固定，进行功能锻炼。

（2）第1掌骨基底部骨折脱位整复手法和固定方法同掌骨基底部骨折，但因这种骨折脱位很不稳定，容易引起短缩与移位。若复位后不能稳定时，可采用细钢针经皮肤作闭合穿针内固定。亦可采用局部加压短臂石膏管形外固定的同时加用拇指牵引，在石膏上包一粗铁丝，于拇指的两侧粘一条2cm×10 cm胶布作皮肤牵引，或作拇指末节指骨骨牵引34周。陈旧性骨折脱位宜行切开复位内固定，固定拇指于握拳位。

（3）掌骨颈骨折由于骨折端向背侧成角，常有错误地将掌指关节固定于过伸位者。因在过伸位时，侧副韧带松弛，掌骨头仍向掌侧屈转不能整复。只有在屈曲90°位时，侧副韧带紧张，用食指压顶近节指骨头，使指骨基底部位于掌骨头之掌侧，将骨折片向背侧顶，同时用拇指将掌骨干向掌侧压才能准确整复。

（4）掌骨干骨折横断骨折、短斜骨折整复后比较稳定者，宜采用手法整复、夹板固定。在牵引下先矫正向背侧突起成角，然后用食指与拇指在骨折的两旁自掌侧与背侧行分骨挤压，并放置两个分骨垫，以胶布固定，如骨折片向掌侧成角则在掌侧放一小毡垫以胶布固定，最后在掌侧与背侧各放一块夹板，厚2～3 mm，以胶布固定，外加绷带包扎。斜行、粉碎、短缩较多的不稳定骨折，宜加用指骨末节骨牵引。

2.手术治疗

如手法整复失败，可用手术切开整复，于掌骨背侧做"S"形切口约4 cm，暴露骨折部，避免损伤掌指关节囊。用小型骨膜起子撬开骨折远端，使其解剖复位，然后用克氏针自掌骨头侧方钻入髓腔内固定。缝合伤口，外用石膏托固定，4周后拔针，练习活动。

复位固定后，应密切观察患部血运情况，及时调整夹板松紧度，压垫不宜过厚过硬，以免引起压迫溃疡。要及时调整夹板的松紧度，手指要保持适当的位置，以防造成重新移位、骨折畸形愈合及关节僵硬。此类骨折如果复位良好，固定正确，护理得当，一般都可痊愈，预后较好。但如果整复不当或固定不良，可造成掌指关节创伤性关节炎。

第二节 下肢骨折

一、股骨颈骨折

股骨颈骨折是股骨头下至股骨颈基底部的骨折。股骨颈骨折常发生于老年人，女略多于男，随着人的寿命延长，其发病率日渐增高。

股骨颈股骨干两轴线之间形成一个角度，称为颈干角。正常值在110°～140°范围，平均为127°～132°。儿童可达150°。大于正常值称为髋外翻，小于正常值称为髋内翻。股骨颈的纵轴线与股骨两髁中点的连线形成一个夹角，称为前倾角或扭转角。初生儿约为20°～40°，成人约为12°～15°。在治疗股骨颈骨折和粗隆间骨折时，必须注意恢复保持这两个角度，尤其是颈干角的正常。股骨上端大部分为松质骨，股骨颈内侧皮质骨坚厚，称为股骨距。

股骨头、颈部的血液供应主要由以下三部分构成：

1.关节囊的小动脉

经过旋股内动脉、旋股外动脉、臀下动脉和闭孔动脉的吻合部分到关节囊附着部，分为上下两级进入股骨颈。上组叫上干骺端动脉，在滑膜与骨骺动脉相吻合，供应股骨头的外上部分的血运；下组叫下干骺端动脉，进入股骨颈基底部的下内侧，供应股骨头颈内下部的血运，关节囊动脉是股骨头主要血液来源。

2.股骨干滋养动脉

股骨干中部有1～2个小孔，其中有滋养动脉进入，此路血运仅达股骨颈基底部，小部分与关节囊的小动脉有吻合支脉，仅供应股骨头小部分血运。

3.圆韧带的小动脉

股骨头凹附着股骨头圆韧带，圆韧带中有较细小动脉，供血量有限，仅能供给股骨头内下部分的血运。

（一）病因病机

1.病因病机

由于股骨颈部细小，处于疏松骨质和致密骨质交界处，负重量大，又因老年人肝肾不足，筋骨衰弱，骨质疏松，即使受轻微的直接外力或间接外力，如平地滑到、髋关节旋转内收、臀部着地等都可引起骨折。青壮年、儿童发生股骨颈骨折较少见，若发生本骨折必因遭受强大暴力所致，如车祸、高处坠落伤等。

2.分型

（1）按骨折部位分类

股骨颈骨折若按其部位之不同，可分为头下型、颈中型和基底型骨折三种。头下型和颈中型骨折的骨折线在关节囊内，故称囊内骨折；基底部骨折因骨折线的后部在关节囊外，故又称囊外骨折。移位多的囊内骨折，股骨头断绝了来自关节囊及股骨干的血液供应，以致骨折近端缺血，不但骨折难以愈合，而且容易发生股骨头缺血性坏死。股骨颈的骨折线越高，越易破坏颈部的血液供应，因而骨折不愈合、股骨头缺血性坏死的发生率就越高。基底部骨折因骨折线部分在关节囊外，而且一般移位不多，除由股骨干髓腔来的滋养血管的血供断绝外，由关节囊来的血运大多完整无损，骨折近端血液供应良好，因此骨折不愈合和股骨头缺血性坏死的发生率较低。

（2）按骨折线方向分类

股骨颈骨折按 X 线照片的表现可分为外展型和内收型两种。外展型骨折常在髋关节外展时发生（多为头下骨折，骨折端常互相嵌插），骨折线与股骨干纵轴的垂直线（水平线）所形成的倾斜角（林顿角）往往小于 30°，骨折局部剪力小，较稳定，血运破坏较少，故愈合率高。内收型骨折常在髋关节内收时发生，多为颈中部骨折，亦可发生在头下部或基底部，骨折线与股骨干纵轴的垂直线所形成的倾斜角，往往在 45°左右，颈干角小于正常值，如角度大于 70°时，两骨折端往往接触很少，且有移位现象，骨折处剪力大，极不稳定，血运破坏较大，骨折愈合率低，股骨头缺血坏死率高。临床上内收型骨折较多见，外展型骨折比较少见。

（3）按骨折移位程度分类

根据完全骨折与否和移位情况，将股骨颈骨折分为四型：

①Ⅰ型

骨折没有通过整个股骨颈，股骨颈有部分骨质连接，骨折无移位，近折端保持一定血运，这种骨折容易愈合。

②Ⅱ型

完全骨折无移位，股骨颈虽然完全断裂，但对位良好，如系股骨颈头下骨折，仍有可能愈合，但股骨头坏死变形常有发生。如为股骨颈中部或基底骨折，骨折容易俞合，股骨头血运良好。

③Ⅲ型

为部分移位骨折，股骨颈完全骨折，并有部分移位，多为远折端向上移位或远折端的下角嵌插在近折端的断面内，形成股骨头向内旋转移位，颈干角变小。

④Ⅳ型

股骨颈骨折完全移位，两侧的骨折端完全分离，近折端可以产生旋转，远折端多向后上移位，关节囊及滑膜有严重损伤，因此经关节囊和滑膜供给股骨头的血管也容易损伤，造成股骨头缺血坏死。

（二）诊断

1.病史

老年人常有跌倒病史，年轻患者多遭受强大暴力，如车祸、高处坠落伤等。

2.临床表现

老年人跌倒后诉髋部疼痛，不敢站立和走路，应考虑股骨颈骨折的可能。

伤后髋部除有自发疼痛外，移动患肢时疼痛更为明显。在患肢足跟部或大粗隆部叩击时，髋部也感疼痛，在腹股沟韧带中点下方常有压痛。股骨颈骨折多系囊内骨折，骨折后出血不多，又有关节外丰厚肌群的包围，因此，外观上局部不易看到肿胀。患肢多有轻度屈髋屈膝及外旋畸形。

移位骨折病人在伤后就不能坐起或站立，骨折远端受肌群牵引向上移位因而患肢短缩畸形。检查时见患侧大粗隆升高，表现为：大粗隆在髂—坐骨结节联线（Nelaton 线）之上；大粗隆与髂前上棘间的水平距离缩短，短于健侧。

需要注意的是有个别无移位的线状骨折或嵌插骨折病例，在伤后仍能走路或骑自行车，切勿因漏诊而使无移位稳定型骨折变成移位的不稳定型骨折。另一种漏诊的情况是多发损伤时，由于股骨干骨折等一些明显的损伤掩盖了股骨颈骨折，此种情况常见于年轻人因此对于这种病人一定要注意髋部的检查。

3.影像学及其他检查

最后确诊需要髋关节正侧位 X 线检查，尤其对线状骨折或嵌插骨折更为重要。应注意的是有些无移位的骨折在伤后立即拍摄 X 线片上可以看不到骨折线，当时可行 CT、MRI 检查，或者等 2 周后，因骨折部位骨质发生吸收现象，骨折线才清楚的显现出来。因此，凡在临床上怀疑股骨颈骨折的，虽X线片上暂时未见骨折线，仍应按骨折处理，2周后再拍片复查。

（三）治疗

1.非手术治疗

无移位或嵌插稳定型骨折，可让病人卧床休息，穿防旋鞋使下肢置于外展中立位，患肢行皮肤牵引6～8周。治疗期间嘱咐患者做到不盘腿、不侧卧、不下地负重。卧床期间注意对坠积性肺炎、褥疮、尿路感染等相关卧床并发症的防治。

2.手术治疗

（1）适应证

对于部分不稳定骨折，或因各种原因不能耐受长期卧床且无明显手术禁忌证者可选择手术治疗。

（2）手术方式的选择

①空心螺钉内固定

空心钉内固定治疗股骨颈骨折适用于青壮年，或因身体状况不适合进行髋关节置换或不愿接受髋关节置换的头下型、颈中型患者。

②钉板系统内固定

钉板系统较空心螺钉内固定而言，具有立体框架结构，因此具有更好的稳定性，可以为股骨颈后外侧粉碎骨折提供可靠的支持，有助于早期负重。但因手术创伤较大，操作时间较长，出血较多，且螺钉较粗。主要用于股骨颈颈中型、基底部骨折的患者。

（3）全髋关节置换

对于年龄大于 65 岁，尤手术禁忌证；不能耐受长时间卧床；预期寿命较长、活动量较大；以及伴有髋臼软骨病变的患者，全髋关节置换术是首选术式。

（4）人工股骨头置换

对于术后活动量要求不高的高龄病人，或者身体一般条件较差的病人，可考虑人工股骨头置换术。

3.药物治疗

根据骨折三期辨证用药，早期应注意活血化瘀、消肿止痛，对年老体衰气血虚弱者，不宜重用桃仁、红花之类，宜用三七、丹参等活血止痛之品，使瘀祛而又不伤新血。后期宜补气血、壮筋骨，可内服八珍汤、健步虎潜丸等。局部瘀肿明显者，可外敷消肿止痛药膏，肿胀消退后，则外敷接骨续筋药膏。

4.功能锻炼

应积极进行患肢股四头肌的收缩活动，以及踝关节和足趾关节的屈伸功能锻炼，以防止肌肉萎缩、关节僵硬及骨质脱钙现象。解除固定和牵引后，逐渐加强患肢髋、膝关节的屈伸活动，并可扶双拐不负重下床活动。每 1～2 个月拍 X 线照片复查一次，至骨折愈合。股骨头无缺血性坏死现象时，方可弃拐逐渐负重行走，一般约需半年左右。

股骨颈骨折的病人多为老年人，全身基础疾病较多，长期卧床易发生呼吸道感染、坠积性肺炎、褥疮等卧床并发症。应对卧床患者经常叩背、翻身、鼓励排痰，加强护理，积极预防相关并发症的发生。对于手术治疗的患者而言，术后可出现股骨头缺血坏死，内固定的失效、断裂，假体的脱位、松动、感染等，为防止上述情况的发生应积极做好术前评估，选择最适合患者的方式进行治疗，除术中仔细规范操作外，术后在专业医生指导下进行循序渐进的术后康复和定期的随访亦是预防相应并发症的有效手段。

股骨颈骨折患者常合并多种内科疾病，近年来多趋向于早期进行手术治疗，手术时间尚有争议。目前对急诊手术能否提高骨折愈合率，降低股骨头缺血坏死率，尚没有事实依据，因此多主张抓紧时间进行必要的术前检查和准备，尽早实施手术治疗。

二、股骨粗隆间骨折

股骨粗隆间骨折又称转子间骨折，是发生于股骨大、小粗隆之间的骨折。患者多是老年人，男多于女，青壮年发病者较少。

股骨粗隆部位于股骨大、小粗隆之间。大粗隆呈长方形，在股骨颈的后上部，位置表浅，可触及，是非常明显的骨性标志。大粗隆上有梨状肌、臀中小肌、闭孔内肌、闭孔外肌、股外侧肌、股方肌附着。小粗隆呈锥状突起，位于股骨干的上后内侧，有髂腰肌附着于上。股骨粗隆部位主要由松质骨构成，旋股外侧动脉与旋股内侧动脉在股骨粗隆间关节囊处附着之外，在股骨颈基底部形成动脉环，发出四组支持带动脉，供应股骨粗隆部及股骨头。因此股骨粗隆间部位血运丰富，很少发生骨折不愈合以及股骨头缺血性坏死。

（一）病因病机

1.病因病机

股骨粗隆间骨折多为间接外力引起，下肢突然扭转、跌倒时强力内收或外展，或受直接外力撞击均可发生。因局部骨质疏松脆弱，骨折多为粉碎性。老年人骨质疏松，当下肢突然扭转、跌倒甚易造成骨折。由于粗隆部受到的内翻力影响，常引起髋内翻畸形。

2.分型

（1）按骨折线方向分类

①顺粗隆间骨折

骨折线自大转子顶点开始，斜向内下方行走，达小转子部。根据暴力的情况不同，小转子或保持完整，或成为游离骨片，但股骨上端内侧的骨支柱保持完整，骨的支撑作用还比较好，髋内翻不严重，移位较少，远端因下肢重量而轻度外旋。粉碎型则小转子变为游离骨块，大转子及其内侧骨支柱亦破碎，髋内翻严重，远端明显上移，患肢呈外旋短缩畸形。

②反粗隆间骨折

骨折线自大粗隆下方斜向内上方行走，达小转子的上方。骨折线的走向与转子间线或转子间嵴大致垂直。骨折近端因外展肌与外旋肌的收缩而外展、外旋，远端因内收肌与髂腰肌的牵引而向内、向上移位。

③粗隆下骨折

骨折线经过大小转子的下方。

（2）按骨折稳定性分类

Evans 根据骨折线方向分为两种主要类型，Evans I 型，骨折线从小粗隆向上外延伸；Evans II 型，骨折线是反斜形。在 Evans 分型的基础上 Jensen 等对 Evans I 型进行了改良建立了 Evans-Jensen 分型。

①Ⅰ型

2 部分骨折，骨折无移位。

②Ⅱ型

2 部分骨折，骨折有移位。

③Ⅲ型

3 部分骨折，因为移位的大粗隆片段而缺乏后外侧支持。

④Ⅳ型

3 部分骨折，由于小粗隆或股骨矩骨折缺乏内侧支持。

⑤Ⅴ型

3 部分骨折，缺乏内侧和外侧的支持，为Ⅲ型和Ⅳ型的结合。

（二）诊断

1.病史

老年患者多见，多有外伤史，年轻患者多为强大暴力所致。

2.临床表现

外伤后髋部疼痛、肿胀较明显。髋部除有自发疼痛外，移动患肢疼痛更为明显，在患肢叩足跟可引起患处剧烈疼痛，在大粗隆部常有压痛。局部可见肿胀及瘀斑，肿胀程度常较股骨颈骨折明显。患肢呈短缩及外旋畸形，外旋畸形较明显，有时可达 90°。移位骨折病人伤后就不能坐起或站立，但也有一些无移位的骨折或嵌插骨折的病例，上述症状比较轻微。对这些病人要特别注意，不要因为遗漏诊断使无移位的稳定骨折变成移位的不稳定骨折。

3.影像学检查

摄髋关节正侧位 X 线照片可明确骨折部位、类型和移位情况，对决定治疗及预后均有帮助。

（三）治疗

1.非手术治疗

无移位或嵌插稳定型骨折无须整复，有移位骨折应采用手法整复，用手法将患肢外展外旋位牵引下逐步内收内旋，以复位骨折断端及矫正髋内翻和外旋畸形。复位后让病人卧床休息，穿防旋鞋使下肢置于外展中立位，患肢行皮肤牵引套牵引固定 6～8 周。定期摄 X 片复查了解骨折对位情况。卧床期间注意对坠积性肺炎、褥疮、尿路感染等相关卧床并发症的防治。

2.手术治疗

（1）适应证

对于部分移位明显或不稳定型骨折，或经手法复位对位不理想者，或因各种原因不能耐受长期卧床且无明显手术禁忌证者可选择手术治疗。

（2）手术方式的选择

①钉板系统内固定

钉板系统内固定具有立体框架结构，具有较好的力学稳定性，通过钢板固定于股骨颈内的螺钉具有加压作用，有助于骨折断端间的紧密对合，有利于骨折的早期愈合。因负重时髋部巨大的内翻剪切力，使主钉所承受的应力较大，因此钉板系统内固定术适用于无移位或有移位的顺粗隆间骨折。

②髓内钉系统内固定

髓内钉系统内固定较钉板系统内固定的偏心固定而言，更符合人体生物力学性能，打入股骨颈的主要螺钉力矩较钉板系统短，所承受髋部负重时的内翻剪切力更小，固定更加稳定、牢靠，固定效能更优于钉板系统内固定。适用于顺粗隆间骨折或反粗隆间骨折包括大、小粗隆游离者。

3.药物治疗

根据骨折三期辩证用药，基本同股骨颈骨折。

4.功能锻炼

固定期间，应鼓励患者早期在床上进行全身锻炼，嘱患者每天做踝关节屈伸运动与股四头肌收缩锻炼。解除固定后，先在床上做髋膝关节的功能活动，以后可扶双拐做不负重步行锻炼，待 X 线照片证实骨折愈合后才可逐步负重。

同股骨颈骨折一样，股骨粗隆间骨折的病人亦应加强基础护理，积极预防相关并发症的发生。对于临床手术治疗而言，内固定失效多为内固定方式选择不当所致，对于合并大、小粗隆游离的顺粗隆间骨折或反粗隆间骨折应首选力学性能更优的髓内系统固定为宜。此外，术后应在专业医生指导下进行循序渐进的术后康复和定期的随访。

三、股骨干骨折

股骨干骨折是指从股骨小粗隆至股骨髁上部位的骨折。20～40 岁的青壮年好发，10 岁以下的儿童次之，男多于女。以股骨干中部骨折多见。

股骨是人体中最长的管状骨。骨干由骨皮质构成，表面光滑，股骨干有一个轻度向前外的弧度，有利于股四头肌发挥其伸膝作用，骨干表面光滑，后面有一条隆起的粗线，称为股骨嵴，是肌肉附着处。股骨干的皮质厚而致密，骨髓腔略呈圆形，上、中 1/3 的内径大体均匀一致，下 1/3 的内径较膨大。股骨干周围由三群肌肉包围，其中以股神经支配的前侧伸肌群（股四头肌）为最大，由坐骨神经支配的后侧屈肌群（腘绳肌）次之，由闭孔神经支配的内收肌群最小。坐骨神经和股动脉、股静脉，在股骨下 1/3 处紧贴着股骨下行至腘窝部，若此处发生骨折，最易损伤血管和神经。

（一）病因病机

1.病因

多数骨折由强大的直接暴力所致，如撞击、挤压等。一部分骨折由间接暴力所致，如杠杆作用力、扭转作用力、高处坠落等。直接暴力多引起横断或粉碎性骨折，而后者多引起斜行或螺旋形骨折。

2.病机

股骨干发生骨折时因肌肉的牵拉、暴力的冲击方向不同和下肢重力的作用，骨折可发生不同的移位。当上 1/3 骨折时，近端因髂腰肌的牵拉前屈，臀中小肌和外旋肌群的作用而外展、外旋，远端因内收肌的作用而向内向上向后形成重叠成角畸形；当中 1/3 骨折时，畸形常因暴力方向而异，除重叠外，远折端因内收肌牵拉常向前外成角；而下 1/3 骨折时，近端常为内收、向前移位，远端因腓肠肌的作用而向后移位。移位严重的骨折断端可刺伤股动、静脉，造成小腿缺血坏死，坐骨神经亦常合并损伤。

3.分型

（1）按骨折形态分类

①横行骨折

多数由直接暴力引起，骨折线为横行。

②斜行骨折

多数由间接暴力引起，骨折线呈斜行。

③螺旋形骨折

多由强大的旋转暴力所致，骨折线呈螺旋形。

④粉碎性骨折

骨折片在三块以上者，发生于撞伤、压砸伤等。

⑤青枝骨折

断端没有完全离断，多见于儿童。因骨膜较厚，骨质韧性大而发生。

（2）按骨折粉碎的程度分类（Winquist 分型）

①Ⅰ型

小蝶形骨片，对骨折稳定性无影响。

②Ⅱ型

较大碎骨片，但骨折的近、远端仍保持 50%以上的皮质接触。

③Ⅲ型

较大碎骨片，骨折的近、远端小于 50%的皮质接触。

④Ⅳ型

节段粉碎性骨折，骨折的近、远端无接触。

（二）诊断

1.病史

青壮年患者多见，多遭受强大暴力，如车祸、扭转、高处坠落伤等。

2.临床表现

股骨干骨折多由于严重的外伤引起，出血量可至 1000～1500 ml。如系开放性或粉碎性骨折，出血量可能更大，由于剧痛和出血，早期可合并外伤性休克。患者可伴有血压下降，面色苍白等休克的表现。如合并其他部位脏器的损伤，休克的表现可能更明显。严重挤压伤、粉碎性骨折或多发性骨折，还可并发脂肪栓塞综合征。因此，应严密观测生命体征并动态观察病情。

伤后大腿部疼痛、肿胀、畸形，不能站立或行走。局部压痛明显，患肢纵向叩击痛阳性，移动患肢时疼痛明显。股骨干骨折出血多，故局部肿胀明显。若为开放性骨折，开放伤口起到减压作用，则肿胀程度较闭合性损伤为轻。患肢明显畸形，可出现肢体变短。

股骨干骨折如合并有股动、静脉及坐骨神经损伤，足背动脉可无搏动或搏动轻微，伤肢有循环异常的表现，可有感觉异常或远端被支配肌肉肌力异常。

3.影像学及其他检查

X线检查可显示骨折的部位、类型及移位情况。摄片要包括髋部检查，以排除股骨颈骨折。

（三）治疗

处理股骨干骨折，应注意患者全身情况，积极防治外伤性休克，重视对骨折的急救处理，现场严禁脱鞋、脱裤或做不必要的检查，应用简单而有效的方法给予临时固定，急速送往医院。

1.非手术治疗

（1）手法复位

患者取仰卧位，一助手固定骨盆，另一助手用双手握小腿上段，顺势拔伸，并徐徐将伤肢屈髋屈膝各 90°。沿股骨纵轴方向用力牵引，矫正重叠移位后，再按骨折的不同部位分别采用下列手法。

①股骨上 1/3 骨折

将伤肢外展，并略加外旋，然后术者一手握近端向后挤按，另一手握住远端由后向前端提。

②股骨中 1/3 骨折

将伤肢外展，术者以手自断端的外侧向内挤按，然后以双手在断端前、后、内、外夹挤。

③股骨下 1/3 骨折

在维持牵引下，膝关节徐徐屈曲，并以紧挤在腘窝内的双手作支点将骨折远端向近端推挤。

（2）固定方法

①牵引固定

对于成年人或较大年龄儿童的股骨干骨折，特别是对粉碎骨折、斜行骨折或螺旋骨折，多采用较大重量的胫骨结节骨牵引，只要牵引方向和牵引重量合适，往往能自动得到良好的对位。而对于儿童患者一般采用悬吊皮牵引。

②夹板、石膏或支具固定

对于复位后的患者可根据不同情况采用夹板、长腿石膏托或支具固定。固定期间应调整固定的松紧度及定期拍片复查了解骨折对位、对线情况。

2.手术治疗

（1）适应证

手法复位和牵引治疗失败、不稳定骨折、多发性骨折、严重开放性骨折、合并神经血管损伤需进行手术探查与修复、骨折断端有软组织嵌插、骨折不愈合、骨折畸形愈合超过允许的范围等，均可进行手术治疗。

（2）手术方式的选择

①钉板系统内固定

因为钉板固定不需通过骨骺线，且属于偏心固定，固定强度有限，故多用于儿童骨折及肌力较弱者。

②髓内钉系统内固定

较常采用，若行闭合复位对断端血运破坏较小，骨折愈合率较高。髓内钉系统内固定非偏心固定，固定方式符合骨生物力学性能，固定效能佳，内固定断裂、再骨折的发生率低。

3.药物治疗

按骨折的三期进行辨证治疗，解除外固定后可给予中药熏洗和按摩，以期尽快恢复患肢的功能。

4.功能锻炼

股骨干骨折复位并夹板、石膏或支具固定后即开始练习股四头肌收缩及踝关节、跖趾关节屈伸活动。从第 3 周开始，直坐床上，用健足蹬床，以两手扶床练习抬臀，使身体离开床面，以达到使髋、膝关节开始活动的目的。从第 5 周开始，两手扶吊杆，健足踩在床上支撑，收腹、抬臀，臀部完全离床，使身体、大腿与小腿成一平线以加大髋、膝关节活动范围。经摄片或透视，骨折端无变位，可从第 7 周开始扶床架练习站立，解除固定后，对上 1/3 骨折加用外展夹板，以防止内收成角，在床上活动 1 周即可扶双拐下地进行患肢不负重的步行锻炼。当骨折端有连续性骨痂时，患肢可循序渐进地增加负重。经观察骨折端稳定，可改用单拐。1～2周后可弃拐行走。此时再摄X线片检查，若骨折没有变位，且愈合较好，方可解除夹板固定。牵引固定及手术治疗者，应在专业医生的指导下进行循序渐进的功能锻炼。

股骨干骨折的患者多为青壮年，对肢体活动度要求较高，对非手术治疗而言，一般需行长期制动、固定，这将造成相应肌肉的萎缩及相应关节功能的丢失。因此，在固定期间应充分调动患者的主观能动性，积极进行主动练功，力争治疗骨折的同时最高限度的保留相应关节的活动度。

四、股骨髁部骨折

股骨髁部骨折是股骨髁间、髁上骨折的总称，即发生于股骨腓肠肌附着点附近的骨折，占全身骨折的0.4%，多见于青壮年，男多于女。

股骨远端呈粗大喇叭状，主要由松质骨构成，末端成为股骨髁，其位置较低。股骨两髁关节面于前方联合，形成一矢状位凹槽，成为股骨髌面，在股骨内外侧髁之间有髁间窝，膝交叉韧带经过其中，前交叉韧带附着于外侧髁的内侧面后部，而后交叉韧带附着于股骨内髁外面的前部。股骨髁部解剖上的薄弱点在髁间窝，三角形的髌骨如同楔子指向髁间窝，易将两髁分开。

股骨髁周围有关节囊、韧带、肌肉及肌腱附着，骨折块受这些组织的牵拉不易复位，即使复位后也难以维持，股骨远端后面有神经、血管，严重骨折时可造成其损伤。

（一）病因病机

1.病因

（1）直接暴力

多见于高速撞击，外力经髌骨将应力变为造成单髁或双髁骨折的楔形力。当外力水平方向作用于髁上区时，常造成髁上骨折。

（2）间接暴力

多由高处坠落，在膝关节伸直位或屈曲位，足部或膝部着地，轴向暴力引起不同方向的应力，可造成股骨下端不同部位的骨折。

2.病机

直接暴力如撞击髌骨，三角形的髌骨如同楔子指向髁间窝，股骨髁易被劈开造成单髁、双髁或髁上骨折。

间接暴力多由高处坠落，足部或膝部着地，轴向暴力冲击髁部，因膝关节常有生理性外翻，故外髁的应力比内侧集中，且外髁的结构较内侧薄弱，因此损伤常在外髁。轴向应力分内翻应力和外翻应力。外翻应力可造成股骨外髁斜行骨折，有时产生内上髁撕脱骨折、内侧副韧带撕裂或胫骨平台外侧骨折，内翻应力可造成股骨内髁斜行骨折。

3.分型

（1）根据骨折部位分类

单髁骨折，即内髁骨折、外髁骨折；髁间骨折；髁上骨折；骨骺分离。

（2）按骨折部位及程度分类

①A 型骨折

仅累及远端股骨干，并伴有不同程度粉碎骨折。

②B 型骨折

为髁部骨折。B1 型，外髁矢状劈裂骨折；B2 型，内髁矢状劈裂骨折；B3 型，冠状位骨折。

③C 型骨折

髁间"T"型及"Y"型骨折；C1 型，为粉碎性骨折；C2 型，股骨干粉碎性骨折合并两个主要的游离骨块；C3 型，关节内骨折。

（二）诊断

1.病史

青壮年患者多见，多由高处坠落，足或膝部着地时所产生的传达暴力造成，也可由直接暴力的打击及扭转力导致。

2.临床表现

受伤后出现股骨下端明显肿胀、膝部疼痛剧烈，不能站立行走，甚者不敢活动患肢。或髌上囊和腘窝部出现血肿，大腿下段瘀斑明显。患肢短缩，可见膝关节内外翻畸形。股骨下端可有假关节活动和骨擦音。足背动脉脉搏减弱或消失时，应考虑为腘动脉损伤。

3.影像学检查

X 线检查可显示骨折的部位、类型及移位情况。一般需进行 CT 并三维重建，以了解骨折的细节情况便于术前评估、手术方案的设计及术中复位。

（三）治疗

1.非手术治疗

（1）手法复位与固定

对青枝骨折或无移位的骨折，应将膝关节内的积血抽吸干净，然后用夹板或石膏固定。前侧板卜端至髌骨上缘，后侧板的下端至腘窝中部，两侧板以带轴活动夹板超膝关节固定，小腿部的固定方法与小腿骨折相同，膝上以四根布带固定，膝下亦以四根布带固定，有移位骨折只要稍微配合手法即可复位，整复时要分型处置，注意保护腘窝神经血管，用力不宜过猛，复位困难者，可适当牵引后整复。

（2）牵引固定

手法复位后，屈曲型骨折可采用股骨髁部牵引治疗，伸直型骨折则采用胫骨结节牵引治疗。6～8周后解除骨牵引，改用超关节夹板固定，下床扶拐逐渐负重活动至骨愈合。

2.手术治疗

（1）适应证

适用于手法整复失败；陈旧性骨折畸形愈合；或合并有血管神经损伤者。

（2）手术方式的选择

①钉板系统内固定

钉板系统内固定一般适用于股骨髁部骨折中的股骨髁间骨折。对股骨髁骨折采用钉板系统内固定一般采用锁定钢板，因锁定钢板具有立体框架结构，可对股骨髁部形成支持。术中最重要的是对关节面的解剖复位，重建膝关节及髌股关节，恢复其正常的活动轨迹。

②髓内钉系统内固定

适用于股骨髁上骨折。

3.药物治疗

根据骨折的三期辨证进行治疗，粉碎骨折者，早期因股骨下端肿胀明显、疼痛剧烈，可出现张力性水疱，须于膝关节内的积血抽吸干净后小心处理，并外用活血止痛膏。后期治疗以药物熏洗恢复关节功能为主。

4.功能锻炼

在固定与牵引期间应练习股四头肌的舒缩活动，6～8周后解除牵引，继续用超关节夹板固定，指导患者练习不负重步行锻炼和关节屈伸活动。手术治疗者，应在专业医生的指导下进行循序渐进的功能锻炼。

本病常合并半月板或韧带损伤，也应注意有无合并血管神经损伤等。部分患者还可能并发骨筋膜室综合征。对于局部出现较大血肿，且胫后动脉、足背动脉脉搏减弱或消失者应及时手术探查，对于疑有骨筋膜室综合征的患者应及时切开减压。

五、髌骨骨折

髌骨位于膝关节前方，呈三角形，底边在上而尖端在下，发生于此部位的骨折称为髌骨骨折，大部分髌骨骨折由直接暴力及间接暴力联合所致。

髌骨系人体中最大的籽骨，被包埋在股四头肌腱内，其后方为软骨面，与股骨两髁之间的软骨面形成关节。髌骨下极通过髌韧带连接于胫骨结节。髌骨有保护膝关节、增强股四头肌力量的作用。

（一）病因病机

1.病因病机

髌骨骨折由直接暴力或间接暴力所致。多数骨折为联合损伤。

（1）直接暴力

由于髌骨位置表浅，且处于膝关节的最前方，因此极易受到直接暴力的损伤，如撞击伤、踢伤等。骨折多为粉碎性，移位较少，伸肌支持带很少损伤。

（2）间接暴力

股四头肌突然猛力收缩，超过髌骨的内在应力时，则引起髌骨骨折。骨折多为横形，移位明显，伸肌支持带损伤严重，不能主动伸直膝关节。

2.分型

按骨折类型分类：

（1）无移位骨折；

（2）横断骨折；

（3）下极或上极骨折；

（4）粉碎性无移位骨折；

（5）粉碎性移位骨折；

（6）垂直骨折；

（7）骨折块骨折；

（二）诊断

1.病史

多因遭受膝部着地或强烈股四头肌收缩所致。

2.临床表现

伤后患者膝部疼痛明显、肿胀、不能站立或行走。髌骨骨折系关节内骨折，骨折后关节腔内大量积血，髌前皮下淤血、肿胀，严重者可发生张力性水疱。髌骨位置表浅，骨折后局部触痛明显，移位明显者可触及骨折端及骨擦音。

3.影像学检查

X 线检查可显示骨折的部位、类型及移位情况。可疑髌骨纵行或边缘骨折，需拍摄轴位片。

（三）治疗

髌骨骨折的治疗，须恢复伸膝装置的功能，并保持关节面的完整光滑，防止创伤性关节炎的发生。

1.非手术治疗

（1）手法整复

患者取卧位，患膝伸直，术者站于患侧，一手拇指及食指、中指捏挤远端向上推，并固定之。另一手拇、食、中指捏挤近端上缘的内、外两侧向下推挤，使骨折断端接近并对位。若用手指触摸髌骨前面不平整或 X 线透视有前后残余移位时，可再用一手拇、食指固定下陷的一端，另一手拇、食指挤按向前突出的另一端，使之对齐。对位满意后，即可固定。

（2）固定

①石膏托固定

此法适用于无移位髌骨骨折，不需手法复位，抽出关节内积血后包扎。用长腿石膏托固定患肢于伸直位 3～4 周，在此期间练习股四头肌收缩，去除石膏后练习膝关节屈伸活动。

②抱膝圈固定

无移位或移位骨折经手法复位者可用此法。因骨折容易整复，比较稳定，用绷带量好髌骨轮廓大小、作成圆圈，缠好棉花，用绷带缠好外层，另加布带四条，各长 60 cm。后侧垫一托板，长度由大腿中部到小腿中部，宽厚适宜。骨折经整复满意，置患膝于托板上，膝关节后侧及髌骨周围衬好棉垫。将抱膝圈套于髌骨周围。固定带分别捆扎在后侧托板上。若肿胀消退，则根据消肿后髌骨轮廓大小、缩小抱膝圈。继续固定至骨折愈合。

2.手术治疗

（1）适应证

髌骨骨折移位明显，关节面不平整超过 2 mm，合并伸肌支持带撕裂者可采用手术治疗。治疗目的是恢复关节面形状，修复伸膝装置并牢靠内固定，便于早期功能锻炼。

（2）手术方式的选择

①克氏针张力带钢丝内固定。

②髌骨切除适用于不能复位，不能部分切除的严重粉碎性骨折。切除髌骨后，在伸膝活动中可使股四头肌肌力减少 30%左右。因此，除不能复位的粉碎性髌骨骨折外，应尽量保留髌骨。切除粉碎骨块时，应尽量保护其骨膜及股四头肌腱膜。切除后缝合撕裂的扩张部及关节囊，使其恢复到正常松紧度。术后石膏托固定 4 周，练习膝伸屈活动。

3.药物治疗

髌骨骨折早期瘀肿非常明显，应重用活血祛瘀、利水消肿的药物，外用活血止痛膏。后期治疗以药物熏洗恢复关节功能为主。

4.功能锻炼

在固定期间应逐步加强股四头肌的舒缩活动，解除固定后，应逐步进行膝关节的屈伸锻炼。但在骨折未达到临床愈合之前，注意勿过度屈曲，避免将骨折处重新拉开。

髌骨骨折常由于原发损伤重或关节面复位后不平整，可致创伤性髌股关节炎，表现为膝关节疼痛，X 线片显示关节间隙变窄，关节周围骨密度高。对症状轻的患者可予以理疗或非甾体类抗炎药处理，对于顽固难治的疼痛，可行胫骨结节抬高术治疗。

六、胫骨平台骨折

胫骨平台骨折又名胫骨髁骨折。胫骨平台骨折是膝关节创伤中最常见的骨折之一。本病多发生于青壮年。

胫骨上端向两侧膨大部分为内侧髁和外侧髁，其平坦的关节面称胫骨平台。胫骨内、外侧平台关节面和内、外侧半月板，与股骨下端的内、外侧髁形成运动轨迹，以增强膝关节的稳定性。胫骨平台关节软骨下皮质骨常较股骨髁薄弱，在暴力作用下，当胫骨平台和股骨髁相互撞击时，常引起胫骨平台骨折。胫骨平台内、外侧分别有内、外侧副韧带。其中间有交叉韧带附着，前骨面为髌韧带覆盖，当胫骨平台骨折时，常发生韧带及半月板的损伤。腘动脉由股动脉直接移行而来，在胫骨髁后面，紧贴骨面，至腘窝下角分为胫前动脉和胫后动脉。当胫骨髁部骨折时，容易伤及腘动脉。胫骨平台是膝的重要负荷结构，发生骨折时，内、外平台受力不均，故内侧平台骨折以整块劈裂或塌陷移位多见，外侧平台骨折以中部塌陷和周围部劈裂移位者居多。

（一）病因病机

1.病因机制

胫骨平台骨折多由外伤所致，间接暴力和直接暴力均能造成骨折。

高处坠落伤时，足先着地，再向侧方倒下，力的传导由足沿胫骨向上，坠落的加速度使体重的力向下传导，共同作用于膝部，由于侧方倒地产生的扭转力，导致胫骨内侧或外侧平台塌陷骨折。当暴力直接打击膝内侧或外侧时，使膝关节发生过度外翻或内翻时，亦可造成胫骨内侧髁或外侧髁骨折或韧带损伤。骨折后胫骨平台关节面多有不同程度的破坏。

2.分型

胫骨平台骨折的分型方法比较多，国内应用最为广泛的是 Schatzker 分型方法。该方法将胫骨平台骨折分为六型：

（1）Ⅰ型，外侧平台单纯劈裂骨折；

（2）Ⅱ型，外侧平台劈裂压缩性骨折；

（3）Ⅲ型，外侧平台单纯压缩性骨折；

（4）Ⅳ型，胫骨内侧平台劈裂骨折或塌陷骨折；

（5）Ⅴ型，胫骨内、外髁骨折；

（6）Ⅵ型，胫骨平台骨折合并胫骨干骺端骨折。

（二）诊断

1.病史

患者膝部有受内翻、外翻和垂直压缩等间接暴力或受冲撞、碾压等直接暴力作用史。

2.临床表现

伤后膝关节明显肿胀、疼痛，活动障碍。若积血渗入关节腔及其周围的肌肉、筋膜和皮下组织中，将造成膝关节和小腿上段严重肿胀，皮肤广泛瘀斑。严重移位骨折常伴有膝关节外翻或内翻畸形、异常侧向活动，合并侧副韧带损伤者膝关节侧向试验阳性，交叉韧带损伤者抽屉试验阳性。合并腓总神经和腘动脉损伤，以及小腿骨筋膜室综合征，可出现相应临床表现。

3.影像学及其他检查

X线正侧位片可确定骨折的类型和分析骨折发生的机制。X线应力位片可确定膝外、内翻畸形及有无侧副韧带损伤。CT、膝关节造影和关节镜检查可更加明确骨折的类型并确定有无半月板撕裂或移位、交叉韧带损伤。

（三）治疗

胫骨平台骨折为关节内骨折，骨折整复难度大，又不容易固定。胫骨平台骨折治疗原则是恢复胫骨平台关节面的平整光滑、韧带的完整性和下肢正常的生理轴线，还原膝关节的稳定性和活动功能。胫骨平台骨折的治疗要根据患者年龄、身体状况、皮肤条件、合并损伤、骨折类型及损伤严重程度来选择治疗方法。

1.非手术治疗

胫骨平台骨折无移位或者关节面塌陷小于 2 mm，劈裂移位小于 5 mm 的骨折可行闭合复位或单纯外固定治疗。

（1）复位

胫骨平台骨折由于其结构以及骨折类型的多样性，故在非手术治疗中复位的方法也根据骨折类型有所不同，具体方法如下：

①手法整复

骨折移位不明显、关节面无塌陷或塌陷不严重，可采用手法复位。两助手在中立位相对拔伸牵引，术者双手掌相对挤压胫骨上端使骨折复位。

②手法复位加持续骨牵引

移位严重的粉碎性骨折，行跟骨牵引，在牵引下施行手法复位，用双手掌挤压胫骨上端，复位满意后，维持跟骨牵引6周，配合超关节夹板固定或石膏托外固定，是一种复位与固定并举的治疗方法。

③撬拨复位

若关节面塌陷者，可在X线透视下，严格消毒，局麻下将钢针刺入塌陷关节面下使之复位，撬拨时应避免伤及腓总神经。

（2）固定

无移位和轻度移位（移位小于1 cm）骨折以及骨折闭合复位后，采用超关节夹板固定或石膏托外固定。4～6周后去除石膏外固定，可扶双拐做不负重行走。鼓励患者积极地进行膝关节功能锻炼。视骨折的情况3个月至半年后X线片复查，达到骨折愈合标准后，才可下地完全负重行走，否则过早负重会引起关节面的塌陷。

2.手术治疗

胫骨平台骨折手术治疗的适应证为：平台骨折的关节面塌陷超过2 mm；劈裂骨折的侧向移位超过5 mm；合并有膝关节韧带损伤及有膝内翻

或膝外翻超过 5°；以及开放性骨折等。由于骨折形态的复杂性，手术方法也较多样。

（1）外侧平台单纯劈裂骨折移位明显者应切开复位，松质骨螺钉内固定或支撑钢板固定，以保持关节面的平滑和恢复侧副韧带的张力。

（2）外侧平台劈裂压缩性骨折应切开复位，撬起塌陷的骨块，恢复关节面平滑，同时植骨，保持塌陷骨块的复位位置，用松质骨螺钉固定。

（3）外侧平台单纯压缩性骨折骨折块塌陷超过 1 cm 或有膝关节不稳定者，应行手术切开复位，撬起骨折块，在骨折块以下植骨，石膏固定 4～6 周。

（4）胫骨内侧平台劈裂骨折或塌陷骨折，伴有骨折塌陷或合并交叉韧带损伤者应切开复位，恢复平台的平整及交叉韧带张力，或重建交叉韧带。骨折块复位后遗留的间隙，应植骨充填。术后用石膏固定 4～6 周。

（5）胫骨内外侧平台劈裂的内、外髁骨折为不稳定骨折，应切开复位，用螺栓或松质骨螺钉固定。

（6）胫骨平台骨折合并胫骨干骺端分离采用切开复位，髁钢板或 T 形钢板固定。若内固定确实可靠，可在术后早期用 CPM 机进行功能锻炼。

3.药物治疗

按骨折三期辨证施治。早期，重用活血祛瘀消肿的药物，外敷膏药。中期服用接骨续筋通利关节的药物。后期用中草药熏洗配合膝关节功能锻炼。

4.功能锻炼

早期适当做股四头肌肉和关节功能锻炼，解除固定后，在床上练习膝屈伸活动或扶拐不负重步行锻炼，5～6周后复查，骨折愈合方可下地，避免负重过早造成胫骨平台再次塌陷。

虽然胫骨平台骨折比较容易愈合，但是严重移位骨折不经治疗或复位不良，过早负重引起骨折塌陷等，将导致胫骨平台关节面不平整、膝内翻或外翻畸形、关节强直、软骨磨损、关节游离体发生，甚至造成骨性关节炎，严重影响膝关节功能。

七、胫腓骨干骨折

胫腓骨干骨折中以胫骨干骨折居多，胫、腓骨双骨折次之，腓骨干骨折少见。发病于各种年龄段，以儿童和青壮年好发。

胫骨是重要的承重骨骼。胫骨干中上 1/3 段横断面呈三棱形，胫骨干中下 1/3 交界处，横断面成四方形。胫骨中下 1/3 交界处最细，为骨折的好发部位。胫骨前侧整体位于皮下，骨折端容易穿破皮肤，常引起开放性骨折。胫骨的滋养血管主要位于胫骨干的中上 1/3 段，下 1/3 段软组织少，远端获得的血循环很少。营养胫骨的血管由胫骨干上 1/3 的后方进入，在致密骨内下行，进入髓腔，胫骨下 1/3 缺乏肌肉附着，胫骨干下 1/3 段发生骨折后，营养动脉损伤，供应下 1/3 段的血循环减少，发生延迟愈合或不愈合。在胫骨上段后面，有胫前和胫后动脉贴胫骨表面向下走行，故胫骨上 1/3 骨折移位，易发生动脉损伤，引起下肢严重血循环障碍，甚至缺血坏死。骨折后均可因骨髓腔出血或肌肉、血管损伤出血，引起骨筋膜室高压，导致肌肉缺血性坏死，甚至后期纤维化，严重影响下肢功能。腓总神经经腓骨颈进入腓骨长、短肌及小腿前方肌群，有移位的骨折可引起腓总神经损伤。胫腓骨的上下端是平行的膝关节和踝关节，若骨折对位对线不良，形成旋转或成角畸形，改变了关节的受力面，破坏了关节面的平行，易发生创伤性关节炎，导致下肢功能障碍。

（一）病因病机

1.病因病机

直接暴力或间接暴力均可导致胫腓骨干骨折。直接暴力多见为压砸、冲撞、打击致伤，骨折线为同一平面的横形、短斜形或粉碎形骨折，软组织损伤常较严重，易造成开放性骨折。间接暴力多见为高处跌下，跑跳的扭伤或滑倒所致的骨折，骨折线常为斜型或螺旋型，胫骨与腓骨多不在同一平面骨折。

骨折的移位程度、方向与暴力作用的大小、方向及肌肉的收缩、肢体的重力等因素有关。胫腓骨干骨折的移位可出现重叠、成角或旋转畸形。

2.分型

胫腓骨骨折的分型方法比较多，常用的分型方法有两种。

（1）按照骨折线的形态来分类分为：横型骨折、短斜型骨折、粉碎型骨折、长斜型骨折、螺旋型骨折等。

（2）根据骨折部位分三种类型分为：胫骨干上 1/3 骨折、胫骨干中 1/3 骨折、胫骨干下 1/3 骨折等。

（二）诊断

1.病史

有明显的外伤史，如重物打击、挤压、高处跌伤、扭伤等。

2.临床表现

伤后患肢肿胀、疼痛、功能丧失，患肢出现重叠、成角或旋转畸形，可扪及骨擦感和异常活动，骨传导音减弱或消失，患肢纵轴叩击痛阳性。

胫骨上 1/3 骨折者有可能损伤腘动脉，腓骨上端骨折时易损伤腓总神经，血管神经损伤者会出现相应的临床表现。

3.影像学及其他检查

正、侧位 X 线片检查，可明确诊断骨折的部位、类型和移位情况。X 线照片应包括胫、腓骨全长。合并血管损伤者可行超声或血管造影，合并腓总神经损伤者必要时行神经电生理检查。

（三）鉴别诊断

腓骨颈骨折时，有骨膜反应，在骨折处有很细的透亮区，要与恶性肿瘤、慢性骨髓炎等病理性骨折相鉴别。

（四）治疗

胫腓骨骨折的治疗目的是恢复小腿的承重功能。因此骨折端的成角畸形与旋转移位应该予以完全纠正，以免影响膝踝关节的负重功能和发生骨性关节炎。除儿童病例外，虽可不强调恢复患肢与对侧等长，但成年病例仍应注意使患肢缩短不多于 1 cm，畸形弧度不超过 10°，两骨折端对位至少应在 2/3 以上。

1.非手术治疗

无移位的胫腓骨干骨折采用夹板或石膏固定 8～10 周。有移位的骨折尽可能行非手术治疗，以保护骨折断的血供，减少骨折迟缓愈合和不愈合的发生。

（1）手法复位

硬膜外麻醉下进行复位。一助手站于患肢外侧上方，用靠近患者的手臂套住患者腘窝部。第二助手站于患者下方，以右手握持足跟，左手握住足背部，屈膝 20°～30°位进行牵引。术者站患肢外侧，面向患者，先以手掌左右挤压，纠正侧方移位。再以双手环抱患肢，两手 2～5 指放在骨折远折端，两手拇指放在骨折近侧端前方，将远折端向前端提，将近折端向后按压，使断端复位。

上述复位完成后，术者用两手拇指和食指捏持胫骨的前嵴和内嵴，在骨折处应用对挤复位手法，矫正残余的移位。然后触顶使断端紧密吻合，用夹板进行外固定。

（2）固定方法

①夹板固定

适用于稳定性及部分不稳定性胫腓骨骨折、部分开放性骨折。胫腓骨上 1/3 骨折，夹板应用不超过踝关节，中、下部胫腓骨骨折，用超踝关节夹板外固定。

②小腿石膏托外固定

适用于皮肤损伤，肌肉及骨裸露的二类、三类创口的骨折，以利观察创口及换药。待伤口愈合后，再换为夹板固定。

③短腿石膏管型外固定

适用于有感染的开放创口，断端已骨连接者，将创口开窗，以利换药和扶双拐下地进行功能锻炼。

2.手术治疗

不稳定的胫腓骨干双骨折，若手法复位失败，严重粉碎性骨折或污染不重且受伤时间较短的开放性骨折，建议切开复位内固定或外固定支架固定。

开放性胫腓骨干双骨折，若软组织损伤严重，先行清创术，再行复位，用加压钢板或髓内针内固定，同时作局部皮瓣或肌皮瓣转移覆盖创面，不使内固定物或骨质暴露。术中应尽量保护骨膜，避免剥离太多，预防骨折不愈合。另外，为了稳定骨折，便于术后换药，可在复位后，不做内固定采用外固定第六章四肢及躯干骨折器固定。

骨折畸形愈合或不愈合的骨折，若重叠移位 2 cm 以上，前后成角畸形 10°～15° 以上，旋转畸形 5° 以上，骨端骨折，关节面关系改变，关节功能障碍者。根据具体情况对症治疗：①6～8 周以内的陈旧性骨折，采用手法折骨复位，夹板固定配合骨牵引治疗。②8～10 周以上的陈旧性骨折或手法折骨未成功的横断骨折，采用钻孔折骨，行骨牵引，手法复位后，用夹板固定。牵引重量减至 4～5 kg，持续牵引至骨折愈合。

夹板固定配合骨牵引治疗效果不理想者，建议行小切口凿断折骨复位术，夹板外固定，持续骨牵引治疗，6～8 周后解除骨牵引，加强功能锻炼。

重叠成角 3 cm 以上，并血管、神经损伤，伴严重软组织损伤且骨折不愈合，行切开复位、植骨，钢板内固定。

3.药物治疗

按骨折三期辨证治疗。骨折早期，治宜活血祛瘀，利水消肿，方用活血止痛汤加金银花、连翘、木通、薏苡仁等；中期和营生新，接骨续筋，以促进筋骨愈合，方用和营止痛汤加红花、牛膝、丹皮、杜仲等；后期应补气血、养肝肾、壮筋骨为主，方用八珍汤或独活寄生汤。

4.功能锻炼

复位固定后，抬高患肢，屈曲膝关节呈 20°～30° 位，使肢体处于中立位。注意观察小夹板固定的松紧度、纸垫和小夹板的位置、牵引的重量、肢体的位置。术后指导患者进行股四头肌的收缩锻炼和踝关节的屈伸活动。2 周后，鼓励患者进行直腿抬举活动和屈膝活动。4～8 周后，可逐渐负重下地活动。达到临床愈合标准后，解除小夹板固定，加强功能锻炼。

八、Pi10.n 骨折

Pi10.n 骨折是常见的关节内骨折之一，指胫骨远端 1/3 波及胫距关节面的骨折，常伴骨缺损、远端松质骨压缩和严重的软组织挫伤。

（一）病因病机

1.病因病机

胫骨远端关节面骨折的主要原因是胫骨轴向暴力或下肢的扭转暴力。

高处坠落、车祸等巨大暴力作用引起轴向作用力，造成胫骨远端关节面内陷、破碎分离，干骺端骨质粉碎，软组织损伤，常伴腓骨骨折，预后不佳。

滑雪或摔倒等扭转暴力作用使胫骨远端骨折呈螺旋形，关节面破坏较轻，干骺端粉碎性骨折及软组织损伤较小，预后良好。

受伤时踝关节的位置与骨折类型密切相关：跖屈时，胫骨后方骨折块较大；中立位时，垂直轴向暴力作用使整个关节面破坏或前、后踝出现大游离骨块的"Y"型骨折；背伸位时距骨前端插入踝穴，使胫骨前端和胫骨骨折；外翻时，扭转暴力作用使胫骨远端外侧骨折；内翻时，出现内侧骨折；当轴向暴力和扭转暴力联合作用时，踝关节脱位，关节面嵌插，干骺端粉碎性骨折。

2.分型

1969 年，Augower 根据关节面和干骺端的移位及粉碎程度，将 Pi10.n 骨折分为 3 型：Ⅰ型，经关节面的胫骨下 1/3 骨折，移位较少；Ⅱ型，明显的关节面移位但粉碎程度较小；Ⅲ型，关节面移位及粉碎程度较严重。

Beals 在此基础上增加两种类型：Ⅳ型，关节面移位，多个碎骨块，且有较大的干骺端骨缺损；Ⅴ型，关节面移位，并严重粉碎。

（二）诊断

伤后踝部肿胀、疼痛，内翻或外翻畸形、瘀斑，踝关节功能障碍，可闻及骨擦音。

踝关节正、侧位、外旋斜位 X 线片，可显示胫骨前内侧和后外侧关节面骨折情况。CT 片可准确显示骨折的形态、骨折块的数量及移位的程度。

1.非手术治疗

骨折轻度移位，患肢无短缩，无软组织损伤，如Ⅰ型腓骨无骨折或骨折无移位；Ⅲ、Ⅳ、Ⅴ型骨折粉碎移位，关节面无法复位或无法行关节融合术，用石膏或夹板超关节固定。

2.手术治疗

Pi10.n 骨折的治疗原则是：恢复腓骨长度，重建胫骨远端关节面。在 12 小时以内或者 5～7 天后，行切开复位内固定术。早期复位，可减少渗血，减轻肿胀，防止水疱的形成和感染的发生。复杂骨折或开放性骨折，早期不应该行切开复位内固定术，建议手用有限内固定和外固定结合的治疗手段，有限剥离骨折块、间接复位，坚强外固定，早期功能锻炼和负重。对于严重的软组织挫伤、关节面粉碎骨折，先行跟骨牵引治疗，恢复胫骨长度、观察处理伤口，再行关节融合、植骨术。

九、踝部骨折

踝部骨折是最常见的关节内骨折。本病多发生于青壮年。

踝关节由胫、腓骨远端和距骨组成。胫骨远端内侧向下的骨突称为内踝，其后缘呈唇状突出称为后踝，腓骨远端骨突构成外踝。外踝与内踝不在同一冠状面上，较内踝略偏后，外踝端较内踝远端和后方低 1 cm 左右。内踝的三角韧带也较外踝的腓距韧带、腓跟韧带坚强，故阻止外翻的力量大，阻止内翻的力量小。

胫骨下端的关节面与内、外、后踝的关节面构成踝穴。距骨体前宽后窄，上面是鞍状关节面，踝关节背屈时，距骨体进入踝穴，腓骨外踝稍向外后侧分开，而踝穴较跖屈时能增宽 1.5～2 mm，以容纳距骨体，当下胫腓韧带紧张时，关节面之间紧贴，踝关节较稳定，不易扭伤。在踝关节处于跖屈位（如下楼梯）时，距骨体与踝穴的间隙增大，下胫腓韧带松弛，使踝关节不稳定，是踝关节在跖屈位时容易发生骨折的解剖因素。距骨滑车与踝穴共同构成关节面约 2/3 与胫骨下端关节面接触，是人体的主要负重关节之一。在负重中期，关节面承受的压应力约为体重的 2 倍；在负重后期则可达 5 倍，这是导致踝关节受伤、发生退变性变的主要原因。踝关节跖屈活动度 45°～50°，背伸活动度 20°～30°。

（一）病因病机

417

1.病因病机

踝部骨折多由间接暴力作用造成。

因作用力的大小、作用方向和踝部受伤时所处位置的不同，可造成踝部不同类型的复杂性骨折。骨折、脱位和韧带损伤可单独或同时发生。根据踝部受伤时所处位置的不同可分为内翻、外翻、外旋、纵向挤压、侧方挤压、跖屈和背伸等损伤，其中以内翻损伤最多见，外翻损伤次之。

2.分型

从临床应用实际出发，踝部骨折有两种常用分型方法。一种是按照骨折部位分型，可分为内外踝单踝骨折、双踝骨折和三踝骨折。另外，根据骨折发病机制和病理变化，把踝部骨折分为如下类型。

（1）踝部外旋骨折

暴力从前内方向后外方旋转，距骨体的前外侧挤压外踝的前内侧，迫使外踝向外旋转，向后移位。踝部外旋一度骨折腓骨下方斜行或螺旋形骨折，踝部外旋二度骨折双踝骨折，踝部外旋三度骨折后踝骨折（三踝骨折）。

（2）踝部外翻骨折

暴力沿前后轴从内下方向外上方旋转，造成踝部外翻骨折。踝部外翻一度骨折单踝骨折，踝部外翻二度骨折双踝骨折，踝部外翻三度骨折后踝骨折。

（3）踝部内翻骨折

暴力从外下方向内上方旋转，造成内翻骨折。踝部内翻一度骨折内翻单踝骨折，踝部内翻二度骨折双踝骨折，踝部内翻三度骨折三踝骨折。

（4）纵向挤压骨折

当患者由高处落下，足底落地，身体的重力顺小腿向下传导引起胫骨下端纵向压缩骨折。严重者，胫骨下端包括关节面在内，发生"T"形或"Y"形粉碎性骨折，外踝发生横形或粉碎性骨折。当踝关节过度背伸或跖屈时，胫骨下关节面的前缘或后缘因受距骨体的冲击而发生骨折。后踝骨折，距骨随骨折块向后上脱位，前缘骨折，骨折块向前移位。

（5）侧方挤压骨折

内外踝被夹挤于两重物之间，造成内外踝骨折，骨折多为粉碎型。双踝骨折多见，常合并皮肤损伤。

（6）胫骨下关节面前缘骨折

当足部强力跖屈时，踝关节囊的前壁从胫骨下关节面前缘撕脱，造成胫骨下关节面前缘骨折。由高处落下，足部强力背伸位，脚跟触地，距骨关节面向上、向前冲击胫骨，造成胫骨下关节面前缘大块骨折。

（7）踝上骨折

多由旋转外力作用造成，儿童多见。

（二）诊断

有明显外伤史，伤后踝部肿胀，剧烈疼痛，瘀斑，功能障碍，可闻及骨擦音，外翻骨折多呈外翻畸形，内翻骨折多呈内翻畸形，骨折处压痛明显。

踝部骨折，要准确判断造成损伤的原因，详细询问病人受伤史，结合局部体征、临床检查情况鉴别诊断。不同的暴力作用，可造成相同的骨折，但复位和固定方法完全不同。

外翻造成内踝撕脱骨折要和内翻时由距骨造成的内踝骨折相鉴别。要准确鉴别强力外翻和强力内翻所造成的双踝骨折。外翻造成的内踝撕脱性骨折，肿胀、疼痛、或压痛都体现在内踝骨折部位，外踝一般都是正常的，足外翻时，内踝疼痛加剧，内翻时外踝无疼痛。内翻造成的内踝骨折，双踝均有疼痛、肿胀和局部压痛，外侧副韧带也有肿胀和压痛，足内翻时疼痛显著，外翻时无疼痛。

（三）治疗

踝部骨折的治疗原则是在充分掌握暴力作用机制特点的前提下，恢复踝关节的结构及稳定性。

1.非手术治疗

（1）手法整复

闭合性的外旋、外翻、内翻，侧方挤压的1～2度骨折，可采用手法整复。坐骨神经阻滞麻醉，病人平卧，膝关节90°屈曲。一助手站于患肢外侧，用上臂和前臂夹住患肢大腿，另一手抱于膝部向上牵引。另一助手站于患肢远端，一手握足前部，一手托足跟，顺着原来骨折移位方向轻轻用力向下牵引。内翻骨折先内翻位牵引，外翻骨折先外翻位牵引。无内、外翻畸形，仅两踝各向内外侧方移位者，则垂直牵引。牵引力量不能太大，更不能太猛，以免加重内、外侧韧带损伤。重叠及后上移位骨折远段牵下后，术者用拇指由骨折线分别向上、下轻轻推挤内、外两踝，以解脱嵌入骨折裂隙内的韧带或骨膜。尤其是内踝在中部发生撕脱性骨折后，内侧韧带往往嵌入骨折线之间，阻碍骨折复位，影响骨折愈合。

（2）固定手法

复位后夹板超踝关节固定或石膏固定6～8周。无移位的闭合性三踝骨折和无胫腓下关节分离的单纯内踝或外踝骨折，在踝关节内翻（内踝骨折时）或外翻（外踝骨折时）位石膏固定6～8周。手法整复固定后，早期应卧床休息并抬高患肢，以促进患肢血液回流，减轻瘀肿。外固定时，要常规检查外固定器松紧度，既要防止肿胀消退后外固定松脱而使骨折再移位，也要防止局部压迫过紧，妨碍患肢血运或造成压疮。

2.手术治疗

手法整复失败或开放性骨折合并脱位，应切开复位内固定。陈旧性骨折合并脱位，要考虑切开复位植骨术或关节融合术。有移位的内踝或外踝单纯骨折，由于骨折块移位导致附着的韧带松弛，手法复位难以成功，或复位成功也难以维持韧带张力。应切开复位，松质骨螺钉内固定或可吸收螺钉固定。内踝骨折，切开复位、松质骨螺钉或可吸收螺钉内固定。内、外踝损伤伴胫腓下关节分离，切开修复内、外侧副韧带，复位固定，用螺钉固定胫腓下关节，石膏固定6～8周，固定腓骨是保证胫腓下端稳定性的关键。双踝骨折，行切开复位，松质螺钉、钢板内固定8～12周。垂直压缩性骨折，切开复位内固定或外固定架固定，用自体骨或人工骨植骨，以恢复踝部承重强度。

3.药物治疗

按骨折三期辨证用药，中期以后要注重行气止痛、舒筋通络、通利关节；后期局部肿胀，应行气活血、利湿健脾、舒筋活络。行关节融合术后要补肾壮骨，促进骨质愈合。

4.功能锻炼

踝部骨折的治疗，要求尽量达到解剖对位，并尽早地进行功能锻炼，骨折愈合要达到关节活动的生物力学要求。要求内固定后的踝穴结构功能必须能适应距骨活动的要求，避免术后发生创伤性关节炎等。

严重的踝部粉碎骨折或踝部骨折复位不良，一旦发生创伤性关节炎，严重影响关节功能，建议行踝关节融合术予以治疗。术后用石膏固定踝关节于功能位，踝关节骨性融合后，解除外固定，加强功能锻炼。

十、距骨骨折

距骨是足弓的顶部，上与胫骨远端相连接，下连跟骨与舟状骨。距骨分为前端的距骨头，后端的距骨体和中间凹陷的距骨颈三部分及前、后、上、下、内、外共六个面。距骨上方的后部为一鞍状关节面，与胫骨下关节面构成关节，内侧关节面与胫骨内踝构成关节，外侧关节面与腓骨外踝构成关节，此三关节面构成距骨滑车。距骨下方的前内侧，前端为一小关节面，称前关节面，前关节面后为一较大关节面，称中关节面，中关节面之后的狭长凹陷区，称距骨沟。距骨沟是骨间韧带附着点和血管进入距骨的部位。距骨有七个关节面，3/5 骨质被软骨关节面包围，骨折线多经过关节面，距骨骨折发生创伤性关节炎的机会较多。

距骨的血液供应有三个来源：足背动脉在距骨颈前面分出关节支，自距骨颈前外侧进入距骨，是距骨血液供应的主要来源；足背动脉在附窦处分支形成的附窦动脉弓，分出动脉支沿跟骨和距骨间的骨间韧带进入距骨；由胫前动脉、腓动脉和胫后动脉分支形成的外踝动脉网和内踝动脉网发出的动脉支，进入距骨。

距骨的主要血液供应非常有限，距骨骨折移位或距骨颈骨折易损伤足背动脉分支，致距骨血液供应障碍，容易发生距骨体缺血性坏死。

（一）病因病机

1.病因病机

距骨骨折常由三种暴力作用造成。

（1）足背伸暴力作用

如机动车撞车时驾驶员用力踩刹车，足踝强烈背伸或自高处跌下，足处于背伸位，胫骨下端前缘在重力作用下像凿子一样插入距骨颈或距骨体之间，引起距骨颈或距骨体部的骨折。如果暴力继续作用，形成距骨颈或距骨体骨折伴距骨体内后脱位，甚至并发内踝骨折。

（2）踝跖屈暴力作用

使足部发生强力跖屈，胫骨下端后缘猛烈撞击距骨后突，或足跟部受暴力打击，暴力作用沿跟部向上传递，作用于距骨后突，而发生骨折，或因后距腓韧带牵拉发生撕脱性骨折。

（3）垂直暴力作用

如自高落下，距骨被挤压于胫骨下端与跟骨之间，造成距骨的垂直压缩骨折。距骨骨折可发生在头部、颈部以及体部。

2.分型

距骨骨折通常按照骨折部位来分型，可分为3型。

（1）距骨头骨折。

（2）距骨颈骨折约占距骨骨折的30%。自高处坠落时，足与踝同时背屈，距骨颈撞在胫骨远端的前缘，发生垂直方向的骨折，可分为3型：Ⅰ

型，距骨颈垂直骨折，很少或无移位；Ⅱ型，距骨颈骨折合并距下关节脱位。距骨颈发生骨折后足继续背屈，距骨体被固定在踝穴内，足的其余部分过度背屈导致距下关节脱位；Ⅲ型，距骨颈骨折合并距骨体脱位。距骨颈骨折后，背伸外力继续作用，距骨体向内后方旋转而脱位，并绞锁于载距突的后方，常同时合并内踝骨折。常为开放性损伤。

（3）距骨体骨折。

（二）诊断

有明显外伤史，伤后踝部肿胀、畸形、剧烈疼痛，踝关节周围有压痛，踝部活动受限。明显移位时则出现畸形。

踝部正侧斜位 X 线片，常能显示距骨骨折的部位、类型和移位的情况，可明确骨折的移位程度及有无合并脱位。

（三）鉴别诊断

距骨后突骨折应与先天性距骨骨折相鉴别。三角骨与距骨后缘紧密相连，骨周围界线清晰、光滑，且多为左右对称，必要时可摄健侧对比鉴别。

（四）治疗

距骨骨折的治疗原则是要求尽量达到解剖复位，骨折愈合要达到关节活动的生物力学要求。

1.非手术治疗

无移位或移位不明显的距骨骨折，采用手法复位石膏外固定。

无移位或移位较少的距骨颈压缩骨折，用石膏固定 4～6 周。轻度移位的距骨颈横形骨折，手法复位后，纠正距骨体骨折段与跟骨间的轻度半脱位，石膏外固定。

移位不明显的距骨后突骨折伴有距骨前脱位者，在硬膜外麻醉下，手法复位后用石膏固定踝关节于跖屈并轻度外翻位6～8周，6～8周后将石膏固定更换于功能位，直至骨折愈合。

2.手术治疗

切开复位内固定手术治疗的适应证：手法整复失败或开放性骨折合并脱位，应切开复位内固定；距骨体缺血性坏死、距骨粉碎性骨折、距骨体陈旧性脱位或并发踝关节严重创伤性关节炎者，应行胫距、距跟关节融合术。

（1）距骨颈部背侧、体部内侧和外侧的骨折，伴有功能障碍

距骨颈背侧骨折块多偏外侧，做足背短切口即可切除。距骨体内侧骨折块在内踝尖端后方，做长约8 cm弧形切口，将胫后肌腱及血管神经束向后方牵开，用两根克氏针，穿过骨折线进入距骨体固定。术后用管型短托石膏，足背伸0°位固定，直至骨折愈合。

（2）距骨后突骨折合并距下关节脱位

若手法复位失败，骨折不愈合或畸形愈合而影响腮长屈肌腱的活动及距下关节功能，且伴有局部疼痛者，可在足跟后侧做一小切口，切除碎骨片。

（3）距骨压缩骨折合并距骨体脱位

若手法复位失败，骨折不愈合或畸形愈合而影响腮长屈肌腱的活动及距下关节功能，且伴有局部疼痛者，切除骨片。

3.药物治疗

根据骨折三期辨证施治，中后期要预防骨的缺血性坏死，应重用补气

血、养肝肾、壮筋骨药物，促进骨折愈合。

4.功能锻炼

距骨骨折的治疗要求尽量达到解剖复位，早期进行功能锻炼，不可过早把足放在跖屈位，以防止足下垂，避免术后发生创伤性关节炎、距骨体缺血性坏死等。

十一、跟骨骨折

跟骨是足部最大的不规则骨，呈弓形，主要由松质骨构成，是足的主要的承重骨。整个跟骨具有上、下、内、外、前、后共六个面。跟骨分别与上方的距骨、前方的骰骨构成距跟关节和跟骰关节。跟骨上关节面与距骨远端形成距骨下关节。跟骨结节为跟腱附着处，腓肠肌、比目鱼肌收缩，可作强有力的跖屈动作，跟骨结节的上缘与跟距关节面成30°～45°的跟骨结节关节角（Bohler角），是跟距关节的一个重要标志。

跟骨结节、第1跖骨头和第5跖骨头三点负重，构成足弓。通过跟距关节使足有内收、内翻、或外展、外翻的作用，来维持平衡，以减少运动时带来的震荡。若跟骨骨折，使足部三点负重关系发生改变，足弓塌陷将引起步态的改变和足的弹性、减震功能降低。

（一）病因病机

1.病因病机

跟骨骨折主要由高处坠落，足跟着地时的暴力作用造成。

根据暴力作用的性质、大小、受力部位及患者骨质的不同，可发生不同类型的跟骨骨折：

（1）牵拉暴力可造成跟骨结节的撕脱性骨折；

（2）垂直压缩力可造成跟骨结节部的内、外侧骨突的骨折及骨骺分离；

（3）剪式应力作用是患者从高处落下，着地时足跟不同程度的内翻或外翻位，体重和地面向上的反作用力构成剪式应力，反作用于跟骨，导致跟骨载距突骨折，跟骨体部骨折，距骨关节半脱位，跟骨后关节面的水平位骨折，跟骨结节内、外侧骨突骨折，内外侧骨突同时骨折和跟骨后关节面外侧骨折等。

2.分型

跟骨骨折根据是否影响距骨下关节可分为不波及跟距关节面骨折和波及跟距关节面骨折两大类型

（1）不波及跟距关节面的骨折

①跟骨前端骨折。

②跟骨结节骨折。

③跟骨载距突骨折。

④跟骨结节鸟嘴形骨折（跟骨结节撕脱骨折）。

（2）波及跟距关节面的骨折

①跟距关节面纵形塌陷骨折，为垂直压缩导致。

②跟距关节面塌陷骨折，剪切暴力将跟骨分成前内部分，为Ⅰ度骨折。

③跟距关节面舌形骨折，因剪切和挤压暴力作用，骨折的跟骨分成前后两块，前骨块纵形裂开，在胫侧面形成三角形骨块和柱状骨块。后骨块内有半月形的后关节面及载距突的骨折块嵌入，为Ⅱ度骨折。

④粉碎骨折，跟骨的前、后及关节面均发生多处骨折，为Ⅲ度骨折。

（二）诊断

有明显外伤史，伤后足跟部疼痛、肿胀，皮下瘀斑，局部压痛明显，足跟部横径增宽，扁平足畸形，不能站立、行走，足跟部活动受限。

跟骨X线正、侧位、斜位和跟骨轴位片可明确骨折类型、程度和移位情况。注意观察结节关节角的改变和后关节面的完整性。切记高处坠落伤，足着地受伤，冲击力可沿下肢向骨盆、脊柱上传，引起颅底骨折和颅脑损伤，因此要常规检查脊柱和颅脑的临床表现，及时进行相关检查。

（三）鉴别诊断

跟骨骨折常与脊柱骨折、下肢其他部位骨折、颅骨骨折等同时发生，因其他部位的骨折较跟骨骨折严重，导致漏诊或延治，甚至发生患足病变。跟骨骨折合并脊柱压缩性骨折或脱位、下肢其他部位骨折和颅骨骨折时，应常规检查脊柱和颅脑。

（四）治疗

跟骨骨折的治疗原则是恢复跟距关节的对位关系和跟骨结节关节角，维持正常的足弓高度和负重关系。

1.非手术治疗

（1）对无移位的骨折

用绷带加压包扎制动，3～4周后逐渐练功负重，同时进行足部关节及肌肉的功能锻炼。

（2）不波及距下关节的骨折

如跟骨前端骨折、结节骨折和载距突骨折，常移位不明显，手法复位后，用绷带包扎或石膏固定。

（3）跟骨前端骨折

在硬膜外麻醉下，手法复位后，用克氏钢针穿过结节中部固定，屈膝、足跖屈位石膏外固定6～8周。跟骨结节骨折，在硬膜外麻醉下，术者用两拇指在跟腱两侧用力向跖侧推挤，骨折复位。复位后屈膝30°、足跖屈位石膏外固定，4～6周后解除石膏固定。有移位的载距突骨折，在硬膜外麻醉下，手法复位后，用石膏托固定4～6周后，进行功能锻炼。

（4）波及距骨下关节的跟骨体部斜行骨折

手法复位后，用绷带包扎或石膏固定于跖屈位，4～6周积极功能锻炼。

2.手术治疗

手术治疗的适应证为移位严重的跟骨结节各型骨折、波及跟距关节面的体部骨折和移位严重的跟骨载距突骨折。

跟骨结节的撕脱翻转骨折，行硬膜外麻醉术，跟腱外侧直切口，骨折复位后螺丝钉内固定。术后石膏托固定于屈膝30°足跖屈位4～6周。波及距骨下关节的跟骨骨折的治疗以达到解剖复位为目标。有移位的Ⅰ度骨折和Ⅱ、Ⅲ度骨折，行切开复位植骨术，术后石膏靴固定。

跟骨严重粉碎骨折，严重影响关节功能者，建议行距骨下关节融合术或跟距、跟骰和距舟三关节融合术。

3.药物治疗

复位固定后，根据骨折三期辨证施治内服、外敷中药，积极进行早期功能锻炼，促进功能恢复。解除固定后用下肢损伤洗方等药物熏蒸外洗，加强功能锻炼。

4.功能锻炼

骨折复位固定后，早期主动功能锻炼，石膏固定解除后，用绷带包扎固定，并逐渐增加活动量。波及距骨下关节的跟骨骨折外固定拆除早期，切忌过量的足背伸锻炼。

复杂的跟骨骨折，难以达到解剖复位的效果，因此不主张特殊处理，包扎固定制动，早期进行功能锻炼，仍有较好的疗效。

十二、跖骨骨折

跖骨骨折是足部最常见的骨折。第 1 跖骨头与第 5 跖骨头是构成足内、外侧纵弓前方的负重点，与后方的足跟形成整个足部主要的 3 个负重点。五块跖骨之间又构成足的横弓。在足的 5 个跖骨中，第 1 跖骨最粗大，发生骨折的机会较少，2～4 跖骨发生骨折机会最多。第 5 跖骨基底由于是松质骨，常因腓骨短肌猛裂收缩而发生骨折。

（一）病因病机

跖骨骨折多由直接暴力作用如压砸或重物打击造成，也可由间接暴力如扭伤等引起。

长期慢性损伤可引起第 2 或第 3 跖骨干发生疲劳骨折。骨折的部位可发生于基底部、骨干及颈部，以基底部为多见，干部次之，颈部最少。一个跖骨单独发生骨折的较少，多合并邻近的跖骨骨折或其他足部的骨折。

临床上跖骨骨折分为三种类型：

1.跖骨干骨折

多因重物压伤或轧伤足背所致，为开放性和多发性骨折，常合并严重的软组织损伤和跖跗关节脱位。足部皮肤血供较差，很容易发生伤口感染和坏死。

2.第五跖骨基底部撕脱骨折

因直接暴力的打击或踝关节突然跖屈足内翻，附着于其上的腓骨短肌及腓骨第三肌猛烈收缩所致。

3.跖骨颈疲劳性骨折

多见于长途行军的战士，又名"行军骨折"。第2、3跖骨颈部多发，第二跖骨发病率高。由于肌肉过度疲劳，应力增大，足弓下陷，第2、3跖骨头负重增加，超出骨皮质与骨小梁的承受范围，而逐渐发生骨折。同时骨折处骨膜产生新骨，骨折段不完全断离。

（二）诊断

多有明确外伤史，伤后局部肿痛，压痛明显，足趾纵轴叩击痛阳性，活动功能障碍。足正、斜位 X 线片可明确骨折类型、程度和移位情况。

跖骨颈疲劳骨折，无外伤史，前足痛劳累后加剧，休息后减轻，2～3周后局部可摸到有骨隆凸。早期 X 线检查为阴性，2～3 周后跖骨颈部有球形骨痂，骨折线多模糊，易误诊为肿瘤。

第五跖骨基底结节骨折，应注意与腓骨长肌腱的籽骨相鉴别。儿童应与第五跖骨基底结节的骨骺相鉴别，后者局部无压痛、无肿胀，骨块光滑规则，且两足对称分布。

跖骨颈疲劳骨折，没有明显的外伤史，诊断时易被延误。起初多前足疼痛，劳累加重，休息后减轻，2~3周后可扪及骨折处的隆凸。足正、斜位 X 线片表现为阴性，3 周后可见骨折处球形骨痂形成。但骨折线多不清楚，不要误诊为肿瘤。

（三）治疗

1.非手术治疗

无移位或移位轻者，用夹板或绷带加压包扎制动，4～6 周后开始早期功能锻炼，局部症状消失后，逐渐负重行走。

（1）跖骨干骨折无明显移位，不需特殊治疗，休息 3～4 周即可下地。跖骨干骨折若上下重叠移位或向跖侧成角移位较大者，在适当麻醉下，手法整复后，夹板或石膏外固定。

（2）第五跖骨基底骨折，若断端有分离，用绷带固定或石膏固定足于外翻位 4～6 周。

（3）跖骨颈疲劳骨折，手法整复，管形石膏外固定 4～6 周即可。

2.手术治疗

（1）跖骨干粉碎性骨折或骨折手法复位失败者，切开复位后用克氏针内固定，外用石膏托固定 4～6 周。陈旧性骨折，跖骨头向跖侧移位而影响行走功能者，可行跖骨头切除术。

（2）第五跖骨基底结节骨折，切开复位后，经跖骨头下方打入髓内针，通过骨折端直到跖骨做内固定。

（3）跖骨开放性骨折应先清创缝合，用克氏针内固定 3～4 周。

3.药物治疗

按骨折三期辨证用药，早期重用活血化瘀药物治疗，中后期治宜补气养血、接骨续筋治疗，后期局部可用药物熏洗治疗。

十三、趾骨骨折

足趾具有增强足附着力的功能，防止运动中滑倒，辅助足的推进与弹跳作用。

（一）病因病机

趾骨骨折多由直接暴力作用，如重物高处落下砸伤足趾，或走路时踢碰硬物等造成。重物打击伤常造成粉碎骨折或纵形骨折，多合并皮肤或甲床的损伤，且开放性骨折居多。踢、撞硬物致伤多造成趾骨横断或斜形骨折。

第 1 趾骨粗大，功能多、负重大，第 1 趾骨近端骨折常见，远端多为粉碎性骨折。第 5 趾骨由于踢碰外伤的机会多，骨折常见。第 2～4 趾骨骨折较少发生。

（二）诊断

伤后前足疼痛、肿胀、皮下青紫瘀斑。有移位者可见畸形，多合并皮肤和指甲损伤。足正、斜位 X 线片可明确趾骨骨折程度和移位情况。

（三）治疗

趾骨骨折的治疗原则是恢复趾骨的解剖结构及稳定陛，恢复跖趾关节活动的灵活性。

无移位的趾骨骨折，石膏外固定，卧床休息 2～3 周，鼓励患者早期进行功能锻炼。有移位的单个趾骨骨折，手法复位后，将邻趾与伤趾用绷带一起固定 2～3 周，鼓励患者早期进行功能锻炼。多数趾骨骨折在复位后，用超过足趾远端的石膏托外固定制动,卧床休息2～3周即可进行功能锻炼。在趾骨骨折的治疗中,要特别注意矫正旋转畸形或成角畸形,防止足趾因轴线改变而导致功能障碍。

第三节 脊柱骨折与脱位

脊柱骨折与脱位是一种常见的损伤,常由强大暴力引起,其中胸腰段脊柱骨折最多见,易并发其他部位损伤。颈胸椎骨折脱位时容易并发脊髓神经损伤,造成残疾,甚至危及生命。在处理脊柱骨折和脱位时,不能仅注意局部,更应重视全身唐况,及时进行抢救。

脊柱俗称脊梁骨,由33个椎骨构成,每个椎骨(第一颈椎除外)分为椎体及附件两部分,后者又分为椎弓根、椎板及上下关节突、横突及棘突。椎间盘位于椎体之间,由纤维环、上下软骨板和髓核组成。

可以将脊柱分为前、中、后三柱,即前纵韧带、椎体及椎间盘前1/2为前柱,后纵韧带、椎体及椎间盘后1/2为中柱,椎弓根、椎板、关节突、棘突、黄韧带、关节突关节的关节囊、棘间韧带和棘上韧带为后柱。中、后柱损伤容易累及神经系统,特别是中柱的损伤,骨折片和髓核组织突入椎管前半部,常损伤脊髓。

各段脊柱的活动范围不同,颈椎的活动范围最大,第1胸椎至第10胸椎的活动度极小,第11、12胸椎和腰椎的活动范围仅次于颈椎,骶椎不能活动。绝大多数的脊柱骨折与脱位多发生在活动范围,或活动范围大与活动范围小的交界部位,所以第1、2、5、6颈椎,第7颈椎与第1胸椎,第

11、12 胸椎和第 1、2 腰椎（即脊柱胸腰段）等部位的骨折与脱位占绝大多数。

一、病因病机

（一）病因

打击、碰撞等直接暴力和滑跌、高处坠落等间接暴力均可致脊柱骨折和脱位，但多因间接暴力引起。暴力的方向和脊柱形成的角度影响脊柱骨折和脱位的病理变化。

（二）病机

暴力撞击脊柱时可把它分成两个分力，一个分力由上向下或由下向上，称垂直分力，它的作用能使脊柱屈曲，对椎体有挤压作用。另一分力由前向后或由后向前，称水平分力，它的作用能使脊柱前后脱位。如果撞击脊柱的暴力与脊柱所形成的角度较小时，垂直分力则较大，所引起的脊柱损伤以压缩性的椎体骨折较为显著。暴力与脊柱形成的角度较大时，其水平分力较大，所引起的脊柱损伤有很明显的脱位倾向或已形成脱位。此外，旋转暴力可使脊柱扭转或使脊柱倾斜等，以致形成多种多样的脊柱损伤。

（三）分型

1.稳定型骨折

骨折无进一步移位倾向者，如单纯椎体压缩性骨折且压缩程度小于原椎体高度的 1/2 者；单纯横突或棘突骨折；第三腰椎以上的椎弓峡部骨折。

2.不稳定型骨折

不稳定型骨折损伤致脊柱的稳定性被破坏，周围韧带损伤严重，不妥善治疗有再移位趋势，其容易造成脊髓神经损伤，如椎体压缩性骨折其压缩程度超过原椎体高度的 1/2，或后方韧带组合断裂者；合并后方韧带组合损伤、椎弓损伤或神经损伤的爆裂性骨折；骨折合并脱位；关节突跳跃；第 4 和第 5 腰椎的椎板、关节突骨折，椎弓峡部骨折及椎弓根骨折等。

二、诊断

（一）病史

有明确的受伤史。任何由高处坠下、重物落砸、车祸撞击、坍塌事故等均有发生脊柱损伤的可能，应详细了解致伤暴力作用的过程、受伤时的姿势、受伤的部位、伤后有无感觉和运动障碍、伤后处理情况等。在颅脑外伤、醉酒意识不清时，应特别注意排除颈椎损伤。

（二）临床表现

伤后脊柱疼痛及活动障碍为主要症状，脊柱局部后突、成角畸形，肿胀，相应棘突压痛，叩击痛明显。胸腰椎骨折脱位者常不能站立，翻身困难，脊柱各个方向运动均受限。如有脊髓神经损伤，神经系统检查可有阳性表现。

查体时应注意以下事项：

1.根据病史提供的资料，分析可能引起损伤的部位，有目的地进行检查。复合伤患者常合并颅脑损伤、胸腹腔脏器损伤及休克的可能，应紧急处理以抢救生命，同时还应确定脊柱和肢体的损伤情况。

2.检查时应用手指自上而下逐个触摸棘突，可发现受伤局部的肿胀和压痛情况，可触及后突畸形，有利于损伤定位。

3.要进行系统地神经检查，判断是否合并脊髓损伤，脊髓损伤患者常因损伤部位、损伤程度及损伤原因不同而出现不同的体征。

（三）影像学及其他检查

1.X线片检查是诊断脊柱损伤的首选方法，X线正、侧或加照左、右斜位片可确定脊柱骨折脱位部位及类型。

2.CT与MRI检查 CT或MRI扫描能够清楚地显示椎管内外、蛛网膜下隙、脊髓及周围的情况，显示椎体与附件骨折部位、移位方式和程度，显示椎体脱位的部位、方向和程度，脊髓是否断裂及骨组织、软组织与异物等对脊髓有无压迫，后方韧带组合是否断裂等。

3.生物电检查若怀疑或合并有脊髓神经损伤，可行肌电图检查、运动和感觉神经传导速度测定及躯体感觉诱发电位的检查，了解有无脊髓损伤或判断损伤的部位、性质和程度，以协助诊断。

三、治疗

治疗包括急救、复位和固定、功能锻炼，对于严重多发伤，应优先治疗合并伤以挽救患者生命。脊柱损伤治疗的目的是恢复脊柱的稳定，保护未受损的组织，促进患者早期功能恢复。

（一）急救处理

急救时应特别注意颅脑和重要脏器损伤、休克的优先诊治，维持呼吸道通畅及生命体征平稳。对怀疑有脊柱损伤的患者进行搬运时，切忌使脊柱发生屈曲、扭转的动作，以免加重骨折的移位或脊髓神经的损伤。搬运病人时可就地取材，如用担架、门板、铺板。对胸腰椎骨折病人宜三人一起平托，一人抬头颈，一人抬腰背部，一人抬臀部和下肢，同时保护病人躯干在伸直姿势，或用滚动法。对屈曲型骨折，须在受伤脊椎下垫一小枕；对伸直型骨折，使受伤脊柱处于稍屈位；如果不能确定骨折类型，则将患者置于硬板上平卧位。切忌一人背送或一人抱头一人抱腿，致使脊柱屈曲，加重损伤。搬运颈椎骨折病人时，要一人在患者头顶部，用双手抱住病人下颌和枕部，略加牵引，另一人则一手抱住肩部，另一手抱住髋部，然后将患者抬到硬板上平卧位，头颈两侧用枕头或砂袋固定。如属伸直型损伤，则应将颈部置于略屈曲位。

（二）非手术治疗

适用于稳定性骨折，治疗采用手法复位、颈椎牵引、卧床休息、固定及功能锻炼等方法，尽量恢复脊柱形态，促进功能康复。单纯横突或棘突骨折、椎弓峡部、椎板和关节突骨折一般无需特殊处理，仅对症止痛，患者卧硬板床3～4周，在支具或腰围的保护下渐离床活动。

1.手法整复主要适用于胸腰椎压缩骨折、没有神经损伤的轻度爆裂骨折。

（1）牵引过伸按压法

患者俯卧硬板床上，两手抓住床头，一助手立于患者头侧，两手把持腋窝处，另一助手立于患者足侧，双手握双踝，两助手同时用力牵引，足端助手在牵引的基础上逐渐将双下肢提起，使患者躯干下半部、双下肢悬离床面，脊柱呈过伸位，术者双手重叠，按压伤椎后凸的棘突复位。复位后在伤椎平面置软枕，使患者维持脊柱过伸位仰卧休息。

（2）三桌（或两桌）俯卧躯干悬空法

用高度不等而平稳的桌子 3 个，每个的高度相差约 15 cm，先将第 1 桌子和第 2 桌子平齐排列，病人俯卧于上，头向高桌，脚向低桌。然后将两桌向头脚两端分别徐徐拉开，直到低桌面移到大腿中部，高桌移到两肩前部。在躯干俯卧悬空后，脊柱立刻后伸，直到适当程度时（以骨折的情况而定），即将第 3 桌置于患者腹下，腹下垫一枕头，枕头的高度以不减少脊柱后伸为度。此时可摄脊柱侧位像，如显示椎体原貌恢复不够，应将腹下垫枕厚度减低或撤出。术者可轻轻按压腰背部，使脊柱后伸角度加大。

2.颈椎牵引颈椎骨折与脱位后常需行颈椎牵引，有复位和固定的作用，包括枕颌带牵引或颅骨牵引。牵引 4～6 周后改用颈部支具固定。

3.固定脊柱骨折与脱位复位后应予固定，胸腰椎压缩或爆裂骨折者需卧硬板床，仰卧位时在伤椎平面置软枕，使患者维持脊柱过伸位休息。卧床至少四周后，使用胸腰骶支具固定渐下床，支具需佩戴 3 个月或更长。

（三）手机治疗

不稳定性骨折与脱位需手术治疗，尤为合并脊髓神经损伤者。手术目的是恢复脊柱正常序列、椎管减压、内固定稳定脊柱。手术方法根据骨折部位、骨折脱位类型、椎管占位情况等决定，可行脊柱前路、后路或前后联合人路进行复位、椎管减压、植骨融合内固定术。

（四）药物治疗

伤后早期局部肿胀，疼痛剧烈，胃纳不佳，大便秘结，苔薄白，脉弦紧，证属气滞血瘀，治宜行气活血，消肿止痛，可内服复元活血汤或膈下逐瘀汤，外敷消瘀膏或消肿散。中期疼痛已消，活动受限，舌暗红，苔薄白，脉弦缓，证属淤血未尽、筋骨未复，治宜活血和营，接骨续筋，可内服接骨丹，外贴接骨膏。后期腰酸腿软，四肢无力，活动后局部隐隐作痛，活动受限，舌淡苔薄白，脉细无力，证属肝肾不足、气血两虚，治宜补益肝肾，调养气血，可选用六味地黄汤、八珍汤或壮腰健肾汤，外贴狗皮膏。

（五）功能锻炼

骨折复位固定后应早期进行四肢及腰背部功能锻炼，循序渐进。一般为伤后 1～2 天即要教会患者逐步练功，争取在伤后 3～6 周以内，完全达到练功要求。功能锻炼方法有仰卧位锻炼法、俯卧位锻炼法、三点支撑法等。具体方法见总论。

第六章 骨折的护理

第一节 骨折施护概论

一、护理诊断

（一）恐惧

骨折发生突然，给患者造成的痛苦大，治疗周期长，各种并发症多，在护理方面有其特殊性或永久性功能丧失时，患者容易有悲观失望、孤独厌世，甚至轻生的心理变化。

（二）疼痛

创伤引起的骨折及伴随的周围组织损伤均会引起疼痛。伤后肌肉反射性痉挛、血肿水肿压迫、骨折端移位刺激、组织外部压迫、局部感染等也都会造成明显的疼痛反应。

（三）肿胀

由于骨折部损伤和出血，使伤肢出现程度不同的反应性肿胀，伤后一般持续 12～48 小时。如果治疗正确，肿胀会逐渐消退。如果复位固定不好、功能锻炼不正确、伤口合并感染时，肿胀会持续不消退或反复发作、加重。

（四）躯体移动障碍

骨折、神经受损、治疗限制，如牵引、石膏固定等都会造成不同程度的功能障碍，骨折后期的各种并发症也会导致功能性障碍的发生。

（五）自理缺陷

骨折、瘫痪及各种治疗限制，如卧床、牵引、石膏固定等都会造成患者生活自理能力的下降。

（六）营养代谢失调

创伤后患者情绪波动、组织代谢率增加、疼痛的刺激、治疗措施的影响，加之伤后缺乏全身性活动，以及生活环境、习惯、节奏的改变，患者可出现消化功能减弱的现象，导致营养摄入不足及营养不良。

（七）有肢体血液循环障碍的可能

骨折合并主要血管损伤、止血带使用不当、包扎固定过紧、肢体肿胀严重等都是造成患肢血液循环障碍的重要原因。

（八）有皮肤受损的危险

局部持续受压，如瘫痪、牵引、石膏、大手术后不能自行变换体位；皮肤感觉障碍，如神经损伤；皮肤营养不良，如合并糖尿病等；排泄物刺激，如大小便、汗液、伤口渗出液等均可能导致皮肤破损。

（九）有废用综合征的危险

长时间制动或卧床，缺乏功能锻炼等可能引起骨骼、肌肉运动系统功能的退化，造成骨质疏松、肌肉萎缩、关节僵直等。

（十）相关知识缺乏

对骨折的治疗和康复过程缺乏了解。

二、护理措施

（一）生活起居护理

病室环境应安静、舒适、阳光充足、空气新鲜流通，有降温与取暖设备，床边装有呼叫器。常用物品置于患者床旁易取到的地方，一般卧硬板床，提供合适的就餐体位与床上餐桌板。及时提供便器，协助做好便后清洁卫生。协助洗漱、更衣、床上擦浴、洗头等。协助患者使用拐杖、助行器、轮椅等，使其能进行力所能及的自理活动。及时鼓励患者逐步完成病情允许下的部分或全部自理活动。

（二）心理护理

经常巡视病房，多与患者交谈，给予安慰和必要的病情解释。有针对性地进行医疗卫生知识宣传教育，介绍同类患者救治成功的病例，解除患者的紧张情绪，减少顾虑及担忧，增强战胜疾病的信心；帮助患者尽快熟悉适应环境，保持心情舒畅，以最佳的精神状态接受治疗、配合护理。

（三）饮食护理

骨折患者原则上给予高蛋白、高糖、高维生素的饮食，并按骨折修复过程的特点，科学合理调配。早期由于骨折后发生出血、疼痛，甚至休克，失水、失钠严重，应供给低脂、高维生素、高钠、高铁、含水分多、清淡、易消化的饮食。骨折后期，软骨细胞增生、钙化变为骨质，可给予高蛋白、高脂肪、高糖、高热量、高维生素、高钙、高锌、高铜的饮食，以利于骨折的修复。忌食辛辣、香燥和过于寒凉的食物。对有糖尿病、肾病或肝病等疾患的骨折患者，饮食原则必须兼顾，否则不利于整体健康的恢复。

（四）病情观察

1.体位

体位是否正确，肢体是否按治疗要求摆放与固定，要求也不能一概而论。如果一个人的肌肉、骨骼、神经系统受创伤或疾病的损害以致功能失常，这时就必须根据病情，按恢复功能的治疗要求，决定体位的放置法。如久病卧床，肌张力持续减退，肌肉便会萎缩无力，则可成为永久性伸长或屈曲，一般只要2周就足以产生重要肌肉群的挛缩畸形。由此可见，强调注意卧床患者的体位和活动锻炼是极为重要的。

2.外固定情况

观察外固定装置是否有效，夹板松紧度是否适宜，石膏有无断裂、松动，牵引滑轮是否灵活，牵引锤是否落地或着地及重量是否符合要求。

3.患肢肿胀与血运情况

观察有无血液循环障碍的表现。

4.皮肤情况

观察皮肤有无受压及破损，牵引针眼有无红肿、渗出物。

5.疼痛情况

了解疼痛的性质及程度，确定引起疼痛的原因。

6.伤口情况

观察伤口有无渗血及感染征象。

7.功能锻炼情况

锻炼时是否伴有疼痛、肿胀、麻木等不适。

（五）症状护理

1.疼痛

加强临床观察，记录疼痛部位、性质、程度、发作规律、伴随症状及诱发因素，以确定引起疼痛的原因，并针对不同的病因对症处理；分散和转移患者的注意力，减轻焦虑与不适；必要时使用镇痛药，注意观察其疗效和不良反应。

2.肿胀

迅速查明引起肿胀的原因，及时对症处理；抬高患肢，鼓励患者进行患肢肌肉舒缩活动；伴有血循环障碍时，应检查包扎固定是否过紧，若过紧应及时解除；对严重的肢体肿胀，要警惕骨筋膜室综合征的发生，并及时通知医师作相应处理。

3.患肢血液循环障碍

密切观察肢端颜色、温度、毛细血管充盈度、脉搏、疼痛性质及有无患指（趾）被动牵拉痛，异常时及时报告医师。

4.肢体功能障碍

向患者说明功能锻炼的重要性，指导及时正确的功能锻炼，可按早、中、后三期循序渐进进行。

三、辨证施护

骨折患者一般可按早、中、后三期辨证施护。

（一）早期

1.证治

伤后1～2周以内，筋骨脉络损伤，血离经脉，淤积不散，气血凝滞，经络受阻，治宜活血化淤、消肿止痛。

2.护理

（1）应注意保暖，免受风寒湿邪。

（2）饮食宜清淡、易消化，多食粗纤维蔬菜及水果，忌食生冷、辛辣、刺激性食物。

（3）功能锻炼以患肢肌肉的收缩活动为主。伤后1～2周内，患肢局部肿胀、疼痛且容易发生再移位，此期功能锻炼的主要形式是使患肢肌肉做收缩活动。例如前臂骨折时，可做轻微的握拳及手指伸屈活动，上臂仅做肌肉舒缩活动，而腕、肘关节不活动。股骨骨折可做股四头肌舒缩活动等。原则上，骨折部上、下关节暂不活动，而身体其他各部关节均应进行功能锻炼。此期锻炼的目的，在于促进患肢血液循环，有利于消肿，防止肌肉萎缩，避免关节僵硬。

（二）中期

1.证治

伤后3～6周，肿胀逐渐消退，疼痛明显减轻，但淤肿虽消而未尽，骨折初步稳定但未完全连接，治宜和营止痛，接骨续筋。

2.护理

（1）应给予营养丰富的膳食，还可以食黑大豆、贝类、蟹、油菜、木耳、山楂、栗子等食品辅助散淤止血。待脾胃健运后，可以补养气血，以血肉有情之品为宜，多食黄豆骨头汤，还可饮少量药酒，以活血通络。

（2）功能锻炼应逐步活动骨折部的上、下关节，有条件者应多进行户外活动。两周以后患肢肿胀消退，局部疼痛逐渐消失，骨折端以纤维连接，并正在逐渐形成骨痂，骨折部日趋稳定。除继续进行患肢肌肉的舒缩活动外，可在健肢或医护人员的帮助下逐步活动上、下关节。动作应缓慢，活动范围应由小到大，接近临床愈合时应增加活动次数，加大活动幅度和力量。例如股骨骨折，在小夹板固定及持续牵引的情况下，可进行撑臂、抬臀、伸屈髋、膝等活动。有条件者应多进行户外活动。

（三）后期

1.证治

伤后 7 周以后，淤肿已消，已有骨痂生长，但筋骨尚未坚实，功能尚未恢复，治宜壮筋骨、养气血、补肝肾为主。

2.护理

（1）饮食以补益为主，忌食辛辣、寒凉之品。

（2）加强患肢关节的主动活动锻炼及全身锻炼，鼓励患者多在户外做针对性的锻炼，多接触阳光，促进骨折愈合及各关节功能迅速恢复正常。

四、健康教育

1.向患者及家属有针对性地进行卫生知识介绍，使患者及家属对所患骨折的特点、治疗原则及其预后以及功能锻炼有所了解；能正确理解治疗的意图和注意事项，自觉主动配合各项治疗护理工作。

2.告知患者功能锻炼是骨科患者必须掌握的一种治疗手段。正确的功能锻炼与骨折早期整复、合理的局部外固定等紧密的结合，是加速创伤愈合、保证伤肢功能恢复的有效措施。

3.帮助患者进行功能锻炼

（1）功能锻炼的分类

①局部锻炼

是保持肌肉张力，利用肌肉的拮抗作用，使骨折段稳定，以健肢带动患肢，使动作协调，对称平衡。

②全身锻炼

从中医整体护理观念出发，脏腑气血、四肢百骸是互相联通、不可分割的。全身锻炼可以防病治病，补药物之不足。

③器械锻炼

借助器械锻炼的目的是补徒手之不足。

（2）功能锻炼的作用

坚持功能锻炼，有活血化瘀、消肿止痛、濡养伤肢关节经络、促进骨折损伤组织修复的作用，还可以避免骨质疏松和关节粘连，真正达到扶正祛邪，有利于肌体功能的全面康复。

（3）功能锻炼的原则

①必须以保持骨折对位、促进骨折愈合为前提。

②要从恢复和增强肢体的固有生理功能为中心。

③从整复固定后开始贯穿于全部治疗过程。

（4）功能锻炼的注意事项

①要在医护人员的指导下确定锻炼项目、内容和运动强度，制定锻炼

计划，但要因人而异、因病而异。合适而有足够强度的运动量才能取得满意效果，既要不失时机，又要循序渐进、量力而行，次数由少到多，动作幅度由小到大，锻炼时间由短到长，并根据个人情况随时调整内容和运动量及修订运动方式和锻炼计划。

②功能锻炼要全神贯注，思想集中，做较强运动前，一定要做好热身准备活动，并要适应当时气候的变化，注意防寒保暖，避免外邪侵袭。

4.定期门诊随访。

第二节 上肢骨折护理

一、锁骨骨折

（一）护理措施

1.生活起居护理

病室保持干净、整齐、安静、温湿度适宜，床铺半整、清洁；做好生活起居护理，主动提供必要的生活帮助，鼓励进行力所能及的自理活动。

2.心理护理

经常巡视病房，多与患者交谈，及时了解其心理活动和需要，给予安慰和必要的病情解释，介绍同类患者救治成功的病例，解除患者的紧张情绪，减少顾虑及担忧，增强战胜疾病的信心。

3.饮食护理

合理安排饮食，加强营养，增强机体抵抗力。多吃新鲜蔬菜、水果，多饮水，保持大便通畅。

4.病情观察

（1）全身情况

注意生命体征及全身情况的观察，警惕合并损伤和其他系统并发症。

（2）局部情况

①体位

横"8"字绷带或双圈固定后，患者应保持挺胸抬头，双手叉腰，以防复位后的骨折端重新移位。卧床休息时，应去枕平卧于硬板床上，两肩胛骨间垫一窄枕，使两肩后伸、外展。

②外固定情况

向患者讲明固定的作用和目的，引起患者的重视并自觉保护；局部以横"8"字绷带或双圈固定的患者，要经常检查其固定情况，既要保持有效固定又不能压迫腋窝。

③皮肤情况

观察局部皮肤有无压疮或糜烂。

④患肢血运及感觉情况

观察有无血管神经受压的表现。

5.病状护理

（1）肿胀

①检查包扎固定松紧度是否适宜，发现问题及时调整。

②抬高患肢，尽早进行功能锻炼。

③遵医嘱内服或外敷活血消肿的中药。

（2）血管神经受压。

注意观察患肢的血运和感觉情况，发现异常时及时报告医师。

（3）疼痛

①认真检查并确定引起疼痛的原因，如外固定过紧应及时调整。

②保持环境安静，减少刺激，遵医嘱应用镇痛剂。

③稳定患者情绪，加强心理护理，可让患者听音乐、读书或与患者交谈，以分散注意力，减轻焦虑与不适。

④在治疗护理操作过程中避免过大动作，以减轻患者疼痛。

6.并发症护理

积极进行功能锻炼，防止骨折病（肌肉萎缩、关节僵硬、骨质疏松）。

（1）向患者介绍功能锻炼的原则、作用和意义，指导患者进行合理的功能锻炼。

（2）局部固定后，应保持挺胸提肩姿势，练习手部及腕、肘关节的各种活动，并练习肩关节外展、后伸，如做挺胸、双手叉腰动作。但要禁止做肩前屈、内收等动作。

（3）解除外固定后，开始全面练习肩关节活动，范围由小到大，次数由少到多，如肩关节环转活动、两臂做划船动作等，以防并发症的发生。

（二）健康教育

1.介绍锁骨骨折的特点、治疗原则及其预后。

2.让患者了解治疗过程中医患合作的重要性，充分发挥患者的主观能动性。

3.根据锁骨骨折早、中、后三期的特点，调整饮食起居及坚持合理功能锻炼。

4.按医嘱正确服药积极治疗，按时到医院复查。

二、肱骨外科颈骨折

（一）护理措施

1.生活起居护理

病室保持干净、整齐、安静、温湿度适宜，床铺平整、清洁；做好生活起居护理，主动提供必要的生活帮助，鼓励进行力所能及的自理活动。

2.心理护理

经常巡视病房，多与患者交谈，及时了解其心理活动和需要，给予安慰和必要的病情解释，介绍同类患者救治成功的病例，解除患者的紧张情绪，减少顾虑及担忧，增强战胜疾病的信心。

3.饮食护理

合理安排饮食，加强营养，增强机体抵抗力。多吃新鲜蔬菜、水果，多饮水，保持大便通畅。

4.病情观察

（1）全身情况

注意生命体征及全身情况的观察，警惕合并损伤和其他系统并发症。因动脉断裂等原因导致肌肉缺血者，应报告医生查明缺血原因，进行进一步处理。

（2）局部情况

①体位骨折固定后，用三角巾将患肢悬吊于胸前；患者卧床时，在肘

后部垫一枕头，使患肩前屈30°，内收型骨折维持患肩于外展位，外展型骨折维持患肩于内收位。仰卧位时垫高患肢，使患侧肩臂与躯干平行，以免前屈或后伸。坐起时给予协助扶背部及健侧肩部，以免引起患肢疼痛及用力不当而影响固定。

②外固定情况向患者讲明固定的作用和目的，引起患者的重视并自觉保护；经常检查外固定情况，注意观察患肢血运和手指活动情况，如皮肤的温度和颜色、动脉搏动、毛细血管充盈时间以及手指被动动作时的反应等。患肢出现发凉、发紫、伤口剧烈疼痛等并发症应及时报告医师进行处理；嘱患者如有不适及时反映，不要擅自处理。

③皮肤情况观察局部有无出血及皮肤有无红肿、水疱、糜烂或压疮。

④患肢血运及感觉情况观察有无血管神经受压的表现。

5.症状护理

（1）疼痛

①认真检查并确定引起疼痛的原因，因外固定过紧，使骨筋膜室内压增大，则酌情放松固定，可缓解疼痛，外固定过松使骨折端移位，应报告医师，重新复位。

②保持环境安静，减少刺激，遵医嘱应用镇痛剂。

③稳定患者情绪，加强心理护理，可让患者听音乐、读书（报）或与患者交谈，以分散注意力，减轻焦虑与不适。

④在治疗操作及护理过程中避免过大动作，以减轻患者疼痛。

（2）肿胀

①抬高患肢，促进淋巴和静脉血液回流。注意调节外固定的松紧，以

免造成肢体受压或骨折移位，尽早进行功能锻炼。

②遵医嘱内服或外敷活血消肿的中药。

（3）皮肤破损

①注意检查骨突部、夹板两端及压垫部位的皮肤情况，防止压迫性溃疡；

②一旦发现皮肤红肿、水疱形成、表皮破溃等征象，应针对原因妥善处理。

6.并发症护理

积极进行功能锻炼，防止骨折病（肌肉萎缩、关节僵硬、骨质疏松）。

（1）向患者介绍功能锻炼的原则、作用和意义，指导患者进行合理的功能锻炼。

（2）骨折早期练习握拳、伸指及屈伸腕、肘关节活动。

（3）伤后第3周开始练习肩关节前屈、后伸活动，但外展型骨折要限制肩关节外展活动，内收型骨折要限制肩关节内收活动。

（4）解除外固定后，全面练习肩关节各方向的活动。

（二）健康教育

1.介绍肱骨外科颈骨折的特点、治疗原则及其预后。

2.让患者了解治疗过程中医患合作的重要性，指导患者学会自我调整心态，充分发挥患者的主观能动性。

3.根据肱骨外科颈骨折早、中、后三期的特点，调整饮食起居及合理的功能锻炼。

4.按医嘱正确服药及治疗，按时到医院复查。

三、肱骨干骨折

（一）护理措施

1.生活起居护理

病室保持干净、整齐、安静、温湿度适宜，床铺平整、清洁；做好生活起居护理，主动提供必要的生活帮助，鼓励患者进行力所能及的自理活动。

2.心理护理

经常巡视病房，多与患者交谈，及时了解其心理活动和需要，给予安慰和必要的病情解释，介绍同类患者救治成功的病例，解除患者的紧张情绪，减少顾虑及担忧，增强战胜疾病的信心。

3.饮食护理

合理安排饮食，加强营养，增强机体抵抗力。多吃新鲜蔬菜水果，多饮水，保持大便通畅。

4.病情观察

（1）全身情况

注意生命体征及全身情况的观察，警惕合并损伤和其他系统并发症。

（2）局部情况

①体位

骨折固定后，肘关节屈曲90°，以水托板或三角巾将前臂置于中立位，患肢悬吊于胸前。卧床时，在上臂下面垫一枕头，使患肢与躯干保持平行。翻身前或坐起时要扶托保护，以免患者用力不当而影响固定。

②外固定情况

向患者讲明固定的作用和目的，引起患者的重视并自觉保护；经常检查外固定情况，注意观察患肢血运和手指活动情况，及时调整夹板的松紧度；嘱患者如有不适及反映，不要擅自处理。

③皮肤情况

观察局部皮肤有无红肿、水疱、糜烂或压疮。

④患肢血运及感觉情况

观察有无血管神经受压的表现，如腕下垂、腕关节不能前伸等。

5.症状护理

（1）疼痛

①认真检查并确定引起疼痛的原因，如夹板过紧应及时调整。

②保持环境安静，减少刺激，遵医嘱应用镇痛剂。

③稳定患者情绪，加强心理护理，可让患者听音乐、读书或与患者交谈。以分散注意力，减轻焦虑与不适。

④在治疗护理操作过程中避免过大动作，以减轻患者疼痛。

（2）肿胀

①检查包扎固定松紧度是否适宜，发现问题及时调整。

②抬高患肢，使手术部位高于心脏水平，以利静脉回流，减少肢体肿胀，尽早进行功能锻炼。

③遵医嘱内服或外敷活血消肿的中药。

（3）皮肤破损

①注意检查骨突部、夹板两端及压垫部位的皮肤情况，检查夹板边缘

是否光滑，防止压迫性溃疡。

②一旦发现皮肤红肿、水疱形成、表皮破溃等征象，应针对原因妥善处理。

③患肢循环障碍注意观察患肢的血运和感觉情况，发现肢体皮肤青紫、发冷、肿胀、剧痛或其他异常时及时报告医师。

6.并发症护理

积极进行功能锻炼，防止骨折病（肌肉萎缩、关节僵硬、骨质疏松）。

（1）向患者介绍功能锻炼的原则、作用和意义，指导患者进行合理的功能锻炼。

（2）骨折早期练习握拳、伸指及屈伸腕关节活动，并做上臂肌肉的主动舒缩练习，以加强两骨折端在纵轴上的挤压力，但要禁止做上臂旋转活动。

（3）伤后第3周开始练习肩、肘关节的屈伸及肩关节的环转（划网圈）、上举活动，及划船动作。

（4）解除外固定后，全面练习肩、肘关节各方向活动。

（二）健康教育

1.介绍肱骨干骨折的特点、治疗原则及其预后。

2.告知患者外固定解除后的功能锻炼。早、中期禁止做上臂的环转活动，逐步达到生活自理。后期可做以下关节活动。

（1）肩关节环转运动（划圆圈）向前弯腰，使上臂自然下垂，活动上肢，以顺时针或逆时针方向在水平面划圆圈。

（2）肩内旋运动将患侧手置于背后，然后从背部用健手托扶患侧手去触摸健侧肩胛骨。

（3）肩外展、外旋运动举臂摸头后部。

（4）肩外展、内旋、后伸运动反臂摸腰，即用患侧手指背侧触摸腰部。

（5）肩内收、外旋运动患侧手横过面部去触摸健侧耳朵。

（6）肩内收、外展、内旋、外旋、前屈、后伸、上攀运动即做划船动作。

3.根据肱骨骨折早、中、后三期的特点，调整饮食起居。

4.按医嘱正确服药及治疗，按时到医院复查。

四、肱骨髁上骨折

（一）护理措施

1.生活起居护理

病室保持干净、整齐、安静、温湿度适宜，床铺平整、清洁；做好生活起居护理，主动爱护病儿；取得病儿和家长的信赖，使其积极配合治疗和护理。

2.心理护理

对病儿要亲切、和蔼，消除其恐惧心理，使病儿尽快熟悉新环境，争取病儿的信任与合作。

3.饮食护理

合理安排饮食，加强营养，增强机体抵抗力。多吃新鲜蔬菜、水果，多饮水，保持大便通畅。

4.病情观察

（1）全身情况

注意生命体征及全身情况的观察，警惕其他合并损伤。

（2）局部情况

严密观察患肢情况，包括肿胀程度，肢端皮肤的颜色、温度，桡动脉搏动及患者感觉等。及时调整外固定松紧度，以防止外固定物过紧造成肢体内压力增高，引起骨筋膜室综合征。一旦出现肢体持续性疼痛、局部感觉异常、患侧手指被动牵拉痛等，应立即通知医师处理。同时应向病儿家长说明骨筋膜室综合征的严重性，使之提高警惕，密切合作。

5.症状护理

（1）哭闹

应询问病儿家长，细心查明原因，仔细检查伤肢情况，及时处理。

（2）肿胀

①检查包扎固定松紧度是否适宜，发现问题及时调整。

②抬高患肢，尽早进行功能锻炼。

③遵医嘱内服或外敷活血消肿的中药。

④肿胀严重时要警惕，如出现骨筋膜室综合征应立即去除一切外固定物和敷料，将肢体平放并报告医师做进一步处理。

（3）皮肤破损

①注意检查骨突部、夹板两端及压垫部位的皮肤情况，防止压迫性溃疡。

②一旦发现皮肤红肿、水疱形成、表皮破溃等征象，应针对原因妥善

处理。

6.并发症护理

积极进行功能锻炼，防止骨折病（肌肉萎缩、关节僵硬、骨质疏松）。

（1）向病儿家长说明功能锻炼的重要性，教给病儿和家长功能锻炼的方法，使家长能协助功能锻炼。

（2）伤后1周内开始练习握拳、伸指、腕关节屈伸及肩关节各种活动。

（3）解除外固定后，开始练习肘关节屈伸活动。

（二）健康教育

1.介绍肱骨髁上骨折及骨筋膜室综合征的特点、治疗原则及其预后。

2.让患者了解治疗过程中医患合作的重要性，充分发挥患者的主观能动性。

3.根据骨折早、中、后三期的特点，调整饮食起居及合理的功能锻炼。

4.按医嘱正确服药及治疗，按时到医院复查。

五、尺桡骨干双骨折

（一）护理措施

1.生活起居护理

病室保持干净、整齐、安静、温湿度适宜，床铺平整、清洁；做好生活起居护理，主动提供必要的生活帮助，鼓励进行力所能及的自理活动。

2.心理护理

经常巡视病房，多与患者交谈，及时了解其心理活动和需要，给予安慰和必要的病情解释，介绍同类患者救治成功的病例，解除患者的紧张情绪，减少顾虑及担忧，增强战胜疾病的信心。

3.饮食护理

合理安排饮食，加强营养，增强机体抵抗力。多吃新鲜蔬菜、水果，多饮水，保持大便通畅。

4.病情观察

（1）体位

骨折固定后，肘关节屈曲90°，以木托板或三角巾将患肢悬吊于胸前。卧床时以枕垫抬高患肢，以利肿胀的消退。

（2）外固定情况

向患者讲明固定的作用和目的，引起患者的重视并自觉保护；经常检查外固定情况，及时调整夹板的松紧度，以免因肿胀消退、夹板松动而引起骨折重新移位：或因肿胀严重而固定过紧，发生骨筋膜室综合征。若手部肿胀严重，皮温低下，手指发绀、感觉麻木、疼痛难忍，应立即检查布带，适当放松，并通知医师处理。

（3）皮肤情况

观察局部皮肤有无红肿、水疱、糜烂或压疮。

（4）患肢血运及感觉情况

观察有无血管神经受压的表现。

5.症状护理

（1）疼痛

①认真检查并确定引起疼痛的原因，如夹板过紧应及时调整。

②保持环境安静，减少刺激，遵医嘱应用镇痛剂。

③稳定患者情绪，加强心理护理，可让患者听音乐、读书或与患者交谈，以分散注意力，减轻焦虑与不适。

④在治疗护理操作过程中避免过大动作，以减轻患者疼痛。

（2）肿胀

①检查包扎固定松紧度是否适宜，发现问题及时调整。

②抬高患肢，尽早进行功能锻炼。

③遵医嘱内服或外敷活血消肿的中药。

（3）皮肤破损

①注意检查骨突部、夹板两端及压垫部位的皮肤情况，防止压迫性溃疡。

②一旦发现皮肤红肿、水疱形成、表皮破溃等征象，应针对原因妥善处理。

（4）患肢循环障碍注意

观察患肢的血运和感觉情况，发现异常及时报告医师。

6.并发症护理

积极进行功能锻炼，防止骨折病（肌肉萎缩、关节僵硬、骨质疏松）。

（1）向患者介绍功能锻炼的原则、作用和意义，指导患者进行合理的功能锻炼。

（2）骨折固定后，即鼓励患者做握拳、伸指及上肢肌肉的主动舒缩练习，以促进气血运行，使肿胀消退。

（3）伤后第3周开始练习肩、肘关节的活动，如小动手等，活动范围逐渐增大，但不宜做前臂旋转活动。

（4）解除外固定后，可做前臂旋转活动，以恢复前臂旋转功能。

（二）健康教育

1.介绍尺桡骨干双骨折的特点、治疗原则及其预后。

2.告知患者4周后练习前臂环转及推墙动作，使两骨折端之间产生纵轴挤压力。7～9周后X摄片显示骨折已愈合，除去外固定，充分锻炼各关节功能。

3.根据尺桡骨干双骨折早、中、后三期的特点及脾胃健运后，饮食以补养气血的禽、蛋、畜、血等血肉有情之品为宜。

4.按医嘱正确服药及治疗，按时到医院复查。

六、桡骨远端骨折

（一）护理措施

1.生活起居护理

病室保持干净、整齐、安静、温湿度适宜，床铺平整、清洁，做好生活起居护理，主动提供必要的生活帮助，鼓励患者进行患侧健指的屈曲活动，以提高其生活自理能力。

2.心理护理

经常巡视病房，多与患者交谈，及时了解其心理活动和需要，给予安慰和必要的病情解释，介绍同类患者救治成功的病例，解除患者的紧张情绪，减少顾虑及担忧，增强战胜疾病的信心。

3.饮食护理

合理安排饮食，加强营养，增强机体抵抗力。多吃新鲜蔬菜、水果，多饮水，保持大便通畅。

4.病情观察

（1）全身情况

注意生命体征及全身情况的观察，警惕合并损伤和其他系统并发症。

（2）局部情况

①体位

骨折固定后，肘关节屈曲90°，以木托板或三角巾将患肢悬吊于胸前。卧床时以枕垫抬高患肢，以利肿胀的消退。并向患者和家属讲清楚注意事项。

②外固定情况

向患者讲明固定的作用和目的，引起患者的重视并自觉保护；经常检查外固定情况，注意观察患肢手指末端皮肤的颜色、温度、弹性以及水肿时间与程度和手指活动情况，防止肌腱粘连、关节僵直等，及时调整夹板的松紧度；嘱患者如有不适及时反映，不要擅自处理。

③皮肤情况

观察局部皮肤有无红肿、水疱、糜烂或压疮。

④患肢血运及感觉情况

观察有无血管神经受压的表现。

5.症状护理

（1）疼痛

①认真检查并确定引起疼痛的原因，如夹板过紧应及时调整；

②保持环境安静，减少刺激，合理应用镇痛剂；

③稳定患者情绪，加强心理护理，可让患者听音乐、读书或与患者交谈，以分散注意力，减轻焦虑与不适；

④在治疗护理操作过程中避免过大动作，以减轻患者疼痛。

（2）肿胀

①检查包扎固定松紧度是否适宜，发现问题及时调整，若发现皮肤发白或紫绀、皮温降低、显著肿胀等提示血液循环不良，应及时报告医师。

②抬高患肢，减轻组织水肿，以降低局部损伤，尽早进行功能锻炼。

③遵医嘱内服或外敷活血消肿的中药。

（3）皮肤破损

①注意检查骨突部、夹板两端及压垫部位的皮肤情况，防止压迫性溃疡。

②一旦发现皮肤红肿、水疱形成、表皮破溃等征象，应针对原因妥善处理。

（4）患肢循环障碍

注意观察患肢的血运和感觉情况，有异常时及时报告医师。

6.并发症护理

积极进行功能锻炼，防止骨折病（肌肉萎缩、关节僵硬、骨质疏松）。

（1）向患者介绍功能锻炼的原则、作用和意义，指导患者进行合理的功能锻炼。

（2）骨折固定后，即鼓励患者做握拳、伸指及肩、肘关节的活动。

（3）2周后可进行腕关节背伸和桡偏活动及前臂旋转活动。

（4）解除外固定后，充分练习腕关节的各种活动。

（二）健康教育

1.介绍桡骨远端骨折的特点、治疗原则及其预后。

2.让患者了解治疗过程中医患合作的重要性，充分发挥患者的主观能动性。

3.根据桡骨远端骨折早、中、后三期的特点，调整饮食起居及合理的功能锻炼。

4.按医嘱正确服药及治疗，按时到医院复查。

第三节 下肢骨折护理

一、股骨颈骨折

（一）护理措施

1.生活起居护理

病室保持整齐、安静、温湿度适宜，宜仰卧硬板床，床铺平整、清洁，主动提供必要的生活帮助，教会患者在床上大小便；鼓励患者进行力所能及的自理活动.及尽早锻炼，患肢要积极进行股四头肌等长收缩活动。

2.心理护理

经常巡视病房，多与患者交谈，及时了解其心理活动和需要，给予安慰和必要的病情解释，请治疗成功的同类患者介绍亲身接受治疗护理经历，解除患者的紧张情绪，减少顾虑及担忧，增强战胜疾病的信心。

3.饮食护理

合理安排饮食，多吃新鲜蔬菜、水果及含钙磷丰富的食物，早期可用黑大豆、贝类、鳖、蘑菇、木耳、栗子、鲜藕、山楂等散瘀和止血食物，宜煮为汤、粥、羹等以利消化，多饮水，保持大便通畅。

4.牵引装置

注意牵引装置安装良好，按牵引护理实施。

5.病情观察

（1）全身情况

注意生命体征及全身情况的观察，正确评估患者健康状况，确定有无伴随疾病，以便有针对性、有重点地观察与护理，一旦出现并发症，配合医师及时采取相应措施。对患有下列疾病者需密切观察。

①对于心血管疾病患者，观察脉搏和血压，有无胸闷、胸前区疼痛及剧烈头痛，谨防心绞痛、心肌梗死及脑血管意外的发生。

②对于糖尿病患者，观察有无低血糖及酮症酸中毒先兆，如大汗淋漓、乏力、血压下降、呼吸有烂苹果味。

③对于呼吸系统疾病患者，观察咳嗽、咳痰性质及缺氧程度（呼吸、面色、神志、血氧饱和度）。

④观察有无呕血、便血等消化道出血症状，谨防应激性溃疡。

⑤严密观察用药疗效与反应，谨防药物不良反应的发生。使用外敷药物时，如皮肤有瘙痒或发红，可将药膏去除，用温水清洗，皮肤破损者不得外敷药。

468

（2）局部情况

①体位

告知患者及其家属保持正确体位的重要性，指导患者及家属配合保持正确体位。牵引时伤肢外展30°～40°，足部中立位，防止外旋。内固定术后第2天可坐起。不盘腿、不侧卧，仰卧时两大腿之间置一枕垫，防止患肢内收和外旋。

②外固定情况

向患者讲明牵引的作用及注意事项，引起患者的重视并自觉保护；经常检查牵引装置，保持牵引的效能，注意观察滑轮和牵引架是否松脱，牵引绳与大腿是否在同一轴线上，牵引锤是否着地或脱落，足底有无抵着床尾，致使牵引无效。

6.症状护理

（1）认真检查并确定引起疼痛的原因，及时解除。

（2）加强心理护理，可让患者听音乐、读书或与患者交谈，以分散注意力，减轻焦虑与不适。

（3）在治疗护理操作过程中避免过大动作，以减轻患者疼痛。

7.并发症护理

（1）预防肺部感染

定期翻身拍背，鼓励患者扩胸、深呼吸、咳嗽，以增进肺功能。指导患者用拉手悬吊锻炼，保持口腔清洁。室内定期开窗通风换气，温湿度适宜。

（2）预防肌肉萎缩

协助肢体活动，按摩肌肉；鼓励患者主动活动。

（3）预防泌尿系统感染

鼓励患者多饮水；做好会阴护理。

（4）预防压疮

保持床铺柔软、清洁、干燥、平整；定时更换体位，按摩受压部位；经常用温水擦身。

（二）健康教育

1.介绍股骨颈骨折的特点、治疗原则及其预后。

2.指导患者进行合理有效的功能锻炼，使之了解锻炼的意义、方法及注意事项。在牵引期间主要锻炼股四头肌等长收缩、骨关节被动活动、踝关节屈伸以及足部活动等。充分发挥患者的主观能动性。

3.指导患者三点步态用拐法，即用健肢及双拐三点着地承负体重。患足悬立，双拐同时先向前迈步，着地后由双手持拐伴腋部负重，身体向前倾，健足向前移步，如此交替进行，严格禁止患肢负重。要有人陪护，以免发生意外。

4.根据股骨颈骨折早、中、后三期的特点，调整饮食起居，多食含钙丰富的食物，适当减肥以减轻负重。

5.骨质疏松者，应有意识地进行功能锻炼，按时到医院复查。

二、股骨粗隆间骨折

（一）护理措施

1.生活起居护理

病室保持整齐、安静、温湿度适宜，宜卧硬板床，床铺平整、清洁；主动提供必要的生活帮助，教会患者在床上大小便；鼓励患者进行力所能及的自理活动，可减少并发症的发生。

2.心理护理

经常巡视病房，多与患者交谈，及时了解其心理活动和需要，给予安慰和必要的病情解释，介绍同类患者救治成功的病例，解除患者的紧张情绪，减少顾虑及担忧，增强战胜疾病的信心。

3.饮食护理

合理安排饮食，加强营养，增强机体抵抗力。多吃新鲜蔬菜、水果，多饮水，保持大便通畅。

4.病情观察

（1）全身情况

注意生命体征及全身情况的观察，正确评估患者健康状况，确定有无伴随疾病，以便有针对性、有重点地观察与护理，一旦出现并发症，配合医师及时采取相应措施。对患有下列疾病者需密切观察：

①对于心血管疾病患者，观察脉搏和血压、有无胸闷，胸前区疼痛及剧烈头痛，谨防心绞痛、心肌梗死及脑血管意外的发生。

②对于糖尿病患者，观察有无低血糖及酮症酸中毒先兆，如大汗淋漓、乏力、血压下降、呼吸有烂苹果味。

③对于呼吸系统疾病患者，观察咳嗽、咳痰性质及缺氧程度（呼吸、面色、神志、血氧饱和度）。

④观察有无呕血、便血等消化道出血症状，谨防应激性溃疡。

⑤严密观察用药反应与疗效，谨防药物不良反应的发生。

（2）局部情况

①体位

告知患者及其家属保持正确体位的重要性，指导患者及家属配合保持正确体位；保持患肢于外展中立位，为防止患肢内收，应将骨盆放正，防止倾斜，两下肢同时在外展中立位牵引；去除牵引或内固定后，患者的卧位姿势可以随意，但还要防止髋内收畸形的发生，因此患者不要侧卧在健侧，平卧时两大腿之间应放置一枕垫，以控制患肢内收。

②外固定情况

向患者讲明牵引的作用、目的及注意事项，引起患者的重视并自觉保护；经常检查牵引装置，保持牵引的效能，注意观察滑轮和牵引架是否松脱，牵引绳与大腿是否在同一轴线上，牵引锤是否着地或脱落，足底有无抵着床尾，致使牵引无效。防止牵引针眼感染，保持牵引针眼干燥。

5.症状护理

（1）认真检查并确定引起疼痛的原因，及时解除，合理应用镇痛剂。

（2）稳定患者情绪，加强心理护理，可让患者听音乐、读书或与患者交谈，以分散注意力，减轻焦虑与不适。

（3）在治疗护理操作过程中避免过大动作，以减轻患者疼痛。

6.并发症护理

（1）预防压疮

保持床铺柔软、清洁、干燥、平整；定时，变换体位骨突部位用50%红花酒精适时按摩受压部位；经常用温水擦身。

（2）预防肺部感染

定期翻身拍背，鼓励患者扩胸、深呼吸、咳嗽，以增进肺功能；保持口腔清洁；保持室内空气清新，温度适宜。

（3）预防泌尿系感染

鼓励患者多饮水；做好会阴护理。

（4）预防便秘

饮食平衡多吃新鲜蔬菜和水果。

（5）预防肌肉萎缩

协助患者肢体活动，按摩肌肉；鼓励其主动活动。

（二）健康教育

1.介绍股骨粗隆间骨折的特点、治疗原则及其预后。

2.去除牵引或解除外固定后，指导患者在床上活动关节，离床活动需人陪护，注意安全，患肢不负重。防止髋部内收畸形，保持外展中立位，侧卧时不能卧于健侧，平卧时在大腿间夹一枕垫等。

3.介绍可能出现的并发症及预防措施。

4.调整饮食起居，注意钙、磷等食物的摄入。

5.按医嘱正确服药及合理的功能锻炼，按时到医院复查。

三、股骨干骨折

（一）护理措施

1.生活起居护理

病室保持整齐、安静、温湿度适宜，床铺平整、清洁；主动提供必要的生活帮助；鼓励患者进行力所能及的自理活动。

2.心理护理

经常巡视病房，多与患者交谈，及时了解其心理活动和需要，给予安慰，向患者解释牵引的意义、方法和注意事项及牵引后肢体应保持的正确位置。

3.饮食护理

饮食宜清淡、易消化，鼓励患者进高热量、高蛋白、高维生素等食物，多食含钙丰富的食物，如黄豆汤、牛奶、虾皮等。合理安排饮食，加强营养，增强机体抵抗力。多吃新鲜蔬菜水果，多饮水，保持大便通畅。

4.用药护理

遵医嘱使用麻醉止痛剂，观察用药后的疗效及反应，固定解除后，遵医嘱用舒筋活血汤剂进行肢体熏洗时，水温以患者能忍受为宜，以免烫伤。

5.病情观察

（1）全身情况

详细了解病史及各种检查结果，以便全面掌握病情；注意观察患者的生命体征，详细记录病情变化：如出现瞳孔及意识状态的改变或胸骨下疼痛、呼吸困难或患肢（趾）皮肤苍白麻木、足背动脉消失等，创伤初期应考虑颅脑部、内脏损伤、休克及脂肪栓塞综合征的发生，应及时通知医师并配合相应处理。

（2）局部情况

①体位

告知患者及其家属保持正确体位的重要性，指导患者及家属配合保持正确体位。上 1/3 骨折应屈髋 40°～50°，外展约 20°，适当屈曲膝关节；中 1/3 骨折屈髋屈膝约 20°，并按成角情况调整外展角度；下 1/3 骨折时，膝部屈曲约 60°～80°，以便腓肠肌松弛。

②外固定

向患者讲明牵引的作用、目的及注意事项，引起患者的重视并自觉保护；经常检查牵引装置，保持牵引的效能；注意检查有无局部受压及患肢感觉及活动情况。术后当天即可做肌肉的静力收缩或舒张，每天 2～3 次，每次 15～30 分钟，术后 2～3 天锻炼膝关节屈曲 80°，踝关节伸屈活动。

6.症状护理

（1）疼痛护理

①认真检查并确定引起疼痛的原因，及时解除；合理应用镇痛剂；还可让患者听音乐、读书或与患者交谈，以分散注意力，减轻焦虑与不适。

②在治疗护理操作过程中避免过大动作，以减轻患者疼痛。

（2）牵引针眼感染保

持牵引针眼干燥，及时换药处理。

（3）肿胀

①将薄枕垫于患者腘窝及小腿处，以促进淋巴及静脉血液回流，减轻肿胀。合并血管损伤等患肢不宜抬高，以免加重肌肉缺血、肿胀、坏死，

切勿按摩，肿胀可用皮尺测量并与健肢对比，做好记录。

②肿胀加剧或消退过程中要注意调整外固定的松紧，以免造成肢体受压或过松导致固定不牢使骨折移位。

7.并发症护理

（1）预防骨折病

①向患者介绍功能锻炼的原则、作用和意义，指导患者进行合理的功能锻炼。

②伤后1～2周，伤肢疼痛、肿胀明显，此时应练习股四头肌等长收缩及踝足关节活动，以促进局部血液循环，防止肌肉粘连。

③2周以后，可逐步练习膝关节屈伸活动。

④去除牵引后患者需维持原体位，练习抬臂、踝关节背伸活动；外固定去除后，可扶双拐下地练习行走。

（2）预防便秘

①养成定时排便的习惯，注意便意，指导患者如何在床上排便，摄取充足水分，进行力所能及的活动。

②多食植物油，选用富含植物纤维的食物，如粗粮、蔬菜、水果、豆类及其他粗糙食物，避免食用刺激性食物如辣椒、生姜等。

③使用轻泻剂，以软化大便或腹部环状按摩协助排便，必要时肛门注入开塞露或灌肠。

（3）防治足下垂

注意检查有无膝外侧受压、患肢感觉及活动情况，防止腓总神经损伤；鼓励患者主动屈伸踝关节；腓总神经麻痹时应将踝关节保持在功能位；防止被褥等物压于足背。

（二）健康教育

1.介绍股骨干骨折的特点、治疗护理原则及其预后。

2.让患者了解治疗过程中医患合作的重要性，充分发挥患者的主观能动性。

3.介绍可能出现的并发症及预防措施。

4.根据股骨干骨折早、中、后三期的特点，调整饮食起居及合理的功能锻炼，次数由少到多，动作幅度由小到大，锻炼时间由短到长，如出现疼痛加剧，立即停止去医院就诊。

5.按医嘱正确服药，保持针孔周围皮肤干燥，每天用75%乙醇滴2次，隔天更换敷料1次，发现针孔渗出液多时应及时去医院就诊处理，按时到医院复查。

四、髌骨骨折

（一）护理措施

1.生活起居护理

病室保持干净、整齐、安静、温湿度适宜，床铺平整、清洁；主动提供必要的生活帮助；鼓励患者进行力所能及的自理活动。

2.心理护理

经常巡视病房，多与患者交谈，及时了解其心理活动和需要，给予安慰和必要的病情解释，介绍同类患者救治成功的病例，解除患者的紧张情绪，减少顾虑及担忧，配合治疗护理。

3.饮食护理

合理安排饮食，加强营养，增强机体抵抗力。多吃新鲜蔬菜、水果，多饮水，保持大便通畅。

4.病情观察

（1）全身情况：注意生命体征及全身情况的观察，警惕合并损伤和其他系统并发症，如足趾不能主动活动，皮肤感觉减退，但血液循环尚好，提示神经受压，及时报告医师，配合相应处理。

（2）局部情况：注意局部肿胀程度、肢端血液循环变化，观察是否保持有效固定，防止并发症。

5.症状护理疼痛

（1）认真检查疼痛，并确定引起疼痛的原因，及时解除。

（2）保持环境安静，减少刺激，合理应用镇痛剂。

（3）稳定患者情绪，加强心理护理，可让患者听音乐、读书或与患者交谈，以分散其注意力，减轻焦虑与不适。

（4）在治疗护理操作过程中动作应轻而敏捷，以减轻患者疼痛。

6.并发症护理

积极进行功能锻炼，促进骨折愈合，防止骨折病。

（1）向患者介绍功能锻炼的原则、作用和意义，指导患者进行合理的功能锻炼身体。

（2）伤后早期肿痛稍减轻后即应开始练习股四头肌等长收缩及踝足关节活动，以促进局部血液循环，防止股四头肌粘连、萎缩。

（3）如病情允许，在晨晚护理时，可协助患者将髌骨向左右两侧推动几次，随时与患者交流时也推动，以防止髌骨的关节面粘连。告知患者坐起时，自己也要随时推动。膝部软组织愈合后开始练习抬腿。

（4）伤口拆线后可带石膏扶拐下地练习行走，去除外固定后可逐步练习膝关节屈伸活动。

（二）健康教育

1.介绍髌骨骨折的特点、治疗原则及其预后。

2.告知患者切口拆线后，如局部无肿胀、无积液，可带石膏托扶双拐下地，切不可负重，下地时扶床边或门框下蹲，充分发挥患者的主观能动性。

3.主动屈膝困难者，可采用压沙袋法，告知患者坐在床边，将患肢伸出床沿，在踝关节上压 3 kg 左右的沙袋，每天 2～3 次，每次 15 分钟。活动时要量力而行，动作缓和，以免造成新的损伤。

4.根据骨折早、中、后三期的特点，调整饮食起居。

5.按医嘱正确服药及治疗以及合理的锻炼，按时到医院复查。

五、胫腓骨骨折

（一）护理措施

1.生活起居护理

病室保持干净、整齐、安静、温湿度适宜，床铺平整、清洁；主动提供必要的生活帮助；鼓励患者进行力所能及的自理活动。

2.心理护理

经常巡视病房，多与患者交谈，及时了解其心理活动和需要，给予安慰和必要的病情解释，介绍同类患者救治成功的病例，解除患者的紧张情绪，减少顾虑及担忧，协助其树立战胜疾病的信心。

3.饮食护理

选择易消化的蛋白质饮食如奶制品、豆制品、蛋类等血肉有情之品，增强机体抵抗力。多吃新鲜蔬菜水果，多饮水，保持大便通畅。

4.病情观察

（1）全身情况

注意生命体征及全身情况的观察，警惕合并损伤和其他系统并发症。

（2）局部情况

严密观察患肢情况，包括肿胀程度、肢端皮肤的颜色、温度、足背动脉搏动及足部感觉等。及时调整外固定松紧度，以防止外固定物过紧造成肢体内压力增高，引起骨筋膜室综合征。一旦出现肢体持续性疼痛、局部感觉异常、患侧足趾被动牵拉痛等，应立即去除一切外固定物及敷料，并通知医师处理。同时应向患者及家属说明骨筋膜室综合征的严重性，使之提高警惕，密切合作。

5.症状护理

（1）疼痛

①了解患部疼痛的性质、程度，向患者讲解组织损伤后疼痛的规律，消除疑虑，提高对疼痛的耐受性，认真检查并确定引起疼痛的原因。及时解除；遵医嘱应用镇痛剂。

②稳定患者情绪，指导患者缓慢呼吸，使全身肌肉放松，以分散注意力，减轻焦虑与不适。

③在治疗护理操作过程中避免过大动作，以减轻患者疼痛。

（2）肿胀

①检查包扎固定松紧度是否适宜，发现问题及时调整。

②抬高患肢，尽早进行功能锻炼。

③遵医嘱内服或外敷活血消肿的中药，汤剂熏洗时，药温以患者能忍受为度，要防烫伤，熏洗具有疏松关节筋络、疏导腠理、通气活血、止痛消肿作用。

④肿胀严重时要警惕筋骨筋膜室综合征，如发生时，将患肢平放，不能抬高，以免加重组织缺血，不能热敷或按摩，必要时可冷敷。

6.并发症护理

积极进行功能锻炼，促进骨折愈合，防止骨折病。

（1）向患者介绍功能锻炼的原则、作用和意义，指导患者进行合理的功能锻炼。

（2）伤后早期开始练习股四头肌等长收缩及踝足关节活动。

（3）2周以后，可逐步练习膝关节屈伸活动。

（4）去除外固定后，充分练习各关节活动，逐步下地行走。

（二）健康教育

1.介绍胫腓骨骨折的特点、治疗原则及其预后。

2.告知患者及家属，稳定性骨折者，4周开始扶拐做不负重的步行锻炼。不稳定性骨折在解除牵引后，需在床上锻炼5～7天后，才可扶双拐做不负重的步行锻炼，此时患肢足尖不要着地，但足底要放平，充分发挥患者的主观能动性。

3.告知可能出现的并发症及预防措施。

4.根据胫腓骨骨折早、中、后三期的特点，调整饮食起居。

5.按医嘱正确服药及治疗以及合理的功能锻炼，按时到医院复查。

六、踝部骨折

（一）护理措施

1.生活起居护理

病室保持干净、整齐、安静、温湿度适宜，床铺平整、清洁；做好生活起居护理，主动提供必要的生活帮助；鼓励进行力所能及的自理活动。

2.心理护理

经常巡视病房，多与患者交谈，及时了解其心理活动和需要，给予安慰和必要的病情解释，与同病室疗效好的患者多交谈、讲述自己治疗成功的体会，解除患者的紧张情绪，减少顾虑及担忧，增强战胜疾病的信心。

3.饮食护理

合理安排饮食，加强营养，增强机体抵抗力；多吃新鲜蔬菜水果，多饮水，保持大便通畅。

4.病情观察

（1）全身情况：注意生命体征及全身情况的观察，警惕合并损伤和其他系统并发症。

（2）局部情况：经常检查局部皮肤有无受压，注意患肢肿胀及血运情况，询问患者有无异常感觉，发现情况及时处理。

5.症状护理

（1）疼痛

①认真检查并确定引起疼痛的原因，及时解除，遵医嘱应用镇痛剂。

②稳定患者情绪，加强心理护理，可让患者听音乐、读书或与患者交谈，以分散注意力，减轻焦虑与不适。

③在治疗护理操作过程中避免过大动作，以减轻患者疼痛。

（2）肿胀

①检查包扎固定松紧度是否适宜，发现问题及时调整。

②将患肢抬高于心脏，以促进肢端血液回流，有助于消肿，尽早进行功能锻炼。

③遵医嘱内服或外敷活血消肿的中药。

④如出现张力性水疱，需在无菌操作下抽净疱内液体，外涂龙胆紫或三石散，用无菌纱布加压包扎。

6.并发症护理

积极进行功能锻炼，促进骨折愈合，防止骨折病。

（1）向患者介绍功能锻炼的原则、作用和意义，指导患者进行合理的功能锻炼。

（2）伤后早期开始练习膝关节、跖趾关节和趾间关节活动。

（3）6～8周后去除外固定后，要加强踝关节的背伸活动，再逐步下地行走。

（二）健康教育

1.介绍踝部骨折的特点、治疗原则及其预后。

2.让患者了解治疗过程中医患合作的重要性，充分发挥患者的主观能动性。

3.告知可能出现的并发症及预防措施。

4.根据骨折早、中、后三期的特点，调整饮食起居。

5.按医嘱正确服药及治疗，应用中草药煎汤熏洗疗法以活血舒筋通络，水温以患者能忍受为度，要防烫伤，按时到医院复查。

第四节 脊柱骨折护理

一、护理措施

（一）环境护理

1.病室安静、整齐，空气流通，阳光充足，温湿度适宜。病室走廊地面要平整、干燥，以免患者下床锻炼时滑倒而发生意外。

2.保持床铺的平整、清洁、干燥、无皱褶、无渣屑，使患者舒适。对长期坐轮椅的患者，将骨突处衬垫气圈垫、棉圈垫等，以减轻局部长期受压。卧床者翻身是简单而有效地解除压力的方法。

3.患者宜卧硬板床，取平卧位，以保持脊柱平直稳定，床尾用护足架，防止发生足下垂及畸形或进一步损伤。对于脊柱骨折患者不可随便给枕头，如颈椎及高位损伤者，宜平卧不用枕头。根据病情需要，有时在颈部或肩下加枕垫使颈部后伸。为患者定时翻身，护士应协助用手固定患部成"板状"型，切忌一人抱头，一人抱腿的错误翻身法。侧卧时，背后要用枕垫将全背顶住，避免上下身的卧位不一致，造成胸腰部脊柱的扭转。

4.协助患者洗漱、更衣、床上沐浴、洗头等，生活用品置于患者易取之处，在病情允许下鼓励患者进行力所能及的自主活动。

（二）心理护理

经常巡视病房，给予安慰和必要的病情解释，并要讲解卧硬板床的原因及重要性，以取得患者的合作，请同类患者现身说法救治成功配合治疗的经验，解除患者的紧张情绪，减少顾虑及担忧；关心、体贴患者，主动提供必要的生活帮助，尽可能满足生活需要。

（三）饮食护理

合理安排饮食，加强营养，增强机体抵抗力。多吃新鲜蔬菜、水果，多饮水。损伤早期给予易消化饮食，采取少量多餐的方式，不吃易产气食物，避免腹胀，保持大便通畅。

（四）病情观察

1.全身情况

合并其他脏器损伤时，必须密切观察全身情况，如神志、体温、脉搏、呼吸、血压、尿量、皮肤黏膜贫血征象、甲床充盈血时间、皮肤弹性等。必要时监测中心静脉压，以及血红蛋白、红细胞计数、红细胞比容等指标，严重休克者应转入 ICU 病房全面监护，如尿潴留者行留置导尿术。做好会阴护理。

2.腹部情况

观察患者有无腹痛、腹胀、呕吐，观察肠鸣音的变化和腹膜刺激征等，警惕腹腔脏器破裂及应激性溃疡等并发症。

3.肢体活动及感觉情况

观察有无肢体活动及感觉改变，判断是否合并脊髓损伤。

（五）症状护理

1.疼痛

（1）了解患部疼痛性质、程度、时间，并向患者解释损伤疼痛的规律性，提高其对疼痛的耐受性，遵医嘱合理应用镇痛剂。

（2）减轻或消除引发疼痛的因素，如维持良好的姿势与体位，避免局部长时间压迫；当患者咳嗽或深呼吸时，用手压住伤口；伤口有炎症时，配合医师及时换药等。

（3）稳定患者情绪，加强心理护理，可给予催眠与暗示，保持环境安静，减少刺激，以分散注意力，减轻焦虑与不适。

（4）在治疗护理操作过程中避免过大动作，以减轻患者疼痛。

2.腹胀

（1）选择营养丰富、易消化的食物，避免胀气食品的摄入，如牛奶、芋头等及甜黏肥腻之品。

（2）评估腹胀情况，测量腹围并听肠鸣音。腹部热敷，必要时肛管排气、灌肠、胃肠减压。

（3）针刺足三里、气海、天枢等穴位，留针10～15分钟，遵医嘱肌注新斯的明或服用中药攻下逐淤，行气通便。

3.便秘

（1）养成定时排便的习惯，注意便意，鼓励患者摄取充足水分，进行力所能及的活动。

（2）多食植物油，选用富含植物纤维的食物，如粗粮、蔬菜及苦瓜、黄瓜、西瓜、水果及其他粗糙食物，避免食用刺激性食物如辣椒、生姜等。

（3）使用轻泻剂以软化大便，或针刺足三里、支沟等穴，以通腑气并指导患者在床上排便。

（4）指导或协助患者做腹部环状按摩，每次 10～15 分钟协助排便，或腹部热敷促进肠蠕动，必要时肛门注入开塞露或 0.9%的生理盐水灌肠。

（5）腰背部症状指导、督促患者做腰背肌锻炼。因为脊柱损伤后如果不锻炼活动，必定增加软组织粘连及组织纤维化的机会，且能使脊椎各关节活动性减退，影响以后脊柱运动，造成腰背部慢性疼痛，由于疼痛，背部肌肉可发生保护性痉挛，不敢活动背部因而导致背肌的废用性萎缩。上述锻炼背肌可以避免不良后果，而且不致发生骨质疏松现象。一般在伤后第 2 天即开始。对受伤较重，需做手术或石膏固定者，背肌锻炼也有同样的重要意义，也同样要早期锻炼。

锻炼背肌方法：通常有挺胸、背伸、三点支撑法、四点支撑法、五点支撑法等。练习时要循序渐进，每次练习不可过多、过累，要量力而行。

（6）并发症护理见脊髓损伤。

二、健康教育

1.介绍脊柱骨折的特点、治疗原则及其预后。

2.让患者了解治疗过程中医患合作的重要性以及卧硬板床的重要性，充分发挥患者的主观能动性。

3.介绍可能出现的并发症及预防措施。

4.根据脊椎骨折早、中、后三期的特点，调整饮食起居。

5.按医嘱正确服药及坚持合理的功能锻炼，按时到医院复查。

第五节 脊髓损伤护理

一、护理措施

（一）生活起居护理

1.病室保持安静整齐，温湿度适宜，备各种急救药品和器械。

2.床铺平整、清洁、干燥、舒适，协助其洗漱、床上擦浴、洗头等。

3.需平卧硬板床，以保持脊柱平直稳定，骨突处置气圈保护皮肤。协助翻身或更换床单时，应保持躯体呈平板状（头与躯体呈轴线翻身或滚动），切忌上下身扭转。侧卧时，双腿之间置软垫，防止互相挤压，并背后要用枕垫将全背顶住，避免上下身的卧位不一致，造成扭曲损伤，鼓励患者进行力所能及的自理活动。

4.瘫痪肢体保持功能位置，防止关节过伸或过屈，定时被动活动及按摩，鼓励患者主动活动。

（二）心理护理

经常巡视病房，多与患者交谈，了解患者的心理情绪变化，有针对性地进行疏导、安慰、鼓励，介绍同类患者救治成功的实例，解除患者的忧虑心情，增强战胜疾病的信心；脊髓损伤病程较长，应注意观察患者在治疗的不同时期的心理情绪变化，及时进行对症护理，使患者保持健康的心理状态，有利于疾病的康复。

（三）饮食护理

饮食要营养丰富多样化，色香味俱全，以提高患者食欲，增强机体抵抗力。多吃新鲜蔬菜水果，多饮水，保持大便通畅。损伤早期给予易消化饮食，采取少量多餐的方式。

（四）病情观察

1.早期生命体征变化很大，需密切观察体温、脉搏、呼吸、血压。

2.观察患者的神志、情绪，注意有无烦躁不安和淡漠等异常心理状态。

3.经常评估瘫痪肢体活动及感觉变化、运动及反射等功能的恢复情况，并详细记录对照。

4.注意易发生压疮部位皮肤的颜色、温度。

5.观察瘫痪肢体的位置，注意保持在功能位。

6.观察尿量、颜色及清晰度。

（五）症状护理

1.疼痛

（1）观察记录疼痛性质、部位、程度、起始和持续时间，发作规律、伴随症状及诱发因素。

（2）减轻或消除引发疼痛的因素，如维持良好的姿势与体位、避免局部长时间压迫；当患者咳嗽或深呼吸时，用手压住伤口；伤口有炎症时，配合医师及时换药等。

（3）减轻疼痛，可给予催眠与暗示，以分散其注意力，减轻焦虑与不适；在病情允许下进行热、冷敷、按摩或治疗性的沐浴，遵医嘱使用镇痛药，注意观察其疗效和不良反应。

2.腹胀

（1）选择营养丰富、易消化的食物，避免胀气食品的摄入，如牛奶、豆制品等。

（2）遵医嘱腹部热敷，必要时肛管排气、灌肠、胃肠减压。

（3）遵医嘱针刺足三里、气海、天枢等穴位，或肌注新斯的明等。

（4）告知患者勿张口呼吸或呻吟，以免加重腹胀。

3.便秘

（1）养成定时排便的习惯，注意便意，鼓励患者摄取充足水分，进行力所能及的活动。

（2）多食植物油，选用富含植物纤维的食物。如粗粮、蔬菜、水果、豆类及其他粗纤维食物，避免食用刺激性食物如辣椒、生姜等。

（3）腹部环状按摩协助排便，使用轻泻剂以软化大便，必要时肛门注入开塞露或灌肠。

（4）大便干结者如以上处理无效，应用手指掏出粪块。

4.体温失调

（1）严密观察生命体征变化，测血压、脉搏、呼吸，每1～2小时1次，体温4小时测1次。

（2）高热时按高热护理，必要时遵医嘱使用肾上腺皮质激素。

（3）低温时，予以保温。

5.尿潴留

（1）在受伤早期（即伤后2周内），保持留置导尿管持续开放，使膀胱内不积存尿液，减少膀胱壁受损伤的机会。

（2）当患者肌张力开始恢复、反射出现，可将膀胱引流定时开放，一般每2～4小时开放引流1次，以防止膀胱缩小或过度膨胀。

（3）导尿管留置2～3周后，可试着拔除导尿管。使用手法按摩挤压排尿，以训练膀胱反射性动作。

6.尿失禁

（1）男患者用阴茎套外接引流管引流尿液；女患者用吸水性能良好的"尿不湿"吸收尿液。

（2）加强会阴部皮肤护理，一般为男患者每天擦拭2次；女患者，尤其是小儿和老人每次更换"尿不湿"时均需用温水擦拭，手法要轻柔，必要时在无菌操作下，实施留置导尿术，并做好会阴护理。

（六）并发症护理

1.肺部感染

（1）重视预防护理，注意保暖，保持内衣及被单的干燥，避免着凉而诱发呼吸道感染；加强口腔护理；进行深呼吸训练。

（2）保持呼吸道通畅，鼓励患者有效地咳嗽、咳痰；经常变换体位，每2～3小时给患者翻身1次，以防止肺泡萎缩及肺不张，使痰液在重力作用下流入大的气管排出；翻身配合用空心手掌由上而下、由外向内叩拍脊柱两侧上背部，每分钟100次左右，通过叩击震动背部，以促进肺部血液循环和炎症吸收，间接地使附着在肺泡内及大气管壁的痰液松动脱落而排出，鼓励患者深呼吸运动，如吸气和呼气增加肺活量和抗病能力。

（3）应用中西药物雾化吸入与湿化吸入，痰液黏稠不易咳出时可给予雾化吸入，以稀释痰液，有利于痰液的引流和排出。对于气管插管或气管切开的患者，由于失去了上呼吸道的屏障和湿化作用，使黏膜干燥、充血、分泌物黏稠而难于排出，极易引起肺不张及肺部感染。对使用呼吸器的患者应注意观察湿化、雾化及恒湿装置，通过观察患者的痰液黏稠度判定湿化程度。对使用呼吸器的气管切开患者，应注意调节病室的温度和湿度，为患者提供一个湿度较高的环境，并在气管切开套管上覆盖无菌生理水纱布，避免干燥冷空气直接吸入。

（4）吸痰，吸痰是保持呼吸道通畅，预防肺部并发症的重要措施。应掌握吸痰的方法与技巧。自主呼吸患者应在深呼吸后吸痰；对使用呼吸机的患者，应先给予过度通气2分钟，然后左手折住吸痰管与玻璃接处，将导管快速送至气管导管的最深处，松开折压处，回抽吸痰，旋转退回；对于气管切开机械通气的患者，则用人工气管冲洗吸痰法。

2.泌尿系感染和结石

（1）尽量避免导尿或留置导尿管时间过长。

（2）保持会阴部清洁，每天清洗并用0.1%新洁尔灭消毒尿道口2次。

（3）多饮水（＞3000 ml/d），起到生理性冲洗膀胱的作用。

（4）妥善管理导尿管：尽量选择质地较好的气囊导尿管，粗细度成人以16～18号为宜（即导尿管比尿道稍细）。仰卧时导尿管应低于患者耻骨水平，以免引流受阻；侧卧时，导尿管应从两腿之间通过，不可从身上跨过。俯卧位有利于引流残余尿，可用枕头将上身垫高，但时间不宜过长，以每次20～30分钟为宜。更换导尿管时，应在上午排空尿液后拔出，然后减少饮水量，待下午膀胱有胀满感时再行插管，以留间歇期使尿道黏膜得以恢复。

（5）膀胱冲洗，常用的冲洗方法有两种，一种是密闭式膀胱冲洗法，一种是开放式膀胱冲洗法（注射器冲洗法）。密闭式冲洗污染机会少，一旦装置连接起来可一天冲洗几次，较为方便。但此法的冲击力和吸引力较缓和，沉渣较多者不易冲洗干净。开放式冲洗法即用注射器冲洗，压力和抽吸力较大，容易把混悬的沉渣抽吸出来。冲洗液遵医嘱用 1/5000 的呋喃西林，2%～3%的硼酸水或生理盐水，每周 1 次或酌情进行冲洗。

（6）预防尿道结石形成：定时更换体位，进行力所能及的主、被动锻炼；减少摄入含钙量高的食物（乳类等）；适当减少食盐量；增加饮水量，保持尿液通畅。

（7）训练膀胱反射性排尿，以缩短留置导尿管时间。具体方法见尿潴留的处理。

3.废用综合征

（1）评估患者引起骨骼、肌肉、运动系统功能丧失的程度，以预测废用综合征的发生。

（2）向患者及家属反复讲解废用综合征的不良后果，告知功能锻炼的重要性。讲解正确的锻炼方法帮助克服妨碍锻炼的困难，使患者能正确认识"动"与"静"以及"练"与"养"的关系，不仅可以有效地预防肌肉萎缩，关节僵硬、畸形，而且能增加机体血液循环功能，提高机体抗病能力，促进康复。

（3）鼓励患者在病情允许下主动做未瘫痪肌肉的锻炼，如扩胸深呼吸、颈部活动、上肢各关节锻炼、腹肌锻炼等，教会患者正确使用功能拉力器。

（4）床上搭架子，装拉手，以锻炼上肢及上身的肌肉。对瘫痪肢体每天做关节的被动活动和肌肉按摩。

（5）根据患者病情状况，争取早日进行腋拐、轮椅的训练，以便早日离床活动。

4.静脉血栓

（1）勤翻身，多做下肢的伸展活动，抬高下肢，促进下肢静脉血液回流。

（2）按摩腓肠肌，被动活动膝、踝等关节，促进血流，防止肌肉萎缩。

（3）尽可能早离床活动，以利于改善下肢血液循环。

5.压疮

（1）以预防为主，防止组织长时间受压，立足整体治疗，改善营养、血液循环状况，重视局部护理，加强观察。

（2）保持床铺的平整、松软、清洁、干燥、无皱褶、无碎屑。

（3）骨隆突处使用衬垫、气垫、气圈、棉垫、棉圈等加以保护，以减轻局部组织长期受压。

（4）间歇性解除压迫是预防压疮的关键。患者应每2～3小时翻身1次，有条件的可使用特制的翻身床、交替充气床垫、明胶床垫、波纹气垫等专用床具。

（5）每天用温水清洁皮肤2次，以保持皮肤清洁及干燥；对皮肤易出汗部位（腋窝、腘窝、腹股沟部）随时擦拭。

（6）及时用温水擦拭被大小便、伤口渗出液污染的皮肤。当大小便失禁时，每次擦拭后涂鞣酸软膏，以防肛门周围皮肤糜烂。当小便失禁时，女患者用吸水性能良好的"尿不湿"；男患者用阴茎套外接引流管引流尿液，避免会阴部皮肤长期被尿液浸渍而溃烂，对于男患者阴囊处可用"肤疾散"保持干爽。

（7）患者变换体位后，对受压部位辅以按摩，尤其是骶尾部、肩胛区、髂嵴、股骨大转子、内外踝、足跟及肘部等。按摩时可使用药物，如10%樟脑酒精或50%红花酒精，以促进局部血液循环。

（8）发生压疮后要保持受损局部清洁、干燥、不受压。若为Ⅰ度压疮，则垫气圈使其悬空，增加翻身的次数，按摩周围皮肤，用红外线烤灯照射创面，使其尽快恢复正常。Ⅱ度或Ⅱ以上压疮的创面应配合医师积极处理。

（9）使用便盆时，抬起臀部就会引起胸腰段脊柱向前屈曲，应防止这种操作方法，可使患者睡三截褥或带洞木板床，这种床不用翻动患者，就可使用便盆，所用的垫子厚度至少需要与便盆一样高，这样用便盆时就可以保持头与脊柱水平位。

二、健康教育

1.讲解脊柱损伤的特点、治疗原则及其预后。

2.让患者了解治疗护理过程中医护患合作的重要性，充分发挥患者的主观能动性。

3.告知可能出现的并发症及预防措施。

4.根据脊髓病情调整饮食起居。

5.按医嘱正确给药及合理的功能锻炼，定期去医院检查。

第六节 骨盆骨折护理

一、护理措施

（一）生活起居护理

病室保持安静、整齐、温湿度适宜，床铺平整、清洁、干燥、舒适，备好各种急救药品和器械。生活必需品合理放置易取之处。协助洗漱、更衣、床上擦浴、洗头等，训练上肢功能，鼓励进行力所能及的自理活动。

（二）心理护理

经常巡视病房，多与患者交谈，了解患者的心理情绪变化，有针对性地进行疏导、安慰、鼓励，介绍同类患者救治成功的病例，解除患者的忧虑心情，增强战胜疾病的信心。

（三）饮食护理

合理安排饮食，加强营养，增强机体抵抗力。多吃新鲜蔬菜水果，多饮水，保持大便通畅。损伤早期给予易消化饮食，采取少量多餐的方式，少吃甜食及易产气食物，避免腹胀。

（四）病情观察

1.全身情况

严重骨盆骨折或合并其他脏器损伤时，必须密切观察全身情况，如神志、体温、脉搏、呼吸、血压、尿量、皮肤黏膜贫血征象、甲床充盈血时间、皮肤弹性等。必要时监测中心静脉压，以及血红蛋白、红细胞计数、红细胞比容等指标，严重休克者应转入 ICU 病房全面监护。

2.腹部情况

观察患者有无腹痛、腹胀、呕吐，观察肠鸣音的变化和腹膜刺激征，必要时可行诊断性腹腔穿刺以明确诊断。

3.排尿情况

观察有无血尿、尿道口滴血、排尿困难或无尿及会阴部血肿，判断有无膀胱、尿道损伤。

4.肛门情况

观察肛门有无疼痛、出血，有无触痛，可疑时应做肛门指检，确定有无直肠损伤。

（五）症状推理

1.休克

（1）密切观察生命体征及腹部情况，发现异常，及时报告医师处理。

（2）尽量少搬动患者，必须搬动时，需将患者放置于平板担架上移动，以免增加出血。

（3）迅速建立静脉通道，进行止血、输血等处理，患者取仰卧中凹位（下肢与躯干各抬高 20°～30°）以增加回心血量，及改善脑血流，并有助于呼吸、循环功能的维持，防止膈肌和腹腔脏器上移，防治不可逆性休克。

（4）对合并有内脏损伤的患者，在扩充血容量的同时积极做好术前准备。

2.尿道、膀胱损

伤密切观察患者尿液颜色、量，有无尿痛、排尿困难及会阴部血肿，发现异常，配合医师及时做好相应处理；尿道不完全断裂时，放置较细软的尿管并保留 2 周，妥善固定，以防脱出；耻骨上膀胱造瘘者，引流管长短要合适，不可扭转、折叠，保持引流管通畅，每天更换敷料后外涂氧化锌软膏，以保护造瘘口周围的皮肤。

3.直肠破裂

密切观察腹部及肛门局部情况，发现异常时，积极配合医师作相应处理：禁食，静脉输液，预防性应用抗生素（防止弥漫性腹膜炎和直肠周围厌氧菌感染），并做好急诊手术准备；对行结肠造瘘术患者，要保持造瘘口周围皮肤清洁干燥.每天温开水擦洗后外涂氧化锌软膏，更换污染敷料，经常观察造瘘口周围皮肤和组织有无感染的征象，并注意体温的变化；对肛管周围感染的患者，观察伤口引流情况，并及时更换敷料。

4.便秘

参见"脊柱损伤"。

5.神经损伤

观察有无神经损伤症状，以便采取相应措施；及早鼓励并指导患者做抗阻力肌肉锻炼，定时按摩、针灸，促进局部血液循环，防止废用性萎缩；伴有足下垂时，保持踝关节功能位，防止跟腱挛缩畸形。

6.并发症护理

（1）废用综合征

向患者及家属反复讲解废用综合征的不良后果，使之积极锻炼。

①不影响骨盆环完整的骨折，可早期在床上做上肢伸展运动、下肢肌肉收缩以及足踝活动；伤后 1 周后半卧及坐位练习，并做髋关节、膝关节

的伸屈运动；伤后2～3周，如全身情况尚好，可下床站立并缓慢行走，逐渐加大活动量：伤后3～4周，不限制活动，练习正常行走及下蹲。

②影响骨盆环完整的骨折，伤后无并发症者，可在床上进行上肢活动；伤后第2周开始半坐位，进行下肢肌肉收缩锻炼，如股四头肌收缩、踝关节背伸和跖屈、足趾伸屈等活动；伤后第3周在床上进行髋、膝关节的活动，先被动，后主动；伤后第6～8周（即骨折临床愈合），拆除牵引固定，扶拐行走；伤后第12周逐渐锻炼，并弃拐负重步行。

（2）肺部感染、泌尿系感染、静脉血栓、压疮

参见"脊髓损伤"有关内容。

二、健康教育

1.介绍骨盆骨折的特点、治疗原则及其预后。

2.让患者了解治疗过程中医患合作的重要性，充分发挥患者的主观能动性。

3.告知可能出现的并发症及预防措施。

4.根据骨盆骨折早、中、后三期的特点，调整饮食起居。

5.按医嘱正确服药及治疗以及功能锻炼，按时到医院复查。

第七节 手外伤护理

一、护理措施

（一）生活起居护理

病室保持安静、整齐、温湿度适宜。协助洗漱、更衣、床上擦浴、洗头等，鼓励患者进行力所能及的自理活动。

（二）心理护理

经常巡视病房，多与患者交谈，解除患者的忧虑心情，讲解功能锻炼是康复的关键，增强其战胜疾病的信心，配合治疗及护理。

（三）饮食护理

早期以清淡饮食为主，待肠胃功能恢复以后，可进高热量、高蛋白、高维生素的食物,以维持正常平衡,蛋白质在热量的总量中应占20%～30%，才能达到营养效果。蛋白质摄入增加，有利于胶原蛋白、白细胞和抗体的增加，加速创面愈合，减少疤痕及瘢症形成。多吃新鲜蔬菜水果，多饮水，保持大便通畅。

（四）病情观察

1.手外伤术后主要观察手指末端血液循环及手指末端皮肤的颜色、温度、弹性等情况，如发现皮肤苍白或紫绀、皮温降低、显著肿胀或指腹萎陷等，说明血液循环障碍，需立即处理。

2.手术后伤手固定位置一般应保持在功能位，即腕关节背伸30°，掌指关节屈曲45°，指间关节稍屈和拇指呈对掌位。

3.如用石膏固定或外固定支架者，按石膏固定或外固定支架护理。

4.观察体温动态及伤口周围敷料有无渗出液或异味。

（五）症状护理

1.疼痛

（1）观察疼痛性质及诱发因素，及时对症处理；伤口外固定过紧时，应调整到能耐受的程度；伤口有炎症时，配合医师及时换药。

（2）保持环境安静，减少刺激，及时合理应用镇痛剂。

（3）稳定患者情绪，加强心理护理，提高痛阈。

（4）在治疗护理操作过程中避免过大动作，注意患肢保护，以减轻患者疼痛。

2.肿胀

（1）卧位时，用枕头或支架将伤手垫起抬高，略高于心脏，促进静脉回流，减轻肿胀。

（2）当患者下床活动时，将患肢悬吊于胸前，避免伤手下垂。在病情允许时，尽早开始患肢活动。

3.血液循环障碍

（1）术后注意观察手指末端皮肤的颜色、温度、弹性等情况，发现有血液循环障碍的征兆，及时通知医师处理。

（2）抬高患肢，促进静脉回流。

（3）经常检查、调整包扎的松紧度。

4.感染

（1）保持局部皮肤清洁，保护敷料不被污染或浸湿，对污染和浸湿的敷料及时更换。

（2）观察伤口有无红肿及渗液，发现可疑感染征象时及时通知医师，以便早期处理。

（3）③已发生感染的伤口，遵医嘱给予抗生素控制感染，并观察药物疗效及反应，特别对有药物发生过敏倾向者要给予关注，在使用抗生素之前应采取脓液做细菌培养及药物敏感试验。应及时引流，换药治疗。

（4）调节患者饮食，在肾功能良好的前提下给予高蛋白营养，加速组织修复，提高全身抵抗力。

（六）并发症护理

手部各种组织的损伤以及术后长期的制动治疗，容易造成关节僵硬、肌肉萎缩、肌腱粘连，影响手的功能恢复。早期开始功能锻炼可以增加血液供应，避免肌腱粘连，防止关节僵硬，预防肌肉纤维性变或失用性萎缩，促进手的功能恢复。

1.向患者及其家属说明功能锻炼对手外伤治疗与康复的重要性，使患者真正了解并重视，能主动配合医护人员，自觉完成锻炼计划。

2.根据病情病程不同，有针对性地安排锻炼，并将功能锻炼的计划步骤、练习方法、注意事项等告知患者，使其真正了解和掌握，做到心中有数。

3.合理安排功能锻炼，既要防止不认真、不重视的倾向，又要防止急于求成的急躁情绪。练习幅度、活动量等应因病制宜，循序渐进。

4.功能锻炼的方法依手术方式而异：

（1）皮肤损伤直接缝合术后，术后疼痛、肿胀减轻后，练习握拳、屈伸手指、腕部屈伸和旋转活动；伤口拆线后，练习用力握拳和手的伸屈、内收、外展等活动。

（2）皮肤缺损带蒂皮瓣移植术后，断蒂前以活动健指为主，术后 2 天用健手帮助患手健指被动活动，1 周后健指最大限度地主动屈伸活动，锻炼时避免皮瓣牵拉；手术部位炎性水肿消退后进行患指屈伸活动；皮瓣断蒂后，健指最大幅度地屈伸锻炼，患指被动和主动活动，在拆除皮瓣缝线后，进一步加大活动幅度，如握拳、伸指、用手握橡皮圈等；进行手指功能与协调动作锻炼，如揉捏石球、核桃。

（3）手部骨折和关节脱位，在用石膏、铝板功能位固定期间，健指积极屈伸活动；患指以被动活动为主，用健手辅助进行各关节屈伸动作，疼痛消失后转为主动活动，并行不影响固定的腕部活动；3～4 周（即去除外固定）后，行缓慢的主动屈伸活动。

（4）手部肌腱损伤，应在肌腱松解术 24 小时后，进行患指主动屈伸活动，每天 3～5 次，每次屈伸 25 次，慢慢过渡到抗阻力运动；肌腱修复术后在石膏托或铝板外固定期（3～4 周）内，首先活动未固定的关节，术后前 3 周内勿活动患指（因过早的肌腱活动可以破坏腱鞘与肌腱之间刚刚建立起来的血液供应，致移植肌腱变性坏死）。外固定解除后，进行患指的主、被动活动，直至患指伸屈活动正常。

5.锻炼活动中应注意以下方面：

（1）着重手的屈指练习。

（2）注意活动掌指关节。

（3）患手不能过劳，更不能引起疼痛。

（4）每天锻炼之后，需将患手回归固定位（如石膏托固定）。

（5）使用工艺疗法，增加锻炼兴趣。在患者活动进行到一定程度时，指导患者做适当的游戏或工艺；用筷子夹豌豆，用指尖拾竹签，用手和手指捏黏土、塑泥人、绘画、写字等。

二、健康教育

1.讲解所患的手外伤的特点、治疗原则及其预后。

2.让患者了解治疗过程中医患合作的重要性，充分发挥患者的主观能动性。

3.告知可能出现的并发症及预防措施。

4.石膏固定出院者应定期来医院拆石膏。对外固定支架者，2～3周定期随访，并注意保持针孔清洁和干燥。

5.继续加强主动和被动运动，并逐渐加大运动幅度和量，直至手的功能恢复为止。

6.根据病程特点，调整饮食起居。

7.按医嘱正确服药及定期门诊随访复查，如有特殊情况应随时就诊。

第八节 断肢（指）再植护理

一、生活起居护理

术后按臂丛或硬膜外麻醉后常规护理，患者应置于单人病室，以便于消毒隔离，防止交叉感染，室温保持在24摄氏度～26摄氏度，湿度60%～70%，房间定时通风消毒，紫外线每天照射2次，病房内禁止吸烟。做好基础护理，以满足患者的日常生活需要。

二、心理护理

经常巡视病房，了解患者的心理情绪变化，耐心解释，亲切安抚，减轻患者的紧张，消除其悲观情绪。

三、饮食护理

合理安排饮食，加强营养，增强机体抵抗力。多吃新鲜蔬菜水果，多饮水，保持大便通畅。

四、病情观察

（一）全身情况

患者经过长时间的创伤和手术，失血较多，术中应补充足量的全血，严密观察术后伤口渗血情况及皮肤色泽、血压、脉搏及周围静脉的充盈程度，初步判断有无贫血表现，并做血常规化验和红细胞比容，必要时测定中心，静脉压，以便及时采取措施，高位断肢者，应注意有无急性肾功能衰竭及毒血症的产生。

（二）局部情况

观察再植肢体的皮肤颜色、皮温，肢体胀程度和毛细血管反流情况，每小时 1 次。

1.皮肤颜色

再植肢体皮肤颜色应红润，或与健侧皮肤颜色一致，皱纹明显，指（趾）

腹丰满。

2.皮肤温度

再植肢体的皮肤温度为 33 摄氏度～35 摄氏度，与健侧肢体相比温差在 2 摄氏度以内。测量时部位应固定，测定的先后顺序、每次测量时间及测温时压力要恒定。

3.肿胀程度

有轻微肿胀，用"±"表示；有肿胀，但皮纹尚存在，用"+"表示；肿胀明显，皮纹消失，用"++"表示；极度肿胀，皮肤上出现水疱，用"+++"表示。

4.毛细血管反流测定

毛细管充盈时间正常，指压皮肤和甲床后毛细血管充盈于 1～2 秒内恢复。

动脉供血不足时表现为再植的肢体末端苍白，指腹瘪陷，皮肤弹性消失，皱纹加深，皮温下降，动脉搏动减弱或消失，指甲毛细血管充盈时间延长等。

静脉回流受阻时表现为末端皮肤色泽青紫、肿胀，皮肤水疱，皮温下降，指甲毛细血管充盈时间变短，针刺指端出血呈紫色等。

五、症状护理

（一）疼痛

1.术中应保证麻醉效果，术后及时给予止痛剂。可防止血管痉挛，禁用血管收缩剂。

2.妥善包扎、制动。

3.在治疗护理操作过程中避免过大动作，注意患肢保护，以减轻患者疼痛。

（二）肢体肿胀

1.抬高患肢略高于心脏水平，以利于静脉、淋巴回流。

2.检查再植肢体有无受压，及时松解过紧的包扎；检查局部有无水疱、血肿、感染等，动态观察，把观察的资料详细记录、前后对比，及时发现问题，可即刻处理。

3.保暖，促进血液循环，术后可用 60～100W 照明灯 24 小时持续照射再植肢体，灯距约为 30～45 cm，一般 2 周左右，要防烫伤。

4.配合使用高压氧、理疗、能量合剂、舒筋活血的中成药等进行治疗，严重时可考虑切开减压。

（三）血管危象

1.妥善止痛、制动，保证体位舒适。

2.及时输血输液，纠正血容量不足，并应用解痉药。

3.保温，适宜室温应保持在 25 摄氏度左右，用 60～100W 的照明灯照射再植肢体，以利于局部血管扩张。

4.禁烟，烟叶中的尼古丁等物质可直接造成血管痉挛，导致再植失败，因此患者应禁烟，同时禁止其他人员在病房内吸烟。

5.一旦出现血管危象，应立即排除血管外压迫因素，如去除敷料、拆除过紧缝线等，加强保温，使用低分子右旋糖酐、罂粟碱等抗凝、解痉药物，并补充血容量。1 小时后如不缓解，应进行手术探查。

（四）感染

1.严格执行消毒隔离制度，防止交叉感染。

2.保持局部皮肤清洁，保护敷料不被污染或浸湿，对污染和浸湿的敷料及时更换。

3.观察伤口有无红肿及渗液，发现可疑感染征象时及时通知医师，以便早期处理。

4.浅表部位的感染，可拆除部分缝线，保持引流通畅或清除坏死组织。

5.调节患者饮食，加强营养，提高全身抵抗力。

六、再植肢（指）体的功能康复

早期应在不影响组织愈合的原则下对关节做轻微的被动活动并逐渐增加活动度。尤其是肌腱损伤者，术后3~4天，应立即进行伸曲指运动。后期功能锻炼以主动为主，运动强度循序渐进，由小关节运动逐步过渡到能完成精细动作，让患者有意识地进行抓、握、捏、夹及拇指外展、内收、屈曲、对掌、对指等训练，锻炼时应避免暴力性动作。同时注意观察各指功能恢复情况，及时调整训练内容，以便适合每个患者的具体情况。

第七章 门诊护理

第一节 门诊护理常规

一、诊疗、候诊护理常规

1.护士接待病人应态度和蔼，服务周到，礼貌待人，耐心解答病人提出的有关问题。

2.开诊前做好一切准备工作。检查各诊疗室各种用品、表格和器械是否齐全，并按固定位置放好。

3.保持室内清洁卫生，空气流通。诊查床上的床单、枕套、室内的擦手毛巾每天更换一次。每日定时进行室内空气消毒。

4.在候诊中，经常巡视病人，及时发现病情变化，必要时护送至急诊科。一旦发现传染病人，立即送传染科门诊，并及时采取消毒措施，严防院内感染。

5.根据挂号先后顺序就诊。对老、弱、残、重病人应优先就诊。对转诊和多次复诊的病人，应安排高年资医师诊治。

6.根据病情测量体温。必要时测脉搏、血压。观察呼吸状况，并记录在门诊病历上。

7.男、女病人尽量分室诊疗，检查肛门、乳房或腹部时，应有布帘或屏风遮挡。男医生检查女病人会阴及肛门时，须有护士陪同。

8.开诊前后，要维持好就诊秩序，随时向病人介绍候诊须知。

（1）挂号后请坐在椅子上等候就诊。

（2）不要喧哗，不要随地吐痰、不要吸烟。

（3）当日挂号当日有效。

（4）诊疗时，陪人一般不得进入诊室内，做到一医一患。

（5）介绍门诊各科室方位，方便病人就诊。

9.检查完毕后，对需要进行特殊检查和治疗的病人，应向其解释清楚，以利配合。

二、预诊、分诊常规

为了方便病人，护士应做到准确挂号，防止院内感染。提高就诊质量与工作效率，应安排富有临床经验的护士负责预诊。

1.预诊、分诊：护士必须具有高度的责任心，熟悉各种常见病的症状及主要检验的临床意义，便于做好预诊、分诊工作。

2.护士态度要和蔼，热情接待病人，耐心询问病史。根据主要症状及辅助检查，安排病人专科就诊。

3.发现传染病病人时，应立即送传染科门诊；病人接触过的物品应进行消毒处理。

4.疑难病例应请医师协助分诊。要注意总结经验，不断提高业务水平。

三、传染病门诊护理常规

1.按诊疗、候诊护理常规。分诊室发现传染病后，应指定病人到传染病门诊就诊。每个诊疗室只能看一种传染病，并各有出入口。诊疗器械和室内各种用物不得交叉使用，以防交叉感染。

2.严格执行消毒隔离制度，每日上下班前，均应用消毒液涂抹家具，擦门窗、拖地面，并用紫外线照射。每月一次空气培养。

3.注意候诊病人有无发绀、脱水、烦躁不安、意识障碍等症状，一旦发现异常，应予提前就诊。

4.对一次性用品，用后应及时焚烧。

5.病人的呕吐物及排泄物，应及时进行消毒、处理。

6.认真做好各项登记工作。对法定传染病，应提请医生填写传染病报告卡片，经核对登记后立即报出。

7.对腹泻门诊病人，要认真做到一粪两检（常规、培养），将检验单编号归案。

8.对患有肺结核的非住院病人，肺科门诊护士应负责全程管理。病人在家化疗时，防痨护士应指导其规则用药。介绍药物的副作用，督促其每月来门诊复查痰菌及肝功能，并定期进行随访。

四、门诊注射室常规

1.经常保持室内整齐清洁。清洁卫生工作应在上、下班前后进行。保持室内空气新鲜，定时作空气消毒与培养。

2.针对注射病人心理，细心工作，热情服务，耐心解释，消除疑虑和恐惧。

3.注射时思想集中，认真负责。严格执行无菌技术及操作规程。做好三查、七对、一注意（三查：操作前查、操作中查、操作后查；七对：对治疗卡、姓名、药名、剂量、浓度、用法、时间；一注意：注意用药后反应）。

4.易过敏药物作皮试时应注意：①询问过敏史，并将试验结果纪录在门诊治疗单上。②药液现配现用，不宜久置。③皮丘直径在1cm以内，如周围皮肤有红晕或散在红点，则应用生理盐水作对照试验判定。④皮试阳性者，根据药物性质，需做脱敏疗法时，按操作规程进行脱敏注射。⑤对青霉素停药三天的病人或用药期间更换批号时须再作皮试。⑥使用不同剂型青霉素和半合成青霉素均用原液做过敏试验，不得互相替代。⑦注射后必须留病人继续观察15～20分钟，无异常反应，病人才可离开。

5.注射室必须备齐各种抢救物品、药物及器械，定位放置。一旦发现过敏反应，立即进行抢救。

6.注射化疗药物时，必须正确掌握药物剂量、时间及反应。

五、门诊输液观察室护理常规

1.热情接待病员，合理安排病员输液床位。

2.严格执行查对制度、按治疗单准备药液、贴输液卡，发现疑问应及时询问医师。对易致过敏的药物，必须按规定进行过敏试验。

3.严格执行无菌操作规程，操作时戴帽子、口罩，药液现配现用。

4.输液前嘱病人排尿。穿刺成功后根据医嘱、病情、年龄、药物性质调节滴速，并保持病人舒适体位，冬天注意保暖。

5.按时巡视，密切观察病情和输液情况，防止输液过程中潜在问题的出现，一旦发现病情变化或输液反应，应及时处理，并报告医师。

6.严格交接班制度，认真做好床边交接班。

7.严格执行消毒隔离制度，防止感染。无菌物品定期消毒，保证消毒液的有效浓度，做到一人一具一消毒。

8.静脉皮条、注射器用后浸泡消毒，一次性物品浸泡消毒后送供应室进行毁形处理。

9.保持室内清洁卫生和空气新鲜，每天进行紫外线照射，定期采样培养。

10.备齐抢救药品、器械，并固定位置。定期检查，班班交接，及时补充、更换、维修。

11.严格执行岗位责任制，不得脱岗。

六。门诊治疗室常规

1.开诊前应做好药品、器材的准备工作。物品、器械的放置，应定点、定量、定期检查。

2.保证治疗室的整洁。每日要用消毒液擦拭治疗台，拖地面，紫外线空气消毒两次；每月进行空气培养。

3.用过的物品、器械均按消毒常规处理。

4.熟练掌握各种治疗的禁忌症与适应症，操作时严密观察病情及治疗反应，及时与医师联系。

5.任何治疗检查，如灌肠、乙状直肠镜、各种穿刺、封闭等，均应执行操作规程，严格按照制度执行，以防差错。

6.治疗应分轻、重、缓、急进行，做好解释工作，取得配合。

7.做好门诊治疗的统计工作。

七、门诊换药室常规

1.保持室内整洁，物品放置有序。每日用紫外线空气消毒，用消毒液擦拭用物。随时盖好污物桶盖，并及时处理。

2.换药时严格执行无菌操作，防止院内感染，特殊感染应予以隔离，污敷料及器械按规定处理。

3.注意伤口情况。分别按伤口的性质，先换清洁伤口，后换感染伤口。

4.换药物品及容器，每周定时彻底清点、擦洗、消毒。

5.对病人要有高度同情心，做到热情体贴，认真负责，动作轻柔。不断总结经验，提高换药质量。

八、心理治疗门诊护理常规

心理治疗是一门新的科学，涉及面较广。身心疾病可以由各科疾病引起。要求护理人员基础知识扎实，技术全面，并不断学习新的知识，掌握一般心理治疗的特殊技巧。

1.按诊疗、候诊护理常规。

2.亲切、热情地接待病人，与每一位病人交朋友。

3.认真填写初诊档案册的一般项目及就诊手册。

4.在没有专职测量员的情况下，应遵医嘱做好每一项测量工作。

5.配合医生做好治疗工作，如各种仪器的使用、陪同病人到特定场合进行行为纠正等。

6.心理护理没有固定的模式，必须灵活、机动地对待每一位病人。应多听少讲，避免对病人进行过多的解释，以防与医生所说不相吻合，造成病人的误解而影响治疗效果。

7.配合医生做好病史保密工作。

第二节 儿科门诊概述

我国的儿科医疗机构有小儿医院、妇幼保健院和综合性医院儿科三类。其中以小儿医院设置最为全面，包括儿科门诊、儿科急诊和儿科病房。

一、儿科门诊

（一）设置

1.预诊处

预诊处设置在门诊入口处，预诊护士应由责任心强、经验丰富、决断能力强的高年资护士担任。预诊护士要抓住疾病的临床特点，通过问诊、望诊及简单的体检，区分急诊、平诊，初步鉴别传染病，协助患儿家长选择就诊科室；安排危重症患儿提前就诊，争取抢救机会；安排传染病患儿至隔离区就诊，减少患儿的交叉感染。预诊处应设两个出口，一个通向普通门诊候诊室，一个通向隔离室。隔离室应备隔离消毒设备，如臭氧消毒机、隔离衣、洗手设施、隔离诊室、留观室。检出传染病或疑似传染病的患儿安排在隔离区进行初步诊断，并在指定区域内化验、交费、治疗等。

2.门诊部

门诊部一般分为门诊诊疗区和门诊患儿治疗区。门诊诊疗区设有导医咨询处、候诊大厅、体温测量处、电子叫号显示屏，根据条件设专家诊室和普通诊室，并留有机动诊室。遇有传染病或疑似传染病的患儿，其就诊室应关闭消毒，并启用机动诊室。候诊大厅应安全、宽敞、明亮、空气流通，因小儿就诊多由家长陪伴，故应有足够的候诊椅。候诊大厅布置应符合小儿心理特点，粘贴卡通图画及防病、科学育儿的图片。有小儿活动娱乐场所，电视可放映小儿喜欢的动画片，营造轻松愉快的气氛，减轻患儿紧张恐惧心理，在娱乐中等待就诊。

门诊治疗区分为一般治疗区（雾化中心、皮试、肌内注射、各种小治疗包括灌肠、中药穴位贴敷等）和静脉输液治疗观察区。治疗区配有药房、收费处、静脉液体配置中心、静脉输液穿刺区和观察室（配备输液观察椅和观察床）、电子叫号显示屏，家长根据电子显示叫号提示到指定穿刺台与护士共同核对输液单、患儿姓名、年龄、性别及输液号后进行输液。

门诊还应有饮水处供应开水与一次性纸杯，便于患儿饮水和服务，厕所应适应小儿特点，便于使用和留取大小便标本。

（二）护理管理

小儿门诊就诊患儿及陪伴人员数量多，人员流动性大，应做好以下护理：

1.维护就诊秩序

门诊护士应做好就诊前准备，包括诊中协助和诊后解释工作，合理安排各诊室就诊人数，随时间调整疏散就诊人员。保持就诊工作有条不紊地进行，提高就诊质量。

2.密切观察病情变化

由于小儿病情变化快，护士应随时注意观察小儿的病情变化，特别注意患儿面色、呼吸的改变，发现异常及时与医生联系，安排提前就诊，必要时就地或护送到急救室抢救。

3.预防院内感染

遵守无菌技术操作规程，严格执行消毒隔离制度，发现传染病可疑征象予以及时处理。

4.杜绝医疗差错

严格执行查对制度及药品管理制度。护士应有高度责任心，工作一丝不苟，避免差错发生。

5.健康教育

护士通过宣传、电视、健康手册等形式，根据季节和疾病流行特点，利用患儿候诊时间进行科普卫生宣教工作。

二、儿科急诊

（一）设置

儿科急诊室是抢救患儿生命的第一线，小儿病情变化快，突发情况多，应随时做好紧急抢救准备。儿科急诊室应设有抢救室、诊查室、观察室、治疗室、小手术室、药房、化验室、收费处等，形成独立单位，确保 24 小时能够持续工作。

1.抢救室

设病床 1～2 张，配有中心供氧、吸引装置、心电监护仪、气管插管用具、人工呼吸机、洗胃机等仪器设备；各种穿刺包、切开包、导尿包；抢救车内备有常用急救药品、物品（手电筒、压舌板、开口器、血压计、简易呼吸囊、听诊器、电源插座、各种型号注射器、口头医嘱执行记录本和笔等），以保证抢救 T 作顺利进行，同时应备有应急灯。

2.观察室

设有病床及一般抢救设备，各种医疗文件，有条件可备婴儿暖箱、监护设备。

3.简易手术室

应备有用于清创缝合手术、大面积烧伤清创处理、骨折固定等相应器械、药品等。

4.治疗室

应有药品柜、注射用具、穿刺用品、各种型号导尿管、胃管等。

（二）护理管理

1.急诊抢救人员、医疗技术、药品、急救配合和时间

这是提高抢救成活率的主要因素，其中抢救人员起主要作用。急诊护士应有高度责任心、敏锐的观察能力，熟练掌握小儿各种急救抢救理论及技术。此外，仪器设备完好、先进，药品种类齐全，时间是抢救成功的重要保证。

2.建立并执行儿科急诊护理常规

定期培训护士，掌握儿科常见病的抢救程序、护理要点、急救技术及

良好的应急能力，提高抢救成功率。

3.执行急诊岗位责任制度

抢救药品及设备应放在指定位置，保管、补充、维护应有明确的交接班制度和专人负责制，确保急救药品齐全，器械设备性能良好。护士应坚守岗位，随时做好抢救患儿的准备。经常巡视病房，及时正确处理各种危急症状。

4.加强文件管理，完善护理记录

急诊病历一般记录患儿就诊的一般情况、诊治过程、抢救经过等。紧急抢救时执行口头医嘱应复述两遍，核对无误时方可执行，并登记于口头医嘱执行本上，抢救结束后督促医生及时补记于病历上，保持病历资料的完整、真实和准确性。急诊观察室转出患儿应做好登记，转入病房时患儿及病历资料由急诊护士护送至病房，与病房护士完成患儿及病历的交接。

三、儿科病房

（一）设置

1.病室

分为普通病室、危重监护病室。儿科病房最适宜的病床数 30～40 张，设有大小两种病室。大病室内容纳 3～4 张病床，小病室 1～2 张病床。普通病室主要收治病情较轻或恢复期患儿。每张床安装 U 字形轨道输液架，床头有呼叫器、吸氧和负压吸引装置，病房配置卫生间方便患儿使用。

危重监护病室安置在靠近护理站最近的房间，主要用于收治危重需要观察和抢救的患儿，病室配置除普通病室配置外，室内还应放置各种抢救设备、药品、监护仪等。病室装修应符合小儿心理特点，墙面可绘制彩色的动画图片。被服最好运用有卡通画的棉质布料。

2.护理站、医生办公室

应设在病区中间位置，并靠近危重症监护病房，便于观察和抢救患儿。

3.治疗室

进行各种注射、输液准备工作。

4.污物间

应备有洗手设备，医疗垃圾、生活垃圾桶、锐器盒、污物车，垃圾分类放置在污物间进行。

5.配膳（奶）室

设在病房入口处，营养部门将备好的患儿食品在配膳室分发，室内配备微波炉、电冰箱、餐车等。

6.游戏室

设在病房一端，供患儿活动、游戏使用。地面应使用防漏材料，玩具、图书柜、桌椅应适合小儿使用。有条件的可配备电视机、投影仪，作为健康教育场所。

此外，病房还配有库房、值班室、主任办公室、护士长办公室、仪器存放室等。

（二）护理管理

1.环境管理

病室环境应适合小儿心理、生理特点。病室窗帘、被服采用棉质、颜色鲜艳且有活泼图案的布料。室内灯光光线明亮，以便观察患儿病情，夜间将病室光线调暗，使用壁灯，以免影响患儿休息。可以用动物形象作为病室标志，房间内可张贴一些卡通画，室内安装温湿度计，温湿度应根据患儿年龄大小而定。

2.生活管理

患儿饮食要兼顾生长发育和疾病治疗的需要。每次餐后对食具进行消毒处理。患儿的衣着应式样简单、柔软，经常换洗，保持清洁。根据患儿年龄、病情合理安排作息时间，培养孩子形成规律的生活习惯。

3.安全管理

由于小儿好奇心强、好动，对危险判断力差，因此，病房安全措施非常重要。病房的设施、设备均应有保护罩，如病床应加床档，床档缝隙应较成人床小，防止患儿坠床；口服药、开水瓶、电源插座均应在患儿不易接触处，防止误服、烫伤、触电。消防器材固定放置并处以备用状态，专人负责管理。紧急通道保持通畅，并有明显标志。治疗护理过程中应严格执行查对制度，防止差错发生。有条件的医院可使用PDA电子信息程序，进行患儿身份核实，确保治疗和护理安全。

4.防止交叉感染

严格执行清洁、消毒、隔离、探视、陪伴制度。定时开窗通风。在闷热季节开启病室新风系统通风换气。地面、家具、床每日采用消毒剂湿式擦洗2次。医护人员接触患儿前后均应认真洗手，防止医源性交叉感染。

5.传染病管理

患儿住院期间发现传染病应立即转至儿科传染病房，同病室居住患儿采取隔离检疫，并给予被动免疫或预防性服药保护。儿科传染病房应按病种收治患儿，按传播途径采取隔离措施，并有明显隔离标志，加强病房管理，杜绝家长和患儿互串病室行为，及时报告疫情，防止疾病传播。

第三节 儿科门诊工作常规与管理

一、儿科门诊工作常规

第一条：按门诊一般诊疗常规施行。诊前应查对姓名、年龄，避免差错。

第二条：对初诊病儿应详细询问病情，进行全面检查，合并营养缺乏症者，应询问喂养史及生长发育情况，对幼婴及新生儿，要问分娩史（有无产伤、窒息）、生长史、传染病接触史及预防接种史。复诊时如病情好转又无其他变化，可重点复查。如病情复杂，要全面检查。

第三条：婴儿腹泻，应向家长详细交代饮食治疗的具体措施，注意大便次数及性质的变化、呕吐情况及精神状态等，防止病情加重，同时要注意防止急性菌痢。疑为婴儿肠炎者，应争取在治疗前送大便做致病性大肠杆菌、空肠弯曲菌、鼠伤寒沙门氏菌等培养，如有条件，可行肠病毒检测，取病初和恢复期双份血清测病毒抗体，或行轮状病毒电镜检查等，以明确病原。新生儿、早产儿及病情较重者，应住院治疗。无床时，应设法明确病原。新生儿、早产儿及病情较重者，应住院治疗。无床时，应设法加床或在观察室输液及治疗。

第四条：一般肺炎可在门诊治疗，2～3周内无效者应收入院。婴幼儿肺炎、毛细支气管炎、重症肺炎、新生儿肺炎、或合并肺大泡、肺不张、肺脓肿或心力衰竭等并发症者，应即住院。

第五条：上呼吸道感染、支气管炎及哮喘性支气管炎，门诊治疗不见效者，应住院治疗。

第六条：先天性心脏病准备行心导管或心血管造影检查者，急性心肌炎、心脏病并发心衰者，活动性风湿病或疑有感染性心内膜炎者，心脏病合并其他较重感染或发热原因不明者，应于住院诊治。

第七条：贫血患儿应检查血常规、血小板、红细胞比容、网织红细胞计数、尿及粪常规，并详细询问病史，查明原因，进行治疗。重症贫血或原因不明者，应住院诊治。

第八条：出血、溶血性疾病病情不重者，可在门诊查血常规及出血、凝血或溶血机制的有关检验，然后考虑入院检查治疗，重症应紧急处理。第九条急性白血病、再生障碍性贫血、血小板减少性紫癜，应住院治疗，待症状缓解，病情稳定后，可在门诊继续治疗。

第十条：对黄疸病儿应先考虑病毒性肝炎的可能，高度疑似者送隔离室处理或请传染病科会诊。新生儿黄疸排除生理性黄疸者，应予住院诊治。

第十一条：肠蛔虫病、蛲虫病可在门诊治疗。其他如绦虫病、蛔虫性肠梗阻可请外科会诊。

第十二条：重病者如无床不能收容时，应在观察室治病观察，好转后方可离去，或转院治疗。

二、急诊管理

儿科急诊的设置与成人急诊设置相似，设有抢救室、治疗室、观察室、手术室等。各室备有抢救设备和药物等。由于儿童年龄和体格差异大，儿科急诊应备有适合各年龄段儿童使用的医疗设备和药品，如不同型号的气管插管、不同规格的简易呼吸器、儿童急救尺等。另备有远红外线辐射台，供抢救小婴儿时使用。

三、护理管理

1.急诊护士素质要求

急诊护士应具有高度的责任心、敏锐的观察力和判断力、扎实的理论知识和熟练的急救技术，能迅速、准确地配合医生进行急救。

2.建立急诊护理常规

建立小儿常见病抢救护理常规，定期组织护理人员进行业务学习，掌握常见急症的抢救程序和护理要点，更新知识，不断提高抢救的成功率。

3.严格执行岗位责任制

急诊护士要随时观察病情变化，掌握急救设施的使用，根据小儿急诊的季节特点，做好急救所需的仪器设备、药品及抢救物品的补充和保管工作，确保仪器设备性能良好并且放置在指定位置；无过期的药品及无菌物品；常用抢救物品齐全。

4.防止交叉感染

对隔离的患儿严格按隔离要求进行护理，防止交叉感染。

5.加强急诊文件管理

急诊工作繁忙而紧张，但仍然要保持病案的完整性、真实性、准确性。紧急抢救时，口头医嘱要复述并确保无误，执行时须经他人核对药物，用过的药品要保留备查。抢救暂告一段落后督促医生开处方并补齐记录，注明用药时间、剂量、给药途径，或治疗方法、病情变化及护士执行医嘱情况。急诊或观察室住院的患儿要登记个人基本信息，以便追踪分析和总结，不断地积累和提高抢救经验。

第四节 门诊输液安全管理与儿童输液护理

一、门诊输液安全管理

输液是患者达到治疗效果的重要措施，如何规范护理人员的服务行为，给患者提供优质服务，满足患者的需求，减少、避免在输液过程中发生护患纠纷，这是当前门诊输液室护理人员面临的一个重要问题。

（一）投诉的主要原因

1.技术不佳，一次穿刺不成功

儿科家属投诉，原因分析：①年轻护士穿刺技术经验相对较少，影响了服务质量。②患儿年龄小，不够配合，自身血管较差，给穿刺带来困难。③儿科陪护多，要求高，给护士工作带来压力。

2.缺乏沟通技巧，致使护患关系紧张

环境嘈杂，工作量大，护士情绪容易急躁，有时护士只注意护理技术操作，而忽视了与患者或家属沟通、交流，从而产生误解，引起纠纷。由于沟通技巧缺乏引起投诉，表现在青年护士遇到问题、处理问题时解释不耐心、语言少、语速快，显得急躁而产生误解，导致矛盾激化。

3.门诊输液健康教育工作流于形式，不重视健康教育工作

在接待患者输液时，对用药、治疗及疾病相关知识讲解不到位，患者对用药知识、药物不良反应等不清楚而导致产生用错药的投诉。原因分析：护士在输液前、输液中未认真履行告知服务所致。

4.护理人员未认真执行查对制度

未认真查对姓名同音不同姓，护士在喊姓名时，家属未认真听清楚，错误应答，护士在注射前未再次核对，家属对此事进行投诉。

（二）管理对策

1.加强三基培训，提高专业水平

门诊是医院医疗工作的一线，输液室乃是医院的窗口，工作的优劣直接反映医院的护理工作质量。作为管理者重视技术管理，抓好三基三严的培训考试，严格护理操作规程，以老带新，讲究穿刺技巧，要求护理人员学习护理部制定的《对输液过程中可能出现并发症及相关问题的处理程序》，对血管较脆、久病的老人要告知血管情况，请配合注射；婴幼儿，尤其是0～1岁以内，头皮注射者应首先与家属沟通，最好选择额正中静脉、颞浅静脉，穿刺容易固定，便于家长看护，减少因固定不好或家长看护不周引起的液体外渗或重注。

2.提高服务意识，规范输液服务流程，严格查对制度

提高服务意识，保持良好的服务态度，树立良好的职业形象。护理人

员整洁的外表、亲切的语言、诚恳的态度，对患者有一定的亲和力，可给患者及家属以信任和安全感。护理部制定了门诊输液规范，执行首诊护士负责制。护士在接收治疗单及药物时要认真核对，如有疑问及时与医师联系，如药品有误则及时与药房核对无误后方可进行配药，并双方签字认可，增强了护士的工作责任心。输液班护士注射前、注射中、注射后要认真核对姓名、年龄、药名、剂量，减少差错的发生。

3.加强护患沟通及健康教育指导，提高服务质量

健康教育是护患沟通的有效途径。目前医院年轻护理人员缺乏与患者、家属的沟通技巧，表现为语言、语速快、服务工作不够主动。医院要求，凡是对在门诊输液的病人必须做好健康教育指导，每天有一名专职护士做健康教育，做好输液告知服务，按输液操作顺序进行分类讲解。接待时，护士先自我介绍，告知交费情况及药品寄存方式，贵重药品由病人自己保管；注射前告知输液大概所需时间，告知药名及主要药理作用；注射后告知安全滴速及加快输液速度的危害性，告知药物的主要不良反应；巡视中告知疾病相关知识；拔针时告知按压穿刺点的注意事项。要求全科护理人员认真学习告知服务内容，护士长对全科各班次护理人员进行考核，护理部采取定期或随机抽查的方式检查服务的落实情况，每月、每季对输液病人服务满意率调查。针对病人对输液室工作的意见、建议不断改进护理服务的工作质量，提高门诊护理服务技术水平，减少护患纠纷，确保护理安全。

二、儿童输液护理

输液前，家长应帮助儿童排尿，准备好尿布、被褥，以防患儿着凉。对年长患儿耐心解释，鼓励患儿勇敢，不要害怕。家长应协助护士做好肢体固定，按压患儿穿刺部位，以保证穿刺一次成功，从而减少患儿的痛苦。

穿刺完毕，家长应协助护士用夹板和绷带固定穿刺部位。固定时不可过紧，以防肢体血液循环受阻，并随时观察液体是否通畅，不要让输液管扭曲、受压、移位。如注射部位出现肿胀或疼痛，说明针头脱出，应立即通知护士重新注射，以防液体外渗引起局部组织坏死。根据患儿病情，掌握输液的速度，一般来说，儿童每分钟 20～40 滴。

在整个输液过程中，应保持穿刺部位及输液瓶口的清洁无菌，密切观察患儿病情变化，如出现发冷或寒颤，继而发热，体温升高到 39～40 摄氏度，并伴有皮肤潮红、头痛，证明患儿出现了输液反应，应立即通知医生给予治疗。

第五节 给药、静脉输液与输血

药物有几种给药途径，口服、静脉注射（静注）、肌肉注射（肌注）、皮下注射（皮下）。药物还可舌下含化（舌下）、直肠灌注（直肠给药）、滴眼、鼻腔喷雾、口腔喷雾（吸入剂），也可皮肤局部（表面）或全身（经皮）用药。每种给药途径均有其特殊目的，各有利弊。

一、口服给药

口服给药最方便，通常也最安全，费用也最便宜，因而是最常用的给药途径。然而，该途径有不少限制，许多因素包括其他药物和食物都将影响口服药物的吸收。因此，某些药物必须空腹服药而另一些则需餐后服药，尚有部分药物不能口服。

口服药物经胃肠道吸收。药物吸收始于口腔和胃，但大部分由小肠吸收。药物必须通过小肠壁及肝脏方能进入全身血循环。许多药物在肠壁和肝脏发生化学变化（代谢），减少了吸收的药物量。静脉注射药物不经肠壁和肝脏直接进入体循环，这种给药方式可获得较口服更快和更持久的效应。一些口服药物刺激胃肠道，如阿司匹林和大多数其他非类固醇抗炎药可损害胃和小肠壁并诱发溃疡。另一些药物吸收很差或在胃内被胃酸和消化酶破坏。尽管有这些缺点，口服给药较其他途径常用。其他给药途径一般在病人不能经口给药，药物必须尽快和准确地给予，或药物口服吸收很差且不规则时方才使用。

二、注射给药

注射给药（消化道外给药）包括皮下注射、肌肉注射和静脉注射途径。皮下注射时，注射针头插入皮下，注射后，药物进入小血管随血流进入体循环。皮下注射常用于蛋白质类药物和胰岛素给药，该药口服可被胃肠道破坏。皮下注射的药物可制成混悬剂或相对难溶的混合物，这样吸收过程可保持数小时、几天甚至更长，病人亦不须经常给药。在给予容积更大的药物时常采用肌肉注射。肌注时应采用更长的针头，因肌肉位置深于皮肤。

静脉注射时，针头直接插入静脉。在消化道外所有给药途径中，静注是最困难的一种，特别是肥胖病人静脉穿刺更加困难。无论是单剂静脉推注还是连续的静脉滴注均是快速、准确给药的最佳途径。

三、舌下给药

舌下含服（sublingual），指使药剂直接通过舌下毛细血管吸收入血，完成吸收过程的一种给药方式。舌下含服给药量有限，但因为无首过（首关）消除（first pass elimniation），药物可以通过毛细血管壁被吸收，药物分子能顺利通过较大分子间隙，吸收完全且速度较快。适用于需要快速比较紧急或避免肝脏的（首关）消除的方法。药物吸收的速度按快慢排序依次为：气雾吸入—腹腔注射—舌下给药—肌内注射—皮下注射—口服—直肠给药—皮肤给药，可见口腔黏膜对药物吸收较快，仅次于气雾剂，快于肌肉或皮下注射。但舌下用药时，药效持续期比口服用药短，所以一般仅用于急救。舌下用药时身体应靠在座椅上取坐位或半坐位，直接将药片置于舌下或嚼碎置于舌下，药物可快速崩解或溶解，通过舌下黏膜吸收而发挥速效作用。如口腔干燥时可口含少许水，有利于药物溶解吸收。应注意切不可像吃糖果似的仅把药物含在嘴里，因为舌表面的舌苔和角质层很难吸收药物，而舌下黏膜中丰富的静脉丛才利于药物的迅速吸收。

四、直肠给药

许多口服给药的药物可以栓剂形式直肠给药。药物与蜡状物混合制成栓剂，即便插入直肠亦不会溶解。药物可通过直肠壁丰富的血循环迅速吸收。当病人恶心、丧失吞咽能力、限制饮食和外科手术后等不能口服时可用栓剂直肠给药。一些药物的栓剂形式有刺激性，这类病人应采用消化道外给药。

对于大部分的儿童常见病，我们都可以用直肠给药来解决。对于症状来说，可以治疗发热、咳嗽、喘息、腹泻等症状；对于具体疾病来说，可以用于上呼吸道感染（包括急性鼻炎、扁桃腺炎、咽炎）、急性支气管炎、毛细支气管炎、婴幼儿肺炎、支气管哮喘、秋季腹泻、细菌性肠炎、细菌性痢疾、高热惊厥、水痘、腮腺炎等儿科常见病的治疗。因此有了儿童常见病直肠给药的说法。

现代医学已证实直肠的周围有丰富的动脉、静脉、淋巴丛，直肠粘膜具有很强的吸收功能。直肠给药，药物混合于直肠分泌液中，通过肠粘膜被吸收，其传输途径大致有三：其一，由直肠中静脉、下静脉和肛门静脉直接吸收进入大循环，因不经过肝脏从而避免了肝脏的首过解毒效应，提高血药浓度；其二，由直肠上静脉经门静脉进入肝脏，代谢后再参与大循环；其三，直肠淋巴系统也吸收部分药物。三条途径均不经过胃和小肠，避免了酸、碱消化酶对药物的影响和破坏作用，亦减轻药物对胃肠道的刺激，因而直肠给药大大地提高了药物的生物利用度。中医认为，大肠包括结肠和直肠，其络脉络肺，与肺相表里，而"肺朝百脉"，所以药物经直肠吸收后可通过经脉上输于肺，再由肺将药物运送到五脏六腑、四肢百骸，同时大肠、小肠、膀胱同居下焦，肾主水液，司二便，从而为直肠给药治疗急慢性肾功能衰竭提供了理论基础，酷似"透析"作用。并且前列腺紧邻直肠，经直肠给药可使药物直达病所，又有局部热疗作用，不失为治疗前列腺疾病的一种有效方法。

从临床报道看，直肠给药对泌尿系统及男科疾病的治疗均有较好的疗效，有良好的发展前景。这是因为：①操作简单，无创伤，病人乐意接受；②对不能吞服的病员更适合此法给药；③药物在直肠吸收较口服为快，尤适宜于前列腺及盆腔疾病的治疗；④中药灌肠方法简便，药源易得，价格低廉，特别适宜于在没有透析条件下抢救肾功能衰竭的病人。总之，直肠给药法应用范围广泛，见效快，疗效可靠，无明显不良反应和副作用，值得提倡推广。但截止目前，直肠给药多限于中药煎剂或中成药稀释液，随制随用，除个别是栓剂外，尚缺乏规范化的中成药制剂和肛注专用器具，影响了直肠用药的普及和推广

五、经皮给药

一些药物可以涂敷剂形式将药贴于皮肤表面。这类药物可增强皮肤渗透性，不经注射便可经皮进入血循环。这种经皮给药可缓慢持续很多小时或很多天，甚至更长。然而，这种途径受药物通过皮肤快慢的限制。只有那些日给药量少的药物可采用此途径。这类药物有治心绞痛的硝酸甘油、治疗运动系统疾病的莨菪碱、戒烟用的尼古丁、治疗高血压用的可乐定及镇痛用的芬太尼等。经皮给药系统（Transdermal Drug Delivery Systems，简称 TDDs）或称经皮治疗系统（Trandermal Thrapeutic Systerms，简称 TTS）是药物通过皮肤吸收的一种方法，药物经由皮肤吸收进入人体血液循环并达到有效血药浓度、实现疾病治疗或预防一种给药新途径。

特点：透皮给药系统可避免肝脏的首过效应和药物在胃肠道的灭活，

减少了药物的吸收受到胃肠道因素的影响．减少用药的个体差异，提高了治疗效果，药物可长时间持续扩散进入血液循环。维持恒定血药浓度，增强治疗效果，避免口服给药引起的血药浓度峰谷现象，降低了胃肠给药的毒副反应。减少给药次数，提高治疗效能，延长作用时间，避免多剂量给药，使大多数病人易于接受。使用方便，病人可以自行用药，也可以随时撤销用药，适用于婴儿、老人和不宜口服给药的病人。

途径：经表皮途径是指药物透过表皮角质层进入活性表皮，扩散至真皮被毛细血管吸收进入体循环的途径。此途径是药物经皮吸收的主要途径。经表皮途径又分为细胞途径和细胞间质途径；前者系指药物穿过角质细胞达到活性表皮，而后者系指药物通过角质细胞间类脂双分子层到活性表皮。由于药物通过细胞途径时经多次亲水/亲脂环境的分配过程，所以药物的跨细胞途径占极小的一部分。药物分子主要通过细胞间质途径进入活性表皮继而吸收进入体循环。经附属器途径即药物通过毛囊、皮脂腺和汗腺吸收。药物通过附属器的穿透速度比经表皮途径快，但皮肤附属器仅占角质层面积的 1%左右，因此该途径不是药物经皮吸收的主要途径。对于一些离子型药物或极性较强的大分子药物，由于难以通过富含类脂的角质层，因此经皮肤附属器途径就成为其透过皮肤的主要途径。

药物理化性质包括以下。

分配系数与溶解度：药物的油水分配系数是影响药物经皮吸收的主要的因素之一。脂溶性适宜的药物易通过角质层，进入活性表皮继而被吸收。因活性表皮是水性组织，脂溶性太大的药物难以分配进入活性表皮，所以药物穿过皮肤的通透系数的对数与油水分配系数的对数往往呈抛物线关系。因此用于经皮吸收的药物最好在水相及油相中均有较大溶解度。

分子大小与形状：药物分子的体积对扩散系数的影响不大，而分子体积与分子质量有线性关系，因此当分子质量较大时，显示出对扩散系数的负效应。相对分子质量大于 500 的物质较难透过角质层。药物分子的形状与立体结构对药物的经皮吸收的影响也很大，线性分子通过角质细胞间类脂双分子层结构的能力要明显强于非线性分子。

pKa：很多药物是有机弱酸或有机弱碱，它们以分子型存在时有较大的透过性，而离子型药物难以通过皮肤。表皮内 pH 为 4.2～5.6，真皮内 pH 为 7.4 左右。经皮吸收过程中药物溶解在皮肤表皮的液体中，可能发生解离。

熔点：一般情况下，低熔点药物易于透过皮肤，这是因为低熔点的药物晶格能较小，在介质或基质中的热力学活度较大。

分子结构：药物分子具有氢键供体或受体，会与角质层的类脂形成氢键，这对药物经皮吸收起负效应。药物分子具有手性，其左旋体和右旋体显示不同的经皮透过性。

TDDS 独特的优势吸引着众多的国内外制剂学专家从事其研究，目前已成为第三代药物制剂的研究热点之一。当前 TDDS 主要用于各种长期性和慢性疾病，包括心血管疾病、精神病、过敏性疾病、长期性胃肠疾病等，随着多学科理论和技术的发展，以及生产工艺材料设备的配合，TDDS 将会更好地满足治疗的需求。

六、雾化吸入

一些药物如气体麻醉剂和雾化抗哮喘药物（置容器中定量供给）可吸

入给药。这些药物通过气道直接入肺，并在肺内吸收入血循环。只有少数药物可用此途径。吸入的药物应仔细监测以保证病人在特定时间内吸入适量的药量。定量吸入系统可直接安装在给肺供气的通道上，因而非常有用。因喷雾吸入进入血液的药量差异性大，故这种途径很少用于治疗除肺以外的其他组织或器官疾病。

起效因素：保持水滴本身的稳定性是雾化治疗的前提，影响其稳定性的主要因素：水滴颗粒的体积及性质。颗粒的浓度。空气湿度。稳定的条件：直径0.3～0.7 um，浓度100～1000 /L，一般雾化器产生为直径0.5～3 um。引起雾粒沉积的物理学机制有：撞击沉积；重力沉积；弥散沉积；拦截沉积；静电吸引沉积。

吸入药物的药代动力学对气溶胶吸入疗法具有重要的影响作用。如果气溶胶吸入的目的是药物在肺内局部发生治疗作用，则选用那些吸入气道内局部生物活性高的，而吸收至全身却很快灭活的药物（如皮质激素）。如果药物仅仅是经过气道吸收而在全身其他部位发挥作用，则选用呼吸道粘膜吸收较好，局部代谢率低的药物。行人工气道机械通气的病人，在距离病人气管内管30cm处放置雾化发生装置可增加气溶胶在肺内的沉降率，这是因为呼吸机送气管道起着可积累气溶胶微粒的储贮雾器（spacer）的作用。

雾化装置有以下几种。

1.雾化器

雾化器：小剂量雾化器（small volume nebunizer，SVN）又称喷射雾化器.手动雾化器.医用雾化器或湿式雾化器。目前为临床上最常用的气溶胶发生装置。工作原理：压缩空气（气体压缩式空气压缩雾化器）或氧气（驱动力）以高速气流通过细口喷嘴，根据 Venturi 效应，在喷嘴周围产生负压携带贮液罐药液卷进高速气流并将其粉碎成大小不一的雾滴，其中 99%以上的为大颗粒的雾滴组成，通过喷嘴的拦截碰撞落回贮液罐内剩下的细小雾粒以一定的速度喷出，撞落的颗粒重新雾化。临床上应用喷射雾化器可对支气管扩张剂.激素.抗过敏药和抗生素等药物进行雾化吸入治疗。一般喷射雾化器的驱动气流量为 6～8 L/min，置于贮液罐内的药液为 4～6 ml，对与雾化粘性高的溶液，可加大驱动气流，但最高气流不超过 12 L/min。

超声雾化器工作原理是将电能转换成超声薄板的高频振动，高频振动使药液转化成气溶胶雾粒。超声雾化器产生的雾粒大小与超声波振动频率的高低成反比：振动频率越高气溶胶颗粒越小；相反，超声波振动的强度与其气溶胶颗粒的多少成正比：即振动越强，产生气溶胶微粒的量就越多，密度也越大。超声雾化器产生的气溶胶的微粒直径为 3.7 um～10.5 um。注意的是有缺氧或低氧血症的病人要慎用或不能长时间用，因为它产生的气溶胶的密度大，吸入后气道内氧分压相对偏。

2.定量吸入器（metered dose inhalers，MDIs）

MDIs 为目前应用最为普遍的气溶胶发生装置。它具有定量操作简单，便于携带，随时可用，不必定期消毒，无院内交叉感染问题等优点，因此其使用广泛受到欢迎。

工作原理密封的贮药罐内盛有药物和助推剂（常用氟利昂），药物溶解或悬浮于液态的助推剂内，药液通过一个定量阀们可与定量室相通再经喷管喷出。助推剂在遇到大气压后因突然蒸发而迅速喷射，卷带出药液并雾化成气溶胶微粒。MDIs 所产生的气溶胶微粒直径约为 3 um~6 um。正确使用方法每次使用前应摇匀药液，病人深呼气至残气位，张开口腔，置 MDIs 喷嘴于口前 4 cm 处，缓慢吸气（0.5L/s）几乎达肺总量位，才开始吸气时即以手指揿压喷药，吸气末屏气 5~10s，然后缓慢呼气至功能残气位。休息 3 min 左右可重复再使用一次。除婴儿外，此方法适于吸入任何药物的所有病人。特殊的 MDIs MDIs 借助贮雾器可提高气溶胶雾化吸入疗效，这是因为应用贮雾器可降低自 MDIs 喷射的气溶胶初速度，增加 MDIs 喷口与口腔之间的距离，减少气溶胶微粒在口腔中的沉降；MDIs 与贮雾器连接的最大的优点是病人在喷药和吸气的协调动作不作要求。它可使用于对掌握 MDIs 常规使用方法有困难的病人或不能配合的儿童.婴幼儿病人。但体积大，携带不方便。

干粉吸入器：单剂量吸入器常有旋转式或转动式吸入器，其旋转盘和转动盘上带有锐利的针，待吸入的药物干粉剂则盛于胶囊内。使用时将药物胶囊先装入吸纳器，然后稍加旋转即让旋转盘和转动盘上的针刺破胶囊，病人通过口含管进行深吸气即可带动吸纳器内部的螺旋叶片旋转，搅拌药物干粉使之成为气溶胶微粒而吸入。单剂量吸入器雾化微粒于肺内的沉降率约为 5%~6%，应用较少，常用于色干酸钠干粉的吸入以预防儿童过敏性哮喘。多剂量吸入器常有涡流式吸入器（turbuhaler）和碟式吸入器（diskhaler）。待吸入的药物干粉剂则盛于胶囊内。吸入器内一次可装入多个剂量。使用时旋转外壳或推拉滑盘每次转送一个剂量，病人拉起连有针锋的盖壳将装有药粉的胶囊刺破，即可口含吸入器的吸嘴以深吸气将药粉吸入，吸气后屏气 5~10s 再缓慢呼气。多剂量吸入器可反复使用，吸入气溶胶微粒为纯药粉，不含助推剂和表面活化物，操作方法比较简单，携带也较方便，因此颇受病人欢迎，也符合环保要求。多剂量吸入器的最大优点还在于药粉的吸入是靠病人的呼吸驱动，不需要刻意呼吸配合和用手揿压的协调动作。缺点是对于呼吸肌力降低的 COPD 病人、严重哮喘发作病人以及呼吸肌力较弱的婴幼儿和年龄较小的儿童使用可能受限。

第八章 临床护理

第一节 护理服务的礼仪规范

人与人打交道的正规化，人际交往的行为规范，称之为礼仪。礼仪是教养的直接体现，是内在修养外在表现的重要因素，是形式美的标准答案，是人与人之间相互沟通的重要技巧。护理服务的礼仪，是指以服务对象，即患者为中心的人际交往的基本要求和规范，泛指护理人员在工作岗位上应当严格遵守的行为规范；实际内涵即护理人员在工作岗位上向患者提供服务时标准的、具体的做法。

护士是救死扶伤的战士，是患者心目中的天使，是医生的助手和合作伙伴。其形象具有多层次性和情景性，需要具备丰富的护理知识和经验，有完善的性格和品质，有较高的思想觉悟，同时还应注重诚信意识、沟通意识、奉献意识、服务意识和自我保护意识的培养。

一、护理服务的礼仪规范

（一）行为文明规范

1.举止文明规范

（1）举止端庄，行走大方，不勾肩搭背，不打闹，不边走边吃食品及吸烟。

（2）遇同事或熟悉的患者及外单位客人，应主动做出礼节性示意或问候。

（3）自行车进入院区必须推行，并按指定地点整齐摆放。不任意堆放杂物。

（4）爱护宣传设施及环境绿化、美化，不破坏宣传品，不随处张贴告示。

（5）对问路患者要热情和蔼地给予指引。

2.接打电话文明规范

（1）接打电话应做到礼貌、准确、快速。

（2）在电话铃响 3 声之内应该接起电话。

（3）向来电者问候："您好"，并自报家门。

（4）按来电者的名字与其交谈，从而建立良好的个人关系。

（5）在电话机旁准备纸和笔，记录要清楚。向来电者保证所有细节都被正确地记录下来，并复述一遍。

（6）接打电话时，不大声喧哗，不在病区大声呼唤别人接电话。

（7）说再见的时候也要按对方的名字说再见，首先谢谢他们打来电话，让他们先挂电话。这不仅仅是因为礼貌，也是给他们最后一次机会问更多的问题。

3.输液巡视服务规范

（1）患者静脉输液时，必须床边挂输液巡视卡，巡视卡要求在操作完成后即刻挂好。

（2）按病情（或遵医嘱）调节滴速。主动巡视并记录，Ⅰ级护理患者至少1小时巡视一次，Ⅱ、Ⅲ级护理患者1～2小时巡视一次。每次更换液体必须填写液体名称、内加药名、更换时间、滴速和更换人。

（3）巡视中注意观察液体有无外渗，如发现局部组织肿胀及输入药液对皮肤组织有损伤时，应立即采取有效措施，并报告护士长和护理部。严密观察输液后患者病情变化，如发现患者出现输液反应，除按常规措施抢救外，应立即通知床位医生（或值班医生）和护士长，并上报护理部。

4.夜间巡视服务规范

（1）夜间熄灯前（21:00），护士要巡查督促探视者离开病室，督促协助患者做好睡前准备工作，并检查整顿病室秩序及物品放置情况。

（2）按时关闭各病室电灯，打开地灯，调节空调开关至适当位置，以保证室内空气、温度适宜。

（3）夜间护士巡视要做到"四轻"（说话轻、走路轻、操作轻、开关门），为患者创造良好的休息环境。

（4）按分级护理要求巡视。观察病情变化，如发现异常，应迅速采取有效的抢救措施，同时立即报告医生。了解患者睡眠情况，对于入睡困难者应了解影响睡眠因素，并给予帮助。

（5）对行动不便、自理困难者，给予协助。

（6）加强病区管理，严格控制陪客，保证病区安静。躺椅发放时间为20:30以后。

5.交接班规范

（1）医院护理工作时间为8小时一班，接班者提前15分钟到科室，阅读交班报告。接班者未接清楚之前，交班者不得离开岗位。

（2）值班者必须在交班前写好交班报告，当班者工作未完成应完成后下班，并且完成各项护理记录。

（3）接班者在接班后首先巡视患者，发现与交班情况不符合时及时追究。

（4）以接班为界，交接双方必须认真对待交班，每项工作都应交代清楚，交接双方应在交班本上签名。要求做到"五不交接"：仪表不整洁不交接，工作不完成不交接，重病护理不周不交接，药品、器械不全不交接，工作环境不洁不交接。

（5）交接班时，书面交班要写清，口头交接要讲清，床头交接要看清。

（6）交接内容包括病情交接、输液、导管、皮肤、特殊检查、手术、禁食、财产、药品和设备交接等。

6.集会文明规范

（1）准时到达会场，按指定位置就座，不迟到、早退。

（2）按规定着装。

（3）坐姿端正。

（4）保持肃静，不交头接耳。

（5）不携带与会议无关的书报、杂志等进入会场。

（6）不打瞌睡。

（7）不鼓倒掌，不喝倒彩。

（8）不乱丢杂物。

7.会晤文明规范

（1）会见客人要接待热情，起立相迎，起立相送，举止端庄，坐姿文雅。

（2）院外单位宾客来访要主动送茶，本院人员来访要主动让座。

（3）会晤时语气和蔼，态度诚恳，交谈耐心，尊重客人。

（4）如会晤中双方意见不一致，应保持冷静平和的情绪，尽量避免发生争执或纠纷。

（5）会晤结束时，对院外客人要亲自送出会客室。

（二）语言服务规范

1.语言服务规范的基本原则规范性、保密性、情感性和注意语言的分寸。

2.常用服务用语"十声、十一字"

十声：

①问候声由人称、时间、问候语组成。如："王先生下午好！""李小姐早上好！"

②欢迎声如；"见到您很高兴。"

③请托声如："劳驾您了！""拜托您了！""对不起，打扰一下。""麻烦您帮我一个忙。"

④致谢声如："谢谢您。""万分感激！""感激不尽！""非常感谢！""有劳您为这事费心了。"

⑤征询声如："您需要帮忙吗？""您觉得这个怎样？"

⑥应答声如："是的。""好的。""一定照办。""这是我的荣幸！"
"请多多指教！""没关系。""不要紧。""您不必介意。"

⑦称赞声如："太好了！""对极了！""这个主意不错！"

⑧祝贺声如："身体健康。"

⑨道歉声如："对不起。""很抱歉。""不好意思。""请多包涵。"

⑩送别声如："慢走。""多保重。"

十一字：

①"您好。"

②"欢迎。"

③"谢谢。"

④"对不起。"

⑤"再见。"

3.服务忌语

①"不知道，去问医生。"

②"你怎么这么烦，又来了？怎么又打铃了？"

③"动作快点，这么慢，像你这样，我们忙也忙死了。"

④"打针总是痛的，叫啥？你静脉天生不好，没有办法打。"

⑤"家属陪着干啥？叫家属做！"

二、护士的仪容

（一）仪表、仪容的概念

仪表，即人的外表。一般来说，它包括人的容貌、服饰和姿态等方面，是一个人的精神面貌的外观体现。

仪容主要指人的容貌。

人们不难发现，一个人的仪表、仪容往往是与他的生活情调、思想修养、道德品质和文明修养程度密切相关的。在人际交往中，仪表、仪容是一个不容忽略的交际因素，良好的仪表、仪容会给人产生美好的第一印象。

（二）注重护士仪表、仪容的意义

1.注重仪表、仪容是护士的一项基本素质

护理服务工作的特点是直接向患者提供服务，良好的仪表、仪容会给患者留下很深的印象，产生积极的宣传效果，同时还可能弥补某些服务设施方面的不足。反之，不好的仪表、仪容往往会令人生厌，即使有热情的服务和一流的设施也不一定能给患者留下美好的印象。

2.护士的仪表、仪容反映了医院的管理水平和服务水平

在当今医疗市场激烈竞争的年代，医院的设施、设备已大为改善，日趋完美。这样，护理人员的素质对服务水平的影响就很大了；而护士的仪表、仪容在一定程度上反映了护士的素质，因此在一定程度上能反映出医院的管理水平和服务水平。

3.注重仪表、仪容是尊重患者的需要

注重仪表、仪容是尊重患者的需要，是讲究礼貌、礼节的一种表现。患者在住院期间，需要接受各种检查、治疗和护理。护士的仪表、仪容美

能满足患者视觉审美方面的需要，同时又使他们自己在接受着装整洁大方、讲究礼节、礼貌的护士的护理时，感到自己是位受尊重的患者，从而在心理上得到满足。

4.注重仪表、仪容反映了护士的自尊自爱

爱美之心人皆有之，人们都想得到他人对自己仪表、仪容的称赞。所以，良好的仪表、仪容既能表示对患者的尊重，又能体现自尊自爱。

综上所述，仪表、仪容不仅仅是个人形象的问题，而且更为重要的是，它反映了一个国家或一个城市、一个医院的道德水准、文明程度、文化修养、精神面貌和生活水平，所以，我们要注重护士的仪表、仪容。

（三）仪表、仪容规范

原则：美观、整洁、卫生、得体。

1.护士上班一律着规定工作服、帽、裤，软底或坡跟白色工作鞋。女性袜子为肉色，男性袜子为白色。

2.护士服应清洁、平整、合身，以身长刚好过膝、袖长至腕部为宜；并保持衣扣完整，无破损，无污迹，按规定佩带胸卡。

3.戴燕帽要求短发前不遮眉，后不过衣领，侧不掩耳为宜。长发要梳理整齐盘于脑后，发饰素雅、庄重。燕帽洁白，无皱折。戴燕帽时要求高低适中。戴圆帽要求头发不外露，前齐眉，露出双耳。

4.淡妆上岗，不留长指甲，不涂有色指甲油，佩带耳环不超过耳垂。

5.不着工作服进入食堂就餐或出入院外公共场所。

三、护士的仪态

（一）仪态的概念

仪态就是指人的形体姿态与动作。仪态是女性美丽动人的外衣。仪态主要体现在以下几个方面：站、坐、走、手势、表情、眼神。

（二）仪态规范

原则：文雅、活泼、健康、有朝气。

1.护士正确的站姿应挺胸、收腹、头正、颈直、肩外展，臀部收紧，两手在身体两侧自然下垂或轻握手于下腹部，双腿并拢，两脚稍错开，身躯正、直、重心上提。护士工作的大部分时间是站立的，正确的站姿不仅给人以美感，且对人体发育及内脏发挥正常生理功能有直接影响。切忌扶肩搭背、身体颠晃、手卡着腰，或随便依靠在患者床边、墙壁等。

2.护士的坐姿应体现出谦逊、诚恳、娴静、端庄，上身端正挺直、两腿并拢后收，并且双手置于腿上；而给人以粗俗失雅、轻佻或颓废及懒散感觉的坐姿应注意予以纠正。正确而优美的姿态还可以使身体发育匀称，不易疲劳而精力充沛。

3.护士工作的绝大部分时间是在行走中进行的，故应注意训练正确的行姿。行走的过程中要抬头、挺胸、收腹、提臀，以胸带步，自然摆臂，步履轻捷，弹足有力，柔步无声，而不要左顾右盼。抢救患者需快步走时，应注意保持上身平稳，步履紧张有序，肌肉放松、舒展自如，使患者感到我们的工作忙而不乱，感到安全而由衷地信赖我们。

4.护士手的动作应轻、柔、稳、准、快且有条理，切忌在与患者交谈时表现抓耳挠腮、东摸西动、指手划脚等令人厌恶的动作。

5.护士的表情亲切、自然、安详，可给患者以安全感，感受到人性的美好，从而愿意与护士合作，有助于康复。

6.护士在工作区见到患者或熟人时，应用热情的眼神表示欢迎。

第二节 临床护理风险防范

一、执行医嘱

护理人员在执行任何医嘱时，必须认真仔细核对，严格落实 2 人核对制度。1 人值班时，应请当班医师核对无误后方可执行。

（一）执行医嘱原则

1.医师写出医嘱后，若无疑问应立即执行，原则是先临时医嘱，后长期医嘱，先急后缓执行后，立即记录在相应的护理记录单上。

2.不具备开具医嘱资格的医师（无执业医师执照的医师或未取得授权的进修医师）开立的医嘱不执行。

3.不正确、不规范的医嘱不执行。

4.有疑问的医嘱，涂改或字迹不清（如果为手写）的医嘱不执行，务必向医师核实无误后方可执行。

5.未经 2 人核对的医嘱不执行。

6.非抢救状态的口头医嘱、抢救时非 2 人复述的口头医嘱不能执行。

7.医嘱开具的药物用法、用量、给药途径不同于常规不执行，务必向医师核实清楚方可执行。

8.开医嘱时间与执行医嘱不符时不能执行。

（二）执行医嘱防范措施

1.医嘱有问题

（1）对于无执业医师执照的医师或未取得授权的进修医师开具的医嘱，经上级医师冠签名后方可执行。

（2）须做皮试的药物未开皮试的医嘱不执行。如首次注射青霉素或青霉素类、头孢类药物无做皮试医嘱或未做皮试，其医嘱不能执行，防止发生过敏反应。若患者在本院其他科室或本医院认可的医院3天内做过该皮试的，需医师开免试后方可执行。

（3）已知患者有明确药物过敏史，医师却开具了此类药物医嘱，护士不得执行该药物过敏试验医嘱。

（4）医嘱药物用法不当不得执行。如吗啡静脉注射（吗啡可使呼吸抑制），使用呼吸机时可以静脉注射。

（5）医嘱药品剂量不当不执行。

（6）医嘱内容不同于常规不执行。如用药次数增多（增加用药次数可引起剂量过大）；糖尿病患者（或血糖增高患者）静脉输注葡萄糖未在葡萄糖内加入适量胰岛素（直接输注葡萄糖易致血糖增高）；硝普钠医嘱用生理盐水稀释（硝普钠药品说明书上只要求用5%葡萄糖注射液稀释）；患者急性大出血时，医嘱酚磺乙胺加氨基己酸合用（药物说明书中明确规定氨基己酸不得与酚磺乙胺混合注射）；输注血液制品时在血制品内加入其他药品（如苯海拉明）；头孢曲松钠等抗生素加入钙剂；对呼吸抑制的患者使用镇静药和强镇痛药（如哌替啶、吗啡等）；Ⅱ型呼吸衰竭肺心病病人，医嘱使用镇静药（护士如果盲目执行，会导致病人呼吸停止）；氨茶碱静脉直接推注（应稀释后缓慢推注）；施他林加入其他溶液内（施他林只能加入 5%葡萄糖注射液或生理盐水内）等医嘱均不应执行。

2.口头医嘱

（1）科室应备危重病人抢救口头医嘱登记本。

（2）在抢救患者执行口头医嘱给药时，护士应复述 1 遍，与医师核对无误后方可执行。

（3）执行口头医嘱后，将药瓶保留至抢救结束，以备核对、记录使用。

（4）抢救结束后 6 小时内，及时据实补齐医嘱，并签字后方可将药瓶丢弃。

（5）抢救病人后护理记录补记与医嘱、医疗记录要保持一致。

3.其他

（1）新药在第 1 次使用时，护士不清楚用法、配伍禁息等，先看说明书后再执行。

（2）对于达非林等特殊治疗药物，护士不清楚用法、配伍禁忌等，使用前须仔细阅读说明书或者遵医嘱正确执行，并观察用药后的反应。

（3）执行新开医嘱时，对于医师所开的医嘱，有疑问时，务必向医师核实后执行。

（4）患者有某操作的禁忌证，但医嘱要求做该操作时，一定要反复向医师提醒、申明，如为病情需要，必须向患者解释清楚利害关系，请患者或家属签署知情同意书后方可执行。

（5）护士执行抗生素医嘱前，认真核对皮试时间和结果后方可执行。

操作时再次询问患者有无过敏史，近期使用该类药物情况如何。青霉素、头孢菌素类药物首次使用或停用超过 3 天，不开皮试医嘱、皮试未做的医嘱不执行。

（6）在执行医嘱时，仔细核对医嘱，注意区分药品的用法。

（7）饮酒后注射、口服头孢菌素类药物的医嘱不执行。

（8）执行阿托品用药医嘱时，应特别注意区分各种剂量的适应证。阿托品（成人）>0.5 mg 肌内注射医嘱应特别注意核对；躁动及体温>38℃的患者阿托品静脉推注医嘱不能执行。

（9）执行输血医嘱时，必须查看患者是否有输血前的 8 项检查，没有的要提醒医师开立。

（10）要注意配伍禁忌，如维生素 C 与维生素 K 不能同时加注于同一溶液内，维生素 C 与地塞米松、葡萄糖酸钙也不能同时加注于同一溶液内。

（11）硫普罗宁与胸腺肽合用医嘱不能执行。硫普罗宁类与胸腺肽有配伍禁忌，不能合用，易导致致死性过敏反应。

二、护理操作

（一）皮试

1.危险因素

过敏反应，严重者可导致过敏性休克，危及生命。

2.防范措施

皮试前详细询问过敏史；做头孢皮试时，询问有否饮酒史，否则不予做皮试；过敏史不清、夜晚慎做皮试；做皮试必须带药物过敏急救盒；禁止同时做两种皮试；皮肤消毒时，询问有无乙醇过敏。

（二）配药

1.危险因素

药物发生配伍禁忌；有加错药的危险。

2.防范措施

（1）护理人员在配药时，禁止用水剂药品稀释粉剂的药品，以免发生化学反应。

（2）护理人员在配药时，严格无菌操作，一个注射器只可抽取一种药物。

（3）根据药物的特性，准确掌握配药的时间。

（4）严格执行2人查对制度，防止错加药。

（三）口服药

1.危险因素

错发药物，患者漏服。

2.防范措施

发药前2人核对，发药时严格查对制度，避免习惯思维；做到服药到口；患者不在时严格交班。

（四）肌内注射

1.危险因素

损伤坐骨神经。

2.防范措施

掌握解剖知识；儿童及身体瘦弱者，应特别注意。

（五）静脉输液

1.危险因素

输液反应，漏液，静脉炎。

2.防范措施

（1）输液前严格执行三查七对，输液时要根据医嘱准确调节滴数，告知患者不得随意调节滴数，并告知其危险性。

（2）凡在夜班输液结束者，夜班护士必须跟责任护士交班，由责任护士通知医师，由医师确定当日输液时间，以防2天内输液时间间隔太短而引起药物毒性反应，甚至死亡。

（3）输液期间要经常巡视病房，观察患者有无输液不良反应及液体外漏情况。

（4）严禁在输液、输血的针头处抽取标本。

（5）重视患者主诉，如有不适或输液处红肿，立即采取措施。

（6）如果局部发生红肿，可用硫酸镁外敷，以使损害降到最低。

（六）输血

1.危险因素

输血反应，输错患者。

2.防范措施

（1）输血液制品前必须监测患者的体温，体温正常方可输入。

（2）输血期间要经常巡视病房，重视患者主诉，如有不适立即采取措施。

（七）患者安全防护

1.危险因素

摔倒，坠床，压疮，走失，自杀，病情突然变化，意外死亡。

2.防范措施

（1）做好入院宣教，按等级护理要求巡视病房，落实各项护理措施；加强病房环境和卫生管理，消除安全隐患；对活动障碍患者勤擦洗、勤整理、勤更换、勤翻身、勤拍背，加强营养，预防压疮。

（2）凡危重患者外出检查或转科时，必须有医护人员陪送，根据病情携带急救箱和氧气枕，防止发生意外。在转运途中，勿使患者头、手、足露于推车外，防止意外伤害。在搬运患者时应固定推车或病床，方法正确，防止摔伤患者。

（3）外伤患者在院外急救和院内转运中都应选择最安全的保护措施，避免再损伤，特别是怀疑脊椎损伤者，在心肺复苏时不能使其头后仰，在搬运时应多人同时平移，避免进一步加重脊椎损伤。

（4）移动病人时不得有拖、拉动作。

（5）对步态不稳、神志不清的患者要加强防护；及时发现情绪异常患者，对有自杀倾向的患者要做好心理护理，与患者家属加强沟通，建议24小时留院陪伴，做好各种防范措施，并在护理记录单上注明，签字；精神异常患者应穿防走失背心，以便寻找。

（6）对于烦躁患者，除常规使用床栏外，在征得家属同意后进行保护性约束，以免坠床和管道的脱出，并随时观察约束部位的皮肤及血供情况。

（7）病情较危重患者，严格执行护理等级制度，定时巡视，并要求家属陪护。

（8）老年人、小孩、行动不便者、病情较危重患者必须有陪护，检查过程中注意安全，防止坠床。

（9）全身麻醉病人清醒后去枕平卧 6 小时，头偏向一侧，以防呕吐、窒息。

（10）气体瓶或设备应远离电源、明火及取暖设备。

（11）氧气瓶的压力表不可涂油润滑，应按常规开关，每个氧气筒至少保留 5 个大气压，不可全部用毕。

（12）患者的贵重物品及钱财交还家属时，需 2 人在场证明。

（13）遇到危重、急诊手术，无家属陪伴的，需保管好患者的衣物及钱财，与急诊科医务人员做好物品的交接，需 2 人在场。

（14）发生意外事件后，护士应保持镇定，按照应急预案的处理程序及时上报、处理。

（八）对外交流

1.危险因素

不恰当语言易造成纠纷。

2.防范措施

接听其他科室电话要认真、仔细听清楚，遇紧急情况应把内容重复一遍，及时汇报相关人员，并做好电话记录或录音，以备无误。

第三节 各层级护理人员岗位职责

一、总责任护士岗位职责

1.在护士长的领导下进行工作，认真履行本岗位职责，保证科室工作正常运行，实行 8 小时在岗 24 小时负责制。

2.指导、帮助和参与完成疑难患者的治疗、护理及难度较高的复杂护理技术操作。

3.负责督促及检查本科室护理、安全质量，落实情况并督查病历书写质控，督促终末病历归档。组织每月的护理质量讨论分析；参与核对医嘱。

3.参与危重、疑难患者抢救、护理及治疗。

4.督查各项健康宣教落实情况。

5.负责组织本科内护理查房，参与每周科主任大查房、疑难患者的病例讨论、会诊，参与他科护理会诊。积极开展护理新业务、新技术及护理科研。

6.承担科室带教与培训工作（进修、在职人员、规培、见习、实习生等）及临床护理工作指导，定期组织业务学习，督查工作的落实情况。

7.负责科室药品与财产的领用、管理及保养。

8.负责消毒隔离工作（每周一冰箱除冰）。

二、责任护士岗位职责

1.在护士长及总责任护士的指导下进行工作，认真履行本岗位职责，保证科室工作正常运行。

2.热情接待新患者，给予入院宣教、卫生处置、评估处理。

3.参与医生对本组重点患者的查房，了解合作性问题。

4.做好手术前后、检查前后、出院前后、常规标本留取的指导，负责转科、特殊检查患者的准备及护送。

5.对患者实行整体护理责任包干制，参与并督促技术护士及助理护士的工作，保证患者的基础护理和生活护理到位。

6.带领助理护士协助患者进餐，了解患者进食情况并做好饮食指导。

7.参与并督促技术护士对患者病情观察、治疗用药、健康指导实行全程负责、全程管理、全面完成、全程指导。

8.及时评价护理效果，准确书写护理记录。根据患者情况调整护理计划，指导技术护士正确运用护理程序进行护理。

9.随时巡视病房、及时更换液体，并根据病情和药物的性质调节和保持有效输液速度，特殊情况及时通知医生并处理。注意随时保持病室及床单的整齐、清洁、舒适和安静。

10.遇急、危重患者迅速进行紧急处置，立即组织抢救，马上通知医生。医生不在时，应沉着冷静，首先建立静脉通路，进行输氧、保持呼吸道通畅等紧急处置。

11.指导进修、实习学生临床护理工作的带教指导和培训。

12.做好出院病历的整理和质控。

13.负责发放每日费用清单及催款通知单，并做好解释工作。

三、咨询护士职责

1.热情接待新患者，办理出入院、转科有关手续，负责科室记账，打印医嘱单及催款通知单。

2.负责保管和整理医疗文件，书写交班报告。

3.及时通知责任护士处理医嘱，落实医嘱执行情况，及时负责与护士长、责任护士及负责医生联系。负责药品、物品、急救器械的交接和管理，准备次日用物、管理冰箱。

4.负责功能区的整洁，负责接电话、接待和联络。

5.核对处方药，准备当日输液卡、日服用药卡，交各责任组落实。

6.通知后勤及物业人员做好相关工作。

7.督促责任护士及时完成治疗。

8.负责出院患者的回访。

四、技术护理职责

（一）A班

1.在责任护士的指导下进行工作，认真履行本岗位职责，完成本组患者的所有治疗、护理等工作。

2.接器械、麻醉药品，完成晨间护理。

3.巡视病房，更换液体、引流袋、留置针敷贴、颈静脉敷贴，观察病情变化，完成生命体征监测及记录，发现异常及时通知医生并处理，保持病室及床单的整齐清洁舒适。

4.热情接待新患者和手术患者，做好评估、健康教育和处置。

5.协助核发口服药及处方药。

6.带领助理护士协助患者进餐，了解患者进食情况并做好饮食指导。及时清理陪人，督促患者午休。

7.做好进修、实习及新护士的带教指导工作。

（二）P班

1.在责任护士的指导下进行工作，认真履行本岗位职责，完成本组患者的所有治疗、护理工作。

2.接器械、麻醉药品，与上午技术护士床头交接班。

3.实施黄昏护理、核发口服药及处方药，做好用药指导，发放特殊检查单及标本容器，并做好宣教。

4.巡视病房，更换液体，观察病情变化，完成生命体征监测，发现异常及时通知医生并处理，保持病室及床单的整齐清洁舒适。

5.热情接待新患者和手术患者，做好评估、健康教育和处置。

6.带领助理护士协助患者进餐，了解患者进食情况并做好饮食指导。

7.执行次日特检、手术患者临时医嘱，包括术前的准备和健康指导，评估患者的心理状态，做好交流沟通；及时清理陪人，督促患者就寝。

8.及时准确完整地书写护理记录。

9.做好进修、实习及新护士的带教指导工作。

10.负责摆放次日大输液及准备次日的治疗药物和用物，准备及核对好次日的抽血用物。

11.更换和监测消毒液并登记，周日晚清洗输液网套及输液卡挂牌。

（三）N班

1.接器械、麻醉药品，与下午技术护士床头交接班。

2.负责本班责任时间内常规治疗、用药、护理措施的实施。执行并核对医嘱，核对次日的大输液，清理和粘贴长期输液卡。

3.热情接待新患者，给予入院宣教、卫生处置、评估处理。

4.正确采集血、尿、痰、大便等标本并签字，督促患者起床并整理好陪人用物，行晨间护理。

5.做好手术前后、检查前后、常规标本留取的指导，发放早上口服药并给予用药指导，评价用药效果，总结24小时出入量，负责生命体征监测，及时评价护理效果，准确书写护理记录。

6.做好当日特检、手术前的治疗和健康指导，评估患者的心理状态，做好交流沟通，协助患者进餐。

7.巡视病房，严密观察病情变化，保持病室及床单的整齐清洁舒适。书写交班报告。

8.做好进修、实习及新护士带教指导。

第四节 急诊常见症状及护理常规

一、发热

发热（fever）是由于各种原因使体温调节中枢的调定点上移，致使产热增多和散热减少，动态平衡失常，导致体温升高超出正常范围。发热的过程一般分为三个阶段：体温上升期、高热持续期和体温下降期。按发热的程度可分为低热：37.3～38℃；中度热：38.1～39℃；高热：39.1～41℃；超高热：41℃以上。

（一）病情观察

1.定时测量体温，一般每日测量4次。高热病人每4小时测量1次，待体温恢复正常3天后，改为每日1～2次。

2.严密观察体温变化，注意热型、程度，同时观察呼吸、脉搏及血压的变化；注意发热的伴随症状及其程度，注意饮水量、饮食摄入量、尿量及治疗效果。

（二）降温处理

1.建立静脉输液通道，维持水、电解质平衡。

2.物理降温法：体温超过39℃者，可给予局部冷疗，将冷毛巾或冰袋置于额部、腋下或腹股沟部；体温超过39.5℃者可采用酒精擦浴、温水擦浴或冰水灌肠等全身冷疗法。

3.药物降温法：口服复方阿司匹林或肌内注射氨基比林或双氯芬酸钠栓剂塞肛等，药物降温过程中应观察降温的效果，并注意病人有无出汗、虚脱、低血压等不良反应。

4.行降温30分钟后应复查体温，并绘制在体温单上。

（三）休息与体位

高热者应绝对卧床休息，保持舒适卧位；低热者可酌情减少活动，适当休息。注意调节室温与环境，室温应维持在18～20℃，湿度50%～60%。

（四）加强营养与补充液体

1.高热的病人应给予高热量、高蛋白、高维生素、易消化的流质或半流质饮食。

2.鼓励多饮水。

3.对不能进食者，给予静脉输液或鼻饲，以补充水、电解质等营养物质。

（五）一般护理

1.口腔护理：长期发热的病人，应在晨起、餐后、睡前协助漱口，防止口腔炎和口腔黏膜溃疡的发生。

2.皮肤护理：应随时擦干汗液，更换汗湿的衣服与被服，防止受凉；应经常用温水擦洗，保持皮肤清洁、干燥。

3.及时配合医生做好各项检查，例如血培养、痰培养等，标本应及时送检，以尽早明确病因，对症治疗。

（六）心理护理

向病人及其家属做好解释和安慰工作，解除焦虑和恐惧心理。

二、昏迷

昏迷（coma）是最严重的意识障碍，为各种原因引起的大脑皮质和皮质网状结构发生高度抑制的一种状态，其主要特征为随意运动丧失，对外界刺激失去正常反应并出现病理反射活动，按昏迷的程度可分为轻度、中度和深度昏迷。

（一）病情观察

1.严密观察生命体征，昏迷初期每15～30分钟观察神志、体温、脉搏、呼吸、血压 1 次，病情稳定后 1 小时观察 1 次，并做好护理记录。

2.严密观察意识状态、瞳孔大小、对光反射、角膜反射与全身情况，颈项部体征及神经系统的体征变化。

（二）体位及安全

1.平卧，头偏向一侧并抬高床头 10°～15°，室内光线宜暗，动作宜轻，尽量避免不良刺激。

2.烦躁不安或有精神症状者给予必要的防护，加用床栏或保护带，避免坠床。

3.体温在 36℃以下者可给予热水袋保暖；高热者可给予冰袋、酒精擦浴等物理降温。

4.定期给予肢体被动活动与按摩，保持肢体功能位。

（三）呼吸道护理

1.保持呼吸道畅通：取下义齿，头部偏向一侧，如有舌后坠用舌钳夹住舌体向外牵拉并随时清除呼吸道及口腔分泌物。

2.牙关紧闭、抽搐者，应用牙垫或通气导管垫于上下磨牙之间，防止咬伤；如有义齿应取下，以防误入气管。

3.必要时给予氧气吸入。

4.呼吸困难，难以改善时行气管切开并按气管切开护理。

5.预防肺部感染：注意保暖，避免受凉。每 2 小时翻身叩背 1 次，并刺激病人咳嗽，注意及时吸痰。

（四）皮肤黏膜护理

1.压疮预防及护理

加强皮肤护理，保持床单清洁干燥平整，每 2 小时翻身 1 次，避免局部长期受压。

2.预防口腔感染

口腔护理每周 2 次，注意有无溃疡或真菌感染，及时对症涂药处理；张口呼吸者，可用双层生理盐水湿纱布覆盖于口鼻部，避免呼吸道干燥；口唇干裂时涂以润唇膏保护。

3.预防角膜损伤

伴眼睑闭合不全者，每日用生理盐水湿纱布覆盖眼部，也可用 0.25% 氯霉素滴眼或用凡士林纱布覆盖眼部。

（五）营养护理

维持水、电解质的平衡，记录 24 小时出入液量；根据病人的病情，调配合理鼻饲饮食，并每周更换鼻饲管 1 次。

（六）大小便护理

1.持续留置导尿管护理

留置导尿管的病人应定时每隔 4 小时夹放导尿管 1 次；尿袋每日更换 1 次，尿管每周更换 1 次；外阴擦洗每日 2 次，预防泌尿系感染。

2.肛周护理

保持肛周清洁，应保证每日排便 1 次，便秘时给予对症处理。

三、抽搐

抽搐（tic）是由多种原因引起的突然、短暂、反复发作的脑功能紊乱，临床表现为突然意识丧失，呼吸暂停，瞳孔散大，对光反射消失，四肢强直，双手握拳。

（一）病情观察

1.严密观察抽搐发作的部位、频率、持续时间及发作期间病人意识、瞳孔的变化。观察发作停止后病人意识是否完全恢复，有无头痛、自动症等情况。

2.严密观察生命体征，昏迷病人每 30 分钟观察意识、体温、脉搏、呼吸、血压 1 次，病情稳定后每 1 小时观察 1 次，并做好护理记录。

（二）发作时的急救措施

1.平卧，头偏向一侧，迅速解衣扣，松裤带，取下义齿，尽快将压舌板、筷子或小布卷置于病人口中一侧上、下臼齿之间，防止咬伤舌头或颊部。

2.立即持续给氧，2～4 L/分，确保呼吸道畅通，及时清除口、鼻腔的分泌物，以防误吸或窒息，昏迷者应用舌钳将舌拉出，防止舌根后坠，必要时行气管切开。

3.备好急救用品，建立静脉通道，遵医嘱正确用药，观察用药后的反应。

4.抽搐发作时应有专人守护，躁动不安者给予必要的防护，加用床栏或保护带，避免坠床及肢体撞伤。按压病人时勿用力过猛，以免发生骨折和关节脱位。并向家属做好解释，以得到家属的支持和理解。

5.抽搐时尽量减少对病人的任何刺激，室内光线宜暗，操作时动作宜轻。

6.保持床铺及皮肤的清洁、干燥，预防压疮、肺炎等并发症的发生。

（三）营养护理

维持水、电解质的平衡，清醒病人可给予清淡、无刺激、营养丰富的饮食。

（四）配合医生

配合医生尽快查找原因，遵医嘱给予药物对症治疗。

（五）心理护理

消除恐惧心理，指导病人保持良好心态，树立战胜疾病的信心。

四、头痛

头痛（headache）是指额、顶、颞及枕部的疼痛，可呈持续性或间歇性。头痛的性质包括刺痛、跳痛、胀痛、钝痛、内闪痛、烧灼痛等。程度分轻度、中度、重度和剧烈头痛。

（一）一般护理

1.保持环境安静，减少各种噪声，室内光线柔和。

2.避免过度劳累与精神紧张，保证充足睡眠，保持情绪稳定。血压过高时应卧床休息，如疑为脑出血应采取平卧或侧卧位，头部宜抬高并减少活动。

3.饮食：应予清淡易消化的半流质饮食，保证充足入量。

（二）对症处理，减轻疼痛

1.按医嘱给予镇痛药以及针对病因治疗的药物，注意观察药物疗效和不良反应。

2.呕吐时及时清理呕吐物，用清水漱口，保持口腔清洁。

3.颅内压增高性头痛，给予脱水药、降低颅内压等对症治疗，并严格限制水分供给。腰穿后出现低颅压性头痛时，应去枕平卧，多饮水，给予低渗液体，以增加颅内压，缓解头痛症状。

（三）严密观察病情变化

观察头痛的性质、部位、程度、持续时间、与体位的关系以及头痛时伴随的症状。

（四）心理护理

避免语言、行为方面的任何刺激，给予精神关怀和生活照顾，向病人做好耐心的解释工作，以解除病人的紧张情绪。

五、急腹症

急腹症（acute abdomen），又称急性腹痛、。广义的急腹症包括外科、内科、妇产科、神经科以及全身性疾病所导致的腹痛；而狭义的急腹症特指外科急腹症，即需要手术治疗的腹腔内非创伤性急性病变，是许多种急性病变的集中表现。

（一）观察病情

1.详细观察腹痛部位、疼痛时间、性质、影响因素、伴随症状、既往史、女性病人的月经史。

2.严密观察病人意识、血压、体温、脉搏、呼吸等。根据病情不同，每15～30分钟记录1次。

3.腹部观察：反复检查腹部体征，胀气程度，必要时量腹围，记录腹胀进展情况。

4.病人出现呕吐时应将头转向一侧，防止误吸。尽量减少搬动以减轻疼痛。

5.记录出入液量，并注意呕吐物的颜色、性质。

6.动态观察辅助检查的结果，如实验室生化检查、X 线摄片、B 超检查等。

（二）体位

一般取半卧位，休克病人应取平卧位或头低足高位。

（三）对症处理

1.遵循急腹症治疗护理原则

在未明确诊断前应禁食、禁水，禁热敷，禁灌肠，禁用泻药、镇痛药。

2.根据病情严格掌握输液原则

应用等渗液，先盐后糖，速度先快后慢，见尿补钾。纠正脱水，防止电解质和酸碱平衡紊乱及休克的发生。

3.胃肠减压

根据病情留置胃管，行负压吸引，减轻腹胀和消化液的分泌，并经常检查吸引效果。

4.镇痛药的应用

在明确诊断和确定治疗方法后，可以应用镇痛药物，如布桂嗪（强痛定）、哌替啶（度冷丁）等，但有呼吸困难和血压低时应慎用镇痛药。

5.预防感染

根据医嘱合理选用抗生素预防感染。并做好口腔护理，预防口腔感染等并发症的发生。

6.有手术指征的病人应做好术前准备

禁食、禁水、胃肠减压、备皮、药物过敏试验等，视病情需要抽取血标本及备血。

7.饮食

急腹症病人在观察与治疗初期需要禁食，待腹痛好转，无呕吐、腹胀，肠蠕动音正常后可逐渐恢复饮食。

（四）心理护理

腹痛病人可出现不同程度的焦虑、紧张，护士应关心、安慰病人，并鼓励病人配合诊治，同时创造舒适、安静的环境，以减少不良刺激。

六、胸痛

胸痛（chest pain）主要由胸部疾病引起，如心血管疾病、呼吸系统疾病，腹腔疾病有时亦可引起胸痛。当病变部位由炎症、缺氧、平滑肌痉挛、化学刺激等因素作用于肋间神经等感觉纤维，传入大脑皮质感觉区后，病人便感觉胸痛。

（一）体位

取健侧卧位，保持安静、舒适环境，以避免诱发或减少疼痛的各种因素。

（二）疼痛护理

1.如因胸壁病变引起的胸痛，可口服小量镇静药或镇痛药，重者可给予热敷、理疗、局部封闭等。

2.胸膜疾病引起的胸痛，可在病人深吸气状态下，用宽胶布紧贴于病人胸部以减少胸部活动，或慎用镇咳药。

3.心肌梗死胸痛时，应立即舌下含服硝酸甘油片剂或肌内注射哌替啶。

4.对于影响休息和睡眠的持续性疼痛，或癌症引起的胸痛可适当给予止痛或镇痛药。

5.使用松弛、按摩、针灸等方法分散病人注意力，以减轻疼痛。

（三）病情观察

严密观察病人血压、呼吸、心率及心律的改变。

（四）观察

观察胸痛的部位、性质、程度以及伴随症状，以防因剧烈胸痛所致猝死。

（五）氧疗

胸痛伴随呼吸困难者，给予面罩或鼻导管给氧，一般 4～6 L/分。

（六）心电监测

持续心电监测，发现异常及时对症处理。

七、咯血

咯血（hemoptysis）是指喉部以下呼吸道或肺血管破裂，血液随咳嗽经喉咯出的过程。咯血量的多少与受损血管的性质及数量有直接关系。咯血量最常见的病因为肺结核、支气管扩张和支气管肺癌。咯血的先兆为胸闷、喉痒、咳嗽等，咯出的血多为鲜红色，伴有泡沫或痰，呈碱性。咯血可引起窒息、休克、肺不张、肺部感染等严重的并发症。

（一）病情观察

观察咯血的先兆症状及咯血的量、颜色、性状、频次、持续时间等，密切监测病人生命体征的变化。

（二）紧急处理措施

1.大咯血时，应绝对卧床休息，不宜随便搬动，一般采取侧卧位或半卧位，头偏向一侧，床边备好吸引器、气管插管或气管切开包等抢救物品，及时清除积血和血块，预防窒息的发生。

2.严密观察生命体征、意识的变化，如病人出现咯血突然停止或减少、烦躁或表情淡漠、呼吸增快、血压下降、喉头作响而咯不出等咯血窒息先兆的表现时，及时通知医生处理，并做好护理记录。

3.迅速建立静脉通道，以保证输液、输血及治疗的落实。

4.给予高流量、高浓度的氧气吸入，8～10 L/分，或进行高频通气。

5.立即畅通气道，迅速排出积血，用较粗并带有侧孔的鼻导管进行吸引。

6.体位引流：立即将病人置于头低足高45°俯卧位，轻拍背部以利引流。

7.呼吸抑制者，应适量给予呼吸兴奋药，以改善缺氧。

8.呼吸停止者应立即给予气管插管和人工呼吸机辅助呼吸。

（三）药物

垂体后叶素是大咯血时的首选药物，使用时应注意控制滴速，并注意观察不良反应。

（四）饮食护理

大咯血期间应禁食、禁水，咯血停止后可给予富有营养、富含维生素的温凉半流质饮食，多食蔬菜、水果。

（五）心理护理

体贴病人，解除恐惧、紧张。及时倾倒咯出的血液，及时更换血液污染的衣物及被服，以减少对病人的不良刺激。保持病室安静，减少探视。

八、呼吸困难

呼吸困难是病人主观上感到空气不足，呼吸费力。客观上可出现端坐呼吸，严重时出现鼻翼扇动、发绀、张口呼吸，辅助呼吸肌参与呼吸活动，并可有呼吸频率、节律或深度的异常。按呼吸的性质可分为吸气性、呼气性和混合性呼吸困难三种类型；按呼吸困难的程度可分为轻、中、重度三种程度。

（一）体位

协助病人取舒适卧位，以减轻呼吸困难。如急性左心衰竭、严重哮喘、肺气肿等病人取坐位或半坐位；胸腔积液病人取患侧卧位；肋骨骨折病人取健侧卧位；急性呼吸窘迫病人取平卧位。

（二）维持气道通畅

指导病人做深呼吸，鼓励和帮助病人进行有效的咳嗽、咳痰。

（三）进行雾化吸入

湿润呼吸道及稀释痰液，必要时吸痰，及时清除呼吸道分泌物。

（四）遵医嘱

给予消炎、化痰、平喘药，严重呼吸困难病人要做好机械通气的准备。

（五）氧疗

根据呼吸困难的程度，给予不同的氧疗方法和浓度，必要时遵医嘱加用呼吸兴奋药和（或）使用人工呼吸机辅助呼吸，严密观察用氧前后病人的病情变化。

（六）病情观察

分析各项监护参数，观察缺氧改善情况，及时调整。注意观察病人神志、发绀程度、生命体征的变化，必要时记录出入液量。

（七）饮食护理

给予易消化的食物，预防便秘发生。严重呼吸困难病人给予流质或半流质饮食，给予充足的热量，维持水、电解质平衡。

（八）心理护理

及时为病人提供支持与帮助，解除病人的焦虑和恐惧情绪。教会病人相关疾病的自我保健知识。

第五节 临床心理护理

人是一个有机的整体，心与身在人的生命系统中共同起作用，并统一表现在心理和躯体的全部活动之中。许多疾病都能找到致病的心理社会因素，心理社会因素可以引起神经系统功能、内分泌和免疫系统功能发生变化，严重时可导致疾病。

同时，心理社会因素也不能离开文化背景，因为文化的内涵不仅包括价值观念和历史上形成的信念，还包括行为模式，它影响个体对应激源的认知、反应和应对方式。心理活动能够直接或间接地影响疾病的治疗和预后，护理人员在面对不同患者实施护理时，应在详细了解患者病情的同时，掌握患者的心理活动情况，及时防范不良心理因素对患者的影响。

一、发病初期患者

发病初期患者多表现出否认、埋怨、自责等心理活动特点。患者对疾病感到突然，幻想是医生误诊；当承认自己有病时，便产生埋怨心理，多表现情感脆弱；有的患者认为疾病是一种处罚，有负罪感，以生气对待疾病的反应或与医务人员寻衅、争吵来发泄内心痛苦；部分预后较好的患者，可因某些心理上的满足，表现得情绪兴奋等。

失误防范要点：

1.对初期阶段的患者，护理人员应敏锐地体察其各种心理反应，帮助他们面对现实，承认疾病的存在。

2.否认或降低疾病严重程度是自我对威胁性事件的反应，是在急性应激情况下自主出现的。一般患者在1～2天，随着对现实的认识而度过否定期。如果否认持续存在，则为不良性否认，需要护士给予更多的关心和心理支持。

3.应鼓励患者表达自己的情感，在聆听过程中，多表示对他们的理解，及时赞扬他们对疾病态度上的积极方面。使患者感受能找到理解他的人倾听自己的表达，并从中获得安慰。

4.应抓住各种机会，纠正患者对自身情况的消极态度，帮助患者认识到在治疗疾病和康复中，自己所具有的优势，从科学的角度认识自己的疾病。

5.护士要善于利用交谈的机会，引导患者自己探查产生消极情绪的原因。现实中，患者可能知道围绕疾病的什么因素使其恐惧，但如医务人员不去询问，不引导他们整理自己的思绪，则患者的恐惧就会停留在抽象水平上。只有恐惧具体化后，护士才便于帮助患者采取对应恐惧的措施。

6.患者可能以不合适的方式表达情绪，甚至迁怒于医护人员。这是患者自己失助感的投射，千万不能把它个人化，甚至针锋相对。要承认患者有权力感受事物，护士的责任是帮助患者用积极的、有利于身心健康、有利于人际关系的方式应对疾病带来的消极情绪。

7.在与患者交谈中，应多运用反射和澄清的沟通技巧，语气平和地引导患者想象自己行为的后果。必要时，医护人员要和患者家属或朋友配合，共同帮助患者。在有条件的情况下，住院初期对探视时间灵活掌握，也可考虑暂时陪住。

二、手术患者

手术对于患者是一种严重的心理应激，其通过心理上的疑惧和生理上的创伤直接影响患者的正常心理活动，并由此对手术后的康复产生影响，甚至决定手术的成败。

失误防范要点：

1.护士应时刻牢记，手术对医务人员是司空见惯的，而对患者及其家属通常是初次的、令人恐惧的经历，应给予充分的理解和耐心的服务。

2.护士对患者的术前准备不仅仅是躯体方面的，还应包括情绪和认知领域的准备，患者家属及其相关人员必要时也应参与。研究证明，经过心理准备而情绪平静的患者能更好地耐受麻醉，减少术中危险及术后并发症。

3.应认真细致地收集资料，以了解患者的焦虑水平和对手术的认识，预想术前和术后可能出现的问题，并给予具体的指导。向患者讲解手术步骤，以减轻焦虑。

4.应告知吸烟的患者在术前1周停止吸烟，以免血红蛋白降低，从而使组织修复的供氧减少；吸烟还能使血液黏滞性提高，增加血栓形成的概率。护士应根据所收集的资料制订健康教育计划。

5.应多安慰患者，恰当地回答患者提出的各种问题。提供关于住院常规、探视制度、就餐时间等方面的信息。

6.在与患者交谈之前，护士应和责任医生沟通，以保证在某些特殊问题上所提供的信息一致。护士应解释任何处置所能引起的不适及使之减轻的方法。

7.如果患者术后需住监护室或术后观察室，应询问患者对此了解多少，在给予信息的同时，纠正他们的误解。

8.注意在交谈中允许患者占主导地位提出各种问题。护士可提供适当的信息，但不宜过多，否则不仅健康教育效果不佳，还会引起感官刺激超负荷而影响患者的情绪。

9.对术后放置鼻饲管或需气管插管的患者，应事先告诉他们在说话不方便的情况下，如何表达自己的需求。

10.对待退缩、抑郁或恐惧的患者，护士应运用沟通技巧鼓励患者表达恐惧和担心。可介绍参与手术医生的情况，在患者面前树立手术医生的威信，以增加患者的安全感。

11.较大手术多具有术后并发症的潜在性，术后护理及患者的配合是关键，应做好术前指导和训练。最基本的内容包括深呼吸和咳嗽训练、床上翻身训练、肢体活动训练等，以促进静脉回流及防止血栓性静脉炎；防止肺部感染、肺不张等。

12.根据手术的种类，患者术后可能戴有各种引流管，应在术前讲解清楚，以免患者麻醉清醒后惧怕。同时告诉患者，对术后可能出现的疼痛及给予的镇痛方法等。

13.手术中意识清醒的患者会有恐惧心理，表现出紧张；术中全麻的患者在实施麻醉前也会有同样反应。手术室责任护士应在手术前一天去病房访视患者，进行护理评估，了解患者的相关情况及需要，耐心倾听和解答问题。

14.手术中无论需要什么体位，都应注意不过分暴露患者，以维护其尊严。同时还应贯彻保护性医疗制度，不高声喧哗，不窃窃私语，避免对患者的一切不良刺激。

15.术后患者由于手术的创伤和消耗，大都躯体虚弱，疲惫不堪，加之刀口疼痛，活动受限，睡眠不佳，更使其紧张不安。应尽量设法帮助患者解除痛苦；主动评估患者的疼痛程度，及时执行术后医嘱给予镇痛药。

16.术后患者平静之后，大都出现忧郁反应，表现为不愿说话，不愿活动，易激怒，食欲缺乏等。护士应及时介入，帮助患者调整心态，指导并协助其床上翻身、肢体活动、深呼吸及咳嗽等，防止各种并发症，促使早日康复。

三、危重患者

危重患者病情险恶，心理反应强烈且复杂，常有明显的情绪反应或同时伴有行为反应，如喊叫、呼救、躁动等，还可见到极端的负性情绪反应，如木僵状态。有的患者会采用不良的心理自卫方法，如迁怒于医护人员或其他人员。有些患者不仅有情绪反应、行为反应和自我防御反应，还有因疾病引起的精神障碍，如烧伤后的患者可出现幻听、幻视和罪恶妄想，甚至出现精神活动减退的抑制状态。

失误防范要点：

1.为了使患者身心全面康复，医护人员在密切关注危重患者病情变化的同时，应高度重视患者的心理状态，加强心理护理，随时对其不良心理反应进行有效的干预。

2.危重患者病情复杂、多变，各种监测、治疗频繁，通常安排在重症监护治疗病房，这往往使意识清楚或逐渐恢复意识的患者感到紧张不安。因此，在患者进入监护室时，应主动介绍环境，稳定情绪，以取得患者合作，并为减少镇静药使用打下基础。

3.保持室内安静，尽力创造优美、舒适、和谐气氛的治疗环境。ICU 内色调应是使人情绪安静、平稳而舒适的冷色，如蓝色、绿色。每天清晨拉开窗帘时，主动向患者报告天气。室内悬挂日历和时钟，增加患者的时空感，减轻患者的紧张和恐惧情绪。

4.加强沟通与交流，仔细观察患者的表情、语言、动作等表现，启发患者交谈，了解患者对疾病的认识、态度，对治疗和护理的要求，对工作、家庭的牵挂及生活习惯等。帮助患者提高认识，端正态度，减轻其心理负担，主动配合治疗。

5.对心理反应表现为否认或愤怒的患者，要根据患者的承受能力，使其逐步认识到自己的病情及治疗措施。抓住有利时机对患者说安慰性、鼓励性、积极暗示性和健康指令性的话语，以便调动患者自身的抗病能力。

6.除患者心理难以承受的信息外，一般信息应如实告诉患者，使其对诊疗情况心中有数，减少不必要的猜疑和忧虑。

7.对因气管插管或气管切开而不能用语言交流的患者，可采用规范化手势语、图片卡、写字板等便于患者理解和表达的非语音交流方法。

8.护理人员在进行各项监测的同时，可采用为患者湿润口唇、适时与患者握手沟通等交流方式，使患者感到医护人员就在身边而有安全感。在与患者进行非语音交流时，要耐心、细致，准确把握患者通过体态语音所传递的信息，鼓励患者不要急躁，做好安慰工作。

9.要理解并谅解危重患者可能表现出的过激行为。当重症患者因情绪难以自控而言行不当时，护理人员最好保持沉默，切不可与之论理、争辩，以免引起患者更强烈的情绪反应。待其激烈的情绪反应基本平息后，再做耐心细致的工作。

10.因焦虑和抑郁对患者造成的心理损伤，可采用支持性心理护理法。支持性心理护理法的基本原则有接受、支持和保证。

（1）接受原则就是要以同情、关心和亲切的态度，耐心听取患者的意见、想法和感受，切忌以武断、轻率和否定的态度与患者讲话。不是机械地听患者叙述，而是深入了解其内心世界，注意其言谈和态度所表达的心理问题，引导患者倾吐内心感受。这种方法本身就有宣泄治疗的作用。

（2）支持原则是通过以上"接受"，掌握患者的心理感受，继而给予精神上的支持，尤其对消极悲观的患者，应反复予以鼓励。支持原则不是信口开河，必须有科学依据，正确使用社会心理学知识。

（3）保证原则是进一步对患者的身心症状、客观存在的病情加以说明，以劝导或启发等方式消除患者的一些错误观念，指出其存在的价值和能力，以缓解或减轻患者的精神压力。保证原则要求必须切合实际，缺乏根据的语音常使患者对护理人员失去信赖。

11.帮助患者适应各种变化，指导患者学会放松的技巧和应对的方法，使患者适应客观现实，正确对待疾病，正视自己的病情，端正生活态度，恢复心理平衡。

12.对病情好转但有依赖心理的患者，应注意不能突然停用原治疗方案，要制定强化治疗和预防复发的治疗措施，同时做好解释工作，使患者明确自身疾病已经缓解，逐步恢复自理能力。

四、疼痛患者

疼痛与心理因素有着密切的关系，从疼痛的定义即可看出：疼痛是一种令人不快的感觉和情绪上的感受。很多研究证实，心理性成分对疼痛性质、程度、分辨和反应程度以及镇痛效果都会产生影响，可以说心理因素伴随着疼痛的全过程。疼痛不仅会给患者造成身体上的痛苦，还会造成心理上的痛苦，两者相互影响。疼痛使患者活动受限，食欲减退，影响睡眠，衰弱者更衰弱，丧失生的希望，产生抑郁、恐惧甚至自杀。

失误防范要点：

1.护士在观察护理中，应注意身体语音和生理状态所提供的疼痛线索，及时给予相应的处置。目前虽没有对疼痛进行客观量化的手段，但是许多评估方法都可帮助了解患者的疼痛程度。

2.慢性疼痛的患者会逐渐产生沮丧和悲伤的情绪，表现为疲劳、情绪低落、失眠或嗜睡、厌食或贪食、体重增加或下降、注意力和记忆力减退、内疚、绝望，甚至出现自杀的想法。在评估患者是否发生抑郁时，必须注意原发病本身和治疗可能产生的影响，鉴别药物等其他因素所致的抑郁状态。

3.给患者以安慰、鼓励和支持，使患者从精神上摆脱对疼痛的恐惧，增加对生活的希望。同时，加强各项基础护理，防止各种并发症的发生。尽量为患者创造一个安静、舒适、无疼痛的环境，从而提高患者对疼痛的耐受性。

4.可针对性地选择使用非药物镇痛法，如转移镇痛法，让患者闭目养神，想有趣可乐的事，听轻松高调的音乐等分散注意力，增强镇痛效果；放松镇痛法，让患者闭目做叹气、打哈欠等动作，或进行深而慢的吸气和呼气，并随呼吸数1、2、3，使清新空气进入肺部，达到镇痛目的；物理镇痛法，通过刺激疼痛周围皮肤或相对应的健侧达到镇痛目的。也可局部采用薄荷油、樟脑酊、冰片的涂搽，或采用不同冷热温度的湿敷，以阻断疼痛信息向大脑的传递。

5.疼痛是因人而异的，疼痛的程度常与人们对过去的回忆、痛因的分析，情景的理解，注意的程度、后果的预测等心理活动有关，故疼痛有相关的随机性和可变性。大多数疼痛患者存在不同程度的消极心理情绪，护士应采取有针对性的心理护理措施。

6.良好的护患关系是心理护理的前提。护理人员的言谈举止应给患者以信任感和安全感。主动热情关心患者，抽出一定时间陪伴患者，倾听其诉说心中的焦虑，并表示理解和同情，消除其孤寂感。恰到好处地安慰患者，帮助患者分析疼痛的反应性，通俗易懂地解释疼痛有关的生理心理学问题。

7.采用暗示疗法时，应让患者认识到，疼痛是机体与病魔作斗争而表现的保护性反应，说明机体正处于调整状态，疼痛感是暂时的，鼓励患者树立战胜病魔的信心。

8.亲朋好友的关心对患者至关重要，应给患者以安慰、鼓励和支持，使患者从精神上摆脱对疼痛的恐惧，增强对生活的希望。

第九章 西医眼科临床

第一节 眼球的解剖与生理

眼球近似球形，正常成年人其前后径平均24 mm，垂直直径为23 mm，横径为23.5 mm，位居眼眶内。眼球分为眼球壁与眼内容物2部分。正常眼球向前平视时，突出于外侧眶缘约12～14 mm，由于眶外缘较上下内眶缘稍偏后，使眼球外侧部分暴露在眼眶之外，故易遭受外伤。

一、眼球壁

眼球壁包括3层膜，即外层纤维膜、中层色素膜、内层视网膜。

（一）外层

由角膜、巩膜组成。前面1/6为透明角膜，其余5/6为白色巩膜，两者移行处为角巩膜缘。

1.角膜

角膜呈椭圆形，横径11.5～12 mm，垂直径10.5～11 mm，周边厚约1 mm，中央厚约0.6 mm。前面的曲率半径为7.8 mm，后面为6.8 mm。角膜具有透明性，光线经此射入眼球，是眼屈光系统的重要组成部分。角膜组织由前向后共分5层，分别是上皮细胞层、前弹力层、实质层、后弹力层、内皮细胞层。角膜上皮细胞层再生能力强，损伤后修复快，且不留瘢痕，前弹力层损伤后不能再生，基质层亦不能再生，由瘢痕组织代替，后弹力层有弹性，坚韧，损伤后迅速再生，内皮层损伤后只能靠邻近内皮细胞扩展和移行来覆盖。角膜无血管，由泪液、房水、角膜缘血管网以及神经支提供营养。角膜因缺乏血管，代谢缓慢，故在角膜炎时，病程冗长，若发生在身体衰竭、营养不足的老人或糖尿病患者时，易导致角膜溃疡的急性穿孔。角膜含丰富的感觉神经，敏感性强，其来源于三叉神经支的睫状神经，是测定人体知觉的重要部位。

2.巩膜

巩膜呈乳白色，质韧，不透明，为致密的胶原纤维结构。前面与角膜、后面与视神经硬膜鞘相连。巩膜包括表层巩膜、巩膜实质、棕黑层。表层巩膜血管丰富，易感染；巩膜深层则血管及神经少，代谢缓慢，故炎症时反应不剧烈，病程较长。巩膜在直肌附着处较薄，而最薄处为视神经纤维穿过的筛板，此处抵抗力弱，易受眼压的影响。

3.角巩膜缘

巩膜前端与角膜相结合处的内侧面，构成前房角，是房水循环的重要部位。外侧面即角巩膜边缘处，巩膜、角膜和结膜三者结合。角巩膜缘是角膜与巩膜的移行区。角膜嵌入巩膜内，前缘为前弹力层，后缘为后弹力层。小梁及Schlemm氏管等重要组织，均在此区域。

小梁网为前房角的网状结构，位于Schlemm氏管内侧，是以胶原纤维为核心，其外面围以弹力纤维和内皮细胞的小梁组成。小梁相互交错，形成富有间隙的海绵状网样结构，具有筛网的作用，使一些微粒或细胞不易进入 Schlemm 氏管。

Schlemm 氏管是围绕前房角一周的房水排出管，由若干腔隙互相吻合而成。腔内壁有一层内皮细胞，有人认为房水经此管内皮细胞的饮液作用从 Schlemm 氏管再传递到其外侧的集液管（约 25.35 条），与巩膜内的静脉网沟通，或直接经房水静脉排出。

（二）中层

包括虹膜、睫状体和脉络膜 3 部分，具有丰富的色素和血管，有眼球血库之称。

1.虹膜

虹膜是葡萄膜最前部分，位于晶体前，周围与睫状体相连。虹膜呈环圆形，有辐射状皱褶称纹理，表面含不平的隐窝。中央有一 2.5～4 mm 的圆孔，称瞳孔。距瞳孔缘 1.5 mm 处的环状圈为虹膜小环。虹膜有环形的瞳孔括约肌（副交感神经支配）及瞳孔开大肌（交感神经支配），调节瞳孔的大小。光照下瞳孔缩小，称对光反射。

虹膜调节进入眼的光线，有利于成像的清晰。它含大量色素及血管，故与很多眼病，如糖尿病新生血管、脱色素疾病等有联系。同时，由于三叉神经分布，感觉敏锐，炎症可引起剧痛、反射性瞳孔缩小和渗出反应。

2.睫状体

睫状体前接虹膜根部，后接脉络膜，外侧为巩膜，内侧则通过悬韧带与晶体赤道部相连。包括睫状肌、丰富的血管及三叉神经末梢。受副交感神经支配。睫状体分泌房水，与眼压及组织营养代谢有关；睫状体也经悬韧带调节晶体的屈光度，以看清远近物。

3.脉络膜

脉络膜前至锯齿缘，后至视神经周围，位于巩膜与视网膜之间。脉络膜由外向内分为 5 层：脉络膜上腔、大血管层、小血管层、毛细血管层、玻璃膜。脉络膜的血循环亦营养视网膜外层；由于血流量大，病原体也易经此扩散；脉络膜的丰富色素，起遮光暗房作用。炎症时有淋巴细胞、浆细胞渗出，故像淋巴结一样具有免疫作用。

（三）内层

为视网膜，是一层透明薄膜。前起锯齿缘和睫状体后缘，后至视神经盘，衬覆在脉络膜内面，是视觉形成的神经信息传递的第一站。锯齿缘在视网膜的前端，位于角、巩膜缘后 6 mm 处，其特点是色素细胞变大，神经节细胞稀少，老年人常有囊样变性，可引起周边视网膜裂孔。视网膜上视轴正对终点为黄斑中心凹。黄斑区是视网膜上视觉最敏锐的特殊区域，此处视网膜最薄，其厚度约 0.37 mm，中央无血管，可透见脉络膜橙红色泽，并且主要是视锥细胞，在神经传递上呈单线连接。因此，黄斑区病变时，视力明显减退。黄斑鼻侧约 3 mm 处有一直径为 1.5 mm 的淡红色区，为视盘。它多呈垂直椭圆形，色淡红，境界清楚，其上有动静脉血管支，正常人有时亦可见静脉搏动，中央部有小凹陷区称为视杯或生理凹陷。视盘是视网膜上视觉纤维汇集向视觉中枢传递的出球部位，为神经纤维组合的传递束开端，无感光细胞，故视野呈现为固有的暗区，称生理盲点。

色素上皮为排列整齐的单层 6 角形细胞。色素上皮具有支持感光细胞活动的色素屏作用，并具有向视网膜外层传送来自脉络膜的营养和吞噬视细胞外节盘膜和光代谢产物的作用，也是荧光血管造影时的脉络膜血管中荧光透见的屏障。

视网膜由外向内分 10 层：①色素上皮层；②视细胞层；③外界膜；④外颗粒层；⑤外丛状层；⑥内颗粒层；⑦内丛状层；⑧节细胞层；⑨神经纤维层；⑩外界膜。

二、眼内容物

眼内容物有房水、晶状体和玻璃体。三者均透明，有一定的屈光指数，与角膜一起共称之为屈光间质。

（一）房水

房水由睫状突分泌产生，总量约 0.25～0.3 ml，充满前、后房。房水呈弱碱性，屈光指数为 1.3336，比重较水略高。房水功能为营养角膜、晶状体及玻璃体，维持眼压。

房水的循环途径：房水由睫状突分泌后进入后房，经瞳孔入前房，再经前房角小梁网、Schlemm 氏管、集合管和房水静脉，最后入巩膜表层的睫状前静脉而入血液循环。亦有少量被虹膜表面的隐窝所吸收，还有少部分经脉络膜上腔吸收。若房水形成过量，或出路受阻，均会导致眼内压增高，引起临床上常见的致盲眼病青光眼。

前房角是房水流出的重要通道，由前（角膜）及后（虹膜）两壁及所夹的隐窝构成。前壁为角巩膜壁，从角膜后弹力层缘起至巩膜突，为 Schlemm 氏管及小梁网所在地。后壁为虹膜根部、Sehlemm 氏管、巩膜突、睫状体带等结构。

（二）晶状体

晶状体为富有弹性的透明体，形如双凸透镜，位于虹膜与玻璃体之间，借悬韧带与睫状体联系以固定其位置。晶状体前面曲率半径为 10 mm，后面为 6 mm。晶状体是重要的屈光间质之一，随年龄增长，晶状体核增大、变硬，可塑性逐渐减弱，调节力减退，呈现老视。晶状体本身无血管组织，营养来自房水。晶状体在冷却及蛋白质变性的情况下，发生晶状体混浊。

（三）玻璃体

玻璃体为透明的胶质体，其 99% 为水分，充满眼球后 4/5 的空腔内。玻璃体前面有一凹面称玻璃体凹，以容纳晶状体，其他部分附于视网膜和睫状体内面，其间以视神经乳头周围和锯齿缘前 2 mm 处结合最为紧密。中央部可见密度较低的狭长管，称为玻璃体管，此管之前后两端分别与晶状体和视神经盘相连。玻璃体亦有屈光作用，同时也起到支撑视网膜得作用。玻璃体无血管和神经，易受各种物理、化学、外伤、炎症、退变等影响发生溶解，出现液化现象。随着年龄增加，玻璃体内粘多糖解聚，可呈凝缩和液化，见漂浮物，或形成机化条带，可导致牵引性视网膜脱离。

三、视神经、视路及瞳孔反射

（一）视神经

视神经是中枢神经系统的一部分。视网膜神经纤维层内的视神经纤维向眼球后极部集中，汇集成视神经穿出眼球壁，经过眼眶和视神经孔，进入颅内，全长 35~55 mm，共分 4 段：①眼内段，长 1 mm，包括视盘和筛板部分。视盘后的视神经纤维带有髓鞘，而其前的神经纤维则为无髓鞘。

②眶内段，长 25～35 mm，呈 S 型弯曲，利于眼球活动。外面有 3 层鞘膜包围，即硬脑膜、蛛网膜、软脑膜。鞘膜间隙与大脑同名间隙相通，蛛网膜下腔充满脑脊液。③管内段，长 4～10 mm，和视交叉前角相连，位于骨性视神经管内，可被固定。④颅内段，约 10 mm，在视交叉之前。

（二）视路

视路是指从视网膜接受视信息到大脑视皮层形成视觉的整个神经冲动传递的路径。来自视神经节细胞的神经纤维，通过眼球筛板，汇集成视神经。在视神经段内，视网膜鼻、颞侧来的纤维同行，到视交叉位，视网膜鼻侧部位的神经纤维则互相交叉到对侧，与该侧视神经未交叉的视网膜颞侧部位的神经纤维构成视束，一直伸展到外侧膝状体，在此交换神经元后进入视放射。

1.视网膜

从黄斑区发出的视网膜神经节细胞的视纤维以水平线区分上下，呈弧状排列到达视盘。颞侧周边部纤维亦分成上下部分，在黄斑纤维的上下到达视盘，鼻侧纤维则各自向视盘汇集。

2.视神经

在刚出眼球位，黄斑纤维居于视神经颞侧，鼻侧纤维在内侧，颞侧纤维在中间，后两者均分为上下 2 部分，到距球后 10～15 mm 后，黄斑纤维转入视神经中央，鼻、颞侧纤维又分别处于鼻、颞侧。

3.视交叉

视交叉前上方为大脑前动脉及前交通动脉，上方为第三脑室，两侧为颈内动脉。位于蝶鞍上方，垂体瘤向上发展时，可对视交叉不同部位压迫。

视交叉纤维包括黄斑纤维，分成交叉及不交叉 2 组。视网膜上部的交叉纤维在视交叉的上层，在同侧形成后膝；下部的交叉纤维则在下层，在对侧形成前膝。不交叉的纤维则分为上、下部，进入同侧视束。

4.视束

视交叉后视纤维重新组成的一段神经束，视束包含同侧视网膜颞侧的不交叉纤维及对侧视网膜鼻侧的交叉纤维。

5.外侧膝状体

外侧膝状体位于大脑脚外侧，视束的纤维止于外侧膝状体的节细胞，换神经元后再进入视放射。在外侧膝状体中，黄斑纤维居背部，视网膜上部纤维居腹内侧，下部纤维居腹外侧。

6.视放射

神经纤维呈扇形散开，越过内囊，在大脑颞叶视放射区的腹部纤维形成 Meyer 氏环，来自视网膜上方纤维居背部，下方纤维居腹部，黄斑纤维居中部。

7.视皮层

每侧与双眼同侧一半的视网膜相关联，如左侧视皮层与左眼颞侧和右眼鼻侧视网膜有关。上部的纤维终止于距状裂的上唇，下部的终止于下唇，黄斑的终止于后极部。交叉纤维在深内颗粒层，不交叉的在浅内颗粒层。

（三）瞳孔反射

瞳孔在光照下，引起孔径变小，称为直接对光反射。如光照另一眼，非光照眼的瞳孔也缩小，称为间接对光反射。

这个反射过程由下列通路完成。光反射纤维与视觉纤维伴行，在视交叉位亦分交叉与不交叉股入视束，在接近外侧膝状体时，纤维出视束，经四叠体上丘臂入中脑顶盖前区，终于顶盖前核。在核内交换神经元后，一部分绕大脑导水管到同侧缩瞳核，一部分到对侧缩瞳核。

由两侧缩瞳核发出的纤维，经动眼神经入眶，止于睫状神经节。交换神经元后，由节后纤维、经睫状短神经到眼球内瞳孔括约肌。

因调节和辐辏而发生的瞳孔缩小，系大脑皮质的协调作用。由视皮质发出的纤维经枕叶—中脑束到中脑束和动眼神经的内直肌核，再由其发出的纤维到达瞳孔括约肌及内直肌。

第二节 眼科常用诊疗技能

一、眼睑翻转法

（一）下睑翻转法

下睑翻转时，检查者以一手拇指或示指，存下睑中央或稍下方，轻轻向下牵引下睑，同时让患者向上看，下睑就可完全暴露。检查者将下睑尽力向下牵引即可暴露下穹隆部。

（二）上睑翻转法

嘱被检者眼向下看，检查者将左手大拇指放在被检眼上睑中央部近睑缘处，示指放在上睑中央相当眉弓下凹陷处，两指同时挟住相应部位皮肤向前下方轻拉，然后用示指轻压睑板上缘，拇指同时将眼皮向上捻转，上睑即可翻转。此时，用拇指将上睑缘部皮肤固定于眶缘处，并嘱被检者尽量向下看，用右手示指放在下睑缘中央下方，将眼球向后上方轻压，便能暴露上穹隆部结膜。

二、婴幼儿眼睑翻转及眼球检查法

自然光线下，医生与助手或家长对坐，病儿平卧在助手或家长两膝上，助手或家长用两肘夹住病儿两腿，双手按住病儿两手，医生用两膝固定病儿头部不使其乱动。医生用两手拇指轻轻拉开病儿上、下睑，并稍加挤压，眼睑即可翻转。但如有角膜疾患或外伤时，应禁止使用本法，以免引起眼球穿孔。若需检查眼球时，则应改用眼睑拉钩轻轻牵开上、下睑进行检查。

三、点眼药法

（一）点眼药水

1.适应证

眼部炎症、散瞳、缩瞳、术后用药等。

2.操作前准备

若患者为坐位，令头部稍微仰起，可在其下眼睑下方放置一棉球；如患者为卧位，则令其头微偏向患眼侧，先置棉球于小眦外侧。

3.操作步骤

令患者双目上视，操作者用左手轻轻向下拉开下睑，有手持滴管或滴瓶，将药水滴入大眦角或球结膜下方。然后轻轻将上睑提起，并同时放松下睑，使药液充分均匀地分布于眼内，轻轻闭目数分钟即可。一般每日3～4次，遇急重眼病，数次可增加。

4.注意事项

注意滴药前要细心查对眼药瓶上的药名标签与所滴的眼别，滴管头部慎勿触及眼睑的皮肤与睫毛，以免污染滴管与药液；如点用有毒性的药物，则点后须用手指压迫泪囊3～5分钟，以防药液通过泪道流入鼻腔，引起中毒。

（二）点眼药膏

1.适应证

眼部炎症、散瞳、缩瞳、术前或术后用药等。

2.操作前准备

眼药膏可以增加眼药与眼表结构的接触时间，还可润滑角膜。眼药膏一般在临睡前涂用。患者取仰卧位。

3.操作步骤

一般用软管药膏，用时将药膏挤出少许，置于眼睑皮肤患处或眼内下穹隆部，轻轻拉提下睑后，令患者闭眼，用棉球轻轻按揉眼睑2～3分钟即可。如用玻璃棒取药，则当患者闭眼时，将玻璃棒横向徐徐白眦角方向抽出。每日3次或临睡前用1次。

4.注意事项

注意涂药前要认真查对眼药瓶或软管上的药名标签与所涂的眼别，软管头部不要触及眼睑的皮肤与睫毛，以免污染软管或触伤眼部；如用有毒性的药膏，则涂用后须用手指压迫泪囊3～5分钟，以免药物通过泪道经鼻腔吸收，引起中毒。如用玻璃棒取药，当抽出玻璃棒时，切勿于角膜表面擦过，以防擦伤角膜。

（三）点眼药粉

1.适应证

眼部炎症、角膜病变、翼状胬肉等。

2.操作前准备

患者取坐位或卧位均可，将药物制成极为细腻的粉末后应用。备生理盐水。

3.操作步骤

用时以小玻璃棒头部蘸湿生理盐水，再蘸药粉约半粒到一粒芝麻大小，医师用手指轻轻分开上、下眼睑，一般将药物轻轻放置于内眦角处，令患者闭眼。点毕，患者以手按鱼尾穴数次，闭目数分钟后，渐渐放开即可。根据病情每日 1～3 次。

4.注意事项

注意一次用药不可太多。否则容易引起刺激而带来不适，甚至可致红肿刺痛等反应。同时注意玻璃棒头部要光滑，点时不能触及角膜，尤其是角膜病变者更要慎重。

四、熏洗法

熏法是利用药液煮沸后的热气蒸腾上熏眼部，洗法是将煎剂滤清后淋洗患眼。一般多是先熏后洗，合称熏洗法。

（一）适应证

这种方法除由于药液的温热作用，使眼部气血流畅，除能疏邪导滞外，还可通过不同的药物，直接作用眼部，达到疏通经络、退红消肿、收泪止痒等效果。适用于眼睑红肿，畏光涩痛，眵泪较多的外眼病。

（二）禁忌证

眼部有新鲜出血或患有恶疮者，忌用本法。

（三）操作前准备

可根据不同病情选择适当的药物煎成药汁，也可将内服药渣再度煎水做成熏洗剂。使用前，在煎药锅或盛药液的器皿上做一盖板。盖上开一个洞口大小与眼眶范围大小一样的洞，双眼熏时可开两个相同的洞。

（四）操作步骤

药物煎成后，用盖板覆盖在药锅或盛药的器皿口上，将患眼置于洞口熏之。如属眼睑疾患，闭目即可；如属眼球上的疾患，则要频频瞬目，使药力达于病所。洗眼时，可用消毒纱布或棉球渍水，不断淋洗眼部；亦可用消毒眼杯盛药液半杯，先俯首，使眼杯与眼窝缘紧紧靠贴。然后仰首，并频频瞬耳，进行眼浴。每日2～3次，每次20分钟。

（五）注意事项

熏眼煎剂蒸汽温度不宜过高，以免烫伤，但也不宜过冷而失去治疗作用；洗剂必须过滤，以免药渣入眼。同时，一切器皿、纱布、棉球及手指必须消毒，尤其是角膜有溃疡者，用洗法时更须慎重。

五、敷法

（一）热敷

1.适应证

热敷能疏通经络，宣通气血，有散瘀消肿止痛之功。适用于外眼病伴有目赤肿痛者，亦可用于眼外伤 24 小时后的眼睑赤紫肿痛及较陈旧的球结膜下出血、前房积血者。

2.禁忌证

脓成已局限的病灶和新出血的眼病，忌用此法。

3.操作前准备

湿热敷以沸水、消毒毛巾或厚纱布、凡士林或抗生素眼药膏备用；干热敷备热水袋或热水瓶。

4.操作步骤

湿热敷法先用凡士林或抗生素眼药膏涂于眼睑皮肤面上，呈薄薄一层，然后用消毒毛巾或纱布数层，放于沸水内浸湿，取出拧干，候温度适中时，即置于眼睑上，时时更换以保持温热。每次 20 分钟，每日 3 次。干热敷法用热水袋或玻璃瓶装以热水，外裹薄毛巾，置于眼睑上即可。

5.注意事项

注意不可太热，以免烫伤皮肤。

（二）冷敷

1.适应证

冷敷具有散热凉血，止血定痛之功。适用于眼睑外伤后 24 小时以内的皮下出血肿胀，亦可用于眼部红肿热痛较甚者。

2.操作步骤

一般用冷水毛巾或冰块、橡皮袋敷之。

（三）药物敷法

1.适应证

药物敷法是选用具有清热凉血、舒筋活络、散瘀定痛、化痰软坚、收敛除湿、祛风止痒等各种作用不同的药物，直接敷于眼睑及其附近皮肤上的方法。适用于各种外眼病。眼睑疾患与外伤用之为多。

2.操作前准备

将药物研成细末，根据需要，选用水或茶水、蜜、人乳、姜汁、醋、胆汁、麻油、鸡蛋清、蛋黄油等。

3.操作步骤

敷药时先将药末调成糊状，敷于眼睑之上，或敷于太阳穴、额部等处。如为新鲜带汁的药物，则洗净后捣烂，用纱布包后敷之，亦有用药物煎剂或盐水作湿热敷者。如用于药粉调成糊状敷眼，则干了再涂，以保持局部湿润为度。

4.注意事项

如为新鲜药物，则应做到清洁无变质、无刺激性、无毒性为要。药物敷眼还必须注意防止药物进入眼内，以免损伤眼球。

六、冲洗法

（一）结膜囊冲洗法

1.适应证

本方法是用水或药液直接冲洗眼部的方法。其目的是除去结膜囊内的分泌物、异物和化学性物质等，适用于分泌物较多的结膜疾患、结膜囊异物、手术前准备及眼化学伤的急救措施等。

2.操作前准备

取洗眼壶或吊瓶的胶管、受水器、冲洗液备用。患者取卧位或坐位。

3.操作步骤

冲洗时，如患者取坐位，则令头稍向后翻，将受水器紧贴颊部；如患者取卧位，则令头稍偏向患眼侧，将受水器紧贴耳前皮肤，然后轻轻拉开眼睑，冲洗液渐渐淋洗到眼内，并令患者睁眼及转动眼球，以扩大冲洗范围。眼部分泌物较多或结膜囊异物多者，应翻转上、下眼睑，暴露上睑内面及上穹隆部结膜，彻底冲洗之。冲洗完毕，用消毒纱布揩干眼外部，然后除去受水器。

4.注意事项

冲洗时应注意，如为卧位冲洗，受水器一定要紧贴耳前皮肤，以免水液流入耳内，也可以预先于耳内塞一个小棉球。如一眼为传染性眼病，应先冲洗健眼，后冲洗患眼，并注意防止污染之冲洗液溅入健眼。对角膜溃疡或外伤穿孔的眼球，冲洗时应注意不能加压，以防眼内容物脱出。

（二）泪道冲洗法

1.适应证

本方法是用水液冲洗泪道，它多用来探测泪道是否通畅及清除泪囊中积存的分泌物，适用于泪道狭窄及慢性泪囊炎，或作为眼内手术前的常规准备。

2.操作前准备

将6号针头磨成钝头并弯曲成近直角，及注射器备用；根据需要备冲洗液。用 0.5%～1%丁卡因溶液点眼 2 次，或用蘸有丁卡因溶液的短棉签，夹在大眦头上、下泪点之间 2～3 分钟。

3.操作步骤

令患者头向后仰，冲洗者以左手示指将下睑往下拉，固定于眶缘部，暴露下泪点。若泪点过小，可先用泪点扩张器扩张之。继而右手持装有 5～10 ml 生理盐水或其他冲洗液的注射器，将磨成钝头并弯曲成近直角的 6 号针头垂直插入下泪点 1～2 mm 深，然后向内转 90°，水平位，沿泪小管缓慢向鼻侧推进，待进针 3～5 mm 时，缓缓注入冲洗液。

4.注意事项

若遇阻力，不可用力强行通过。

第三节 眼睑病

一、接触性睑皮炎

（一）疾病概述

接触性睑皮炎是眼睑皮肤对某些致敏原所产生的过敏反应，可单独发生，也可合并头面部发生。

（二）病因及发病机制

接触致敏原所致。药物过敏、尤其以药物性皮炎最为典型。常见的致敏原为眼局部应用的抗生素、麻醉药、碘、汞等制剂。与眼睑接触的许多化学物质，如化妆染料、染发剂、绊创膏和眼镜架等，也可能为致敏原。

全身接触某些致敏物质或某种食物也可发生，有时接触致敏原一段时间后才发病，如长期应用阿托品或毛果芸香碱后。其发病机制可能是接触到当时空气中散播的花粉抗原而引起的一种 IgE 介导的延迟型接触过敏，也有人称为 IgE 介导的皮肤迟缓相反应。赵辨等在南京地区对这类病人研究后发现这些患者可以有血清总 IgE 水平增高，花粉抗原点刺试验及花粉斑贴试验阳性。血清总 IgE 水平与特异性 IgE、皮肤点刺试验及花粉斑贴试验阳性之间均有明显相关性。

（三）临床表现

患者自觉眼部发痒和烧灼感。急性者眼睑突发红肿，皮肤出现巨疹、水疱或脓疱，伴有微黄黏稠渗液。不久糜烂结痂，脱屑。有时睑结膜肥厚充血。亚急性者，症状发生较慢，但常迁延不愈。慢性者，可由急性或亚急性湿疹转变而来。眼睑皮肤肥厚粗糙，表面有鳞屑脱落，呈苔藓状。

（四）治疗

立即停止接触致敏原。如果患者同时应用多种药物，难以确认何种药物引起过敏时，可暂停所有药物。急性期可应用生理盐水或 3%硼酸溶液冷湿敷。用糖皮质激素滴眼液。眼睑皮肤渗液停止后，可涂敷糖皮质激素眼膏。但不宜包扎。全身应用抗组胺类药物，反应严重时可口服泼尼松，戴深色平光镜，减少光线刺激，以减轻症状。

寻找致敏原因，当原因除去后，再给以适当处理，则能迅速痊愈。尽量避免接触已知的过敏原，不宜直接接触高浓度的任何药品或化学物质，慎用易致敏的外用药。当接触致敏物质或毒性物质后，立即用大量清水将接触物洗去，病程中避免搔抓，或用肥皂水洗及热水烫洗，不使用可能产生刺激的药物，以利于皮损的早日康复。

二、眼睑湿疹

（一）疾病概述

眼睑湿疹是一种过敏性皮肤病，分急性、慢性两种。可单发于眼睑部，亦可为全身、面部湿疹的一部分。

（二）病因及发病机制

多由于局部涂抹皮肤不能耐受的刺激性物质所致，例如香料粉、染发剂、绊创膏等。尤其是长期敷用某些眼科软膏或溶液，尤以青霉素、阿托品和汞制剂为最常见。此外，慢性泪囊炎、卡他性结膜炎，因分泌物和泪液的浸渍，常使下睑发生湿疹。过敏性体质的小儿，屡有湿疹发生。

（三）临床表现

眼睑湿疹有急性和慢性两种。急性者为一种变态反应病，初起时睑皮肤肿胀充血类似丹毒，继则发生疱疹，疱疹破溃后留一粗糙面，覆以痂皮，如有继发感染则发生溃疡，并可并发结膜炎和角膜浸润。患者感到极痒、畏光、流泪，血液中常有嗜伊红白细胞增多。此时如能立即除去刺激源并加以适当治疗，则炎性肿胀迅速消退，糜烂面结痂脱落，皮面微红发亮，炎症完全消退后皮肤恢复正常。反之，有的患者则反复发作，湿疹长期不愈，皮肤粗糙变厚，呈鳞癣样湿疹的慢性经过，但也有最初即为慢性者。

（四）治疗

首先去除病因，停用刺激物。急性期有糜烂和水疱者局部采用2%硼酸溶液湿敷，起到清洁和收敛作用。糜烂消失或静止后，可用滑石粉或氧化锌粉剂撒在湿疹病灶上，使患部徐徐干燥，已干燥的湿疹可敷氧化锌糊剂或用可的松软膏，同时口服抗过敏药物，如苯海拉明、氯苯那敏（扑尔敏）或静脉注射葡萄糖酸钙。有继发感染者应用抗生素类药物。慢性顽固性湿疹可局部做浅层放射治疗。

三、眼睑热病性疱疹

（一）疾病概述

眼睑热病性疱疹由单纯疱疹病毒Ⅰ型引起。常见于 6 个月至 15 岁儿童。多发生于流行性感冒、上呼吸道感染、肺炎等热性病之后，也可并发于急性滤泡性结膜炎或单纯疱疹病毒性角膜炎。本病无免疫力，易复发。

（二）病因

是由单纯疱疹病毒Ⅰ型所引起的一种眼睑皮肤病。眼睑热病性疱疹多发生于流行性感冒、呼吸道感染、肺炎等热性传染病的患者，也可见于孕妇及高度体力衰竭或全身抵抗力降低的患者。

（三）临床表现

病变可发生于上、下睑，以下睑多见。与三叉神经眶下支分布范围相符，初发时睑部皮肤出现丘疹，常成簇出现，很快形成半透明水疱，周围有红晕。眼睑水肿，眼部有刺痛、烧灼感。水疱易破，渗出黄色黏稠液体。约 1 周后充血减退，肿胀减轻，水疱干涸，结痂脱落后不留瘢痕，但可有轻度色素沉着，可以复发。如发生于睑缘处，有可能蔓延至角膜。在唇部和鼻前庭部，可有同样的损害出现。

（四）治疗

一般局部湿敷，用病毒唑眼药水或涂无环鸟苷眼膏，可在1周内结痂。累及角膜，应频繁点滴抗病毒滴眼液及涂眼膏。对于症状严重者，予以肌内注射干扰素、丙种球蛋白加强支持疗法。继发感染应全身应用抗生素。

四、眼睑带状疱疹

（一）疾病概述

眼睑带状疱疹典型的病变，多在三叉神经第一支眼神经各分支（额神经、泪腺神经及鼻睫状神经）或第三主支各分支（比较少见）的皮肤分布区域，发生群集性水疱样皮疹。但不跨越睑及鼻部的中央界线，且仅局限于一侧。眼睑带状疱疹是一种较严重的眼睑病，由水痘—带状疱疹病毒感染引起。多见于中、老年患者，也可累及青少年。治愈后极少复发，为终身免疫。

（二）病因

其原因为三叉神经半月神经节或其某一主支发生病毒急性感染而致。但其侵犯机制尚未完全明了，常发生在体弱的老年人。有复发性与原发性之分，前者较为少见。带状疱疹按病因分为流行型（病毒性）和症状型两类。前者可能由属于水痘病毒类型感染而引起，后者则为症状性带状疱疹，实际只是以往曾一度发生感染而潜伏下来的隐患，后来经新诱发刺激而活跃的病变，与流行型者并无本质差别，使后者多见于年轻人且易复发。

（三）临床表现

发病前常有轻重不等的前驱症状，如全身不适、发热等。继而在病变区出现剧烈神经痛。数日后，患侧眼睑、前额皮肤和头皮潮红、肿胀，出现成簇透明小疱。疱疹的分布不越过睑和鼻的中心界限。小疱的基底有红晕，疱群之间的皮肤正常。数日后，疱疹内液体浑浊化脓，形成深溃疡，约2周后结痂脱落。因皮损深达真皮层，脱痂后留永久性皮肤瘢痕。炎症消退后，皮肤感觉数月后才能恢复。可同时发生带状疱疹性角膜炎或虹膜炎，在鼻睫神经受侵犯、鼻翼出现疱疹时，这种可能性更大。

（四）治疗

适当休息，提高机体抵抗力：肌内注射胎盘球蛋白或丙种球蛋白和干扰素，防止眼部发生并发症以缩短疗程，或恢复期用血清或血液注射。应用神经营养药物及止痛药：可注射维生素 B_1、维生素 B_{12}。疼痛剧烈时给予镇痛药和镇静药：疱疹未破时，局部无需用药。疱疹破溃无继发感染时，患处可涂3%无环鸟苷眼膏或0.5%疱疹净眼膏。如有继发感染。可加用抗生素滴液湿敷，每日2～3次；滴用0.1%无环鸟苷滴眼液，防止角膜受累。并发角膜炎或虹膜睫状体炎者，可用1%阿托品液散瞳，以防虹膜后粘连。对重症患者，全身应用无环鸟苷、抗生素及糖皮质激素。

五、眼睑毛囊炎

（一）疾病概述

眼睑毛囊炎系多由金黄色葡萄球菌感染毛囊引起的炎症。

（二）病因

引起毛囊炎的病原菌主要是金黄色葡萄球菌，偶有表皮葡萄球菌、链球菌、假单胞菌属和类大肠埃希菌。毛发的牵拉、摩擦、搔抓引起的损伤，皮肤的浸渍，局部密封包扎及应用皮质激素等是引起毛囊炎的诱因。

（三）临床表现

自觉痒痛，好发于年轻人，面部皮肤也有散发的毛囊炎。粟粒大的丘疹融合，破后有少量脓血痕。顶端化脓呈小脓疱、可无脓栓，愈后不留瘢痕。

（四）治疗

外用消炎、止痒药物，也可外用洁霉素液（0.5%林可霉素）或2.5%碘酊。早期可用超短波治疗。根据病情可适当给予抗生素。反复发作的病例应检查有无糖尿病、贫血等全身疾病。也可用调节免疫药物如皮下注射转移因子，每周2次，每次2 mg，5周为1个疗程。

六、眼睑疖肿和脓肿

（一）疾病概述

眼睑疖肿和脓肿是由金黄色葡萄球菌侵犯毛囊深部及周围组织引起的皮肤炎症。

（二）病因

病原菌主要是金黄色葡萄球菌，发病与体质有关，与皮肤不洁、多汗和搔抓也有关。

（三）临床表现

局部自觉灼热及疼痛明显。眼睑皮肤红肿、有硬结、触痛显著。严重时有发热、全身不适，数日后顶部发黄，疼痛加剧。耳前淋巴结肿大、压痛。破溃后有脓血流出。眼睑疖肿有脓栓（甚至有数个脓栓及多房性脓肿称为痈）。周围组织坏死，形成腔隙，之后深部出现肉芽组织充填，愈合后结瘢。睑部疖肿或脓肿受挤压后，脓液有可能进入血流，形成海绵窦脓栓，甚至脑脓肿、脓毒败血症等危及生命。

（四）治疗

早期热敷，用超短波、红外线，具有缓解炎症、止痛作用。外用鱼石脂软膏。及时全身应用抗生素，首选青霉素肌内注射，必要时静脉注射，如过敏可用环丙沙星、氧氟沙星。

七、眼睑丹毒

（一）疾病概述

眼睑丹毒为溶血性链球菌引起的急性眼睑皮肤炎症，多由微细的损伤细菌侵入而感染。可由眼睑丹毒扩散及面部，也可由面部丹毒而引起眼睑丹毒。

（二）病因

由链球菌感染所致的皮肤和皮下组织的急性炎症。眼睑丹毒多数为面部或其他部位的丹毒蔓延而来，少数为原发性者，常同时累及上下眼睑。

（三）临床表现

患部皮肤水肿、紧张、质硬、表面光滑略隆起，呈鲜艳的红色，病变向周围蔓延，与健康皮肤界限清楚。眼睑因肿胀而不能睁眼，病变部有剧烈疼痛及压痛。耳前淋巴结肿大。患者有寒战和全身不适等症状。严重者皮肤渐呈暗色，最终则大部分变为坏疽，且往往蔓延至深部，甚至眼眶内形成脓性眶蜂窝织炎、视神经炎、海绵窦血栓形成，以至于发生脑膜炎而致命。但大多数患者，经适当治疗，病变可于数日内缓解。如治疗不彻底，病程可延续数周之久。愈后无免疫力，遇到创伤或寒冷时，在原发病灶上还可以再发。屡次复发的结果，慢慢会变为象皮病。

（四）治疗

超短波、红外线有缓解炎症、止痛作用。局部呋喃西林液湿敷，涂敷磺胺类油膏或 10%～20%的樟脑软膏。口服磺胺类药物，同时配合肌内注射较大剂量抗生素，效果较好。

八、眼睑血管神经性水肿

（一）疾病概述

眼睑血管神经性水肿又称巨型荨麻疹。

（二）病因

原因不明，主要由于血管运动系统不稳定。有人认为与过敏、内分泌、毒素等有关。

（三）临床表现

慢性血管神经性水肿影响皮下组织，形成绷紧的、圆形、非凹性、边界不清楚的荨麻疹，表面皮肤正常，不痒。急性血管神经性水肿突然发病，持续几天或几周，无规律、无原因反复发作，有时每月出现，有时持续几年。发作几年后产生永久性组织肥厚，组织学类似慢性炎性渗出和增生，有时有色素增生。重复发作几年皮肤和皮下组织形成可悬垂的皱褶。

（四）治疗

如能找到病因，进行原因治疗，消除病灶。

九、鳞屑性睑缘炎

（一）疾病概述

鳞屑性睑缘炎系由于睑缘的皮脂溢出所造成的慢性炎症。

（二）病因

由于眼睑皮脂腺及睑板腺分泌旺盛，导致皮脂溢出而发生轻度感染是鳞屑性睑缘炎致病起因。患部常可发现卵圆皮屑芽胞菌，它能将脂类物质分解为有刺激性的脂肪酸。各种物理、化学刺激（风、尘、烟、热等），全身抵抗力降低、营养不良、睡眠不足、屈光不正以及视力疲劳等，加之眼部不卫生，都是其致病因素。

（三）临床表现

自觉症状轻微，或有睑缘轻度发痒。睑缘充血，睫毛及睑缘皮肤表面有着同样的鳞片，由于皮脂的溢出可与鳞屑相混，成黄痂。去除黄痂后露出充血、水肿的睑缘，有溃疡。睫毛可脱落，但可再生。病变迁延者睑缘永久性的水肿、肥厚丧失锐利的内唇而变得钝圆，下睑可外翻露出泪点，引起溢泪及下睑皮肤湿疹。

（四）治疗

首先除去病因，避免一切刺激因素，矫正屈光不正，注意营养，锻炼身体，治疗全身其他慢性病，借以提高机体素质。局部用棉签蘸3%～4%碳酸氢钠溶液或温生理盐水，除去痂皮使睑皮脂腺及睑板腺的过剩分泌物排泄通畅。然后于睑缘处涂用抗生素软膏，或用1:5000氧氰化汞软膏涂搽睑缘，每日2～3次，用药需至痊愈后2周，以防复发。如汞剂过敏或局部刺激反应过重者，则改用抗生素或5%磺胺眼药膏。如同时伴有结膜炎，则应滴用抗生素眼液。

第四节 眼表疾病

一、干眼症

（一）概述

干眼症是指任何病因引起泪液量的减少和质的异常，导致泪膜稳定性下降的病症。造成伴有眼部干涩和异物感等一系列症状和眼表损伤的疾病。

（二）病因

1.水样液缺乏型。

2.黏蛋白缺乏型。

3.脂质异常型。

4.泪液流体动力学异常改变型。

5.混合型。

（三）临床表现

1.泪液分泌减少型：是由于泪腺疾病或功能不良引起的干眼。

2.蒸发过强型：泪液分泌正常而蒸发过强者的干眼。

3.眼表上皮细胞的损害：泪液渗透压的增加，导致泪液分泌不足。

4.眼部干涩、异物感、烧灼感、痒感、怕光、红痛、视物模糊，黏丝状分泌物，有时伴有口干及关节痛等症状。

5.目前国内尚无统一的诊断标准，多以泪液分泌量、泪腺稳定性及眼表损害为标准。

（四）治疗

1.减少或避免诱因，不要长时间使用电脑，少接触空调。

2.使用人工泪液。

3.口服促进泪液分泌药物，如口服匹罗卡品、新斯的明，促进泪腺的分泌。

4.滴用低浓度 0.1%环孢霉素点眼，每天 2 次，维持 6 个月，改善泪腺分泌。

二、泪器疾病

（一）概述

泪囊炎是指泪囊及其周围组织的炎症病变，一般表现为慢性泪囊炎和急性泪囊炎。慢性泪囊炎最常见，多见于女性及老年人。急性泪囊炎多为慢性泪囊炎的急性发作，新生儿泪囊炎多为先天性泪道发育障碍所致。

（二）临床表现

1.慢性泪囊炎

溢泪及压迫泪囊部有黏液或脓性分泌物的返流。

2.急性泪囊炎

多为慢性泪囊炎的急性发作，表现为局部急性蜂窝织炎及脓肿形成。泪囊区红肿、热痛，严重者可波及鼻根部上下眼睑。睑结膜高度水肿，脓液可由内眦角下方皮肤穿破，排出脓液，炎症逐渐消退，形成泪囊瘘，经久不愈，脓液长期经瘘管排出。

（三）诊断

1.泪道冲洗

是诊断泪囊炎的重要手段之一，泪囊炎时泪道冲洗不畅，冲洗液于另一泪点返流，并可见黏液性或黏液脓性分泌物流出。培养分泌物细菌或涂片检查。

2.影像诊断

眼眶 X 线片、CT、泪囊碘油造影等方法可明确鼻泪管阻塞的部位及骨性鼻泪管及周围骨结构畸形。

（四）治疗

1.急性泪囊炎

（1）药物治疗

勤滴各种抗生素滴眼液，滴眼前应挤压排空泪囊内分泌物，药液才能吸收入泪囊。

（2）手术治疗

除去泪囊感染灶，建立鼻内引流道，其方式有以下几种：

①改变泪液引流途径

第一，鼻腔泪囊吻合术：术中将泪囊通过一骨孔于鼻黏膜相吻合，使泪液从吻合口直接流入鼻中道。

第二，鼻腔泪囊造口术：通过鼻腔内镜下，使鼻腔与泪囊造一开口，也可以达到消除泪液，开口无需缝合。

②泪囊阻塞的再造术

目的是让泪液按正常途径引流。

第一，泪道冲洗，使阻塞口重新开放。

第二，泪道探通扩张术。

第三，泪道义管植入术。

第四，泪道引流性手术。

（3）病灶根除术与泪囊摘除术

这是一种破坏性手术，术后给患者遗留终生溢泪的痛苦，如今已很少采用。

2.急性泪囊炎

早期可行局部热敷，全身和局部使用足量抗生素控制炎症。待急性期缓解后，按慢性泪囊炎治疗。

3.新生儿泪囊炎

早期应以保守治疗为主，让鼻泪管下端的残膜自行吸收，可采取泪道冲洗利用其机械压力作用于新生儿泪囊炎，亦可按摩泪囊，用示指自泪囊上方向下方挤压，同时压泪小管，使分泌物冲破残膜。待新生儿出生3周时，可用探通使泪道得以迅速解决，在此之前应全身和局部使用抗生素。

第五节 结膜疾病

一、细菌性结膜炎

（一）分型

细菌性结膜炎按病程快慢可分为超急性、急性、亚急性或慢性结膜炎。

按发病的严重情况可分为轻、中、重3种。

（二）病因

常见的致病菌有金黄色葡萄球菌、肺炎链球菌、变性杆菌、大肠杆菌等。

（三）临床表现

1.超急性细菌性结膜炎

临床上以淋球菌结膜炎多见，病情发展迅速且严重，流泪、畏光、眼睑高度水肿。分泌物为黄色脓液，量大，不断从睑裂流出，因此有"脓漏眼"之称，常有耳前淋巴结肿大和压痛。

2.急性或亚急性细菌性结膜炎

急性或亚急性细菌性结膜炎，即"急性卡他性结膜炎"，俗称"红眼病"。发病急，流泪、异物感、灼热感、刺痛等。眼睑肿胀，结膜充血，以穹隆部和睑结膜最为显著。分泌物先为黏液性，以后呈脓性。侵犯角膜时，则有角膜炎的表现。

3.慢性细菌性结膜炎

痒感、异物感及眼疲劳。轻度结膜充血、少量乳头增生和滤泡形成，黏性分泌物少。无眼睑水肿和结膜假膜形成也无角膜炎的表现。

（四）治疗

1.全身治疗

严重感染病人特别是淋球菌性结膜炎应及时使用抗生素，肌注或静脉给药。

2.局部治疗

（1）结膜囊冲洗

当患眼分泌物较多时，应用 3%硼酸水或 1:10000 高锰酸钾溶液或生理盐水进行冲洗。

（2）局部用药

急性阶段，抗生素眼水每 1～2 小时一次。睡前涂抗生素眼膏。

二、衣原体性结膜炎

（一）概述

沙眼是由沙眼衣原体引起的结膜慢性增殖性炎症，主要侵犯上睑、上穹隆部结膜及角膜浅层。

（二）临床表现

1.急性期

眼红、眼痛、异物感、流泪、黏液脓性分泌物。结膜充血，睑结膜乳头增生，穹隆部布满滤泡。

2.慢性期

结膜充血减轻，结膜肥厚，乳头增生，滤泡融合且坏死后形成白色网状瘢痕。出现角膜血管翳，可向瞳孔区发展影响视力。

（三）诊断

沙眼的诊断至少要符合临床表现中的两项：①睑结膜乳头和滤泡；②睑结膜瘢痕；③角膜缘血管翳；④角膜缘滤泡及后遗症。

确诊须实验室检查结膜刮片发现结膜包涵体。

（四）并发症

1.眼睑内翻、倒睫与角膜炎

睑结膜及睑板的瘢痕收缩引起内翻与倒睫，加重了对角膜表面的摩擦，使沙眼性角膜血管翳加重，血管翳前端可出现点状或月牙状的浸润混浊，称为沙眼性角膜炎；并可因这种机械的损伤导致继发感染而发生角膜溃疡。

2.上睑下垂

Muller 肌受累，睑板肥厚，重量增加。

3.慢性泪囊炎与溢泪

泪小管及鼻泪管上皮因沙眼炎症而形成瘢痕，瘢痕收缩导致管腔阻塞，产生溢泪。鼻泪管的阻塞使泪液潴留，细菌等病原体繁殖，刺激泪囊黏膜发生炎症。

4.结膜、角膜干燥

多见于农村的老年病人，是泪腺排泄管、副泪腺、结膜盂状细胞全被沙眼病变破坏而代之以瘢痕的结果。

（五）治疗

1.局部用药

勤滴 0.1%利福平眼药水、0.25%氯霉素眼药水，红霉素眼膏，持续应用 2～3 个月。

2.急性期或重症沙眼

可短期服用磺胺制剂，1～2 周为 1 个疗程。

3.手术疗法

滤胞较多者采用沙眼滤泡挤压法，乳头较多者采用沙眼摩擦法，手术只是配合药物治疗的一种手段。仅于严重者，药物治疗无效者方可使用。

三、病毒性结膜炎

（一）概述

流行性角结膜炎是一种强传染性接触性传染病。

（二）病因

由腺病毒 8、19、29 和 37 型腺病毒引起的急性传染性结膜炎，潜伏期 3～7 天。

（三）临床表现

1.症状

双眼发病，起病急，症状重。主要症状有充血、疼痛、畏光、有水样分泌物。

2.体征

急性期眼睑水肿，结膜充血水肿，睑结膜及穹隆部 24 小时内出现滤泡。少数出现伪膜、睑球粘连，耳前淋巴结肿大并有压痛。发病几天后，角膜可出现斑点状上皮损害。

（四）诊断

根据典型的临床表现，以及分泌物涂片镜检可见大量单核细胞，即可确诊。

（五）治疗

局部冷敷和使用血管扩张剂可减轻症状，如应用抗病毒药 0.1%疱疹净和吗啉双胍等，可以抑制病毒复发，每小时 1 次。如合并细菌感染时，可合并用抗生素眼液配合治疗。若出现严重的膜或伪膜形成，上皮或上皮下角膜炎引起的视力下降时，可考虑应用糖皮质激素。但要掌握使用的时间、浓度和频度。

四、流行性出血性结膜炎

（一）概述

流行性出血性结膜炎是一种暴发流行的眼部传染性眼病。

（二）病因

是由 70 型肠道病毒引起。

（三）临床表现

潜伏期短，约在 24 小时内发病。

常见的症状，有眼痛、畏光、异物感、流泪、球结膜下出血和眼睑水肿等。多数患者有滤泡形成，有上皮性角膜炎。耳前淋巴结肿大有的病人有发热不适及肌肉酸痛感。

（四）诊断

急性滤泡性结膜炎的症状，同时有显著的结膜下出血为诊断依据。

（五）治疗

治疗同流行性角结膜炎，加强个人卫生防止传播。

五、免疫性结膜炎

（一）概述

以角结膜泡性结节形成为特征的机体对微生物蛋白质发生的迟发型免

疫反应。常见于儿童及体质较差的成年人。

（二）临床表现

泡性结膜炎病人仅有异物感及轻度畏光。当角膜受到侵犯时，则有疼痛、流泪、畏光、眼睑痉挛等炎症刺激症状。检查可见角膜缘或其附近球结膜上发生一个至数个灰白色粟粒状小结节，其周围有局限性的结膜性充血。

有一种特殊类型的泡性角膜炎称为束状角膜炎，其角膜缘内侧结节状浅层浸润性混浊，邻接处结膜充血，结节表面溃破后，由边缘向角膜中央推进，并有一束新生血管随之伸入，形如彗星。如累及角膜瞳孔领，则影响视力。

（三）治疗

泡性角结膜炎可用地塞米松眼水点眼，每 2 小时 1 次。必要时加用 1%阿托品眼水或眼膏。

六、春季结膜炎

（一）概述

又称为春季卡他，是一种季节性反复发作的免疫性结膜炎。

春季结膜炎多发生于 6～20 岁男性青少年，常常是每逢天气转热时病情加剧，秋凉后又自行减轻，翌年春季又转重。

（二）病因

春季结膜炎一般认为是一种过敏性炎症，但不少问题还不能完全用由某种过敏原引起的过敏来解释。本病真正的原因很复杂，涉及到内分泌、遗传、体质等几个方面。

（三）临床表现

1.症状

常双眼发病常有异物、烧灼感，发痒，分泌物增多。如有畏光、流泪、眼痛、虹膜或睫状体疼痛，表明炎症已波及角膜。

2.体征

（1）睑结膜型

炎症局限于睑结膜者，称为睑结膜型。结膜面有大而扁平的乳头，像绽开的石榴子状，不侵犯穹隆部结膜。病情缓解时乳头消退，结膜面变成蜡状肥厚，并可见到残缺不全的散在乳头。

（2）球结膜型

炎症局限于角膜周围球结膜时，称为球结膜型。角膜周围球结膜呈灰黄色的胶状肥厚，略高起于角膜缘。

（3）混合型

如果睑结膜球结膜均有炎症则称为混合型。

（四）治疗

1.急性期禁忌包扎。

2.勤滴地塞米松眼药水或色甘酸钠眼药水：急性期要频繁点眼，每小时1次，病情好转可减少次数，可点用敏感抗生素和抗病毒眼药水。

3.眼膏涂眼：宜睡前应用，可发挥持续的治疗作用。

4.冲洗结膜囊：当结膜囊分泌物较多，可用无刺激性冲洗液冲洗，不要污染健眼。

620

5.全身治疗：严重的结膜炎，除局部用药外还需全身使用抗生素，有较好的治疗效果。

第十章 普通外科

第一节 普通外科基本问题

随着现代医学的不断进步与发展，现代外科学已经进入了一个崭新的阶段，外科不再是手术的同义语，而是有了更丰富的内涵，许多新理论、新技术、新的诊治手段不断地被引入到外科领域，促使当代外科医生要不断地努力更新自己的知识，接受更多的新观念和新技术才能跟上这一飞速发展的时代。

一、现代外科治疗的基本要求

（一）深入探讨外科疾病的发生发展规律

在熟练掌握现代解剖学、生理学和病理学等学科的现代理论基础上，充分认识疾病的病理演变和转归的过程，掌握疾病的本质，从而制订出正确的诊治方案。

（二）运用各种现代医学手段和技术作出正确诊断

现代外科已越来越广泛采用各种内窥镜、超声波、X线造影术、核素扫描、细胞学技术、电子计算机体层扫描、磁共振成家技术等，大大提高了临床诊断疾病的准确性和全面性，以往外科医师常采取的解剖探查术现在已很少应用。应当指出，新的现代诊断技术必须结合常规的物理诊断方法，而且医生要在正确的思维逻辑指导下，运用从简单到复杂、从低级到高级的检查技术，从浅入深、从无创到有创等正确的诊断原则得出正确诊断结论。

（三）明确治疗目的

外科治疗的目的是挽救病人生命和改善病人的生存质量，病人处于不同的疾病阶段或状态，要选择不同的治疗目标，如在休克、窒息、严重的创伤下首要目的是抢救病人生命；在病人未受到生命威胁时就要重视病人的生存质量，不仅要解除病人所患疾病的痛苦，还要考虑到病人今后的工作、学习、生活及社会活动和美观等要求。

（四）整体的观念

外科疾病的诊治过程从始至终都应贯彻整体观念。病人的某一症状或体征要同整个疾病的发生发展联系起来。某一器官或组织的改变要同机体的其他器官和组织联系起来，避免片面性，手术治疗更是如此。某一组织器官的手术会对机体全身产生影响，手术不仅可以去除病灶，同时也对机体造成创伤，并可能产生一系列并发症。在对病人采取某项治疗措施时不仅要追求近期效果，还要重视远期效果。

（五）广泛阅读文献

广泛阅读文献，掌握外科发展方向。现代外科发展，在不断地开拓着手术领域，如器官移植手术的开展等。同时，新的方法越来越多地代替了过去的常规手术，如由内窥镜发展产生的腹腔镜阻囊切除术、胆道镜技术、

ERCP 技术、EPT 方法、气囊导管扩张技术、冷冻技术、血管内栓塞技术等。

一、手术治疗原则

现代外科是在必要的理论指导下，在一定的实验研究基础及新的技术的运用和充分的临床经验的统一结合下完成的。手术治疗总的原则是：爱护组织，最大限度地保存功能和促进伤口的愈合。

（一）掌握好手术的适应证和禁忌证

对被收入到外科的每一位病人在术前都应作出评估。切忌盲目手术、盲目探查，特别是对危重病人，在短时间内作出正确判断是衡量一名外科医生水平的重要方面。这就需要在非常短的时间内尽可能进行必要的各项检查，以便掌握更多可靠的客观材料，为手术治疗提供依据。另外，还需要选择正确的手术时机。

（二）做好围手术期处理

做好围手术期处理，包括术前术后的各项有关措施。充分的术前准备是非常必要的，急诊抢救手术也应尽可能做好必要准备。正确地术后处理是保证病人痊愈的必要条件。

（三）贯彻无菌原则

严格贯彻无菌原则是对外科医生最基本的要求，既要防止各种外来的感染因素污染手术野，也要避免来自病人器官（如胃肠道、支气管、泌尿道等）的污染。手术中（包括各种大，中、小手术）各项无菌原则和措施都应严格遵守，并应互相监督执行。

（四）重视手术操作

外科医生必须掌握外科手术操作的各项基本技能，做到得心应手，迅速准确，重视切开与显露、分离、止血、缝合四大技术的训练和掌握。做到最小的组织创伤，最干净的手术野，最短的手术时间，最理想的手术效果和最少的术后并发症。

（五）麻醉与手术的配合及手术组人员之间的配合

外科手术多为集体性工作，手术者与麻醉和手术其他人员的配合非常重要。良好的麻醉，既可保证手术的安全，又可使病人无痛和避免病人的干扰，使手术能自始至终顺利进行。

三、外科的综合治疗原则

外科患者常需手术治疗，同时也存在着各种各样的其他因素的干扰，如感染、体液失衡、休克、低血容量、营养障碍、重要器官功能不全等，现代外科强调综合治疗，有时还需要其他专科的密切配合。综合治疗的内容包括：

（一）心理治疗

运用心理学原则解除病人的心理负担，寻求病人的积极配合，取得病人的信任和理解非常重要。

（二）重症监护及器官支持

随着外科重症医学的开展和加强，已使现代外科迈上了新的台阶，重症监护医学在一些医疗部门已开始形成独立的专业科室，外科重症监护室（SICU）已成为现代外科重要的组成部分。危重病人的抢救、复杂手术后病人的恢复、重要器官（心、脑，肺、肾等）的功能监护、营养支持等都已成为 SICU 的重要工作。

（三）感染的防治

外科医生在进行手术、换药、穿刺、导管术等各项操作中应严格进行无菌操作，预防感染发生。对已感染的病人应积极选用合理的抗生素，并严格掌握用药剂量和给药时间，杜绝滥用抗生素。对于感染病灶能行手术切除或引流者应积极进行，不能单独依赖抗生素。对于医院内感染更要重视，避免交叉感染和医源性感染。

（四）代谢及营养支持

严重的感染、创伤和大手术后病人都会出现代谢及营养障碍，应积极采取措施，积极纠正。目前，强调积极采取 TPN 和 TEN 支持，特别是全肠道内营养支持，合理补充热量，维持氮平衡，提供必要的维生素和电解质等。

（五）功能练习

外科治疗不能忽视功能练习和恢复，如大手术后病人，应鼓励病人咯痰、做深呼吸，从而改善换气功能和预防肺不张及肺部感染。对长期卧床的病人，应协助其进行肢体运动，避免肌肉产生进行性萎缩。鼓励术后病人早期下床活动，早期进食。这些都会给病人早日康复带来益处。

第二节 黄疸

黄疸是由多种病因引起的一种临床病理现象，是由于胆红素代谢障碍引起的高胆红素血症所致。正常人的血清胆红素总量为 1.71～7 μmol/L，当量超过 34.2 μmol/L 时，临床上即可出现巩膜、粘膜、皮肤及组织黄染。黄疸按发生原因进行分型，临床上一般分为溶血性、代谢缺陷性、肝细胞损害性和肝外阻塞性黄疸。肝外阻塞性黄疸是其中需要手术治疗者，也称外科黄疸，在普通外科中较为常见。

一、病理生理

肝外阻塞性黄疸（阻黄）是不同病因致肝外胆管的阻塞，经肝脏作用后的含结合胆红素的胆汁，排出到肝内胆管后无法进入肠道进行肝肠循环，因而被重新吸收反流入血循环，致使血液中结合胆红素和胆盐等大量增高。肠道内无胆汁，粪胆原也完全缺乏，而尿中常有大量胆红素存在。这一系列改变导致对机体的严重影响如下：

（一）内毒素血症

内毒素血症是目前临床阻黄研究中极受重视的内容，阻黄导致肠道内无胆汁并缺乏胆盐，因此，肠内细菌繁殖过度，数量甚至可达正常的数十倍，产生大量内毒素，为肠道所吸收，同时也引起肠粘膜微绒毛水肿和上皮细胞脱落增多，以致粘膜屏障功能受损，易于发生肠道细菌易位和内毒素吸收。二者均是阻黄时产生不同程度内毒素血症的主要原因。

内毒素可直接损害肝细胞，导致肝窦充血，狄氏腔扩张，枯否细胞肿胀。肝脏是清除内毒素的主要场所，因此也是受损的主要器官。有人认为，内毒素可促使枯否细胞释放一些细胞因子，加重肝细胞损害。可激活枯否细胞，继而激活多形核粒细胞产生大量氧自由基，使肝细胞损害加重。

目前，有人认为阻黄引起肾脏的受损也与内毒素血症有关，实验动物和临床阻黄病人的肾组织电镜观察，不但肾小管上皮细胞微绒毛紊乱，线粒体肿胀，基底膜不规则突起，而且肾小球毛细血管基膜也增厚，壁层细胞变性。以往认为，与胆红素和胆汁酸增高有关，近年来发现肠源性内毒素血症减轻后肾功也随之改善。并且有人认为，阻黄时肾小球和肾小管周围常见有纤维蛋白沉积，与肾小球急性坏死及炎性介质的作用有关。阻黄所致的内毒素血症还可影响凝血功能，导致应激性溃疡和胃肠道出血，后者与内毒素所介导的微血管内凝血有关。

（二）免疫功能抑制

不少实验和临床测定都证实阻黄可产生免疫功能损害。有人从实验中发现胆总管结扎后可使机体抗氧化系统受损，枯否细胞吞噬功能明显减退，而枯否细胞占机体巨噬细胞总数的 80%～90%。测定阻黄病人的外周血 T 淋巴细胞亚群和 NK 细胞变化时，发现总 T 淋巴细胞和 Th/Ts 下降，NK 细胞和 IL2 受体阳性细胞也明显下降。此外，作为肠内 Ig 主要来源的胆汁排入肠道受阻后，肠内 Ig 明显减少，引起肠内免疫防御机能障碍，可发展成肠原性败血症。有人研究证明，阻黄时机体细胞免疫缺陷是由内毒素所致，而同时又是内毒素血症产生的来源，二者互相影响，易成恶性循环。至于是否由于枯否细胞数量下降而致，目前尚无定论，但是实验发现阻黄使肝动脉及门静脉血流下降，肝血供减少，至少是肝枯否细胞功能受抑的原因。

（三）营养不良

胆汁排出受阻时，胆道内压上升，当高达>3.4 kPa（35 cm H_2O）时，胆汁分泌停止并逆流入血，出现黄疸。胆管内压力增高可使毛细胆管及肝细胞受损，引起肝代谢能力减退。出现肝细胞线粒体破坏，肝合成蛋白质的能力降低，糖异生和酮生成减少，游离脂肪酸增加等。异常脂蛋白增多可使血清胆固醇水平升高，高密度脂蛋白下降。胆汁排入肠道受阻后，使消化吸收发生困难。必需脂肪酸缺乏，多种维生素及钙等吸收受阻，因而影响肝凝血酶原的合成。

此外，阻黄也影响病人食欲，直接导致营养不良和凝血机制障碍，其中，与手术治疗较有直接影响的是阻黄引起的低蛋白血症和低钾血症。前者可由于肝合成蛋白能力下降，进食不足，尿中排出蛋白增加和恶性阻黄病因消耗过多所致；后者也是因为摄入不足，丢失过多而产生。

（四）高胆汁血症

阻黄时，肝内胆汁逆流入血，引起机体循环血液中胆红素和胆汁酸量增高，以致影响重要脏器的功能。以往认为，高胆红素血症是主要原因，因为高胆红素血症对神经具有毒性作用，能破坏线粒体功能，降低肾脏功能，并可引起全身脏器的渐进性坏死。但是，近年来人们认为胆汁酸则是造成机体受损主要原因。

高胆汁酸血症能损伤心肌收缩功能，影响左心室活动，使血压下降，心率减慢。大量胆汁酸有急性毒性作用，对体内器官细胞、红细胞、血管内皮细胞均有细胞毒作用，长期高浓度胆汁酸也可以抑制免疫功能。胆汁酸的结构具有很强的表面活性，使生物膜的磷脂和蛋白质脱落，损坏膜的作用，引起通透性增加，导致细胞死亡，即使较低浓度的胆汁酸，仍对组织细胞有细胞毒作用。有人发现，阻黄时血中内毒素尚无明显上升时，心、肝、肾细胞超微结构已因细胞内胆汁酸浓度上升而受损。

总之，阻黄能使机体功能受到不同程度的损害，导致手术危险性增加，手术后并发症率及死亡率增高。了解其病理生理，做到术前良好准备和术后合理处理，以提高治疗效果。

二、诊断

黄疸有多种分型，引起黄疸的病因有多种，因此，要进一步明确与黄疸诊断有关的情况是比较困难的。在阻黄诊断上需要解决三项内容：明确阻黄、阻塞的定位和阻塞的定性。

（一）明确阻黄

黄疸的类型甚多，与外科有关的仅是肝外阻塞性黄疸。但黄疸病人来诊时往往仅有巩膜等黄染的病象和血清胆红素>34.2 μmol/L，因此，首先要明确的是"是否为阻黄"。

在做进一步检查之前，血尿检查往往是明确阻黄的简便方法。阻黄病人因胆道受阻，经肝作用的含有结合胆红素的胆汁返流入血，因此，血中胆红素是以结合胆红素为主，后者也称直接胆红素或称一分钟胆红素。过去人们常采用范登白试验为直接反应，目前，测一分钟胆红素及总胆红素，以其之比来区分各型黄疸。凡总胆红素高于 85.5 μmol/L，，则可以初步肯定为肝外阻塞性黄疸。此外，阻黄病人尿中可排出大量胆红素，因为阻黄时血液中结合胆红素浓度增高，能由肾小球过滤而进入尿中，肾成为胆红素排泄的器官。当阻黄血中结合胆红素浓度很高时，肾每天排出的胆红素量几乎可达肝每天产生的量（2500 mg）。阻黄时尿中尿胆原减低或消失，粪便呈灰土状。血清酶学检查也呈现转氨酶类轻度改变，而 AKP 出现明显异常的现象。后几项血、尿检查可协助证实黄疸为阻黄。还有，阻黄达到一定程度必然会出现近端胆道扩张，靠近梗阻部位的胆管扩张明显。影像诊断发现肝内外胆道扩张时，可以明确有阻塞存在。

（二）阻黄的定位诊断

以往影像检查方法较为简单，阻黄的定位诊断以临床分析为主。近年来，有大量影像诊断的方法可以采用，因此临床上的病史和查体往往易被疏忽，以致出现不应有的误诊。所以，必须强调在充分合理利用各种影像诊断方法的同时，不应轻视病史及查体。

病史与查体可以从临床上来判断阻黄的部位与性质，了解病人的全身情况与伴发病，以便决定手术的可能性，也可与影像检查一起更清楚地作出阻黄的定位与定性的诊断。

病史中重要的是起病急缓，有无急性腹痛、发热或寒战，若与黄疸同时出现被称为 Charcot 三联症，常见于急性梗阻性胆总管结石症。有时病程开始为慢性腹部隐痛，有多次反复发作以及长期的食欲不振、乏力、腹水、消瘦等，甚至可以合并感染性休克。在年老病人中，以各类恶性肿瘤造成胆道阻塞为多见。因此，阻黄的部位与病因不同能使病人有不同的病史。

查体在诊断上有时可以起到重要作用。首先，在自然光线下查看巩膜、皮肤和粘膜的黄染。腹部检查胆囊肿大，说明是胆道阻塞部位在胆囊管开口以下，但在少数情况下也可以同时还有其上段的阻塞。在以往诊断中，胆囊肿大常常是阻黄的重要定位标志与决定手术的指征。肝脏因胆道受阻而肿胀，查体时往往可扪及肝肿大并有轻压痛，有时阻塞部位在肝门部的肿物也可扪出。至于腹水、脾肿大一般都因肝硬化所致，在决定手术治疗时应该慎重考虑其存在的重要性。

在阻黄的定位诊断中，影像学检查最为重要。目前，影像学检查的方法越来越多，也越来越先进，各有其优缺点。最常用、方便的首选检查方法是 B 型超声波检查，它可以查明肝内外胆管受阻扩张的情况，胆囊是否扩大。B 超可以显示各段胆总管，尤其是其中有无结石阻塞，其准确率极高，也能探出肿瘤所在部位。缺点是肥胖、肠内气体、肋骨等能干扰其效果。

其次是 CT 扫描，目前国内极为普及，是一种无损伤、极方便的检查方法，其准确率高达 97%。CT 扫描可清晰显示肝内胆管扩张情况、胆总管及胆囊扩张和结石、肝门或胰头部周围的肿物团块，同时也可显示肝脏、胰腺和脾脏等脏器，能发现直径 1 cm 大小的胰头肿物。对周围组织受侵，淋巴结肿大均可有所显示。它的图像恒定，不受操作者影响，且可作为会诊时的客观资料进行分析。多数阻黄病人经过上述病史、查体和 B 超、CT 扫描等检查，基本上可以得到定位甚至临床上定性的诊断，为设计治疗方案打下有力的基础。

但是，为进一步明确诊断，影像学检查供选择的尚有：核素胆系造影、经皮肝穿胆管造影（PTC）、内镜下逆行胆胰管造影（ERCP）和血管造影。此类检查各有其应用范围，并各有其不足之处。核素胆系造影不但需要放射性同位素，并且要有闪烁照相设备，而其效果还不及 CT，更何况肝功不佳和血中胆红素过高均会影响造影效果。PTC 在 70 年代国内颇为盛行，原因是方法简便，造影清晰，准确率高，易于推广。但是 PTC 为一损伤性诊断方法。在拔除穿刺针后易出现出血或胆漏，有时被迫行开腹止血或缝扎胆漏处，因此，目前除非必须，并在做好手术准备后采用此法。ERCP 至今尚在有些情况下采用，因为在行造影前对胆管末端可以作详细观察，甚至行活组织检查以证实肿瘤存在。但是，阻黄时造影不但成功率不高，且造影剂注入后不易排出，引起术后剧烈反应，所以也不常用。血管造影的目的在于证实肿瘤的存在，明确其大小，与周围血管的关系，以判明有无手术切除可能，对一般阻黄的诊断作用不大。

鉴于以上影像检查均有其局限性和不足之处，近年来推出核磁共振三维胆道成像技术（3DMRC），为阻黄的定位诊断提供新的方法。3DMRC 为一无创伤性的造影技术，由于其造影清晰，能显示胆道系统的解剖关系和病理变化，在定位诊断中是一项准确性高和安全性大，临床上乐于采用的方法。其原理是利用 T2w 的效果，降低腹腔内一般器官信号，突出含水器官的信号，在不使用造影剂情况下达到成像的目的。阻黄时胆汁流速变慢，有利于胆管的显示。造影还可以从不同方向进行，使其三维成像，以避免平面时重叠的不足。它对阻黄的定位甚至定性（结石显示时）诊断准确率达 95%左右，但无法直接观察十二指肠乳头并进行细胞学检查或活检，再加目前检查价格昂贵，能进行此项检查的医院不多，均为其不足。

（三）阻黄的定性诊断

不同部位的病变往往引起不同部位的梗阻，因此，阻黄的定位诊断往往可以初步确定可能引起阻黄的原因。此外，胆道末端的阻黄病因还可由内镜检查予以明确并进行细胞学检查或活检，以明确是否为肿瘤所致。近年来，内镜 B 超可经十二指肠腔内对胰头部肿物定位进行穿刺细胞学检查，肝门部肿物也可根据 B 超或 CT 引导而进行细针抽吸细胞学检查，以定其性。不过内镜B超穿刺成功率不高，肝门部穿刺危险性较大，均属应慎重考虑之举。根据定位行临床分析，仍不失为可取的阻黄定性诊断的方法。

引起阻黄的部位常可分为肝内、肝外胆管上部（肝门部）、中部及下部（末端及壶腹部）。影像检查常可清晰分清肝外胆管上、中、下各部的阻塞，但不易分清肝内与肝门部胆管疾病所致的阻黄。除非肝内病变（肝癌）体积较大，CT显示肿瘤图像清晰，再加以AFP和乙肝五项均支持疾病诊断，否则与肝门胆管病变的辨别较难。肝内病变引起阻黄，常显示肝内胆管扩张，肝门部肿块阴影，以肝门部肝癌较为多见，或是肿物体积大而压迫双侧胆管，或是肝癌侵入肝门部胆管内引起胆管阻塞，较为少见为较大的肝血管瘤或肝囊肿压迫肝门大胆管而致阻黄。肝门部胆管（肝外胆管上端）疾病引起的阻塞以肝总管与双侧肝管交接处肿瘤为多见。较为少见的是广泛双侧肝管内结石引起的阻黄。

近年来，由于影像检查方法改进，手术的技术和效果也有很大提高，肝门部胆管癌的发现与切除有较多的报道。因此，对肝门部胆管阻塞引起的阻黄要积极诊断与治疗，以免遗漏可以切除的病变。

胆管中段阻塞引起的阻黄常与胆囊疾病有关。良性的有胆囊颈部结石嵌顿压迫胆总管而致阻黄（Mirizzi综合征）；恶性的有胆囊癌侵犯胆总管引起阻黄；至于中段胆管癌则较为少见。医源性胆总管损伤所致阻黄其病史清晰，有手术史，术后一二日内或不久即出现阻黄，容易诊断。最为多见的胆管阻塞部位为胆总管末端（包括壶腹部），可见胆总管、胆囊均呈扩张。有时肝内左右胆管也均扩张。良性病变有壶腹部嵌顿结石、慢性胰腺炎压迫胆总管末端。恶性病变通称壶腹周围癌，实际上包括有胆总管末端癌、壶腹部癌、胰头癌和十二指肠癌。但上述几种病变其切除率及预后不一，因此，目前均分别定性，尤其是早期壶腹部癌可以局部切除，预后较好。十二指肠癌可由胃肠钡餐透视及十二指肠镜检查并清晰显示，因此较易与其他分辨。在引起不同部位胆管阻塞中还有一些罕见疾病，如硬化性胆管炎、十二指肠乳头旁憩室炎症压迫胆管、十二指肠的二段平滑肌瘤或肉瘤、蛔虫阻塞胆总管并致炎症等，各有其特点，在影像检查结合临床发现的综合分析中，也不难予以明确。

总之，在阻黄诊断中必须注意的是：外科黄疸有其特点，但在早期有时需要细致观察和分析，不应误为内科疾病所致的黄疸，以致延误最佳手术时期。肝门胆管癌中有一部分是可以手术切除的，不要误以为肝门部肝癌晚期侵及胆管，以致不积极弄清关系，努力争取最好的治疗。最为常见的肝外胆管末端阻塞所致阻黄，病因很多，极为复杂，一定要在手术前做好有关的检查，诸如胃肠钡餐透视、十二指肠镜检查与胰腺癌肿有关的肿瘤标记物检查等，使术前有较多资料便于分析，作出病因诊断，设计好手术方式。

三、术前准备

阻黄病人血中胆红素越高，阻黄时间越长，其术后的并发症率和死亡率则越高（并发症率可>30%，死亡率>10%），术后的恢复也越慢。因此，对阻黄病人要及早诊断、及早准备和及早手术解除病因。阻黄病人的术前准备至关重要，主要有下列几项：

（一）纠正营养不良

阻黄病人不仅会有水电解质及酸碱失衡，并有低蛋白、血容量不足以致免疫功能低下及营养不良的现象。更因肝功能受损，使糖、脂肪和蛋白代谢均受到影响，也涉及各种维生素的吸收和凝血机制的改变，能导致术中休克、出血、术后感染、愈合不良、多种并发症的出现。

因此，纠正营养失调是术前准备中至关重要的内容。营养支持的途径以肠内营养为主，控制脂肪入量，安全有效，如有胆汁外引流时还可将胆汁回输入小肠，以提高营养效果。肠内营养能使肠粘膜结构和功能完整，防止肠道细菌易位。必要时还可以从周围静脉输入营养素以补其不足。纠正营养时间不宜过长，以 7～14 天为宜。如果必须用 TPN 时则应限制糖和脂肪的用量，蛋白应以含 45% 支链氨基酸的复方氨基酸液作为氮源供应，无论肠内还肠外营养补充均应注意维生素（尤其是脂溶性维生素）及微量元素的输入。情况很差的病人术前尚需输入血浆、白蛋白或新鲜血液。

（二）抗生素的应用

一部分阻黄病人合并有感染，如胆管结石并急性炎症，抗生素是治疗中必须要用的用药。阻黄病人即使未并发感染，其胆汁培养的阳性率很高，并以大肠杆菌为常见菌种。加以阻黄引起免疫功能低下，术后发生局部的或全身的感染机会很多，因此预防性抗生素的应用是十分必要的。要在手术开始前 1～2 小时内（或与麻醉同时）应用抗生素，以头孢菌素及灭滴灵为常选的联用药物。

（三）控制肠内感染

阻黄时肠道内缺乏胆汁，肠内细菌繁殖，易致内毒素血症，因此，控制肠内感染也是阻黄术前准备的重要内容之一。口服乳果糖可以减少肠内菌种和产生抗内毒素的作用，口服胆盐（脱氧胆酸钠）也有同样意义。将外引流的胆汁输回小肠不但能改善营养吸收，更能逆转肠内细菌繁殖。

（四）关于术前减黄问题

阻黄是否需要术前减黄意见不一，原因是早期阻黄均认为并不需要减黄，而阻黄严重时减黄的效果并不理想，有时减黄操作引发并发症，使处理更为困难。目前，多数学者均认为如果阻黄不重，为时不长，应积极做好术前准备，及早采取手术去除病因，以达到去除黄疸的目的。但是，如果阻黄重（血清胆红素 340 μmol/L），为时长（黄疸 1～2 月），再加以胆道有感染现象，血肌酐及尿素氮值不正常，年龄>60 岁，估计术后并发症及死亡率很高时，应采用术前减黄手术。减黄常用的方法有 PTCD。此法方便，但大量胆汁外流常使病情加重。至于胆囊造口术或胆总管切开引流术，不但操作复杂，也不比 PTCD 有多大好处。由于胆汁全部流入肠内，因此效果远较外引流为满意。但是，胆肠吻合术是一次不小的手术，在根治病因前增加病人的负担，延迟去除病因的手术，延长治疗时间，增加费用，都是不可避免的缺点。

四、治疗原则

肝外阻塞性黄疸为外科手术的指征，因此在诊断明确、准备充分后应及早手术。

手术原则为：恶性病因必须在术前或术中肯定诊断，以便彻底切除，包括受侵周围的组织和淋巴结均应清扫。然后重建胆道，使胆汁能通畅流入肠内进行肝肠循环。术中肯定恶性病变常需局部活检快速切片病理检查，有时则以细针抽吸细胞学检查代之。在各种方法均不能肯定时，术者必须根据临床所有资料综合分析，以作出决定。有时慢性胰腺炎误为胰头癌，壶腹部结石嵌顿误为壶腹部癌而行根治术，应尽量避免。良性病变以结石及胆管狭窄为常见原因。原则上应取尽结石，防止残留，切除狭窄部，重建胆道，通畅引流。其中，术中B超检查常属必须，以肯定有无残石。残石应尽可能取尽，当情况不允许时也可在胆总管留置T管，以便以后行胆道镜继续取石。当胆总管结石阻塞或壶腹部结石嵌顿合并有急性化脓性胆管炎时，病人往往临近感染性休克或已并有感染性休克，必须立即解除胆管梗阻以解危急，此时不宜行过为复杂的手术。阻黄而病情严重不适予进行根治性手术时，也可考虑分二期手术，先行胆肠吻合术进行内引流，情况好转后再考虑进行根治性手术。

第三节 甲状腺和甲状旁腺

一、甲状腺结节摘除术

（一）适应症

1.甲状腺囊肿

甲状腺囊肿包括出血囊性变者；体积最大径<3 cm，占据部分甲状腺者。

2.甲状腺腺瘤

甲状腺腺瘤包括单个甲状腺结节、细针穿刺细胞学检查（FNAC）提示良性病变者；体积最大径<3 cm 者。

（二）禁忌症

1.高度怀疑是恶性甲状腺结节或 FNAC 找到癌细胞者。

2.患者伴有严重全身性疾病，如高血压、心脏病等，以及不能耐受手术者。

（三）手术方案设计

甲状腺结节摘除术又称甲状腺结节单纯切除术、甲状腺腺瘤摘除术。该术仅切除甲状腺的病理性结节，一般不切除正常的腺体，仅属活检性质。如是治疗，要求术前应用 B 超、CT、ECT 等影像学检查和 FNAC 大致排除是恶性病变方可考虑应用本术。甲状腺结节较大、全身情况差、不允许从容作其他手术者也可选用。

目前，对该手术颇有争议，因实质性结节中 15%～20%为甲状腺癌，囊性结节往往是甲状腺瘤或结节性甲状腺肿出血形成，现有的检查方法均难以排除癌变可能，故多数认为此术应予摒弃。在临床应用该术时应十分慎重，尽量少用或不用。

（四）主要手术步骤及注意事项

1.体位患者取仰卧位，在两肩下垫一只 15～20 cm 高的枕头，头部后仰并放置一圈垫，完全显露颈部。

2.麻醉一般采用颈丛神经阻滞麻醉，肯合作者亦可采用局部麻醉，儿童或气管已有受压者应采用插管全麻。

3.消毒铺巾

按每个医院的常规消毒、铺巾要求与方法进行。

4.皮肤切口和分离皮瓣

切口呈小弧形，尽量对称，切口应位于下颈部中央，亦称 kocher 切口。其中心最低点一般距胸骨柄上缘一横指（1.5~2 cm），两端稍高，长 4~6 cm，据结节大小、位置调整长度。不熟练者可先行标记，用无菌贴敷纸覆盖。皮肤切开后再切开两侧颈阔肌，电凝止血，提起上缘，在颈阔肌深面与颈浅筋膜之间用组织剪、血管钳潜行分离，上至环状软骨，提起下缘，同样分离，下达胸锁关节，分离下半皮瓣不可太深，动作不可太粗，以免损伤胸骨后的大血管，侧面至胸锁乳突肌。

5.分离带状肌

甲状腺前有两对纵行的肌肉，即胸骨舌骨肌（浅面）、胸骨甲状肌（深面），合称带状肌。剖开二肌间颈中线的筋膜，直达气管前的颈深筋膜浅层及甲状腺峡部。因甲状腺的结节较大或肿瘤侵犯，组织结构可发生移位与粘连，游离甲状腺有困难时可切断该肌群。一般不需切断该肌群，在肌下与甲状腺之间用示指作钝性分离，向外侧牵拉开，即可显露甲状腺。

6.甲状腺结节摘除

术者先用触诊探查甲状腺，找到拟作切除的结节，将甲状腺适当游离，必要时结扎甲状腺中静脉，在结节周围分别夹 3~4 把血管钳，提起结节，在外分离甲状腺包膜及组织，剜出结节。甲状腺创面有活动性出血应予结扎止血，小出血点电凝止血，最后缝合甲状腺包膜。

7.放置引流和缝合切口

如创面较小，无明显出血，可在带状肌下置皮片；如结节体积大或渗血多，宜置引流管，从皮瓣戳孔引出，然后用 0 号细线缝合颈中线、颈阔肌。皮肤作皮内缝合，或用粘胶粘合、包扎。

8.注意事项

注意要彻底止血；在分离与解剖过程中应减少组织损伤；摘除结节时不要撕破包膜；对结节应常规作冰冻切片或石蜡切片，明确病理性质。

（五）围手术期处理

1.术前应作必要的检查常用的为测血 TSH 及甲状腺抗体、B 超、结节FNAC 检查等，以便正确掌握其适应症。

2.术前应行手术体位训练术前 1 天垫肩，仰卧 1～2 h，一天 1～2 次，有气管压迫者可免做。

3.术后观察颈部创口及引流管有无出血，若有明显出血情况应及时处理。

4.术后观察患者呼吸情况，偶尔可发生创面出血，形成颈部血肿，应立即处理。

二、甲状腺叶大部分切除术

（一）适应症

1.甲状腺囊肿

甲状腺囊肿，即甲状腺结节出血囊性变者。

2.甲状腺腺瘤

甲状腺腺瘤包括高功能甲状腺腺瘤，肿瘤体积不限，FNAC 提示良性病变者。

3.桥本甲状腺炎

桥本甲状腺炎有腺叶内增生性结节，气管壁受压伴呼吸不畅者。

4.甲状腺微小癌

甲状腺微小癌的癌灶小于 0.5 cm、癌肿边缘距手术切缘应大于 0.3 cm，未侵犯甲状腺包膜的早期患者。

5.结节性甲状腺肿

结节性甲状腺肿是以一侧叶为主的甲状腺肿或较大结节局限于一叶，肿大在 II 度以上者。

（二）禁忌症

1.甲状腺癌体，体积大于 0.6 cm^3，或对包膜有侵犯，或属高危者，本手术难以达到根治的要求。

2.原发性和继发性甲状腺功能亢进症。

3.患者同时伴有严重高血压或器质性心脏病（甲亢性心脏病除外），不能耐受手术者。

（三）手术方案设计

甲状腺腺叶大部分切除术指切除一侧腺叶一半以上，最好应达 80%～90%，此也有称为甲状腺叶次全切除术，仅保留腺叶背侧后包膜及一部分甲状腺组织 2～3 g。

目前，此术应用范围较广，操作简单、易行，甲状腺一侧良性病变较为常用。术后除可以发生少数喉返神经损伤外极少有其他并发症，疗效比较满意。但对甲状腺癌的适应症应严格掌握，仅术中或术后病理检查发现的微小癌，若属高危者不宜应用本术，避免切除范围不足，而致癌肿残留。

（四）主要手术步骤及注意事项

1.探查甲状腺

手术间隙分离范围应比甲状腺结节摘除术要广，特别上界应超过甲状腺的上极，达甲状软骨上缘与舌骨之间，便于处理甲状腺上极。手术空间形成以后，可直接观察甲状腺表面形态和结节位置，同时进行触诊检查，如为多结节病变，对侧亦应适当分离、探查，排除有病变存在。

2.游离甲状腺叶

（1）处理悬韧带及峡部

在带状肌游离至胸锁乳头肌内缘以后，应处理峡部及悬韧带。触知甲状腺峡部，在其上缘用小血管钳分离，至气管前，分离切除患侧上极的内侧悬韧带，有活动出血，应予结扎。再在峡部下缘分离至气管，接近患侧甲状腺叶的下极，不可越过胸骨柄上缘水平，若有最下甲状腺动脉，予以分离结扎。用中弯或大弯止血钳，从峡部下缘与气管壁前之间潜行向上分离，穿出峡部上缘，以两把血管钳夹往峡部，从两钳间切断，使甲状腺内侧全部分离。

（2）处理甲状腺上极

处理甲状腺上极主要是正确的结扎甲状腺上动脉（颈外动脉第一分支）与上静脉。用两拉钩分别牵开皮瓣及带状肌，显露上极及外侧。先在甲状腺真假包膜之间分离甲状腺外缘，分离结扎甲状腺中静脉，以免处理上极时撕破出血，再分离甲状腺上极内缘（部分悬韧带）软组织及甲状腺上动脉的分支，找到间隙用直角钳从上极内侧插入，逐渐游离上极背侧，切勿伤及其附近内侧的食管壁与外侧的颈内静脉、颈总动脉。人们可清楚看见进入上极的甲状腺上动脉、静脉。用两种方法之一处理：①用 3 把中弯或大弯血管钳贴着直角钳分开的间隙，夹住甲状腺上极腺体血管蒂，并在近腺体侧的两个血管钳间切断，血管近心端用粗线作双重结扎。②用直角钳引出 3 根结扎线，远心端一般结扎，近心端作双重结扎，然后在远、近心端间切断血管蒂，切勿剪断结扎线结。处理必须细心，结扎可靠。如腺叶上极狭长，可夹在上极处同样处理，残留少量上极腺体。不可远离腺体处理，以免损伤血管蒂平行的喉上神经。若遇出血过多应先用纱布压迫出血处暂时止血，吸净血液，暴露清楚看到出血点再止血。重度甲状腺肿大者，腺体上极位置高达下颌骨或潜入食管后面，此时需扩大切口或用有齿大直血管钳横夹带状肌切断拉开，扩大视野，仔细地钝性分离，拉下上极，边分离边止血，再从容处理上极。注意保护上极背侧包膜的甲状旁腺。

（3）处理下极

处理完甲状腺上极后，由上向下分离甲状腺外侧假包膜，有血管离断结扎。有的甲状腺中静脉位置较低可在此时处理，其注入颈内静脉的断端应双重结扎，注意不可撕破，以免空气进入形成气栓。转至处理下极及血管，轻提下极，见甲状腺下动脉自外向内，在腺体背面下 1/3 处分成 2～3 支进入腺体，可有伴行的甲状腺下静脉，此时必须注意保护与辨认穿行于下动脉分支之间的喉返神经，因作甲状腺次全切除，要保留后包膜及部分甲状腺组织，故目前一般主张直接钳夹甲状腺真包膜下的甲状腺下动脉分支，可安全地避开喉返神经。结扎下极血管后，将甲状腺提出切口待切。

3.切除大部甲状腺

除甲状腺背侧包膜外，其他均分离完毕，根据甲状腺病变情况决定应切除的甲状腺部分。按次全切除要求一般应在背侧保留 3 g 左右正常甲状腺组织，在背侧上下极两层包膜之间有甲状旁腺，应予保留，切线一般在甲状腺前后面的中点或后 1/3 处平面，切除时用数把中型血管钳夹住包膜的四周，呈 V 型切除甲状腺，边切边止血，同时应避免损伤背侧的喉返神经。应保留甲状腺后包膜完整，切下标本送病理检查，创面严密止血，活动性出血或有可见血管者应缝合结扎，渗血可用电凝止血，无出血后用间断缝合内、外缘的甲状腺包膜，但不宜过紧，以免压迫甲状旁腺与气管。

4.放置引流、缝合

创口再次检查创面，无出血，主要手术已完成。将患者肩下的枕头（垫物）取出，使头颈恢复直伸位置，用生理盐水冲洗创腔，去除创面小的凝血块，嘱患者咳嗽、吞咽，观察有无出血（全麻者例外），确认无出血后，于创腔内、残留甲状腺附近置一直径 0.5 cm 左右的橡胶或硅胶引流管，经胸骨上凹处皮肤戳孔引出、缝合固定。若切断带状肌者，用粗丝线作二针间断褥式缝合，恢复连接，再用细丝线间断缝合颈中线，检查颈上下皮瓣，无出血时，则间断缝合颈阔肌，皮肤用皮内缝合，覆盖敷料，引流管接一无菌负压吸引瓶（袋），手术结束。

5.注意事项

（1）彻底止血

手术全过程中均应严密止血，这是各种甲状腺手术操作中最重要的步骤。

（2）保护喉返神经

一般甲状腺部分切除不会伤及喉返神经，如次全切除操作不当仍有可能受到损伤。可用下列方法避免，即保护所谓"危险区"，不结扎甲状腺下动脉主干，而是在下极的包膜内结扎甲状腺下动脉分支，可以避开喉返神经的通常行路（气管食管沟中）；分离甲状腺外侧缘时不要上翻过多，避免牵拉喉返神经；缝合甲状腺包膜时进针不要过深，尤其是甲状腺内侧的气管壁旁，环状软骨附近；电凝止血时不可盲目进行，尽量明视下点状电凝。钳夹中如患者可发音者，请他讲话，观察有否伤及，如发音嘶哑立即松开血管钳，并解剖出喉返神经，观察是否完整，如断裂者应予修补或吻合。

（五）围手术期处理

围手术期处理基本同甲状腺结节摘除术，但创口出血的可能要大得多。因此应加强术后病情观察，呼吸情况是重点。创口出血、气管内痰液阻塞、巨大甲状腺结节压迫气管软化、术后可致塌陷，都可引起呼吸困难，甚至窒息，因此，床旁常规放置气管切开包、吸引器以便一旦发生及时处理。另外，术后应适当应用抗生素预防感染。

第四节 乳腺疾病诊断和治疗要点

女性乳房有 2 个，左右各一，处女时两乳房位于前胸 3～7 肋骨之间，呈半球形，乳头在乳房中央微下，乳晕呈粉红色；哺乳后乳房下坠，乳头也向下移，乳晕也由粉红色变成暗红色，从此不会再恢复到原来的状态。乳房的大小因人而异，有的女性乳房较大，有的乳房较小。女性乳房要发育，有的乳房发育不全，乳房较小也是不正常的，但乳房发育特别大，成巨乳症者也是为病态。因此，凡乳房发育过小或过大均需手术矫正。

乳腺血供十分丰富，但在解剖上没有成名的血管，血供来源于胸廓内动脉和肋间动脉的穿支供应。

每侧乳腺有 15～20 个小叶，但导管汇合到乳头时只有 5～6 个穿出乳头，在喂养婴儿时，乳汁从导管经乳头排出。

乳腺周围有丰富的淋巴管及淋巴结，腋下有 5 群淋巴结，胸骨旁淋巴结 2～3 个，上腹部乳房下方淋巴结，锁骨上、下淋巴结，胸大肌及胸小肌之间的淋巴结（称 Rotter 淋巴结）等。乳腺淋巴回流经过这些淋巴结。因此乳腺癌根治时，要检查这些淋巴结有无转移，并需要清扫有关淋巴结。

一、副乳腺、副乳头、男性乳房肥大症

低等动物，如狗、猪等为多乳，才能喂养多个小动物，人进化无多乳房状况。

（一）副乳头

较软的肿块，大小不等，多在月经来潮或生产后有胀痛感，平时无任何症状。有认为副乳腺有恶性变的可能，主张手术切除，但有些患者无症状可观察，到一定年龄副乳腺萎缩。但如果疼痛较重，肿块较大者可手术切除。

（二）副乳腺

副乳腺也可发生在乳线上，但多数在两腋下前缘，其他处没有见到过。

较软的肿块，大小不等，多在月经来潮或生产后有胀痛感，平时无任

何症状。有人认为，副乳腺有恶性变的可能，主张手术切除，但有些患者无症状可观察，到一定年龄副乳腺萎缩。但如果疼痛较重，肿块较大者可手术切除。多数用局部麻醉可完成手术，根据肿块大小，可行直切口，肿块大，也可切除皮肤（即菱形切口）。副乳腺与皮肤粘连紧密，分离皮肤较困难，出血较多，有时皮下分离过多，皮肤可坏死影响愈合，遗留过多又未完全切除副乳腺的组织，因此，要适度切除，用电刀切除出血少，但不能将皮下切除过多，使皮肤坏死，要特别注意。

（三）男性乳房肥大症

有时遇到年轻男性两乳房或一侧乳房增大，如同女性乳房，因而有称为女样男乳，但多称为男性乳房发育症。

有报告男性乳房发育症，多因隐睾、睾丸发育不全、尿道下裂、肝功能损害等，但多数患者并无上述病症，故称为特发性者。其实患者无任何不适，就是男孩，生长像女孩的乳房，实在难看，需要切除。另外，老年人乳房增大，大多为内分泌失调，这些老年人睾丸萎缩、雄激素少、雌激素不能灭活，故男性乳房增大，患者也无大症状，老年人乳房增大可观察，不予处理。

手术切除方法：局部麻醉，在乳房下缘行弧形切口，将皮肤向上翻起，将"乳腺"切除，彻底止血，皮下放橡皮条引流，将皮肤覆盖，缝合即可。

术中注意不能把皮下组织留得很少，皮肤可坏死影响愈合，乳头可坏死，皮下放的引流条，如无液体引出，2 d 后可拔除。

二、乳腺增生症（亦称乳痛症）

乳房疼痛在妇女中是常见的症状，多数是在月经期疼痛加重，月经过后疼痛消失或减轻。有时疼痛较重。不仅月经来潮时疼痛，平时也痛，而且疼痛的范围扩大，除乳房本身疼痛外，胸部、肩部、背部都痛。

（一）检查

1.乳房检查乳房对称，外观无异常，平摸双侧乳房无肿块，触摸每个象限无明确肿块，摸到腺体较厚，不规则。触痛。所属淋巴结不大，考虑为乳腺增生症。

2.红外线检查证实乳腺增生。

（二）处理

1.服药治疗

治疗乳腺增生的药物很多，根据患者的具体情况和医师的经验选择应用，笔者采取：

（1）10%碘化钾溶液 10 ml 口服，每日 3 次，饭后服用。

（2）逍遥丸 8 粒口服，每日 3 次。

上述的药物效果不错，碘化钾可止痛、对乳腺增生有消肿作用，对乳腺增生效果良好，可惜此药只有笔者医院有，其他医院没有制备。另外。对一些患者有碘过敏反应，服用时要注意。

2.定期复查

自查和就医检查，不能只服药而不检查，如发现有问题，及时采取相应措施，因为病情有变化，可能早期为乳痛症，后来发展成瘤样改变，瘤样变可进一步发展，所以要定期复查。

三、乳腺肿块

乳腺肿块是妇女常见疾病，一般认为乳腺肿块是癌前病变，因此，凡发现乳腺肿块，应早期切除，并送病理检查，如有恶变者应采取扩大手术范围。

（一）症状

乳腺肿块无任何症状，多数情况下患者无意中发现，就医时要仔细检查，是不是肿块。请患者坐位，上衣脱去，两上肢自然下垂，胸部放松。先视诊，乳腺大小，乳头两侧是否对称，有无局限性隆起。然后触诊，医师右手摸患者左乳房，左手摸右乳房。平摸有无肿块，如摸到肿块仔细摸肿块的大小，边界是否清楚，与皮肤有无粘连，与深部是否有粘连等，特别是与皮肤粘连有重要意义，乳腺肿块与皮肤粘连，癌的可能性大，应早期处理，即切除活检。如平摸无肿块，应仔细触摸每个象限，有无肿块，平摸无肿块，每个象限触摸到腺体增厚，不规则，并有轻度触痛，即是腺体增生，不是肿块，如增生较重应定期检查，因为乳腺增生也可发展成瘤样改变，有进一步癌变的可能。乳腺肿块，纤维腺瘤多，如年轻人发现活动的肿块，多为纤维腺瘤，多为良性，而老年人发现肿块多为恶性瘤。

检查所属淋巴结：如乳腺有明确的肿块，要仔细检查所属淋巴结，腋下淋巴结能否摸到，检查时将上肢高举，医师手伸入腋窝顶部，再将上肢下垂。此时，摸到腋窝中央群淋巴结是否肿大，然后摸锁骨上、下淋巴结是否有肿大者，如乳腺有肿块与皮肤粘连，即所谓橘皮样变，多考虑为乳腺癌，如有腋下淋巴结肿大，证明乳腺癌已有转移。

（二）术前检查

1.胸部照片排除胸膜和肺有无转移，纵隔有无转移。

2.是否肿块穿刺活检可以施行，如已明确肿块并怀疑为恶性者，应尽快手术，也无必要做穿刺活检。

3.B超检查肿块大小及性质。

4.红外线检查等。

（三）处理

妇女凡发现乳腺有明确的肿块，应尽快手术切除并最好在术中冷冻切片检查，如为良性者，既切除病灶，又可预防恶性变的可能，如为恶性者，要根据病灶的具体情况采取对策。

可以根治切除，可以改良根治性手术，如肿瘤很局限，并很早期者，可实施保乳手术。但无论哪种手术方式，都应施行淋巴结清扫。病变在乳腺外侧者，腋下淋巴结要彻底清扫，如病变在内侧者，主张切除肋软骨（2～4肋软骨），切除胸骨旁胸廓内血管周围淋巴结。笔者认为，凡为乳腺癌者，均施行根治性手术，尤其是肿块较大、腋下淋巴结有转移者，手术时切除整个乳房，切除部分胸大肌，保留锁骨下部分胸大肌，切除胸小肌，清扫尖群淋巴结。术后，根据情况化疗和放疗，并根据受体情况做适当内分泌治疗。有的患者长期服用三苯氧胺，即10 mg口服，每日2次。

四、乳头溢液

（一）溢出液的性质

1.浆液性溢液

浆液性溢液多见于乳腺导管乳头状瘤，有时带有血性，导管乳头状瘤的可能性大。

2.乳汁样溢液

乳汁样溢液可能为积乳所致，为乳腺分泌的乳汁溢出。

3.血性溢液

血性溢液溢出液为血性液体常见有：①乳腺癌；②乳腺增生症；③乳腺导管乳头状瘤。

4."牙膏样"溢液

"牙膏样"溢液可挤压出牙膏样物，或皮脂腺囊肿挤出物。要注意乳头部皮脂腺囊肿的可能，有一种极少见的癌，粉刺样癌要注意。

以上最多见的为导管内乳头状瘤，其他的少见。

（二）检查

1.挤压检查

挤压乳头部或乳腺部位时，乳头部有液体溢出，轻轻挤压各个部位，观察哪个导管溢液，以便手术时参考。

2.仔细触摸

仔细触摸在溢出液的导管部位有无肿块，导管乳头状瘤很小，触摸不到，只有挤压溢出液体。

3.造影检查

根据挤压导管溢液的口，注入造影剂检查导管乳头状瘤的情况。

4.涂片找瘤细胞

导管乳头状瘤恶性变的可能性大，故应涂片找瘤细胞，如找到瘤细胞已经恶性变，应采取相应方法处理，如为阴性（良性），可单纯切除右乳头状瘤的导管及腺叶。

（三）处理

由于导管乳头状瘤很小，术前尽管有些检查方法，但很难确定具体部位，所以给手术带来困难。

1.乳房单纯切除

以往无检查明确病灶部位，又因为有恶性变的可能，行乳房单纯切除。乳腺导管乳头状瘤为良性者，切除乳房给患者造成美的缺陷。目前，应尽量保留乳房，不能做乳房单纯切除。

2.乳腺导管乳头状瘤的切除方法

根据术前检查的情况，找准乳头溢液的口，用探针或齐头针放入导管内。切开导管，可看到导管内的乳头状瘤，切除该导管并把连接的乳腺叶一并切除。缝合切口，保留乳房的完整性，无论术前检查病变的性质如何，术后标本一定要送病理检查，最后定性。

3.其他导管溢液

其他导管溢液可根据病变的具体情况，分别对待。

五、乳头湿疹样癌

本病也称 Paget 乳头病。恶性度低，进展缓慢，在临床很少见，正因为临床上少见，故常误认为湿疹在皮肤科就诊、治疗，效果不好。

（一）主要症状

乳晕皮肤发红、糜烂、潮红，皮肤有黄褐色痂皮，揭开痂皮露出糜烂创面。病变继续发展，皮肤发硬、乳头内陷、破损。病变继续发展，在乳晕下可发现肿块，尽管如此，淋巴结转移也较晚。

（二）处理

湿疹样癌虽然恶性度低，发展缓慢，转移也很晚。但毕竟是癌症，故应与癌症一样的对待。

行乳房单纯切除，因为病变在乳头、乳晕部位，乳房应全切除，不能保留，乳房单纯切除，根据病变的情况行淋巴结清扫。

该病临床上少见，故常误诊误治，常以湿疹就诊于皮肤科，有报告该病初期症状为乳头刺痒、灼痛，后出现湿疹样改变，故于皮肤科就诊，这里简单介绍，在临床上遇到应引起重视。

六、病例介绍（男性乳腺癌）

（一）病例介绍

患者男性，71 岁，发现左乳肿块，逐渐增大约 5 个月余，无疼痛，仅有局部胀感。因有事找笔者，顺便看看左乳肿块，检查后认为是乳腺癌，收住院治疗。经检查左乳肿块直径 8 cm，高出皮肤 2～3 cm，与皮肤粘连轻，尚能活动。左腋下淋巴结可触及，较硬，大约摸到 2～3 个。锁骨上下未触及肿大淋巴结。右乳房正常。胸部 X 线片检查正常，其他处未发现异常。

在全身麻醉下行左乳腺癌根治术，术后恢复顺利、痊愈。病理为左乳腺癌，左腋下淋巴结 2/6 转移。术后局部放疗，口服抗癌药等治疗，情况一直很好。

10 年后患者已 81 岁，咳嗽、胸部不适，经检查左胸腔积液，抽出胸腔积液检查，查见瘤细胞。最后，又发现肺转移，经反复抽胸腔积液、口服抗癌药等治疗，现已4年，情况尚稳定，仍在继续观察治疗中。

（二）分析讨论

男性乳腺癌较少见，一般认为占乳腺癌的1%，因为男性患乳腺癌者少，未引起重视，一直拖到肿块很大，而且是无意中顺便检查，所以耽误早期检查及治疗，病变已到中晚期才治疗。虽然积极治疗，包括手术、放疗、化疗（口服抗癌药）等，但10年后胸腔及肺转移。

男性乳腺癌与女性乳腺癌有所不同，男性乳房体积小，一旦患癌症，容易扩散和转移，而女性乳房大，患乳腺癌时向外扩散慢，而且早期发现肿块可及时就诊，可得到早期治疗，预后也较好。本例患者。因为是男性未引起重视，认为男性还会患乳腺癌吗？而且早期就扩散，实际上左腋下淋巴结已转移。但奇怪的是，术后已10年才有胸部及肺转移，早期并未发现胸腔及肺部病变。

参考文献

[1]李一兵,庄俊汉,李明.肛肠外科诊疗常规[M].湖北：湖北科学技术出版社,2010.

[2]李权,连凤梅.肛肠科常见病的诊断与治疗[M].北京：中国医药科技出版社,1999.

[3]李国栋.中西医临床肛肠病学[M].北京：中国中医药出版社,1996.

[4]柏连松,张雅明主编;夏泽华,刘华,刘晨,张卫刚副主编.柏氏肛肠病学[M].上海：上海科学技术出版社,2016.

[5]母传贤,刘晓敏.外科护理[M].河南：河南科学技术出版社,2012.

[6]艾儒棣.中西医临床外科学[M].北京：中国医药科技出版社,2002.

[7]胡家露,樊代明.内科学[M].北京：高等教育出版社,2001.

[8]俞宝明.外科护理[M].江西：江西科学技术出版社,2008.

[9]刘柏龄.中医骨伤科学[M].北京：人民卫生出版社,1998.

[10]张军红.常见病证的辨证施护与调治骨伤科[M].甘肃：兰州大学出版社,2012.

[11]邓友章,杨利学.中西医临床骨伤科学[M].北京：中国医药科技出版社,2012.